教师培训用书

高等学校国家级实验教学示范中心联席会／虚拟仿真实验教学创新联盟　基础医学组　推荐

供基础、临床、预防、口腔医学、医学技术类专业用

Basic Medical Exemplary Experimental Teaching Tutorials

基础医学实验示范教程

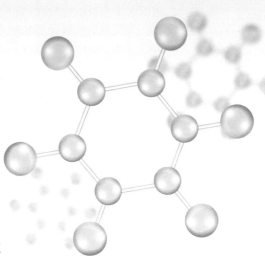

主　编　郭晓奎　董为人

副主编　（以姓氏笔画为序）

马保华　许伟榕　李文生　李振中　高国全　龚永生　彭宜红

编　者　（以章节顺序为序）

李　锋（上海交通大学）	钟照华（哈尔滨医科大学）
张卫光（北京大学）	屠　静（北京大学）
闫军浩（北京大学）	赵　蔚（上海交通大学）
廖　华（南方医科大学）	秦金红（上海交通大学）
李瑞锡（复旦大学）	何　平（上海交通大学）
刘　真（山东大学）	郭晓奎（上海交通大学）
李振中（山东大学）	赖小敏（中山大学）
董为人（南方医科大学）	倪菊华（北京大学）
张志刚（复旦大学）	公志华（山西白求恩医院）
马　湉（山东大学）	刘　雯（复旦大学）
马保华（山东大学）	高国全（中山大学）
王雅楠（汕头大学）	袁　洁（中山大学）
陈海滨（汕头大学）	李　凌（南方医科大学）
苏中静（汕头大学）	武军驻（武汉大学）
彭慧琴（浙江大学）	孙岳平（上海交通大学）
胡　浩（西安交通大学）	许伟榕（上海交通大学）
金宏波（哈尔滨医科大学）	陈苏红（上海交通大学）
陈　然（温州医科大学）	吴　宁（贵州医科大学）
范小芳（温州医科大学）	吴遵秋（贵州医科大学）
龚永生（温州医科大学）	孙见飞（贵州医科大学）
李　蓉（江西省人民医院）	钟　曦（贵州医科大学）
施桥发（南昌大学）	陈　红（复旦大学）
王月丹（北京大学）	王传功（济宁医学院）
彭宜红（北京大学）	李文生（复旦大学）
商庆龙（哈尔滨医科大学）	

人民卫生出版社
·北 京·

图书在版编目（CIP）数据

基础医学实验示范教程 / 郭晓奎，董为人主编 . —
北京：人民卫生出版社，2020.9
ISBN 978-7-117-30477-1

Ⅰ. ①基… Ⅱ. ①郭…②董… Ⅲ. ①基础医学 – 实
验 – 医学院校 – 教材 Ⅳ. ①R3-33

中国版本图书馆 CIP 数据核字（2020）第 180982 号

人卫智网	www.ipmph.com	医学教育、学术、考试、健康，购书智慧智能综合服务平台
人卫官网	www.pmph.com	人卫官方资讯发布平台

基础医学实验示范教程
Jichuyixue Shiyan Shifanjiaocheng

主　　编：郭晓奎　董为人
出版发行：人民卫生出版社（中继线 010-59780011）
地　　址：北京市朝阳区潘家园南里 19 号
邮　　编：100021
E - mail：pmph @ pmph.com
购书热线：010-59787592　010-59787584　010-65264830
印　　刷：三河市潮河印业有限公司
经　　销：新华书店
开　　本：850×1168　1/16　印张：23
字　　数：680 千字
版　　次：2020 年 9 月第 1 版
印　　次：2020 年 11 月第 1 次印刷
标准书号：ISBN 978-7-117-30477-1
定　　价：78.00 元
打击盗版举报电话：010-59787491　E-mail：WQ @ pmph.com
质量问题联系电话：010-59787234　E-mail：zhiliang @ pmph.com

序

国务院办公厅最新发布的《国务院办公厅关于加快医学教育创新发展的指导意见》中指出：医学教育是卫生健康事业发展的重要基石。我国医学教育为卫生健康事业输送了大批高素质医学人才，在新冠肺炎疫情防控中发挥了重要作用。《国务院办公厅关于加快医学教育创新发展的指导意见》提出了具体的工作目标：到 2025 年，医学教育学科专业结构更加优化，管理体制机制更加科学高效；医科与多学科深度交叉融合、高水平的医学人才培养体系基本建立，培养质量进一步提升；医学人才使用激励机制更加健全。到 2030 年，建成具有中国特色、更高水平的医学人才培养体系，医学科研创新能力显著提高，服务卫生健康事业的能力显著增强。但同时，我国医学教育还存在人才培养结构亟需优化、培养质量亟待提高、医药创新能力有待提升等问题。其核心便是创新人才的培养，最为迫切的问题之一就是转变知识为主体的培养理念，逐步建立创新能力为主题的培养体系。

2005 年 5 月，教育部正式在全国本科院校开展国家级实验教学示范中心建设和评审工作。2008 年 2 月，教育部高教司批准成立高等学校国家级实验教学示范中心联席会，其在配合教育部推动高等学校实验教学改革和实验室建设，促进高校优质教学资源的整合和共享，提升学校办学水平和创新人才培养质量等方面发挥了重要作用。

为进一步提高基础医学实验教育教学质量，助推医学人才能力培养，加强医学院校实验教学规范化、提升全国医学院校实验室建设水平，高等学校国家级实验教学示范中心联席会基础医学组下属的高等学校基础医学实验教学中心规范化建设和管理工作组组织全国基础医学领域教育教学一线资深专家，开展了"以实验教学项目为载体、能力培养为核心的基础医学创新实验教学体系的构建"的研究，从以往强调知识传承转变到更加注重能力培养，尤其是创新思维能力的培养，编写了《基础医学实验示范教程》一书。

希望该书首先能帮助教师转变教育、教学理念，在教学实践中积极尝试和反思，最终构建中国基础医学创新实验教学体系，助力创新中国人才培养。

李军

2020 年 10 月 10 日　星期六

前　言

从强调知识传承到注重能力培养,尤其是创新思维能力的培养,是新时代高等教育发展的必然趋势。实践教育在以能力培养为目标的教学体系中具有举足轻重的作用,把能力培养导向的实验教学理念以及教学设计经验分享给全国各层次医学院校一直是我国医学教育同行的共识。2018 年初,在教育部高教司相关部门和高等学校国家级实验教学示范中心联席会指导下,高等学校国家级实验教学示范中心联席会基础医学组决定由正在筹备成立的"高等学校基础医学实验教学中心规范化建设和管理工作组"负责,开展"以实验教学项目为载体、能力培养为核心的基础医学创新实验教学体系的构建"的研究,并着手根据此理念进行《基础医学实验示范教程》的编写。

本书的实验教学项目按解剖学(5 项,山东大学李振中教授负责)、医学形态学(7 项,山东大学马保华教授负责)、实验机能学(6 项,温州医科大学龚永生教授负责)、病原生物学与医学免疫学(4 项,北京大学彭宜红教授负责)、分子医学(6 项,中山大学高国全教授负责)、虚拟仿真实验(5 项,复旦大学李文生教授负责)6 个学科组进行编写,合计 33 个实验教学项目。每个教学项目均体现引导学生观察、分析、设计、求证和发现等重要环节。项目目标按能力培养、知识探究、素质养成进行分层设计,逐层递进。

本书的编写是借鉴国际"轴翻转"理念,结合我国医学教育实际,为落实教育部"六卓越""四新""一拔尖"战略的探索,也是全国高等医学院校交流和合作的结晶。希望能推动我国医学教育改革,促进医学实验教学水平的提升。本书出版后将推荐各高校试用,广泛征集一线教师的反馈意见,为下一步全系列教材的编写及全面推广打下基础。

本书的编写得到了教育部高东锋处长的指导,在此一并致谢。尽管编者们尽了最大努力,但由于我们时间仓促、水平有限,书中难免存在疏漏或错误,恳请广大师生批评指正。

高等学校基础医学实验教学中心规范化建设和管理工作组　郭晓奎
高等学校国家级实验教学示范中心联席会基础医学组　董为人
2019 年 6 月

目　录

第一章　解剖学 ………………………………………………………………………………… 1

项目一　甲状腺应用解剖 ……………………………………………………………………… 3
　第一部分　案例分析 ………………………………………………………………………… 5
　第二部分　教师授课指南（教师用书部分）………………………………………………… 9

项目二　胸前壁的解剖 ………………………………………………………………………… 12
　第一部分　案例分析 ………………………………………………………………………… 14
　第二部分　教师授课指南（教师用书部分）………………………………………………… 17

项目三　腹部的解剖 …………………………………………………………………………… 23
　第一部分　案例介绍 ………………………………………………………………………… 25
　第二部分　教师授课指南（教师用书部分）………………………………………………… 33

项目四　盆部结构的肉眼观察与亲手触摸 …………………………………………………… 48
　第一部分　案例分析 ………………………………………………………………………… 50
　第二部分　教师授课指南（教师用书部分）………………………………………………… 54

项目五　腋区的解剖 …………………………………………………………………………… 60
　第一部分　临床案例 ………………………………………………………………………… 62
　第二部分　教师授课指南（教师用书部分）………………………………………………… 65

第二章　医学形态学 …………………………………………………………………………… 71

项目六　甲状腺组织学 ………………………………………………………………………… 73
　第一部分　学生用书 ………………………………………………………………………… 74
　第二部分　教师授课指南（教师用书部分）………………………………………………… 76

项目七　细胞适应性改变：心肌萎缩及心肌肥大 …………………………………………… 78
　第一部分　案例分析及实验操作 …………………………………………………………… 79
　第二部分　教师授课指南（教师用书部分）………………………………………………… 81

项目八　顺铂诱导大鼠肾小管上皮细胞凋亡的形态学观察 ………………………………… 83
　第一部分　案例分析及实验操作 …………………………………………………………… 84
　第二部分　教师授课指南（教师用书部分）………………………………………………… 87

项目九　机体对外界环境微尘颗粒反应的形态学观察 ……………………………………… 89
　第一部分　案例分析及实验操作 …………………………………………………………… 90
　第二部分　教师授课指南（教师用书部分）………………………………………………… 95

项目十　烧伤创面形成和修复的病理组织学观察 …………………………………………… 99
　第一部分　案例分析及实验操作 …………………………………………………………… 101

　　　第二部分　教师授课指南（教师用书部分）……………………………………………… 108
　项目十一　雄激素和 GM-CSF 对血发生的影响 ……………………………………………… 114
　　　第一部分　案例分析及实验操作 …………………………………………………………… 116
　　　第二部分　教师授课指南（教师用书部分）……………………………………………… 120
　项目十二　心血管系统疾病高血压的形态学实验观察 ……………………………………… 122
　　　第一部分　案例分析及实验操作 …………………………………………………………… 123
　　　第二部分　教师授课指南（教师用书部分）……………………………………………… 128

第三章　实验机能学 …………………………………………………………………………… 133

　项目十三　血压测定 …………………………………………………………………………… 135
　　　第一部分　学生用书 ………………………………………………………………………… 136
　　　第二部分　教师授课指南（教师用书部分）……………………………………………… 137
　项目十四　神经干动作电位的引导、兴奋传导速度的测定和局麻药对神经干动作
　　　　　　电位的影响 ………………………………………………………………………… 138
　　　第一部分　案例分析及实验操作 …………………………………………………………… 139
　　　第二部分　教师授课指南（教师用书部分）……………………………………………… 142
　项目十五　生理性止血及影响血液凝固的因素 ……………………………………………… 144
　　　第一部分　案例分析及实验操作 …………………………………………………………… 146
　　　第二部分　教师授课指南（教师用书部分）……………………………………………… 149
　项目十六　利多卡因对氯化钡诱发的大鼠心律失常的作用 ………………………………… 152
　　　第一部分　案例分析及实验操作 …………………………………………………………… 153
　　　第二部分　教师授课指南（教师用书部分）……………………………………………… 155
　项目十七　尿生成影响因素及急性肾功能衰竭模型 ………………………………………… 157
　　　第一部分　案例分析及实验操作 …………………………………………………………… 158
　　　第二部分　教师授课指南（教师用书部分）……………………………………………… 161
　项目十八　急性呼吸功能不全 ………………………………………………………………… 162
　　　第一部分　案例分析及实验操作 …………………………………………………………… 164
　　　第二部分　教师授课指南（教师用书部分）……………………………………………… 169

第四章　病原生物学与医学免疫学 ………………………………………………………… 173

　项目十九　基于免疫病理性肝损伤小鼠模型的 T 淋巴细胞作用和功能实验 …………… 175
　　　第一部分　病例讨论 ………………………………………………………………………… 177
　　　第二部分　实验操作 ………………………………………………………………………… 178
　　　第三部分　教师授课指南（教师用书部分）……………………………………………… 182
　项目二十　流感病毒的分离培养和鉴定 ……………………………………………………… 189
　　　第一部分　病例讨论 ………………………………………………………………………… 191
　　　第二部分　实验操作 ………………………………………………………………………… 192
　　　第三部分　教师授课指南（教师用书部分）……………………………………………… 200
　项目二十一　耐药细菌噬菌体的筛选和特性研究 …………………………………………… 206
　　　第一部分　病例讨论 ………………………………………………………………………… 208
　　　第二部分　实验操作 ………………………………………………………………………… 210

第三部分　教师授课指南(教师用书部分)··· 216
项目二十二　致食物中毒沙门菌的分离培养和鉴定·· 219
　　第一部分　分段病例及实验检测基本策略讨论·· 221
　　第二部分　实验操作··· 222
　　第三部分　教师授课指南(教师用书部分)··· 226

第五章　分子医学··· 229

项目二十三　层析法分离纯化蛋白质··································· 231
　　第一部分　病例讨论··· 232
　　第二部分　实验操作··· 233
　　第三部分　教师授课指南(教师用书部分)··· 240
项目二十四　遗传病的诊断、分析与咨询实验··································· 247
　　第一部分　病例讨论··· 248
　　第二部分　实验操作··· 249
　　第三部分　教师授课指南(教师用书部分)··· 254
项目二十五　PRL-3 基因克隆及在 293T 细胞中瞬时高表达··································· 257
　　第一部分　课前理论准备··· 258
　　第二部分　实验操作··· 259
　　第三部分　实验报告的要求··· 266
　　第四部分　科研设计··· 267
　　第五部分　教师授课指南(教师用书部分)··· 268
项目二十六　酶的活性测定与动力学分析··································· 278
　　第一部分　概述··· 280
　　第二部分　实验操作··· 281
　　第三部分　教师授课指南(教师用书部分)··· 287
项目二十七　短串联重复序列长度多态性检测(PCR-STR 技术)··································· 291
　　第一部分　案例讨论··· 293
　　第二部分　实验操作··· 297
　　第三部分　教师授课指南(教师用书部分)··· 301
项目二十八　细胞培养技术··································· 304
　　第一部分　实验操作··· 305
　　第二部分　教师授课指南(教师用书部分)··· 314

第六章　虚拟仿真实验··· 317

项目二十九　病理解剖虚拟仿真实验教学项目··································· 319
项目三十　生物化学实验室安全虚拟仿真实验教学项目··································· 326
项目三十一　胚胎发育总论与常见畸形虚拟仿真实验教学项目··································· 332
项目三十二　小白鼠氯气中毒性肺水肿虚拟实验教学项目··································· 336
项目三十三　人脑解剖与影像结构虚拟仿真实验教学项目··································· 341

索引··································· 348

第一章

解剖学

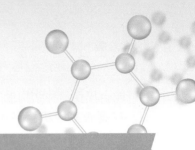

项目一

甲状腺应用解剖

课程目标:1~3 为能力培养目标,4~6 为知识点目标,7 为素质培养目标。

1. 通过实地解剖,理解与甲状腺相关的结构特征,以小组为单位分工合作进行实地解剖操作,锻炼动手实践能力和团队合作能力,并通过完成实验报告,训练实验报告撰写及数据分析能力(表 1-1)。

表 1-1　能力导向对应教学实施策略

能力与分级				实验项目实施				
				案例分析	问题导向	实地解剖	综合研究报告	拓展思考
动手实践	0级要求	1级要求	2级要求			√		
团队合作					√	√	√	
数据分析				√	√	√	√	
临床思维				√	√	√	√	√
自主学习				√	√		√	√
批判性思维				√	√		√	√
探索和创新				√	√	√	√	√
科学研究认知				√	√	√	√	√

2. 以小组为单位,查阅相关文献,自主学习甲状腺的解剖结构特征与临床应用的关系,通过临床案例讨论分析相关结构的临床意义,全方位深层次理解与甲状腺相关的结构。在基本操作基础上,通过临床思维及自主学习训练,学习更有目的性的实践操作(表 1-1)。

3. 以小组为单位,在通过实地解剖系统理解与甲状腺相关的结构的基础上,模拟临床手术操作,并提出与本实验相关的临床解决方案以及医学科学研究设想,以培养学生创新性科研思维,培养学生运用知识和实践来探索解决未知科学问题的能力(表 1-1)。

4. 通过对颈部肌三角的实地解剖操作,掌握甲状腺的形态结构。

5. 通过对颈部肌三角的实地解剖操作,掌握甲状腺的位置和毗邻、血管分布、有关的神经以及甲状旁腺与甲状腺的位置关系,为甲状腺外科提供坚实的解剖学基础。

6. 学习如何根据甲状腺和甲状旁腺的解剖结构特征以及有关的血管神经,深刻思考在何种条件下可能会损伤何种结构或发生何种病变,分析不同结构损伤后可能出现的临床表现及应对措施。

7. 通过对甲状腺解剖结构的学习,不但加深学生对颈部结构复杂性的认识,而且通过尸体标本的实地解剖操作,养成医学生严谨的学习态度,培养学生的敬业精神和创新精神,注重医德的培养,为培养具有高尚医德、社会责任感和爱国情怀的卓越医学人才打下坚实的基础。

第一部分 案例分析

一、临床案例——甲状腺结节

(一)背景介绍

甲状腺结节是指在甲状腺内的肿块,可随吞咽动作随甲状腺而上下移动,是临床常见的病症,可由多种病因引起。临床上有多种甲状腺疾病,如甲状腺退行性变、炎症、自身免疫以及新生物等都可以表现为结节。甲状腺结节可以单发,也可以多发,多发结节比单发结节的发病率高,但单发结节甲状腺癌的发生率较高。充分理解甲状腺的应用解剖结构,对于头颈外科手术及手术并发症的诊断和治疗具有重要的指导意义。可根据对以下案例的分析加深对甲状腺应用解剖的理解。

(二)案例内容

一位35岁,女性患者,在一次体检中,查体发现颈部甲状腺处略突出,触诊甲状腺左侧有一不规则结节状包块,质硬,无压痛,吞咽时可上下活动,颈部淋巴结肿大。其余体格检查正常。既往身体健康,否认有甲状腺功能减退或亢进病史,并没有暴露于电离辐射。没有甲状腺疾病的家族史,也没有其他内分泌病。血清甲状腺刺激素(thyroid-stimulating hormone,TSH)和血清总甲状腺素(T4)水平正常。B超检查发现左甲状腺侧叶下极处有一 4.5cm×5cm 的肿块,血流丰富,边界不清,周围可见淋巴结肿大。进一步左侧甲状腺结节细针穿刺活检进行细胞学评估为甲状腺乳头状癌。入院需行甲状腺全切术或近全切术和颈部淋巴结清扫术。

(三)引导性问题

1. 简述颈部肌三角中,甲状腺的形态。
2. 简述甲状腺的被膜。在吞咽时,包块为何可上下移动?
3. 简述甲状腺侧叶和峡部的位置。
4. 简述甲状腺前方的层次,后内侧和后外侧的毗邻。
5. 简述甲状腺的动脉及来源、静脉和回流。
6. 甲状腺有关的神经——喉上神经和喉返神经的来源、行程和支配。
7. 甲状腺全切术或近全切术结扎动脉时,注意事项。
8. 甲状腺全切术或近全切术时,如何避免误切甲状旁腺。
9. 颈部淋巴结简化分区。

注:教师在使用本案例时,可以根据不同的引导性问题组合形成不同的待解决问题,该系列问题可供不同院校根据难易程度和学时长短的需求选择使用。

二、实现颈部甲状腺解剖的技术及策略

【实验背景】

通过对甲状腺的实地解剖操作,深刻理解甲状腺的形态和被膜,甲状腺位置和毗邻,甲状腺的血管和有关神经。并根据"甲状腺结节需行甲状腺全切术或近全切术和颈部淋巴结清扫术"这一案例,分析手术需避免的损伤,可引起并发症的结构。

【实验材料】

1. 甲醛溶液固定的冷冻保存的成人完整尸体标本。
2. 全自动冷藏解剖实验台。

3. 成套的解剖操作器械、乳胶手套和防毒口罩。

4. 手术无影灯。

5. 触屏式学生端数字人解剖系统。

6. 实验室排风系统、空气净化系统及空调设备。

【实地解剖操作步骤】

（一）尸位及切口

尸体仰卧，肩部垫高，头部后仰。作如下皮肤切口：

1. 自下颌骨下缘颏部中点向下沿颈前正中，至胸骨颈静脉切迹中点。

2. 自下颌骨下缘颏部中点起，沿下颌骨下缘至乳突根部。

3. 自颈静脉切迹中点起，沿锁骨至肩峰。

4. 自颈前正中线切口将皮片剥离翻向两侧，直至斜方肌前缘处，显露颈阔肌。因颈部皮肤较薄，故切口要浅，以免损伤深部结构。

（二）解剖浅层结构

1. **解剖颈阔肌** 观察颈阔肌的起止和纤维走向。清除该肌浅面的筋膜，沿锁骨将颈阔肌切断，并向上翻起至下颌骨下缘。注意保留其深面的皮神经和浅静脉。

2. **解剖颈前静脉** 在颈前正中线两侧浅筋膜内解剖颈前静脉，并追踪颈前静脉至穿入深筋膜处。解剖并清除该静脉附近的颈前浅淋巴结。

3. **解剖颈外静脉** 在下颌角后下方和胸锁乳突肌表面解剖出颈外静脉，并追踪颈外静脉至锁骨上方穿入深筋膜处。解剖并清除颈外静脉附近的颈外侧浅淋巴结。

4. **解剖颈丛的皮支** 在胸锁乳突肌后缘中点附近的浅筋膜内，解剖潜出的颈丛皮支：向前越胸锁乳突肌表面至颈前的颈横神经；向上沿该肌表面至耳廓附近的耳大神经；循该肌后缘向后上至枕部的枕小神经；向外下方分为 3 支分布于颈外侧及胸、肩部的锁骨上神经。

5. **清除浅筋膜** 保留上述浅静脉和皮神经，清除所有浅筋膜。显露颈深筋膜浅层，即封套筋膜。该筋膜包裹胸锁乳突肌、斜方肌和下颌下腺，并形成筋膜鞘。

（三）解剖深层结构（解剖颈前区）

1. **解剖颈筋膜浅层及颈静脉弓** 观察颈深筋膜浅层，自颈静脉切迹中点向上纵行切开该筋膜，显露胸骨上间隙，解剖出连接左、右颈前静脉的颈静脉弓。

2. **解剖肌三角** 确认肌三角由颈正中线、胸锁乳突肌下份前缘和肩胛舌骨肌上腹围成。

（1）显露胸骨舌骨肌，并在胸骨柄上缘处切断胸骨舌骨肌，向上翻转至舌骨；解剖其深面的胸骨甲状肌和甲状舌骨肌，并于胸骨甲状肌的下端切断该肌，向上翻转至甲状软骨。

（2）显露并切开气管前筋膜包裹甲状腺的甲状腺假被膜。解剖和观察甲状腺左、右侧叶的形状及甲状腺峡的位置，及甲状腺峡的上方是否有锥状叶。

（3）在甲状腺侧叶的上极附近，找出甲状腺上动、静脉，并在其后方寻找与其伴行并走向环甲肌的喉上神经外支；在舌骨大角与甲状软骨间找出喉上动脉及与其伴行的喉上神经内支，追踪至穿入甲状舌骨膜处。

（4）在甲状腺峡下方的气管前间隙内，寻找甲状腺最下动脉，以及由甲状腺下静脉互相吻合形成的甲状腺奇静脉丛。

（5）在甲状腺侧叶外侧缘的中份找出甲状腺中静脉，追踪至颈内静脉，观察后切断。

（6）将甲状腺侧叶翻向内侧，显露侧叶后面，在甲状腺下极附近寻找甲状腺下动脉，该动脉来自甲状颈干，从甲状腺侧叶后面进入腺体；在环甲关节后方或食管与气管颈部之间的旁沟内找出喉返神经，注意观察该神经与甲状腺下动脉的交叉关系。

（7）纵行切开甲状腺峡部，并解剖甲状腺峡部，注意观察在甲状腺侧叶后面，由假被膜增厚附于喉软骨和上位气管软骨上的甲状腺悬韧带，注意观察喉返神经与甲状腺悬韧带的关系。

（8）观察和寻找在甲状腺侧叶后面上、下部的结缔组织中，或腺实质内的上、下甲状旁腺。

（9）清除包裹颈部气管和食管的气管前筋膜，显露颈部气管和食管。

附：【甲状腺切除术】

（一）概述

甲状腺次全切除术是治疗甲状腺功能亢进、单纯性甲状腺肿、多发性甲状腺腺瘤、巨大甲状腺腺瘤或巨大囊肿而进行的手术。是治疗单纯性甲状腺肿、甲状腺功能亢进、甲状腺囊肿等的有效手段。凡符合适应证者，应积极早日手术。但术后也有复发者，复发率在4%~6%，多为40岁以下患者。

甲状腺全切除术是指将两叶甲状腺全部切除，是甲状腺切除术的一种。

（二）适应证

甲状腺切除术分全切除和大部分切除术。全切除适用于甲状腺癌及恶性淋巴瘤。大部分切除适用于：

1. 压迫气管、食管的单纯性甲状腺肿。

2. 限于一侧叶的多发性甲状腺腺瘤。

3. 占据一侧叶的巨大腺瘤或囊肿，使正常甲状腺组织结构不复存在。

（三）禁忌证

1. 青年人患弥漫性甲状腺肿一般不宜手术。

2. 甲状腺未分化癌，有淋巴结转移者。

3. 有其他严重疾病者。

（四）操作步骤

1. 切口 于胸骨上切迹上方2横指处，沿皮纹作弧形切口，两端达胸锁乳突肌外缘；如腺体较大，切口可相应延长。切开皮肤、皮下组织及颈阔肌，用组织钳牵起上、下皮瓣，用刀在颈阔肌后面的疏松组织间进行分离，上至甲状软骨下缘，下达胸骨柄切迹。此间隙血管较少，过深或过浅分离时常易出血。

2. 步骤

（1）显露甲状腺：循颈白线处纵行切开深筋膜，再用血管钳分开肌群，深达甲状腺包膜。以示指和刀柄伸至颈前肌群下方，在甲状腺与假包膜之间轻轻分离甲状腺腺体，以血管钳扩大甲状腺的显露。

（2）处理甲状腺上极：通常先自右叶开始施行手术，首先在上极的内侧分离、切断结扎甲状腺悬韧带，此韧带内有血管，分离要仔细，结扎要牢靠。再沿着甲状腺侧叶的外缘向上极剥离，以充分显露右叶上极。将甲状腺右叶向下内牵引（或在甲状腺右上极处贯穿缝扎一针，便向下内牵引甲状腺上极），再用小拉钩将甲状腺前肌群上断端向上拉开，露出上极。在离开上极0.5~1.0cm处结扎上极血管。在结扎线与上极间再夹2把血管钳，在血管钳间剪断血管，血管残端再缝扎一道。注意此处血管结扎、缝扎要牢靠，否则血管一旦缩回，出血较多，处理困难。处理上极血管时应尽量靠近腺体，以防损伤喉上神经外侧支。继续钝性分离甲状腺上极的后面，遇有血管分支时，可予结扎、切断。将甲状腺轻轻牵向内侧，在腺体外缘的中部可找到甲状腺中静脉，分离后，结扎、剪断。中静脉靠近甲状腺处为寻找喉返神经的一个解剖标志，部分患者喉返神经位于其深面。

（3）处理甲状腺下极：将甲状腺向内上方牵引，沿甲状腺外缘向下极分离，露出下极。在下极，甲状腺下静脉位置较浅，一般每侧有3~4支，并较偏内下方，寻见后予以结扎、切断。在少数情况下，此处有甲状腺最下动脉，如有，应一并结扎、切断。甲状腺下动脉的显露或结扎，结扎在远离喉返神经处，进入真包膜和腺体处的甲状腺下动脉分支。甲状腺下动脉为寻找喉返神经的一个可靠标志，两者多数在靠近甲状腺下极处相交叉，神经位于动脉下方者较位于上方者更常见，极少数者穿过血管分支之间。常规显露喉返神经远较不显露更安全。

（4）楔状切除甲状腺：从腺体外缘将甲状腺体向前内侧翻开，显露其后面，并确定切除腺体的边界,切线下方必须保留甲状旁腺和避免损伤喉返神经。腺体后面被膜亦应尽量多保留,以防止损伤甲状旁腺和喉返神经。右侧叶切除后,以同法切除左侧叶。

（5）引流、缝合切口:将双侧甲状腺残面彻底缝合止血后,清洗术腔,放置负压引流。切口逐层缝合。

（五）注意要点

（1）切口:切口需注意美观,但不能过短,通常4cm左右。视情况可适当延长。

（2）止血:甲状腺血液供应丰富。动脉中有来自颈外动脉的甲状腺上动脉,来自锁骨下动脉甲状颈干的甲状腺下动脉,偶有来自无名动脉或主动脉弓的甲状腺最下动脉。静脉中,甲状腺上、中静脉均流入颈内静脉,甲状腺下、最下静脉则流入无名静脉。需注意辨认。止血时,对较大血管要常规双重结扎,断端要留得长些,防止术中或术后线结滑脱、出血,上极血管的处理尤其要慎重。腺体切除后,细心检查,待整个创面无出血后方可缝合,关闭切口。

（3）保护:喉返神经与甲状腺下动脉接近,如需结扎,应在甲状腺下动脉分叉后进入甲状腺腺体处分别结扎、切断。这种方法不会误扎,又不会损伤喉返神经,当楔状切除腺体时,要尽量多留一些腺体被膜,也可防止喉返神经损伤。喉上神经外侧支伴甲状腺上动、静脉走行,为了不损伤喉上神经的外侧支,结扎甲状腺上动、静脉时,一定要靠近甲状腺组织。

（4）保留:切除甲状腺后,应立即检查有无甲状旁腺(呈黄褐色,长5~6mm,宽3~4mm,厚约2mm),如误切下,应立即埋藏于胸锁乳突肌内。

【分析与思考】

1. 实地解剖显露颈阔肌,观察颈阔肌的解剖特征。

2. 实地解剖显露甲状腺需处理哪些舌骨下肌群。

3. 实地解剖甲状腺被膜,甲状腺悬韧带的特征。

4. 甲状腺手术时,为保护甲状旁腺和喉返神经,应在哪两层被膜间操作。

5. 甲状腺手术处理甲状腺上极时,结扎甲状腺上动脉,需靠近腺体结扎动脉避免损伤的神经,若损伤后临床表现。

6. 甲状腺手术处理甲状腺下极时,显露或结扎甲状腺下动脉,应远离腺体避免损伤的神经,若一侧和二侧损伤后的不同临床表现。

7. 甲状腺术后呼吸困难和窒息的原因中,出血和血肿是压迫了什么结构?

8. 切除甲状腺后,应立即检查有无甲状旁腺,如误切下,应立即埋藏于什么内。

【注意事项】

1. 注意爱护标本,对人体标本应有敬畏之心,以示对"无言良师"的尊重。

2. 注意按照规范的手术操作方式使用解剖器械。

3. 充分解剖并暴露甲状腺。

4. 注意保护甲状腺的动脉及其分支,仔细观察体会动脉的起源、行程、分支和分布,对于细小的与动脉伴行的静脉观察完毕后可以去除,以保持解剖操作视野的整洁、美观,便于观察分析其他的重要结构的位置和毗邻关系。

5. 学会在尸体标本上分析辨认气管、食管、颈动脉鞘、颈交感干和甲状腺的毗邻关系。

6. 注意保护喉上神经喉和喉返神经,仔细观察体会神经的起源、行程、分支和分布。

7. 注意自身安全,以免手术器械伤及实验操作者和助手。

第二部分　教师授课指南（教师用书部分）

一、本实验所涉及的基本内容和概念

（一）甲状腺形态

腺体呈 H 形，分为左、右侧叶和连结两侧叶的甲状腺峡。据国人资料统计，甲状腺峡缺如者约占 7%；有锥状叶者约占 70%，且多连于左侧叶。甲状腺分泌甲状腺素，调节机体基础代谢并影响生长和发育等。

（二）甲状腺被膜

气管前筋膜包绕甲状腺形成甲状腺鞘，又称甲状腺假被膜。甲状腺自身的外膜称纤维囊，即真被膜。甲状腺鞘与纤维囊之间为囊鞘间隙，内有疏松结缔组织、血管、神经及甲状旁腺。在甲状腺两侧叶内侧和甲状腺峡后面，假被膜增厚并与甲状软骨、环状软骨以及气管软骨环的软骨膜附着，形成甲状腺悬韧带，将甲状腺固定于喉及气管壁上。故吞咽时甲状腺可随喉上、下移动而活动，可作为判断是否甲状腺肿大，以及鉴别肿块是否与甲状腺有关的依据之一。喉返神经常穿过甲状腺悬韧带或在甲状腺悬韧带的后面经过，因而在甲状腺切除术中处理悬韧带时，应注意保护喉返神经。

（三）甲状腺的位置与毗邻

甲状腺的两侧叶位于喉下部和气管颈部的前外侧，上极平甲状软骨中点，下极至第 6 气管软骨。有时侧叶的下极可伸至胸骨柄的后方，称为胸骨后甲状腺。甲状腺峡位于第 2~4 气管软骨前方。

甲状腺前面由浅入深依次为皮肤、浅筋膜、颈筋膜浅层、舌骨下肌群和气管前筋膜（甲状腺鞘），但在甲状腺峡前面正中宽 0.5~1.0cm 处无肌覆盖。侧叶的后内侧与喉和气管、咽和食管以及喉返神经等相邻；侧叶的后外侧与颈动脉鞘及鞘内的颈总动脉、颈内静脉和迷走神经，以及位于椎前筋膜深面的颈交感干相邻。当甲状腺肿大时，如向后压迫气管和食管，可引起呼吸和吞咽困难；若压迫喉返神经，可出现声音嘶哑；若向后外方压迫交感干时，可出现 Horner 综合征，即患侧瞳孔缩小、眼裂变窄（上睑下垂）及眼球内陷等。

（四）甲状腺动脉

1. 甲状腺上动脉多数起自颈外动脉起始部的前壁，少数可起自颈总动脉分叉处或颈总动脉，伴喉上神经外支行向前下方，至侧叶上极附近分为前、后两腺支。前腺支沿侧叶前缘下行，分布于侧叶前面，并有分支沿甲状腺峡的上缘与对侧支吻合；后腺支沿侧叶后缘下行，与甲状腺下动脉的升支吻合。该动脉沿途的分支有胸锁乳突肌支、喉上动脉和环甲肌支。喉上动脉与喉上神经内支伴行，穿甲状舌骨膜，分布于喉腔声门裂以上的黏膜。

2. 甲状腺下动脉多数起自锁骨下动脉的甲状颈干，少数可直接起于锁骨下动脉或椎动脉，沿前斜角肌内侧缘上行，至第 6 颈椎平面，在颈动脉鞘与椎血管之间弯向内下，近甲状腺侧叶下极再弯向上内，至侧叶后面分为上、下支，分布于甲状腺、甲状旁腺、气管和食管等。

3. 甲状腺最下动脉：该动脉可起自头臂干、主动脉弓、右颈总动脉或胸廓内动脉等。沿气管前方上升，达甲状腺峡，参与甲状腺动脉之间在腺内、外的吻合。其出现率约为 10%。当低位气管切开或甲状腺手术时应加注意。

（五）甲状腺静脉

甲状腺的静脉变异较大，它们起自甲状腺浅面和气管前面的静脉丛，汇合成甲状腺上、中、下 3 对静脉。①甲状腺上静脉：与同名动脉伴行，汇入颈内静脉。②甲状腺中静脉：自甲状腺侧叶外侧缘穿出，横过颈总动脉前方，汇入颈内静脉。该静脉管径较粗，管壁较薄，多为 1 支，亦可为 2~3 支或缺如。甲状腺次全切除时,要仔细结扎此静脉,以免出血或气栓。③甲状腺下静脉:自甲状腺侧叶下极穿出,经气管前下行,汇入头臂静脉。两侧甲状腺下静脉在气管前与来自甲状腺峡的属支吻合成甲状腺奇静脉丛。在甲状腺峡下做低位气管切开术时应注意止血。

(六)甲状腺有关的神经

1. 喉上神经是迷走神经的分支,起自迷走神经下神经节,沿颈内动脉与咽侧壁之间下行,一般在舌骨大角处分为内、外两支;内支伴喉上动脉穿甲状舌骨膜入喉,分布于声门裂以上的喉黏膜;外支伴甲状腺上动脉行向前下方,在距甲状腺侧叶上极约 1cm 处,与动脉分开,弯向内侧,外支支配环甲肌及咽下缩肌。

2. 喉返神经是迷走神经的分支。左喉返神经勾绕主动脉弓,右喉返神经勾绕右锁骨下动脉,两者均沿气管与食管之间的沟内上行,至咽下缩肌下缘改名为喉下神经,经环甲关节后方进入喉内;其运动支支配除环甲肌以外的所有喉肌,感觉支分布于声门裂以下的喉黏膜。左喉返神经行程较长,位置较深,多行于甲状腺下动脉的后方;右喉返神经行程较短,位置较浅,多行于甲状腺下动脉前方。二者入喉前都经过环甲关节后方,故甲状软骨下角可作为寻找喉返神经的标志。喉返神经通常行经甲状腺鞘之外,多在甲状腺侧叶下极的后方与甲状腺下动脉有复杂的交叉关系。

(七)甲状旁腺

为两对扁圆形小体,直径 0.6~0.8cm,表面光滑,呈棕黄或淡红色。包括一对上甲状旁腺和一对下甲状旁腺。位于甲状腺侧叶后面的真、假被膜之间,有的位于甲状腺实质内或假被膜之外的气管周围结缔组织中。上甲状旁腺多位于甲状腺侧叶上、中 1/3 交界处的后方,下甲状旁腺多位于侧叶下 1/3 后方。

甲状旁腺是与钙、磷代谢有密切关系的内分泌腺。甲状腺手术时应注意保留甲状旁腺,若误将该腺一并切除,可使患者钙、磷代谢失调,血钙降低,致肌兴奋性增强,引起抽搐。

二、本实验所涉及的问题思辨和能力培养

(一)本实验所含问题的分析及能力培养体系

1. **实验设计模式** 本实验将系统解剖学所学过的肌的配布、动脉供应、静脉回流、淋巴引流、神经支配等各结构在颈前区甲状腺的整体配布和毗邻关系,进行全方位实地解剖,并以提出的实际案例为参考。对所涉及的临床意义进行深度分析,旨在培养学生的科学思维能力和临床应用能力。

2. **三种难易程度的实验设计** 各院校可根据本校本实验的学时多少,适当安排并选择合适难易程度的实验设计,完成各自预定的教学目标。

(1)难度较易的实验方案:仅解剖暴露甲状腺形态结构,为甲状腺的触诊打下基础。

(2)难度中等的实验方案:全方位实地解剖甲状腺形态结构和毗邻,血管和有关神经,认识血管和神经走行的主要部位,适当联系临床。

(3)难度较高的实验方案:全方位实地解剖甲状腺形态结构和毗邻,并模拟临床手术操作,辨认各结构的外科学意义,并提出与本实验相关的医学科学研究发展方向和应用前景。

3. **能力培养类型** 本实验所涉及的能力类型共 8 类,具体如下:

(1)动手实践能力:亲自动手进行实地解剖操作是学习解剖学最有效的方式,通过实地解剖操作可进一步加深对人体结构分布的认知。

(2)团队合作能力:进行实地解剖操作是在一个实验小组的密切配合下完成的,非常类似于一个外科手术小组,团队成员中的不同角色的密切配合不仅是完成实验的必要保证,而且是完成高水平实验的必要条件之一。

(3)自主学习能力:在进行实地解剖操作之前,必须对所要解剖的区域有一个全面的了解,才能在实地解剖操作中能够做到有的放矢,这需要事先的自主学习,为实地解剖操作打下基础。

（4）数据分析能力：记录并分析各实验小组在实地解剖操作过程中所发现的动脉、静脉变异，这些变异具有何种临床意义。

（5）临床思维能力：通过自主学习和实地解剖操作，锻炼并加深临床思维能力、解决临床实际问题的能力。

（6）批判性思维能力：对案例分析和相关临床问题解决过程中的辨析和论证，并能够提出自己独到的见解。

（7）探索和创新能力：根据所学的人体解剖学知识，创新性地提出探索人体结构奥秘的立题，是培养一个学生是否具有培养和发展前途的一项重要指标。

（8）初步的科学研究认知：根据臂丛的解剖学分布特征，设计出臂丛不同神经损伤的手术治疗策略，为临床医学科学研究提供初步的研究思路。

（二）本实验所涉及临床问题的深度分析

1. 本实验所涉及的临床问题分析　除了根据本实验所提出的"颈部甲状腺结节"这一案例，还可以根据这一具体案例的分析方法，提出多个以"甲状腺有关结构的解剖"为基础的临床案例，进行分析，以拓展学生的解剖学视野，并分析如何把所学的解剖学知识应用于临床实际工作中。如甲状腺乳头状癌手术切除甲状腺后的并发症的应用解剖知识，而且是临床上需要解决的重要问题。

2. 本实验所涉及的临床问题解决方案　根据本实验所提出的"颈部甲状腺结节"这一案例的深度分析，在所掌握的解剖学知识的基础上，提出合理可行的临床解决方案。根据这一临床案例的分析及临床问题解决模式，如甲状腺乳头状癌手术切除甲状腺后，同时有颈淋巴结肿大，需术中颈淋巴结清扫等，这些问题与颈部局部解剖密切相关，在进行深度分析的基础上，提出相应的合理可行的临床解决方案。

注：着重于要求以解剖知识背景为基础的临床解决方案。

三、如何进行能力培养的效果评估

综合素质和能力培养效果以形成性评价为主，为了使评价能够顺利实现，可利用网上提交案例分析、问题提出、解决方案、研究报告等，并进行学生之间的网上互评，实现信息化管理和自动计分的评价模式。根据本实验考评的实际效果、优点和缺点，将来可考虑制定出综合素质和能力的量化测评体系。

李锋（上海交通大学）

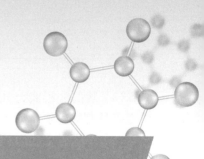

项目二

胸前壁的解剖

课程目标:1~3 为能力培养目标,4~6 为知识点目标,7 为素质培养目标

1. 通过实地解剖,理解胸前壁的层次结构和乳房的解剖结构特征,以小组为单位分工合作进行实地解剖操作,锻炼动手实践能力和团队合作能力,并通过完成实验报告,训练实验报告撰写及数据分析能力(表 2-1)。

表 2-1 能力导向对应教学实施策略

能力与分级			实验项目实施				
			案例分析	问题导向	实地解剖	综合研究报告	拓展思考
动手实践	0级要求	1级要求			√		
团队合作				√	√	√	
数据分析		2级要求	√	√	√	√	
临床思维			√	√	√	√	√
自主学习			√	√	√	√	
批判性思维			√	√		√	√
探索和创新			√	√		√	√
科学研究认知			√	√	√	√	√

2. 以小组为单位,查阅相关文献,自主学习胸前壁的层次结构和乳房的解剖结构特征及其与临床应用的关系,通过临床案例讨论分析各解剖结构的临床意义,全方位深层次理解胸前壁的各结构。在基本操作基础上,通过临床思维及自主学习训练,学习更有目的性的实践操作(表 2-1)。

3. 以小组为单位,在通过实地解剖系统理解胸前壁的层次结构和乳房的解剖结构特征的基础上,模拟临床手术操作,并提出与本实验相关的临床解决方案以及医学科学研究设想,以培养学生创新性科研思维,培养学生运用知识和实践来探索解决未知科学问题的能力(表 2-1)。

4. 通过对胸前壁的实地解剖操作,掌握胸前壁皮神经的分支分布,胸前壁的肌、筋膜和血管的分支分布,为乳腺外科和胸外科等提供坚实的解剖学基础。

5. 通过对女性乳房的实地解剖操作,掌握乳房的位置、毗邻、结构和发育异常,以及乳房的淋巴回流,为乳腺癌可能发生淋巴转移时,清扫乳房淋巴结提供坚实的解剖学基础。

6. 学习如何根据胸前壁的层次结构和乳房的解剖结构特征,深刻思考不同的乳腺癌切除术式所可能手术切除的结构和避免损伤的结构。

7. 通过对胸前壁的层次结构和乳房解剖结构的学习,不但加深对胸前壁和乳房结构复杂性的认识,而且通过尸体标本的实地解剖操作,养成医学生严谨的学习态度,培养学生的敬业精神和创新精神,注重医德的培养,为培养具有高尚医德、社会责任感和爱国情怀的卓越医学人才打下坚实的基础。

第一部分　案例分析

一、临床案例——乳腺癌

（一）背景介绍

乳房是位于胸前壁的主要结构,乳腺肿瘤或炎症是发生在女性的常见病和多发病,治疗不及时或不当,将严重影响女性的生活、心理、情绪等,甚至危及生命。乳腺癌的淋巴转移等可能会涉及胸前壁的肌肉、血管、淋巴结和神经等结构,不同的乳房手术涉及了诸多需要切除的和需要保留的结构,充分理解胸前壁的解剖结构,对于乳腺癌的诊断和治疗以及手术并发症的处理均具有重要的指导意义。可根据对以下案例的分析加深对胸前壁解剖的理解。

（二）案例内容

女,46岁。近年来的体检中一直有双侧乳腺增生,并逐年加重。近1个月,右侧乳房感觉不适,自查右侧乳房外上部似乎有一个较硬的肿块。门诊查体:双乳对称,右乳外上象限可触及最大径约2.0cm的质硬肿块,无压痛,边界欠清楚,活动度可,皮肤无破溃,无橘皮样变,乳头无内陷;左乳未触及肿物。双侧腋窝未触及肿物。钼靶检查结果显示右乳外上象限可见1.9cm×1.6cm不规则形肿物影,边缘模糊,提示癌肿的可能性大,腋窝淋巴结未见明显肿大。随即行超声引导下肿物粗针穿刺病理活检。病理报告:(右)乳腺浸润性导管癌。胸片未见异常。全身骨扫描未见异常。入院后,患者行右侧乳腺癌肿物切除术(保乳手术)及前哨淋巴结活检术。术中快速病理提示,前哨淋巴结可见癌转移。随即进行了右侧乳腺癌改良根治术。术后病理报告:(右)乳腺根治标本:乳腺浸润性导管癌,浸润癌最大径约1.8cm,中分化,伴少量高级别导管原位癌结构。癌周脉管内偶见癌栓,未见癌侵犯神经。乳头、乳晕未见癌,乳腺基底切缘未见癌。前哨淋巴结可见癌转移。腋窝淋巴结可见癌转移(1/16),胸小肌间及锁骨下淋巴结未见癌转移。患者手术后患侧上肢水肿明显,对化疗和内分泌治疗的反应很大。建议随后进行靶向治疗,定期随访。

（三）引导性问题

1. 乳房的位置、毗邻和结构的解剖学基础。
2. 胸前壁的层次关系。
3. 乳房的淋巴回流及与乳房肿瘤转移相关的淋巴结。
4. 乳腺癌腋窝淋巴结清扫可能涉及的淋巴结,思考本案例最常发生转移的淋巴结。
5. 分析乳腺癌患者可能出现"皮肤橘皮样变,乳头内陷"的原因。
6. 术后患侧出现上肢水肿的原因分析。
7. 前哨淋巴结的临床意义。
8. 通过学习不同的乳房手术术式所可能涉及的结构和避免损伤的结构,加深对胸前壁的肌肉、筋膜和血管的分支分布等解剖的认识,为外科等疾病的诊断和治疗打基础。

注:教师在使用本案例时,可以根据不同的引导性问题组合形成不同的待解决问题,该系列问题可供不同院校根据难易程度和学时长短的需求选择使用。

二、实现胸前壁解剖的技术及策略

【实验背景】

通过对胸前壁的境界和内容的实地解剖操作,深刻理解胸前壁和乳房等结构的解剖特征,并根据

"乳腺癌"这一案例的分析,可预见性地提出与胸前壁解剖相关的其他案例,并进行分析和思考。

【实验材料】

1. 甲醛溶液固定的冷冻保存的女性成人完整尸体标本。
2. 下吸风式升降解剖实验台。
3. 成套的解剖操作器械、乳胶手套和防毒口罩。
4. 手术无影灯(可选)。
5. 触屏式学生端数字人解剖系统(可选)。
6. 实验室空气净化系统及空调设备(可选)。

【实验步骤】

1. 皮肤切口　根据解剖操作设计的切口进行胸前壁的实地解剖。

切口 1:自胸骨柄上缘的中点沿正中线向下到达剑突尖端。

切口 2:自切口 1 的上端,沿锁骨的上缘向外,经肩峰转向下至臂中部;再自此向内至臂内侧行环形切口。

切口 3:自切口 2 下端;沿肋弓向外至腋中线。

2. 解剖浅层结构

(1)沿各切口的皮缘,剥离皮肤,保留皮下组织。

(2)解剖女性乳房:先将乳房剩余皮肤作两个切口。自乳头根部向上作垂直切口,向外作水平切口,剥除剩余乳房外上象限的皮肤。然后修去乳房表面的脂肪,清理出乳腺叶的轮廓。在已剥除乳晕皮肤的部位,以乳头为中心,用刀尖沿放射状方向轻轻划开,仔细剥出输乳管,追踪至乳腺叶。在乳头处,观察输乳管窦。解剖观察后将乳房自胸大肌表面剥离。

(3)解剖肋间神经前皮支:沿胸骨旁线切开浅筋膜,提起切缘,逐渐向外侧剥离、翻开,可发现有第 2~7 肋间神经前皮支从肋间隙穿出,追踪剥离,观察其向胸壁外侧走行。

(4)解剖肋间神经外侧皮支:沿腋前线稍后方切开浅筋膜,提起切缘,逐渐向内侧剥离,可见有肋间神经外侧皮支从肋间隙穿出后向胸壁内侧走行,并伴有肋间后动脉的分支。第 2 肋间神经的外侧皮支较粗大,追踪剥离、观察,可见其经腋窝皮下达臂内侧皮肤,此即为肋间臂神经。有时也见到有第 3 肋间神经的外侧皮支加入。

3. 解剖深层结构

(1)观察胸肌筋膜和腋筋膜:除去浅筋膜,显露胸前外侧壁的深筋膜,观察其与胸大肌的包被关系及其与腋筋膜的关系。

(2)解剖头静脉末段:沿三角肌胸大肌间沟切开深筋膜,找到头静脉末段。向近侧解剖至锁骨下窝处,但不宜深剥,以免损伤锁胸筋膜及其深面结构。此沟内同时可见有胸肩峰动脉的三角肌支和 2~3 个淋巴结。

(3)解剖胸大肌:修除胸大肌表面的筋膜,显露出胸大肌的境界,观察其起止点和肌纤维走行的方向。沿胸大肌起点向内 2cm 处弧形切断该肌,并向上翻起,可见胸小肌、锁胸筋膜、胸肩峰血管、胸外侧神经和胸内侧神经。切断胸大肌时注意不要损坏腹直肌鞘。清理进入胸大肌的胸肩峰动脉分支和伴行静脉及胸内、外侧神经,观察后,在近胸大肌处切断之,将胸大肌充分翻向外侧至其止点处。

(4)观察锁胸筋膜及其穿行结构:在胸小肌上缘至锁骨区间可见到锁胸筋膜。观察锁胸筋膜的境界,注意胸外侧神经、胸肩峰血管和头静脉等均在此筋膜的中部穿行。

(5)解剖胸小肌上缘的结构:胸小肌上缘的主要结构均从锁胸筋膜穿出。①解剖头静脉至注入腋静脉处。在锁骨下方头静脉旁,常可见到几个锁骨下淋巴结,小心去除之。细心除去锁胸筋膜,可见该筋膜与其深面的腋鞘乃至腋静脉紧密结合。②除去锁胸筋膜的同时,细心剥离胸外侧神经,并观察其分布。③完全除去锁胸筋膜,显露出腋鞘,剥离胸肩峰动脉及其各分支,并观察其分布。

(6)解剖胸小肌下缘的结构:①清除胸小肌筋膜,观察胸小肌的形态和起止点。在胸小肌表面可见自其内穿出的胸内侧神经进入胸大肌。②在胸小肌下缘的下方,前锯肌的表面,寻找胸外侧动脉及伴行静脉,并仔细寻找沿该血管排列的胸肌淋巴结。观察后清除之,保留动脉。③在近胸小肌起点处切断该肌,向外上方翻起,注意进入胸小肌的胸内侧神经,切断之。

【分析与思考】

1. 从女性乳房正常位置、毗邻和结构角度,思考乳房的异常发育。

2. 从胸前壁的层次关系,思考不同的隆乳手术的方式。

3. 从乳房的淋巴回流思考,与乳房肿瘤转移相关的淋巴结。

4. 乳腺癌腋窝淋巴结清扫可能涉及的淋巴结,思考本案例最常发生转移的淋巴结。

5. 分析乳腺癌患者可能出现"皮肤橘皮样变,乳头内陷"的原因。

6. 分析术后患侧出现上肢水肿的原因。

7. 思考前哨淋巴结的临床意义。

8. 通过学习不同的乳房手术术式所可能涉及的结构和避免损伤的结构,加深对胸前壁的肌肉、筋膜和血管的分支分布等解剖的认识,为外科等疾病的诊断和治疗打基础。

【注意事项】

1. 注意爱护标本,对人体标本应有敬畏之心,以示对"无言良师"的尊重。

2. 注意按照规范的手术操作方式使用解剖器械。

3. 充分解剖并暴露胸前壁及重要的标志性结构。

4. 注意乳房、胸大肌、胸小肌的实地解剖,注意保护动脉及其分支,仔细观察体会动脉的起源、行程、分支和分布,对于细小的与动脉伴行的静脉观察完毕后可以去除,以保持解剖操作视野的整洁、美观,便于观察分析其他重要结构的位置和毗邻关系。

5. 学会在尸体标本上分析辨认胸前壁的神经、动脉、静脉和淋巴结的毗邻关系。

6. 注意保护肋间臂神经、胸背神经、胸长神经和头静脉,仔细观察体会各结构的起源、行程、分支和分布。

7. 注意自身安全,避免手术器械伤及实验操作者和助手。

第二部分 教师授课指南（教师用书部分）

一、本实验所涉及的基本内容和概念

胸前区由皮肤、浅筋膜、胸大肌、胸小肌和深筋膜等组成。浅筋膜内有皮神经、皮血管、浅淋巴管和淋巴结以及乳房。

（一）胸部体表标志

在胸前壁，胸骨柄的上缘有颈静脉切迹。胸骨柄、体相接处向前凸为胸骨角，它的两侧平对第2肋，此处临床上可作为数认肋骨和肋间隙的标志。胸骨体的下端接剑突，剑突的两侧有肋弓。两侧肋弓之间的夹角为胸骨下角，此角一般在90°~120°之间。大部分肋骨均可摸到，相邻两肋骨之间的间隙称肋间隙。

肩部前面皮下可清楚地摸到锁骨全长，其内侧半凸向前，外侧半凸向后；胸骨端膨大，突出于胸骨颈静脉切迹的两侧；肩峰端向外与肩峰相连。肩峰为肩部最高点。肱骨大结节恰在肩峰的下外方，是肩部最外侧的骨性边界。在锁骨外、中1/3交界处的下方有一三角形小凹，为锁骨下凹，此窝的外侧部，约距锁骨2cm，自三角肌前缘向后可摸到肩胛骨的喙突。在喙突尖端的外侧2~5cm处，略低于喙突末端的水平，自三角肌的前面用拇指按压可触及肱骨小结节。在肩部的后面，自肩峰向内可摸认肩胛冈全长。自肩胛冈内侧端向下摸认肩胛骨内侧缘至下角，下角平对第7胸椎棘突（第7肋或第7肋间隙）。

胸部的标志线（图2-1）：为了诊断和应用的方便，通常在胸部做下列垂线，以说明脏器的位置和体表投影：①前正中线（anterior median line），沿身体前面中线所做的垂线。②胸骨线（sternal line），通过胸骨外侧缘最宽处所做的垂线。③锁骨中线（midclavicular line），通过锁骨中点的垂线。④腋前线（anterior axillary line），通过腋窝的腋前襞所做的垂线。⑤腋后线（posterior axillary line），通过腋窝的腋后襞所做的垂线。⑥腋中线（midaxillary line），通过腋前、腋后线之间中点的垂线。⑦肩胛线（scapular line），通过肩胛骨下角的垂线。⑧后正中线（posterior median line），沿身体后面中线所做的垂线。

（二）皮肤和浅筋膜

胸部皮肤较薄，浅筋膜的厚度因个体发育、营养情况、性别和年龄而不同。胸外侧区的皮下脂肪较厚且呈蜂窝状。浅筋膜中有皮神经、浅动脉、浅静脉、淋巴管和淋巴结。

1. 皮神经（图2-2）

（1）锁骨上神经（supraclavicular nerve）：是颈丛发出的皮神经，有锁骨上内侧、中间和外侧3支神经。它们在颈阔肌深方，越过锁骨和肩峰的浅面，分布于肩部和第2肋间隙以上的胸前壁皮肤。

（2）肋间神经（intercostal nerve）的皮支：胸前区第2肋以下的皮肤有肋间神经皮支分布。肋间神经发出肋间神经前皮支和外侧皮支。前皮支在胸骨侧缘稍外方穿肋间隙浅出，分布于胸前壁皮肤。外侧皮支在腋中线附近穿肋间隙浅出，分布于胸外侧部皮肤。第2肋间神经外侧皮支粗大，即肋间臂神经（intercostobrachial nerve），行向外侧经腋窝至臂上部内侧，分布于腋窝底和臂上部内侧皮肤。第4~6肋间神经外侧皮支还发出乳房外侧支至乳房。

2. 浅动脉

（1）胸廓内动脉（internal thoracic artery）的穿支在胸骨侧缘处伴随肋间神经前皮支浅出，并有静脉伴行。其中第2~4肋间隙的穿支还供应乳房。

（2）肋间后动脉（posterior intercostal artery）的外侧皮支在腋中线附近伴肋间神经外侧皮支浅出，并有静脉伴行。第3~5肋间后动脉的外侧皮支还发出乳房支供应乳房。

3. 浅静脉 胸壁的浅静脉无动脉伴行，在浅筋膜内吻合成网，并与颈、腹部的浅静脉互相吻合。

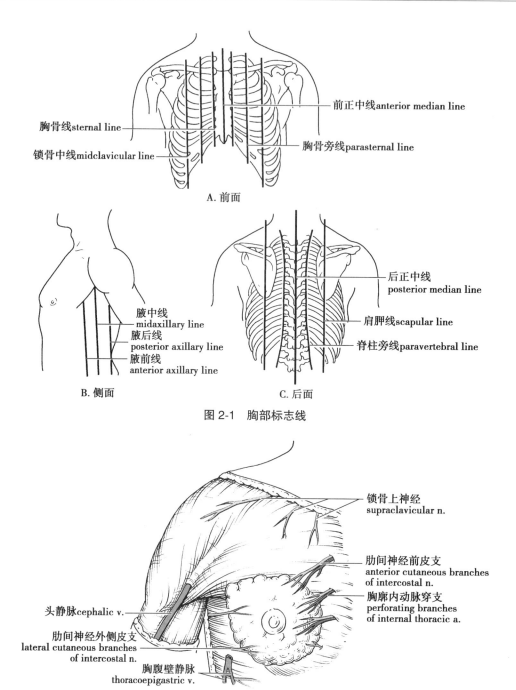

图 2-1 胸部标志线

图 2-2 胸前、外侧区的皮神经和浅血管

胸壁较大的浅静脉是胸腹壁静脉（thoracoepigastric vein），它起于腹前壁，沿躯干侧壁上行到腋窝，经胸外侧静脉注入腋静脉，向下与腹壁浅静脉吻合，最后注入股静脉（图 2-3）。

（三）乳房

乳房（mamma，breast）为哺乳动物特有结构。人类的乳房在男性不发达。在女性青春期开始发育生长，妊娠和哺乳期的乳腺有分泌活动。

1. 乳房的位置　成人女性乳房的大部分位于胸大肌和胸肌筋膜表面的浅筋膜内，上达第 2 肋，下达第 6 肋，内侧至胸骨侧缘，外侧近腋中线。乳头平对第 4 肋间隙或第 5 肋（见图 2-2）。

2. 乳房的形态　成人女性未产妇乳房呈半球形，紧张而有弹性。乳房的中央有乳头（mammary papilla），乳头表面高低不平，有 10~15 个输乳管的开口。乳头周围有环行的皮肤色素沉着区，称乳晕。

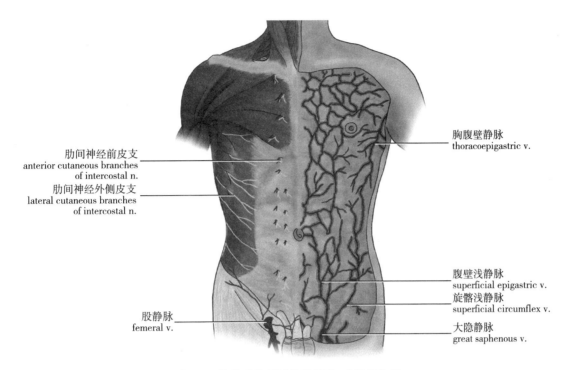

肋间神经前皮支
anterior cutaneous branches
of intercostal n.

肋间神经外侧皮支
lateral cutaneous branches
of intercostal n.

股静脉
femeral v.

胸腹壁静脉
thoracoepigastric v.

腹壁浅静脉
superficial epigastric v.

旋髂浅静脉
superficial circumflex v.

大隐静脉
great saphenous v.

图 2-3　胸腹前外侧壁的浅静脉、皮神经和肌

乳晕表面有许多小的隆起,其内有乳晕腺,在哺乳期分泌脂性物质可润滑乳头。

3. 乳房的构造　乳房由皮肤、乳腺、脂肪和纤维组织所组成(图 2-4)。乳腺分为 15~20 个乳腺叶(lobes of mammary gland),以乳头为中心呈放射状排列。每叶有一个输乳管(lactiferous duct),在乳头基部输乳管扩大形成输乳管窦(lactiferous sinus),其末端变细开口于乳头。乳房手术时,宜尽量沿输乳管的方向作放射状切口,以减少对乳腺叶和输乳管的损伤。乳腺周围的纤维组织可向深方发纤维束连于胸肌筋膜,并可向浅方发小的纤维束连于皮肤和乳头,乳房上部的这些纤维束较为发达,这些纤维束称为乳房悬韧带(suspensory ligament of breast)或 Cooper 韧带(Cooper ligament),它们对乳腺起支持和固定的作用。乳腺癌早期,因乳房悬韧带受侵,纤维组织增生,韧带缩短,使局部皮肤产生一些凹陷。癌晚期,肿瘤压迫或侵及皮肤毛细淋巴管,淋巴回流受阻而淤积,皮肤水肿,高出毛囊小凹,使皮肤呈"橘皮样"。临床上可借这些特征,以助于乳腺癌的诊断。

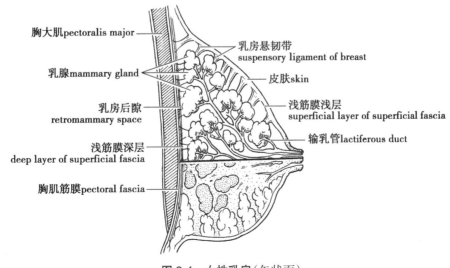

胸大肌pectoralis major

乳腺mammary gland

乳房后隙
retromammary space

浅筋膜深层
deep layer of superficial fascia

胸肌筋膜pectoral fascia

乳房悬韧带
suspensory ligament of breast

皮肤skin

浅筋膜浅层
superficial layer of superficial fascia

输乳管lactiferous duct

图 2-4　女性乳房(矢状面)

95%的乳腺外上部有一突出部分,在第三肋水平伸至腋窝,称乳房腋尾(axillary tail)。乳房腋尾使乳房与腋部的连续自然,乳房重建时的腋尾重建也是一个很重要的问题。腋尾可发生癌变,并且易与肿大的腋窝淋巴结和副乳腺癌相混淆。

人类胚胎发育的第5周,位于从腋窝到腹股沟的躯干部,由外胚层形成原始的左右各一的两条乳线(milk streak)或称乳带。此后,在胎儿的胸部,乳带发育形成乳腺嵴(mammary ridge),由乳腺嵴发育形成左右各一的乳房,其他部位的乳带逐渐退化。胚胎的第6周末,乳腺嵴的上皮细胞向深部增生,形成上皮细胞团,即乳腺始基。但如果原始乳带发生了不完全退化或离散,即形成副乳腺(图2-5),因此副乳腺多出现在乳带处,偶尔也可出现在其他部位,女性副乳腺的出现率为2%~6%。副乳腺是绝少发育的,但在妊娠期和哺乳期,副乳腺也可能会肿胀,长有乳头的副乳腺偶尔也会有分泌活动。副乳腺也可能发生良性和恶性肿瘤,其特征与正常乳房患的肿瘤也相似。

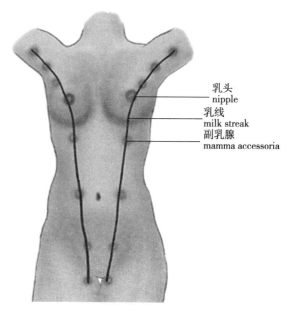

图 2-5　乳线和副乳腺

4. **乳房的淋巴引流**　乳房的淋巴主要有5条引流途径(图2-6):乳房外侧部的淋巴管沿胸大肌下缘注入腋淋巴结的胸肌淋巴结,这是乳房淋巴回流的主要途径。乳腺癌转移侵及该群时,肿大的淋巴结可在腋前襞深面触及。手术清扫时,还应注意勿损伤胸长神经;乳房内侧部的一部分淋巴管注入沿胸廓内血管排列的胸骨旁淋巴结,另一部分与对侧乳房的淋巴管吻合;乳房内上部的集合淋巴管有时可直接注入锁骨上淋巴结和尖淋巴结;乳房内下部的淋巴管可穿腹前壁至膈上淋巴结(前组),从而间接与膈下和肝上面的淋巴管相联系;乳房深部的淋巴管,穿胸大肌,注入胸肌间淋巴结或腋尖淋巴结。

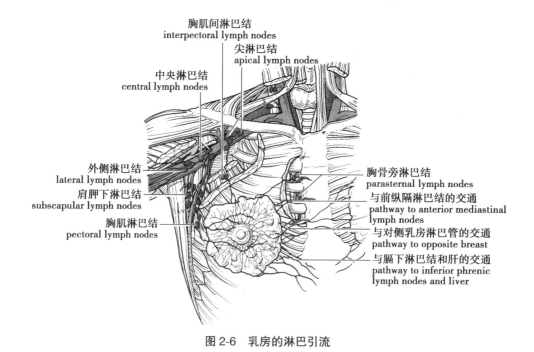

图 2-6　乳房的淋巴引流

当乳房炎症或肿瘤时,可沿上述途径扩散和转移,可侵及腋淋巴结和胸骨旁淋巴结等,引起不同程度的肿大。如果淋巴回流受阻,肿瘤细胞可转移至对侧乳房或肝。因此淋巴引流途径对疾病的诊断,以及手术切除肿瘤时的手术范围的选择有重要临床意义。

前哨淋巴结(sentinel lymph node,SLN)是原发肿瘤引流区域淋巴结中的特殊淋巴结,是原发肿瘤发生淋巴结转移所必经的第一批淋巴结。前哨淋巴结活检(sentinel lymph node biopsy,SLNB)作为检测早期乳腺癌腋窝淋巴结转移状态的新方法,是20世纪90年代乳腺外科的一个里程碑式的进展。前哨淋巴结可采用示踪剂显示后切除活检。根据前哨淋巴结的病理结果预测腋淋巴结是否有肿瘤转移,对淋巴结阴性的乳腺癌患者可不作腋淋巴结清扫。

(四)深筋膜

胸前区深筋膜分浅、深两层(图2-7)。浅层贴附在胸大肌的表面,称胸肌筋膜,向上附于锁骨前面,向下与腹壁深筋膜延续,向外增厚移行为腋筋膜。深层位于胸大肌深面包裹胸小肌和锁骨下肌,较浅层致密。深筋膜张于锁骨下肌与胸小肌之间的部分称锁胸筋膜(clavipectoral fascia),它的深面是包裹至上肢的大血管和神经的血管神经鞘。穿锁胸筋膜的结构主要有:头静脉、胸肩峰动、静脉和胸外侧神经等。

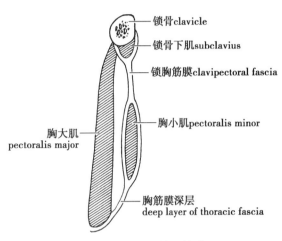

图2-7　胸前区的深筋膜

(五)胸前区的肌

1. 胸大肌(pectoralis major)覆盖胸前壁大部,呈扇形,宽而厚(见图2-3)。起自锁骨的内侧半、胸骨、第1~6肋软骨和腹外斜肌腱膜。肌束向外集中,以扁腱止于肱骨大结节嵴。作用为内收和内旋肱骨,使下垂的上肢移向前内方。当上肢固定时,可上提躯干(引体向上)和上提肋骨,辅助吸气。神经支配为胸外侧神经和胸内侧神经。

2. 胸小肌(pectoralis minor)在胸大肌深方。起自第3~5肋,纤维向上外行,止于肩胛骨喙突。作用为向前下方牵引肩胛骨。当肩胛骨固定时,可以上提肋骨助吸气。神经支配为胸内侧神经。

3. 锁骨下肌(subclavius)是锁骨下方的一块小肌。连于第1肋与锁骨之间,可拉锁骨向下内方。由臂丛的分支支配。

二、本实验所涉及的问题思辨和能力培养

(一)本实验所含问题的分析及能力培养体系

1. **实验设计模式**　本实验将系统解剖学所学过的乳房、肌的分布、动脉供应、静脉回流、淋巴引流、神经支配等各结构在胸前壁的整体分布和毗邻关系,进行全方位实地解剖,并以乳腺癌案例为引导,对所涉及的临床意义进行深度分析,旨在培养学生的科学思维能力和临床应用能力。

2. **三种难易程度的实验设计**　各院校可根据本校本实验的学时多少,适当安排并选择合适难易程度的实验设计,完成各自预定的教学目标。

(1)难度较易的实验方案:实地解剖胸前壁各个层次的结构,包括乳房、主要的肌肉、血管、淋巴结和神经,认识血管和神经走行的主要部位,避免常见临床病变的失误操作。

(2)难度中等的实验方案:全方位实地解剖胸前壁的各层次结构,抓住要点,注重乳房的淋巴引流方向及所涉及的淋巴结,适当联系临床。

(3)难度较高的实验方案:全方位实地解剖胸前壁的各层次结构,以与乳房疾病相关的不同术式为切入点,通过不同乳房手术术式的模拟临床手术操作,思考和分析手术涉及的结构和需要避免损伤

的结构,加深对胸前壁的肌肉、筋膜和血管的分支分布等解剖的认识,为相关疾病的诊断和治疗打基础,并结合乳腺癌的治疗药物,提出与本实验相关的医学科学研究发展方向和应用前景。

3. 能力培养类型 本实验所涉及的能力类型共 8 类,具体如下:

(1)动手能力的培养:实地解剖操作是学习解剖学最有效的方式,通过实地解剖操作可进一步加深对人体结构分布的认知。

(2)团队合作能力的培养:实地解剖操作是在一个实验小组的密切配合下完成的,非常类似于一个外科手术小组,团队成员中的不同角色的密切配合不仅是完成高水平实验的必要保证,而且是培养医学生团队精神的重要基础。

(3)自主学习能力的培养:实地解剖操作之前和进行中,必须对所要解剖的区域有一个全面的了解,才能在实地解剖操作中做到有的放矢,这需要事先的自主学习,为实地解剖操作打下基础。

(4)数据分析能力的培养:记录并分析各实验小组在实地解剖操作过程中所发现的动脉、静脉变异及这些变异具有何种临床意义。

(5)临床思维能力的培养:通过乳腺癌的案例分析,结合自主学习和实地解剖操作,锻炼并加深临床思维能力、解决临床实际问题的能力。

(6)批判性思维能力的培养:对案例分析和相关临床问题解决过程中的辨析和论证,并能够提出自己独到的见解。

(7)探索和创新能力的培养:根据所学的人体解剖学知识,结合临床案例,批判性地提出乳腺癌的外科手术治疗方案的改良,培养医学生科研创新思维。

(8)科学研究认知的培养:结合临床案例,设计针对乳腺癌的内分泌治疗和靶向治疗方案,提出具体的实验研究思路,进而推动肿瘤的预防和治疗。

(二)本实验所涉及临床问题的深度分析

1. 本实验所涉及的临床问题分析 除了根据本实验所提出的"乳腺癌"这一案例,还可以根据这一具体案例的分析方法,提出多个以"胸前壁的解剖"为基础的临床案例,进行分析,以拓展学生的解剖学视野,并把所学的解剖学知识应用于临床实际工作中。如乳房脓肿切开引流术的解剖学基础、隆乳术的解剖学基础、乳房的淋巴引流途径与术中淋巴结清扫的关系等,这些问题与胸前壁的解剖密切相关。

2. 本实验所涉及的临床问题解决方案 根据本实验所提出的"乳腺癌"这一案例的深度分析,在所掌握的解剖学知识的基础上,提出合理可行的临床解决方案。根据这一临床案例的分析及临床问题解决模式,对新提出的乳房脓肿切开引流术的解剖学基础、隆乳术的解剖学基础、乳房的淋巴回流途径与术中淋巴结清扫的关系等,在进行深度分析的基础上,提出相应的合理可行的临床解决方案。

注:着重于要求以解剖知识背景为基础的临床解决方案。

三、如何进行能力培养的效果评估

综合素质和能力培养效果以形成性评价为主,为了使评价能够顺利实现,可利用网上提交案例分析、问题提出、解决方案、研究报告等,并进行学生之间的网上互评,实现信息化管理和自动计分的评价模式。根据本实验考评的实际效果、优点和缺点,将来可考虑制定出综合素质和能力的量化测评体系。

张卫光 闫军浩(北京大学)

韩霜(绘图:山东大学)

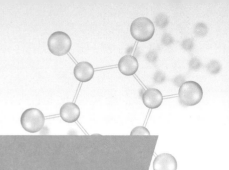

项目三

腹部的解剖

课程目标:1~3 为能力培养目标,4~6 为知识点目标,7 为素质培养目标

1. 通过实地解剖,理解腹部的结构特征,以小组为单位分工合作进行实地解剖操作,锻炼动手实践能力和团队合作能力,并通过完成实验报告,训练实验报告撰写及数据分析能力(表 3-1)。

表 3-1　能力导向对应教学实施策略

能力与分级				实验项目实施				
				案例分析	问题导向	实地解剖	综合研究报告	拓展思考
动手实践	0级要求	1级要求	2级要求			√		
团队合作					√	√	√	
数据分析				√	√	√	√	
临床思维				√	√	√	√	√
自主学习				√	√		√	√
批判性思维				√	√		√	√
探索和创新				√	√	√	√	√
科学研究认知				√	√	√	√	√

2. 以小组为单位,查阅相关文献,自主学习腹前外侧壁、腹膜和腹腔脏器的解剖结构特征及其与临床应用的关系,通过临床案例讨论分析各解剖结构的临床意义,全方位深层次理解腹部的各结构。在基本操作基础上,通过临床思维及自主学习训练,学习更有目的性的实践操作(表 3-1)。

3. 以小组为单位,在通过实地解剖系统理解腹部结构的基础上,模拟临床手术操作,并提出与本实验相关的临床解决方案以及医学科学研究设想,以培养学生创新性科研思维,培养学生运用知识和实践来探索解决未知科学问题的能力(表 3-1)。

4. 通过对腹壁层次结构的实地解剖操作,掌握腹前外侧壁的层次、腹壁浅筋膜的特点、腹直肌鞘的构成及其内容、腹股沟区的境界和特点。通过对腹股沟区的实地解剖操作,掌握腹股沟管的位置、构成、内容物,腹股沟三角的位置和边界,思考腹股沟疝的特征和临床表现及应对措施。通过实地解剖腹壁血管和神经分布,深刻理解腹部皮瓣的切取原则和切取方式。

5. 通过对腹膜、腹腔脏器的实地解剖操作,掌握腹膜的分布特点、腹膜与腹腔脏器的关系、腹腔脏器的结构特征,为普外科手术提供坚实的解剖学基础。

6. 学习如何根据腹前外侧壁、腹膜和腹腔脏器的解剖结构特征,深刻思考在何种条件下可能会损伤何种结构或发生何种病变,分析不同结构损伤后可能出现的临床表现及应对措施。

7. 通过对腹部解剖结构的学习,不但加深学生对腹部结构复杂性的认识,而且通过尸体标本的实地解剖操作,养成医学生严谨的学习态度,培养学生的敬业精神和创新精神,注重医德的培养,为培养具有高尚医德、社会责任感和爱国情怀的卓越医学人才打下坚实的基础。

第一部分　案例介绍

一、临床案例——腹股沟斜疝

（一）背景介绍

腹股沟管是腹前外侧壁下部由外上斜向内下的一条肌肉筋膜裂隙,位于腹股沟韧带内侧半的上方,长 4~5cm,其内男性有精索、女性有子宫圆韧带通过。腹股沟管有前、后、上、下 4 个壁及内、外两个口。前壁由腹外斜肌腱膜和其深层居管外侧 1/3 处的腹内斜肌组成;后壁为腹横筋膜,内 1/3 处有联合腱加强;上壁为腹内斜肌与腹横肌的弓状下缘;下壁由腹股沟韧带及其内侧端的腔隙韧带构成。内口为腹股沟管深环,位于腹壁下动脉的外侧;外口为腹股沟管浅环,是腹外斜肌腱膜在耻骨结节外上方形成的三角形裂隙。

腹压增加时,腹股沟管的前、后壁会靠拢;腹壁扁肌收缩时,腹内斜肌和腹横肌的弓状缘与腹股沟韧带互相靠近,使弓状缘下方的半月形缺口几乎消失;腹横肌的收缩也使腹股沟管深环移向外上方,使环口缩小。这些机制可以防止腹股沟疝的发生。若腹股沟区发育存在先天缺损,或腹内斜肌和腹横肌发育不全,腹压增大时,腹腔内容物向内、向下、向前斜行经腹股沟管,穿出皮下环甚至进入阴囊,形成腹股沟斜疝。充分理解腹股沟管的解剖结构,对斜疝的诊断和手术治疗具有重要的指导意义。可根据对以下案例的分析加深对腹股沟区解剖的理解。

（二）案例内容

患者,男,62 岁。三年前无明显诱因出现右侧腹股沟区包块,约枣子大小,后症状逐渐加重,包块接近蛋黄大小,以"右侧腹股沟疝"收住入院。病程中患者无畏寒、发热,无咳嗽、咳痰,无腹胀、腹痛,大小便自解,饮食睡眠尚可。查体,患者神志清楚,自主体位,无皮肤黄疸,无淋巴结肿大。腹部平软,全腹无明显压痛及反跳痛,右腹股沟区可触及一大小约 3cm×2cm 质软的包块,平卧或手法可还纳,站立咳嗽后复现。行双侧腹股沟彩超检查,显示右侧腹股沟区不均回声包块,确诊为右侧腹股沟斜疝。采用开放右侧腹股沟斜疝无张力修补术。术后患者诉手术部位轻微疼痛,余无明显不适。3 周后患者门诊复诊,无腹胀腹痛,大小便通畅,手术创口愈合良好。

（三）引导性问题

1. 男性易发生腹股沟斜疝的解剖学基础。

2. 腹股沟斜疝与直疝的区别。

3. 疝修补术时所涉及的腹股沟区层次解剖。

4. 疝修补术时应避免损伤腹壁哪些神经和血管?

5. 哪些疾病在诊断时可能与腹股沟斜疝混淆?

6. 疝修补术时为加强腹后壁,应注意缝合何种结构? 甚至缝合哪些肌肉?

7. 由于腹股沟区可能出现直疝、斜疝和股疝,可根据该区的解剖特征分别列举直疝、斜疝和股疝发生的解剖学基础。

注:教师在使用本案例时,可以根据不同的引导性问题组合形成不同的待解决问题,该系列问题可供不同院校根据难易程度和学时长短的需求进行选择。

二、临床案例——急性阑尾炎

（一）背景介绍

阑尾多位于右髂窝内,其根部附于盲肠的后内侧壁 3 条结肠带会合处,是手术中寻找阑尾的标志。阑尾属腹膜内位器官,活动度较大。依据阑尾尖端所指的方位,分为 5 种常见位置:回肠前位、盆位、盲肠后位、回肠后位、盲肠下位。阑尾的位置不同,阑尾炎时其症状和体征亦不相同。因此,了解阑尾的位置,对阑尾炎的诊断和鉴别诊断有重要的临床意义。①回肠前位:阑尾位于回肠末部的前方,其尖端指向左上方而接近腹前壁,因此阑尾炎时易波及腹前壁的壁腹膜,右下腹压痛明显。②盆位:阑尾越过右侧腰大肌和髂外血管的前面,其尖端垂入盆腔并可触及右侧闭孔内肌、膀胱、直肠、右侧子宫附件等结构,故阑尾炎患者伸右髋或右髋屈曲内旋时,腰大肌、闭孔内肌紧张而受刺激增强,引起疼痛;也可刺激膀胱、直肠及右侧子宫附件等,引起相应器官的刺激症状,临床上应注意鉴别。③盲肠后位:阑尾位于盲肠和 / 或升结肠的后方,贴于髂肌前面,尖端指向上方或上外,一般仍有系膜为腹膜内位,但少数为腹膜外位,于壁腹膜外附于髂肌。盲肠后位阑尾有炎症时腹前壁体征不明显,但可形成腹膜后间隙脓肿,并刺激髂肌而影响伸髋。④回肠后位:阑尾位于回肠末端后方,尖端指向左上方,后方与右侧腰大肌和右侧输尿管相邻。回肠后位阑尾有炎症时,可刺激腰大肌而在伸右髋时疼痛,并可刺激右输尿管引起右输尿管炎,使尿中出现红细胞及脓细胞,同时回肠后位阑尾炎症引起的腹壁体征出现较晚,容易导致弥漫性腹膜炎。⑤盲肠下位:阑尾位于盲肠后下方,尖端指向右下方。阑尾穿孔时,脓液可积存于右髂窝,并可向下引流至盆腔或向上经右结肠旁沟达肝肾隐窝。

（二）案例内容

患者,女,26 岁,身高 160cm,体重 46kg。因"转移性右下腹痛 7h"入院。患者于 7h 前无明显诱因出现上腹阵发性胀痛,伴恶心、呕吐,呕吐物为胃内容物,非咖啡样物。数小时后疼痛转移且固定于右下腹,持续性胀痛,伴发热,最高达 37.8℃。无血便、黑便、腹泻、便秘,无尿频、尿急、尿痛及肉眼血尿,患者腹痛无明显缓解。患者自发病以来精神状态欠佳,食欲减退,睡眠欠佳,大、小便正常,体重无明显变化。血常规提示:白细胞 21×10^9/L,中性粒细胞占比 92%。体查发现:腹部外形正常,腹软,上腹压痛,右下腹压痛及反跳痛,腹部彩超提示右下腹炎性改变,临床诊断"急性阑尾炎"。入院当天即行阑尾切除术 + 肠粘连松解术,探查肝脾胃结肠及盆腔未见异常,大网膜包裹右下腹,分离粘连网膜。术中见阑尾居盲肠侧位,大小约 5cm×1.5cm,表面附有脓苔,肿胀充血,近根部穿孔,粪水溢出,邻近盲肠可见肠壁深染,未见穿孔,分段结肠结扎离断阑尾系膜至根部,生理盐水冲洗腹腔。术中失血少许,补液 1 500ml。术后第二天精神状态尚好,引流通畅,生命体征平稳,继续抗炎、止痛对症支持治疗,鼓励患者下床活动。术后第六天患者开始排气,腹腔彩超未见明显积液,予以拔除引流管。血常规提示白细胞和中性粒细胞降至正常。第八天查体全腹无压痛和反跳痛,肠鸣音尚可,无发热。第九天办理出院。

（三）引导性问题

1. 阑尾易发生梗阻及缺血坏死的解剖学基础。
2. 阑尾的解剖学位置与临床表现的相关性。
3. 阑尾化脓发炎导致门静脉炎、肝脓肿的解剖学基础。
4. 阑尾切除术时切口选择、寻找阑尾的解剖学基础。
5. 大网膜的解剖学特征,大网膜移动包裹发炎的阑尾有何意义?
6. 阑尾切除术时,若于右下腹麦氏点切开腹壁,需经过哪些解剖结构,术中需保护哪些血管和神经?
7. 少数人阑尾炎发作时,会出现右髋后伸疼痛,甚至出现血尿,其解剖学依据何在?
8. 阑尾穿孔时,脓液可能流向何处?

9. 因阑尾炎可能诱发腹腔内多种并发症,教师可根据阑尾的位置、血供等解剖学特征广泛联系临床,引导学生的联想和推理,深刻理解腹腔解剖与临床的密切关系。

三、实现腹部解剖的技术及策略

【实验背景】

通过对腹部境界、腹壁、腹腔脏器的实地解剖操作,深刻理解腹部的解剖结构特征,并根据"腹股沟斜疝"及"急性阑尾炎"这两个案例的分析方法,可预见性地提出与腹部解剖相关的其他案例并进行分析。

【实验材料】

1. 甲醛溶液固定,或冷冻保存的成人完整尸体标本。
2. 全自动解剖实验台。
3. 成套的解剖操作器械、乳胶手套和防毒口罩。
4. 手术无影灯。
5. 触屏式学生端数字人解剖系统。
6. 实验室排风系统、空气净化系统及空调设备。

【实验步骤】

腹前外侧壁

（一）皮肤切口

1. 自胸骨剑突沿正中线向下环形绕过脐环直至耻骨联合。
2. 从剑突沿两侧肋弓至腋中线。
3. 自耻骨联合沿腹股沟循髂嵴前端切开皮肤。将皮瓣翻向外侧。

（二）解剖浅筋膜

1. **剖查浅血管**　在下腹部浅筋膜的浅、深两层之间找出腹壁的浅血管。于髂前上棘与耻骨结节连线中点下方 1.5cm 附近,寻找旋髂浅动脉和腹壁浅动脉及其外侧的同名浅静脉。在脐周看到的静脉为脐周静脉网,它向上汇合成胸腹壁静脉,向下与腹壁浅静脉连接,注入大隐静脉。

2. **辨认 Camper 筋膜和 Scarpa 筋膜**　于髂前上棘平面作一水平切口,长约 10cm,深致腹外斜肌腱膜浅面为度,用刀柄钝性剥离,可看到浅层富含脂肪,为 Camper 筋膜;深层为富含弹性纤维的膜性组织,为 Scarpa 筋膜。将手指伸入 Scarpa 筋膜与腹外斜肌腱膜之间,探查 Scarpa 筋膜的附着点。手指向内侧轻轻推进,至白线附近,探明其内侧附着处。于男性尸体,手指向下可进至阴囊肉膜深面。手指不能伸入股部,于腹股沟韧带下方约 1.5cm 处受阻。

3. **寻认肋间神经的皮支**　剔除浅筋膜,在前正中线旁剖出 2~3 支肋间神经的前皮支,并在腋中线的延长线上剖出 2~3 支肋间神经的外侧皮支。在耻骨联合的外上方找到髂腹下神经的皮支。

4. **清除浅筋膜,显露腹壁肌层**

（三）解剖腹股沟区

1. **观察腹外斜肌和腹股沟管前壁**　观察腹外斜肌的起始、纤维方向及移行腱膜的位置。察看腹股沟韧带。在耻骨结节外上方清理出腹外斜肌腱膜的裂隙——腹股沟管浅环,腹外斜肌腱膜在此延续为精索外筋膜。用刀柄钝性分离精索(或子宫圆韧带)的内侧和外侧,显露浅环的内、外侧脚,内侧脚附着于耻骨联合,外侧脚附着于耻骨结节。观察脚间纤维。提起精索,在后方观察腹股沟韧带内侧端的腱纤维自耻骨结节向内上方织入腹直肌鞘前层,并形成反转韧带。

2. **打开腹股沟管前壁**　由髂前上棘至腹直肌外侧缘作一水平切口,再沿腹直肌鞘外侧缘向下至浅环内侧脚的内侧切开腹外斜肌腱膜,注意不要破坏浅环,然后将三角形的腱膜片向外下方翻开,便打开了腹股沟管前壁,显露管内的精索(或子宫圆韧带)。腹内斜肌的下部起于腹股沟韧带外侧 2/3,精索外侧端的前面有腹内斜肌覆盖。腹股沟管位于腹股沟韧带内侧半的上方约 1.5cm,从外上斜向内下,长约 4.5cm。

3. 观察腹股沟管上壁　于精索稍上方找到髂腹下神经。髂腹股沟神经沿精索前外下行,并伴精索出浅环。腹内斜肌和腹横肌下缘呈弓形跨过精索,构成腹股沟管上壁,此二肌的下缘　分出一些小肌束附于精索形成提睾肌。

4. 观察腹股沟管下壁和后壁　游离并提起精索,可见构成腹股沟管下壁的腹股沟韧带,后壁为腹横筋膜,后壁内侧部有腹股沟镰和反转韧带加强。

5. 探查腹股沟管深环　提起精索并沿精索向外上方牵拉腹内斜肌下缘,在腹股沟韧带中点上方一横指处观察腹横筋膜延为精索内筋膜。腹横筋膜围绕精索形成的环口即为腹股沟管深环。

6. 确认腹股沟三角　检查腹壁下动脉,其与腹直肌外侧缘和腹股沟韧带内侧半围成的三角形区域即腹股沟三角,此三角区的浅层结构为腹外斜肌腱膜,深层结构为腹股沟镰和腹横筋膜。

（四）解剖三层阔肌和肌间血管、神经

1. 自腹直肌外侧缘与肋弓的交点沿肋弓向外侧切开腹外斜肌至腋中线,再沿腋中线和髂嵴切至髂前上棘,将腹外斜肌翻向内侧,显露腹内斜肌,观察腹内斜肌的纤维走行及移行为腱膜的位置。

2. 沿上述腹外斜肌切口,并由髂前上棘至腹直肌外侧缘作一水平切口,切开腹内斜肌,将腹内斜肌翻向内侧。腹内斜肌与腹横肌结合甚牢,其间有第 7~11 肋间神经、肋下神经及其伴行的血管经过,仔细分离,并观察这些血管、神经的走向和呈节段性分布的情况。

3. 观察腹横肌的纤维走向及移行为腱膜的部位。

（五）剖查腹直肌鞘

1. 翻开腹直肌鞘前层　在白线的左侧(或右侧)一横指处纵向切开腹直肌鞘前层,向两侧分离鞘前层,显露腹直肌。因鞘的前层与腹直肌腱划结合紧密,故必须用刀尖仔细剥离。

2. 探查腹直肌及其血管、神经　钝性分离腹直肌,观察第 7~11 肋间神经、肋下神经及相应血管分支进入腹直肌的情况。平脐横形切断腹直肌并翻向上、下方,在其后面寻找腹壁上、下动脉,注意其吻合。

3. 观察弓状线　在脐下 4~5cm 处,腹直肌鞘后层呈现弓形游离下缘,即弓状线,此线以下,腹直肌直接与腹横筋膜相贴。

腹膜与腹膜腔

在探查腹膜腔之前,应先依腹部的分区,观察腹腔脏器的分布和位置。用手探查腹膜及腹膜腔,动作必须轻柔,尽量不撕破腹膜。观察完毕后将内脏恢复原位。

（一）打开腹膜腔

自剑突沿前正中线至耻骨联合,切开腹壁深达壁腹膜。在脐上方中线处先将壁腹膜切一小口,用刀柄或手指探查,并推开大网膜及小肠等。然后将左手示指和中指伸入腹膜腔内,提起腹前外侧壁,使壁腹膜与内脏分开,向上、下切开壁腹膜使之与腹壁切口等长。再平脐下缘水平切开腹前外侧壁各层,直至腋中线附近。将切开的腹壁翻向四周,打开腹膜腔,可见肝左叶、胃前壁及盖于肠袢表面的大网膜。

（二）观察与比较腹膜和腹膜的境界

将肋弓提起,伸手于肝与膈之间,向上可达膈穹窿,为腹腔及腹膜的上界。把大网膜及小肠袢轻轻翻向上方,寻见小骨盆上口,此即腹腔的下界,腹膜腔经小骨盆上口入盆腔。将腹腔、腹膜腔的境界与腹壁的境界作一比较。

（三）观察腹膜形成的结构

1. 观察网膜　将肝的前缘提向右上方,观察出肝门移行至胃小弯和十二指肠上部的小网膜(肝胃韧带和肝十二指肠韧带）。观察大网膜下缘的位置，上缘的附着点。然后将其提起，查看胃大弯与横结肠之间的大网膜是否形成胃结肠韧带。

2. 探认肝的韧带 上提右侧肋弓，将肝推向下方，从左侧观察矢状位的镰状韧带。用拇指和示指搓捻其游离下缘，探知其内的肝圆韧带。将手插入肝右叶与膈之间，向肝的后上方探查，触及指尖者为冠状韧带上层。将手移至肝左叶与膈之间，向后探查，触及指尖者为左三角韧带，此时，将手左移，可触及左三角韧带的游离缘。

3. 扪摸胃与脾的韧带 将胃底推向右侧，尽可能地暴露胃脾韧带。将右手由脾和膈之间向右伸入，手掌向脾，绕脾的后外侧，可伸达脾与肾之间，指尖触及的结构为脾肾韧带。在脾的下端检查脾结肠韧带。注意胃脾韧带、脾结肠韧带与大网膜的关系。

4. 辨认十二指肠空肠襞 将横结肠翻向上，在十二指肠空肠曲左缘、横结肠系膜根下方，脊柱左侧的腹膜皱襞，即十二指肠空肠襞。

5. 观察系膜 将大网膜、横结肠及其系膜翻向上方。把小肠推向一侧，将肠系膜根舒展平整，观察肠系膜的形态，扪认肠系膜根的附着。将回肠末段推向左侧，在盲肠下端寻找阑尾，将阑尾游离端提起，观察阑尾系膜的形态、位置。将横结肠、乙状结肠分别提起，观察其系膜并扪认系膜根的附着。

（四）探查膈下间隙

1. 探查右肝上间隙 将手伸入肝右叶与膈之间，探查右肝上间隙的范围。

2. 探查左肝上间隙 将手伸入肝左叶与膈之间，探查左肝上间隙的范围。触摸左三角韧带游离缘，左肝上前间隙和左肝上后间隙在此处相交通。

3. 探查右肝下间隙 此间隔向上可达肝右叶后面与膈之间，向下通右结肠旁沟。其后份为肝肾隐窝，在平卧时为腹膜腔最低点，故常有积液。

4. 查认左肝下间隙 探查左肝下前间隙的境界。胃和小网膜后方为左肝下后间隙，即网膜囊。沿胃大弯下方一横指处剪开胃结肠韧带，注意勿损沿胃大弯走行的胃网膜左、右动脉。将右手由切口伸入网膜囊内，向上可达胃和小网膜的后方。再将左手示指伸入肝十二指肠韧带后方的网膜孔，使左右手会合。探查网膜孔的周界。将左手顺胰体走行伸向左直抵脾门，再将右手中指放入脾和左肾之间、示指放入脾和胃之间，左手与右中指间即为较厚的脾肾韧带，左手与右示指间则为胃脾韧带，右手中、示指间则为脾蒂。胃脾韧带与脾肾韧带构成网膜囊的左界。

（五）观察结肠下区的间隙

翻动小肠袢和小肠系膜根，观察左、右肠系膜窦，前者可直接通往盆腔，后者下方有横位的回肠末段阻断。在升、降结肠的外侧，观察左、右结肠旁沟，前者仅向下通盆腔，后者除向下通盆腔外，还可向上通膈下间隙。探查其向上和向下的交通。

（六）探查陷凹

在男尸探查直肠膀胱陷凹，女尸探查直肠子宫陷凹和膀胱子宫陷凹。

（七）观察腹前壁下份的腹膜皱襞和窝

观察腹前壁下部内表面的脐正中襞、脐内侧襞和脐外侧襞及膀胱上窝，腹股沟内、外侧窝。剥去壁腹膜，观察其覆盖的结构。

结 肠 上 区

1. 解剖胃附近结构。用手尽量将肝向上翻起（必要时可切断左三角韧带），以暴露小网膜，沿胃小弯自贲门部附近剥离网膜，暴露胃左动脉及伴行的胃冠状静脉，然后沿胃小弯向右追索。注意沿胃左动脉分布的胃上淋巴结与贲门上淋巴结。沿胃小弯向右清理出胃右动脉。追踪胃右动脉，经过胃的幽门上缘直至小网膜游离缘（即肝十二指肠韧带）。追踪胃左、右动脉时注意沿胃小弯而行的胃前、后支。

2. 尽量将胃小弯向下拉，在贲门处继续解剖胃左动脉至网膜囊后壁，见其起自腹腔干。腹腔干为一短粗的动脉干,起自腹主动脉。并注意胃左动脉根部附近来自后迷走神经的腹腔支。

3. 在距胃大弯中份下方约 1cm 处,横行剖开大网膜前层,从里面找出胃网膜左、右动脉,二者互相吻合,注意这两条动脉不与大弯紧密相贴,它们有两种分支:向上的胃支;向下的网膜支,故称胃网膜动脉。沿胃网膜左、右动脉剥离时,注意胃网膜左、右淋巴结。沿胃网膜左动脉向左追索到脾门,可见从脾门处向右上有些动脉分支经胃脾韧带到胃底,即胃短动脉。

4. 解剖肝十二指肠韧带。纵行剖开肝十二指肠韧带,可见下列三个结构,逐一清理之:①肝固有动脉居左前方,为交感神经丛所围绕;②胆总管并列于肝动脉之右侧;③门静脉位于前两者的后方。向上追踪上述三结构至肝门,清理周围结缔组织,找出它们各分成左、右两支,分别入肝左、右叶。

5. 解剖肝外胆道系统。清理胆总管,观察它与胆囊的关系。细致分离胆囊管与肝管,并在胆囊管、肝管和部分肝右叶下所构成的三角区(肝胆三角)内寻找胆囊动脉,并追踪至它分成二支分布于胆囊的前、后壁,然后再追踪至它的起点,但胆囊动脉变异较多,解剖时应注意观察。

6. 解剖十二指肠。将胃翻起,继续将胆总管向下清理,剥离十二指肠与胰前面的腹膜,观察十二指肠上部、降部与下部,以及胆总管与十二指肠和胰头的关系,然后纵行切开十二指肠降部的外侧壁,观察十二指肠乳头。

7. 解剖脾脏。沿脾的上缘剥离腹膜,找出脾动脉,追踪至脾门,发脾支至脾。

8. 解剖腹腔干。沿脾动脉向右追踪,找出腹腔干,观察腹腔干发出胃左动脉、肝总动脉和脾动脉三支。

9. 解剖门静脉。将胰的上缘向下拉,可见脾静脉不是与脾动脉紧密相伴,而是行于胰的后面。清理脾静脉时,注意勿损伤汇入脾静脉的肠系膜下静脉,向右清理直到其在胰后方与肠系膜上静脉合并成门静脉。

结 肠 下 区

1. **解剖小肠** 辨认空、回肠,可将肠管拉出腹腔,把肠系膜对光映照,可见空肠系膜内的血管较粗,动脉弓少(一般只有 1 级),直血管长;回肠系膜内血管较细,动脉弓级数多(可有 2~3 级),直血管短。

将大网膜和横结肠翻向上,再将全部空、回肠推向右侧,使小肠系膜紧张,在小肠系膜上端观察十二指肠空肠曲和十二指肠悬韧带。

2. **解剖大肠** 检查结肠的三个形态特点:即结肠带、结肠袋和肠脂垂。然后以盲肠前面的结肠带为依据,向下追踪可找到阑尾。

3. **解剖肠系膜上动脉** 把空、回肠推向左下方,沿小肠系膜根的右侧切开小肠系膜。先在胰的下缘与十二指肠下部之间,修出肠系膜上动脉根部,然后向下剥出其主干。自上向下沿动脉干左侧剥除小肠系膜前层,除去脂肪及肠系膜淋巴结,找出一系列分布到空、回肠的小肠动脉,边修边观察它们在小肠系膜内互相反复吻合成弓,最后发出直支至小肠管壁的情况,注意空、回肠动脉弓的密度和直支长短的区别。

自肠系膜上动脉右侧,自上而下找出其分支:中结肠动脉、右结肠动脉和回结肠动脉。注意观察中结肠动脉自肠系膜上动脉上部的右侧进入横结肠系膜,分布横结肠的右半部;右结肠动脉常与回结肠动脉共同起于一个总干,最后沿阑尾系膜找出回结肠动脉的分支阑尾动脉。

4. **解剖肠系膜下动脉** 将空、回肠翻向右侧,在腹主动脉分叉为左、右髂总动脉以上二横指,即在脊柱前平第 3 腰椎处,切开腹膜,修出肠系膜下动脉本干,沿其左侧,由上向下找出左结肠动脉,乙状结肠动脉和直肠下动脉。

5. **解剖门静脉属支** 沿肠系膜上动脉修出肠系膜上静脉,提起胰腺,向上追踪,可见该静脉越过十二指肠下部前面,穿至胰的后方,在胰的上缘与脾静脉吻合成门静脉,沿肠系膜下动脉修出肠系膜下静脉,向上追踪,可见该静脉汇入脾静脉或肠系膜上静脉。

腹膜后间隙和腹后壁

1. **解剖肾和肾上腺** 将降结肠推向内侧,剥离肾区前面的腹膜,检查包绕左肾表面的肾筋膜,然后在肾的内侧缘纵行切开肾筋膜,将之向外翻开,可见脂肪囊。检查肾上极上方的肾上腺,可见到它也是包在肾筋膜内,将肾外缘提起,检查肾后面与第十二肋的关系。同样解剖右肾和右肾上腺。

2. **解剖进出肾门的结构** 从肾门处清除脂肪,解剖自前向后由肾静脉,肾动脉与输尿管构成的肾蒂,清理左肾静脉,可见其横过主动脉之前,终于下腔静脉,并注意左肾静脉接受来自下方的左睾丸(卵巢)静脉、来自上方的肾上腺静脉。然后检查右肾静脉。

清理肾静脉周围的结缔组织及淋巴结后,即可找到左、右肾动脉,它们起自腹主动脉的左、右缘。并于肾动脉起点水平的上方,腹主动脉侧方寻找肾上腺动脉。

肾动脉的后方为肾盂,肾盂向下延续为输尿管,剖查输尿管,观察其行径与毗邻关系。

3. **解剖腹主动脉和下腔静脉** 小心清除腹主动脉与下腔静脉前面的腹膜,脊柱正前方为神经丛所围绕的腹主动脉,腹主动脉的右侧为下腔静脉。提起腹主动脉,剖查第2~4腰动脉。清理腹主动脉与下腔静脉时,应注意观察两侧的腰淋巴结,以及围于髂总血管周围的髂淋巴结。

4. **解剖睾丸(卵巢)静脉** 在腰大肌下方前面,寻找睾丸(卵巢)静脉,并注意其伴行的睾丸(卵巢)动脉。沿静脉追踪,可见左睾丸(卵巢)静脉汇入左肾静脉,右睾丸(卵巢)静脉汇入下腔静脉。

5. **解剖腹后壁的淋巴结构** 将右内侧膈脚分离开,于腹主动脉和右内侧膈脚之间找出乳糜池;并向下找出组成乳糜池的左、右腰淋巴干与肠淋巴干。

6. **解剖腹后壁的筋膜组织** 将肠及肾等腹腔脏器向内侧翻转,清除腹后壁区域内的腹膜外脂肪。观察腹横筋膜、膈筋膜,腰方筋膜及髂筋膜的延续情况后,清除筋膜,但勿损伤自腰丛发出的各神经。

7. **解剖腹后壁的神经** 沿腰大肌的内侧缘稍加清理,可见纵行的腰交感干。剖查腹腔干周围的腹腔淋巴结与腹腔神经丛,在腹腔干两侧找到腹腔神经节。

在腰方肌前面,腰大肌外侧,自上而下找寻肋下神经、髂腹下神经及髂腹股沟神经;在髂肌前面,腰大肌外侧找寻股外侧皮神经及股神经;在腰大肌前面找寻生殖股神经;在腰大肌内侧缘找寻闭孔神经。

8. **查看腰方肌、腰大肌及髂肌的位置、状态及起止点**

【分析与思考】

1. 阑尾手术时,经过腹前外侧壁的层次解剖及应避免损伤的神经和血管。
2. 经旁正中切口的层次解剖,靠外牵开腹直肌,可避免损伤穿入该肌的胸神经分支。
3. 腹壁疝多发生在腹股沟区的解剖结构基础,以及腹股沟区的保护机制。
4. 腹股沟直疝和斜疝的解剖学鉴别。
5. 腹股沟疝修补术时,可以利用自身材料进行腹股沟管加固的结构基础。
6. 胃后壁穿孔后胃内容物外流去向的解剖基础。
7. 网膜孔的各壁及临床意义,网膜囊探查入路的解剖学基础。
8. 胃大部分切除时,游离切断韧带和血管的解剖学基础。
9. 十二指肠的毗邻及临床要点。
10. 胰头癌可能压迫的邻近解剖结构及引起的临床表现。
11. 第1、第2、第3肝门的解剖特点及临床意义。
12. 作腰部斜切口行肾手术时要经过的解剖层次? 手术中要注意保护的解剖结构。
13. 阑尾体表投影的界定。化脓性阑尾炎穿孔时,脓液的流向,作阑尾切除术时,寻找阑尾的解剖标志。

【注意事项】

1. 注意爱护标本,对人体标本应有敬畏之心,以示对"无言良师"的尊重。

2. 注意按照规范的手术操作方式使用解剖器械。

3. 充分解剖并暴露腹腔各脏器。

4. 注意保护腹主动脉及其分支,仔细观察体会动脉的起源、行程、分支和分布,对于细小的与动脉伴行的静脉观察完毕后可以去除,以保持解剖操作视野的整洁、美观,便于观察分析其他的重要结构的位置和毗邻关系。

5. 在尸体标本上分析辨认肝门区、胆道系统、十二指肠、空回肠、大肠、阑尾的解剖特征及毗邻关系。

6. 在尸体标本上分析辨认肾脏、肾上腺等腹膜外位器官的解剖特征。

7. 注意自身安全,以免手术器械伤及实验操作者和助手。

第二部分　教师授课指南（教师用书部分）

一、本实验所涉及的基本内容和概念

（一）腹前外侧壁的浅筋膜

浅筋膜较厚，由脂肪和疏松结缔组织组成。在脐平面以下，浅筋膜分为两层：浅层称 Camper 筋膜，含有丰富的脂肪，故又称脂肪层，向下与股部的浅筋膜相互延续；深层称 Scarpa 筋膜，为富含黄色弹性纤维的膜性层，在中线处附着于白线，向下于腹股沟韧带下方大约一横指处附着于大腿的深筋膜（阔筋膜），在耻骨结节与耻骨联合之间向下与阴茎浅筋膜（女性阴蒂浅筋膜）、阴囊浅筋膜（女性进入大阴唇）相延续，并由此向后与会阴浅筋膜（Colles 筋膜）相延续。

浅筋膜内含有腹壁浅动脉、浅静脉、浅淋巴管和皮神经。

1. 浅动脉　上半部的浅动脉细小，其中腹侧壁的为肋间后动脉、肋下动脉和腰动脉的分支，前正中线附近的为腹壁上动脉和腹壁下动脉的分支；下半部的浅动脉较大，为腹壁浅动脉和旋髂浅动脉。腹壁浅动脉（superficial epigastric artery）在腹股沟韧带中点下方约 1cm 处起自股动脉前壁，分内、外侧两主支，从大腿筛筋膜穿出，向上从腹股沟韧带中、内 1/3 交界处的前面越过，走行在腹前外侧壁浅筋膜的浅、深两层之间；旋髂浅动脉（superficial iliac circumflex artery）起自股动脉的外侧壁，有时与腹壁浅动脉共干起于股动脉，穿出大腿阔筋膜，沿腹股沟韧带下缘向外上走向髂前上棘。

2. 浅静脉　多走行在浅筋膜的浅层，而且比较丰富，吻合成网，在脐区更明显。脐以上的浅静脉主要有胸腹壁静脉，往下与腹壁浅静脉吻合，向上行走在胸腹壁的外侧，与胸外侧静脉相连，注入腋静脉；脐以下的浅静脉主要有腹壁浅静脉，往下汇入大隐静脉。脐以上和以下的浅静脉从而形成了上、下腔静脉系统之间的吻合。浅静脉在脐区还与深部的附脐静脉相吻合，附脐静脉与肝门静脉相沟通，故当肝门静脉高压时，血液可经附脐静脉逆流到脐周静脉网，引起脐周静脉的曲张，呈"海蛇头"状。

3. 皮神经　为第 7~12 对胸神经的前支（下 5 对肋间神经和肋下神经）和第 1 腰神经的前支。它们分前皮支和外侧皮支，其中前皮支从前正中线两旁浅出，外侧皮支从腋中线的延长线处穿出。分布呈明显的节段性：第 7 肋间神经分布于剑突平面，第 10 肋间神经分布于脐平面，第 1 腰神经前支分布于腹股沟韧带和耻骨联合的上方。可依此类推，明确其他肋间神经和肋下神经在腹前外侧壁的分布平面。临床上可以根据腹壁皮肤感觉障碍的平面来推断脊髓损伤的节段或麻醉所需的平面。腹前外侧壁的深筋膜是覆盖在肌肉表面一层非常薄的结缔组织，它贴于浅筋膜膜性层的下面，而且不完整，这与腹部的伸缩性较大相一致，故此深筋膜可以不作为一个层次。

（二）腹前外侧壁的肌层

由前正中线两侧的腹直肌及其外侧的 3 层扁肌（腹外斜肌、腹内斜肌和腹横肌）组成。

1. 腹直肌（rectus abdominis）　位于白线两侧，包裹在腹直肌鞘内，上部相对宽而薄，下部窄而厚。腹直肌被 3、4 条腱划（大部分在脐以上）分为多个肌腹。腱划与腹直肌鞘的前层紧密黏着，剥离困难，而腹直肌与腹直肌鞘的后层之间易于分离。腱划内常有血管，手术切开腱划时，应注意止血。

腹直肌鞘（sheath of rectus abdominis）由 3 层扁肌的腱膜包绕腹直肌而形成，分前、后两层。两层在腹直肌外侧缘处相互融合，形成凸向外侧的弧形沟，称半月线（linea semilunaris）。腹直肌鞘前层由腹外斜肌腱膜和腹内斜肌腱膜的前层融合形成，后层由腹内斜肌腱膜的后层及腹横肌腱膜融合形成。在脐下 4~5cm 处，3 层扁肌的腱膜均移行为腹直肌鞘的前层，鞘的后层下缘形成一凹向下的弓状游离缘，称弓状线（arcuate line）或半环线（semicircular line）。弓状线以下部分，腹直肌与增厚的腹横筋膜直接相贴。（腹）白线（linea alba）由腹壁三对扁肌在腹前正中线上彼此交织而形成，坚韧而少血管。

白线在脐以上较宽,约 1cm,脐以下因两侧腹直肌靠近而变窄。经白线作腹正中切口手术时,出血少,进入腹腔层次少,但影响切口愈合。

2. 腹外斜肌(obliquus externus abdominis) 为 3 层扁肌中位置最浅的扁肌。肌纤维从外上斜向内下,在髂前上棘与脐连线处附近移行为腹外斜肌腱膜,参与腹直肌鞘前层的构成,且与对侧的腱膜交织于白线。附于髂前上棘至耻骨结节之间的腹外斜肌腱膜下缘增厚,并向后卷曲形成腹股沟韧带(inguinal ligament)。腹股沟韧带内侧端的一部分纤维向后外方止于耻骨梳,称腔隙韧带(陷窝韧带)(lacunar ligament)。腔隙韧带沿耻骨梳向外侧延伸,形成耻骨梳韧带(pectineal ligament,Cooper 韧带)。这些韧带在腹股沟疝和股疝的修补术中都有重要意义。

腹外斜肌腱膜在耻骨结节外上方的三角形裂隙,称腹股沟管浅环(superficial inguinal ring,腹股沟管皮下环)。环的上缘为内侧脚(medial crus,上脚),下缘为外侧脚(lateral crus,下脚)。其中内侧脚附着于耻骨联合,外侧脚附着于耻骨结节,两脚被环外上方弓状的脚间纤维(intercrural fibers)相连。外侧脚的部分纤维经过精索的后面,扩展成三角形,向内上经内侧脚的后方,腹股沟镰的前方,附着于白线,称为反转韧带(reflected ligament)。正常成人的浅环内有精索(男)或子宫圆韧带(女)通过。腹外斜肌腱膜及其浅面的薄层深筋膜在浅环处延续向下,包绕精索,称精索外筋膜。

3. 腹内斜肌(obliquus internus abdominis) 位于腹外斜肌深面。肌纤维呈扇形斜向内上,至腹直肌的外侧缘处移行为腱膜,上 2/3 分为前、后两层,参与组成腹直肌鞘的前、后层,最后止于白线;下 1/3 经过腹直肌的前面,止于白线。腹内斜肌下缘的部分肌纤维,偶有腹横肌参与,环绕精索向下入阴囊,形成菲薄的提睾肌,收缩时可上提睾丸。

4. 腹横肌(transversus abdominis) 位于腹内斜肌深面,较薄弱。肌纤维自后向前横行,于腹直肌外侧缘移行为腱膜。上部的腱膜与腹内斜肌腱膜后层愈合经过腹直肌的后方构成腹直肌鞘的后壁;下部的腱膜则与腹内斜肌腱膜的后层一起经腹直肌的前方至白线,参与构成腹直肌鞘的前壁。腹横肌与腹内斜肌的下缘向内经过精索的上方后,该处的两肌腱膜相结合,止于耻骨梳,形成腹股沟镰(inguinal falx),或称联合腱(conjoined tendon)。有时两肌仅以肌性部分相结合而不是腱性结合,称结合肌。

(三)腹股沟三角

由腹壁下动脉、腹直肌外侧缘和腹股沟韧带内侧半所围成的三角形区域,称腹股沟三角(inguinal triangle,Hesselbach 三角)。它是腹前外侧壁的薄弱区。腹壁下动脉是腹股沟管深环与腹股沟三角分界的标志,也是鉴别腹股沟斜疝与直疝的标志之一。

(四)腹壁肌层间的血管神经

1. 肌层之间的血管 大部分的动脉与浅筋膜中的相同,行于腹内斜肌和腹横肌之间的是下 5 对肋间后动脉、肋下动脉及 4 对腰动脉,行于腹直肌后方及腹直肌鞘后层之间的为腹壁上动脉(superior epigastric artery)。在腹下部还有腹壁下动脉(inferior epigastric artery)和旋髂深动脉(deep iliac circumflex artery),两者均在近腹股沟韧带处起自髂外动脉。腹壁下动脉经深环的内侧穿腹横筋膜,向内上行于腹膜外筋膜内,最后穿入腹直肌鞘,行于腹直肌与腹直肌鞘后层之间,在脐附近与腹壁上动脉相吻合。腹壁下动脉的体表投影是腹股沟韧带中、内 1/3 交点处与脐的连线。临床上行腹腔穿刺,应在此线的外上方进行,以免损伤此动脉。旋髂深动脉发自髂外动脉后,在腹膜外筋膜内向外上方行至髂前上棘附近,转向髂嵴的内唇走行。做阑尾切除术时,如需向外侧延伸切口,注意勿损伤旋髂深动脉。

2. 肌层间的神经 与浅筋膜中的相一致,为第 7~12 对胸神经的前支和第 1 腰神经的前支。第 7~12 对胸神经前支行于腹内斜肌与腹横肌之间,至腹直肌外侧缘进入腹直肌鞘,沿途发出肌支,支配腹前外侧壁诸肌。其中前皮支穿过腹直肌和腹直肌鞘前层,分布于腹前壁的皮肤;外侧皮支则分布于腹外侧壁的皮肤。

(1)髂腹下神经(iliohypogastric nerve):由第 12 胸神经和第 1 腰神经的前支形成,经腰方肌前面,继而先在腹内斜肌与腹横肌之间斜向前下,在髂前上棘内侧约 2.5cm 处穿过腹内斜肌,在腹外斜肌腱膜的深面向内下方走行,在浅环上方约 2.5cm 处穿过腹外斜肌腱膜,分布到耻骨上方的皮肤。

(2)髂腹股沟神经(ilioinguinal nerve):由第 1 腰神经的前支形成,在髂腹股下神经下方,与其平行走行,有时与髂腹股下神经共干,穿腹内斜肌后才分开。髂腹股沟神经进入腹股沟管后,位于精索的外侧,出浅环后分布于男性阴囊(女性大阴唇)前部的皮肤。

(3)生殖股神经(genitofemoral nerve):其生殖支沿精索内侧下行,出浅环后,分布于提睾肌及阴囊肉膜。

(五)腹股沟管

是腹前外侧壁下部由外上斜向内下的一条肌肉筋膜裂隙,位于腹股沟韧带内侧半的上方,长 4~5cm,其内男性有精索、女性有子宫圆韧带通过。腹股沟管有前、后、上、下 4 个壁及内、外两个口。前壁由腹外斜肌腱膜和其深层的在管外侧 1/3 处的腹内斜肌组成;后壁为腹横筋膜,在管的内侧 1/3 处有联合腱加强;上壁为腹内斜肌与腹横肌的弓状下缘;下壁由腹股沟韧带及其内侧端的腔隙韧带构成。内口为腹股沟管深环,位于腹壁下动脉的外侧;外口为腹股沟管浅环,是腹外斜肌腱膜在耻骨结节外上方形成的三角形裂隙。

(六)精索

由输精管、睾丸动脉、输精管动脉、蔓状静脉丛、生殖股神经的生殖支、淋巴管及腹膜鞘突的残余部分等结构被结缔组织包绕而形成。它从腹股沟管深环开始,经腹股沟管及其浅环,向下延续到睾丸后缘。精索外有 3 层被膜,由内向外为:①精索内筋膜:由腹横筋膜包绕形成;②提睾肌:由腹内斜肌及腹横肌的下部肌纤维形成;③精索外筋膜:腹外斜肌腱膜及其浅面的薄层深筋膜形成。3 层被膜也包裹睾丸与附睾。

(七)壁腹膜

由腹膜外结缔组织疏松地连结于腹、盆壁;脏腹膜与其所覆盖的组织紧密愈着,不易分离,构成脏器的外膜。腹膜具有吸收能力,由于膈下腹膜面积较大,加之呼吸运动的影响,上腹部腹膜吸收能力较强,而下腹部腹膜吸收能力较弱,所以腹膜腔炎症或腹部手术后的患者多采取半卧位,使炎性渗出液引流至下腹部,以减缓腹膜对有害物质的吸收。腹膜所形成的韧带、系膜等结构起到支持和固定脏器的作用。腹膜分泌浆液保持其光滑,使腹腔脏器自由滑动,减少腹腔脏器之间的摩擦。腹膜腔内的浆液中含有大量巨噬细胞,可吞噬细菌和有害物质,具有防御功能。腹膜还有很强的修复和再生能力,所分泌的浆液中含有纤维蛋白,其粘连作用可促进伤口的愈合和炎症的局限化。总之,腹膜具有分泌、吸收、支持、固定、保护、防御和修复等功能。

(八)大网膜

为连于胃大弯和横结肠之间的腹膜。由胃大弯和十二指肠起始部下延形成大网膜的前两层,下垂至脐平面或稍下方,向后反折向上形成后两层,连于横结肠。在成人,大网膜 4 层常已愈合,大网膜由胃大弯至横结肠的部分称胃结肠韧带。

(九)小网膜与网膜囊

小网膜(lesser omentum)是连于肝门至胃小弯和十二指肠上部之间的双层腹膜,右缘游离。可分为左侧份的肝胃韧带(hepatogastric ligament)和右侧份的肝十二指肠韧带(hepatoduodenal ligament),其内有胆总管、肝固有动脉、肝门静脉、肝神经丛及淋巴结等。

网膜囊(omental bursa)位于小网膜、胃后壁与腹后壁腹膜之间的一个扁窄而不规则的潜在性腔隙,属于腹膜腔的一部分,又称小腹膜腔。网膜囊的滑液有利于胃与胃床器官的活动。网膜囊的前壁为小网膜、胃后壁腹膜和胃结肠韧带;后壁为大网膜后两层、横结肠及其系膜,以及覆盖在胰、左肾、左肾上腺等处的腹膜;上壁为肝尾状叶和膈下方的腹膜;下壁为大网膜前、后两层的愈着处。网膜囊的左侧为脾、胃脾韧带和脾肾韧带;右侧为网膜孔(Winslow 孔)通大腹膜腔。网膜囊位置较深,囊内早期积液可局限,积液增多可随网膜孔流入大腹膜腔。

（十）系膜与韧带

<h3 style="text-align:center">系　膜</h3>

壁、脏腹膜相互延续，形成许多将器官（主要为中空性器官）系连固定于腹、盆壁的双层腹膜结构，称为系膜（mesentery）。系膜两层间有血管、淋巴管和神经等。

1. **肠系膜**（mesentery）　为系连空、回肠于腹后壁的双层腹膜结构。附于腹后壁的部分称肠系膜根，其自第 2 腰椎左侧斜向右下，止于右骶髂关节前方，成人长约 15cm。

2. **阑尾系膜**（mesoappendix）呈三角形，是肠系膜下端延续至阑尾的部分。阑尾的血管、淋巴管和神经走行于系膜的游离缘，做阑尾手术时，应从系膜游离缘处结扎阑尾血管。

3. **横结肠系膜**（transverse mesocolon）　是将横结肠系连于腹后壁的横位双层腹膜结构，与大网膜的后两层相延续。其根部起自结肠右曲，向左跨过右肾中部、十二指肠降部、胰头等器官的前方，沿胰前缘达左肾前方，直至结肠左曲。横结肠系膜内含有中结肠血管及其分支、淋巴管、淋巴结和神经丛等。

4. **乙状结肠系膜**（sigmoid mesocolon）　是将乙状结肠固定于左下腹的双层腹膜结构，其根部附着于左髂窝和骨盆左后壁。该系膜较长，故乙状结肠活动度较大，易发生肠扭转。系膜内含有乙状结肠血管、直肠上血管、淋巴管、淋巴结和神经丛等。

<h3 style="text-align:center">韧　带</h3>

韧带（ligament）是连于相邻脏器之间或脏器与腹壁之间的腹膜形成物，多为双层，有的韧带内含血管和神经等，对脏器有一定支持作用。

1. **肝的韧带**　位于肝的脏面有肝胃韧带、肝十二指肠韧带；肝的膈面有镰状韧带、冠状韧带与三角韧带。镰状韧带是由脐、腹前外侧壁和膈到肝膈面的双层腹膜皱襞，大致呈矢状位，其下缘内有脐静脉闭锁而形成的肝圆韧带。冠状韧带是呈冠状位由膈连至肝膈面的双层腹膜，其右侧份两层间相距较远，两层之间肝膈面借纤维结缔组织与膈相邻，无腹膜覆盖，称肝裸区。左、右三角韧带分别是冠状韧带延伸至肝的左、右两端，前、后两层合并、增厚所形成。

2. **胃的韧带**　包括肝胃韧带、胃结肠韧带、胃脾韧带与胃膈韧带，胃膈韧带是胃贲门左侧、食管腹段连于膈下面的腹膜结构。全胃切除术时，需先切断胃膈韧带才可游离胃贲门部和食管。

3. **脾的韧带**　胃脾韧带是连于胃底与脾门之间的双层腹膜结构；脾肾韧带是脾门至左肾前面的双层腹膜结构；膈脾韧带是由脾肾韧带向上连于膈下面的腹膜结构；脾结肠韧带位于脾与结肠左曲之间，韧带较短，起固定结肠左曲的作用。

（十一）膈下间隙

1. **肝上间隙**　位于膈与肝上面之间，借镰状韧带分为左肝上间隙和右肝上间隙。左肝上间隙以冠状韧带分为左肝上前间隙和左肝上后间隙。

2. **肝下间隙**　位于肝下面与横结肠及其系膜之间，借肝圆韧带分为左肝下间隙和右肝下间隙，后者又称肝肾隐窝。左肝下间隙借小网膜和胃分为前方的左肝下前间隙和后方的左肝下后间隙，后者即网膜囊。

3. **膈下腹膜外间隙**　分为左、右膈下腹膜外间隙。左膈下腹膜外间隙位于食管腹段后方与胃膈韧带之间，左肾上腺与左肾上极包含在此间隙范围内。右膈下腹膜外间隙位于肝裸区与膈之间，此间隙上、下界为冠状韧带上、下层，其下分为右肾上腺与右肾上极等结构。

（十二）结肠下区的间隙

结肠下区为横结肠及其系膜与盆底上面之间的区域，该区借肠系膜根和升（右）、降（左）结肠分为 4 个间隙。

1. **右结肠旁沟**（right paracolic sulcus）　位于升结肠与右腹侧壁之间，向上直通肝肾隐窝，向下经右髂窝通盆腔。

2. 左结肠旁沟（left paracolic sulcus） 位于降结肠与左腹侧壁之间,因膈结肠韧带的限制,向上不与结肠上区相通,向下可通左髂窝及盆腔。

3. 右肠系膜窦（right mesenteric sinus） 为肠系膜根与升结肠之间的三角形间隙,其下方有回肠末端相隔,故间隙内的炎性渗出液常积存于局部。

4. 左肠系膜窦（left mesenteric sinus） 为肠系膜根与降结肠之间的斜方形间隙,向下通盆腔,因此积液可沿此窦流入盆腔。

（十三）结肠上区的结构

1. 胃 胃（stomach）是消化道最膨大部分。食物在胃内被胃液消化后,逐渐自胃内排至十二指肠。

（1）胃的形态和分部:胃的形态随胃的充盈程度、体位及体形不同而有很大的变化。胃可分为出、入两口,前、后两壁,上、下两缘。胃的入口与食管腹部相接,称贲门（cardia）,在贲门左侧,食管左缘与胃底之间形成一锐角,称贲门切迹（cardiac incisure）。胃的出口与十二指肠相连,称幽门（pylorus）。胃前壁朝向前上方,胃后壁朝向后下方。胃的上缘凹而短,称胃小弯（lesser curvature of stomach）,朝向右上方,其最低点弯曲呈角状,称角切迹（angular incisure）。胃的下缘称胃大弯（greater curvature of stomach）,凸而长,朝向左下方。

通常将胃分为 4 部分:近贲门附近的部分称为贲门部（cardiac part）;贲门切迹平面以上向左上方膨出的部分称胃底（fundus of stomach）,内含约 50ml 咽下的空气;自胃底向下至角切迹的大部分称胃体（body of stomach）;位于角切迹与幽门之间的部分称幽门部（pyloric part）,幽门部大弯处有一浅沟,称中间沟,该沟将幽门部分为左侧的幽门窦（pyloric antrum）和右侧的幽门管（pyloric canal）。幽门窦通常居胃的最底部,胃溃疡和胃癌多发生于幽门窦近胃小弯处。

（2）胃的位置和毗邻:中等充盈的胃大部分位于左季肋区,小部分位于腹上区。贲门和幽门的位置较固定。贲门位于第 11 胸椎左侧,距正中线约 2.5cm 处。幽门在第一腰椎右侧,距正中线 2cm 处。胃大弯的位置随胃充盈的情况而异,其下缘最低点可降至脐或脐以下平面。胃前壁右侧部为左半肝所遮盖,胃底部紧邻膈。前壁左下方在剑突下方左、右肋弓之间下直接与腹前壁接触,是胃的触诊部位。胃后壁隔网膜囊与横结肠、胰、左肾和左肾上腺、脾等器官毗邻,构成胃床（stomach bed）。

（3）胃壁的构造:胃壁由黏膜、黏膜下组织、肌膜和浆膜等 4 层构成。胃黏膜在胃空虚时形成许多皱襞,近小弯部有 4、5 条较为恒定的纵皱襞,食糜可经皱襞间的纵沟流向十二指肠,这些纵沟称为胃道。胃黏膜表面有许多小沟,纵横交错,将黏膜分隔为直径 1~6mm 大小不等的小区,叫做胃区（gastric areas）。每一胃区用放大镜观察时可见许多小凹,叫做胃小凹（gastric pits）。小凹底部有数个胃腺的开口。在胃与十二指肠交界处胃黏膜覆于幽门括约肌的表面,形成环形的黏膜皱襞,叫幽门瓣（pyloric valve）。胃黏膜下组织发达,在胃充盈和蠕动时起缓冲作用,便于胃黏膜的延伸和变位。肌膜较厚,由内斜、中环、外纵 3 层平滑肌交织组成。纵行肌仅分布于大、小弯处。中环形肌层发达,布于全胃,在幽门处明显增厚,形成幽门括约肌（sphincter of pylorus）,可控制胃内容物不致过快地排入十二指肠和防止内容物的反流。贲门处无明显的括约肌。内斜肌层薄弱不完整,自贲门左侧向胃前、后壁发散。浆膜为腹膜脏层。

（4）胃的血管:胃的动脉均为腹腔干的分支,在胃的大、小弯形成 2 个动脉弓。胃小弯的动脉弓由胃左、右动脉吻合构成,行于小网膜内;胃大弯的动脉弓由胃网膜左、右动脉吻合构成,行于胃结肠韧带内;胃底部由胃短动脉供给。胃后动脉出现率为 72%,起于脾动脉,分布于胃后壁的上部,该动脉对胃大部分切除术后残胃的血液供应有重要作用。上述各动脉发出的胃支穿肌层入黏膜下组织,吻合成丰富的血管网。故胃切除术结扎血管时残余胃的血液供给一般不受影响。行胃大部分切除术时常以动脉的胃支作为标志,在胃大弯由于胃短动脉向右上方斜行,而胃网膜左动脉发出的胃支则行向右下方,两者间形成少血管区,常为大弯侧的定点。如从胃小弯胃左动脉的第 1、2 胃支之间至大弯上述定点行胃大部切除,则可切除全胃的 3/4,而若从小弯胃左动脉第 3、4 胃支之间至大弯定点切除胃,则切除范围相当于全胃的1/2。胃的静脉与同名动脉伴行,汇成胃左、右静脉,胃网膜左、右静脉,胃短静脉与胃后静脉。胃左、右静脉直接汇入肝门静脉,其余静脉分别经肠系膜上静脉和脾静脉间接汇入肝门静脉。其中胃左静脉在贲门处接受食管静脉支的汇入,该支与奇静脉收集的食管支都起源于食管下段黏膜下层的食管静脉丛,因此是肝门静脉与上腔静脉间重要的交通途径。

2. 十二指肠 十二指肠(duodenum)是小肠的起始部,长20~25cm。上端续于幽门,下端终于十二指肠空肠曲。全形呈C形包绕着胰头。除始末两端外绝大部分为腹膜后位,在平第1腰椎与第3腰椎之间紧贴于腹后壁,可分为上部、降部、水平部和升部等4部。

(1)十二指肠各部的位置与毗邻:十二指肠上部自幽门向右并稍向上后行,达胆囊颈部长约5cm。在与幽门相接的起始段,除后面外其余均有腹膜被覆,而远侧段仅前方有腹膜遮盖。上部的上缘构成网膜孔的下界;前上方与肝方叶、胆囊颈相靠近;下方与胰头相贴;后内侧有胆总管、肝门静脉、胃十二指肠动脉经过,与下腔静脉间仅隔以薄层的结缔组织。

1)十二指肠降部:长约7cm,在胆囊颈下方(十二指肠上曲)续于上部,于第1~3腰椎右侧下行,至第3腰椎下缘转向左,移行于十二指肠水平部。降部为腹膜外位器官,前方有横结肠及其系膜跨过;后方与右肾门及右输尿管始部相邻;左侧邻胰头、胆总管胰腺段,胆总管和胰腺管斜穿肠壁汇合后开口于后内壁。右侧邻结肠右曲与升结肠。

2)十二指肠水平部:长10~12cm,横行向左,横过右输尿管、下腔静脉和第3腰椎体的前方,至腹主动脉前面移行于升部。此部为腹膜外位器官。上方邻胰头、胰颈;前方有肠系膜根和肠系膜上动、静脉跨过;当肠系膜上动脉与水平部夹角角度过小或起始位置过低时,可造成水平部受压,肠腔内容物不易通过,临床上称为肠系膜上血管压迫综合征。

3)十二指肠升部:仅长2~3cm,起始后沿脊柱左侧上升至第2腰椎左缘,急转向前下形成十二指肠空肠曲(duodenojejunal flexure)续于空肠。该曲借十二指肠悬肌固定于腹后壁。十二指肠悬肌(suspensory muscle of duodenum)由平滑肌、横纹肌和结缔组织共同构成,上起于右膈脚,下附于十二指肠空肠曲的后面。此肌表面有腹膜被覆形成皱襞,叫做十二指肠悬韧带(Treitz韧带),是手术中确定空肠起点的重要标志。升部前面邻小肠襻;后面与左交感干和左腰大肌相邻;右侧为肠系膜上动、静脉和胰头;左侧有左肾及左输尿管,上方靠近胰体。

(2)十二指肠的结构特点:十二指肠壁具有消化管典型的四层结构。上部的起始端(约2cm)肠黏膜较平坦,故管壁薄、腔大称为十二指肠前庭。在钡餐X线透视时,上部的第一环皱襞与幽门瓣间形成底向幽门的三角形阴影,称为十二指肠球部,是十二指肠溃疡的好发部位。十二指肠其余各部管壁较厚,有较密集的皱襞,在降部中段后内侧壁有一纵行皱襞,称为十二指肠纵襞,由胆总管和胰管斜穿肠壁所引起纵襞下端形成十二指肠大乳头,是胆总管和胰管的共同开口处。在大乳头上方有时出现十二指肠小乳头,为副胰管的开口处。

(3)十二指肠的血管与淋巴:十二指肠的动脉主要来自胰十二指肠上、下动脉。胰十二指肠上动脉来自胃十二指肠动脉,分为胰十二指肠上前动脉和上后动脉;胰十二指肠下动脉来自肠系膜上动脉,分为胰十二指肠下前动脉、下后动脉和下动脉。胰十二指肠上、下前动脉和胰十二指肠上、下后动脉分别在胰十二指肠前、后面形成前、后动脉弓,营养胰、十二指肠。

3. 胰

(1)胰的形态与位置:胰(pancreas)位于腹膜后隙,色灰红,质地柔软而致密,横跨第1、2腰椎前方。胰由外分泌部和内分泌部组成,其外分泌部分泌含有多种消化酶的胰液,由导管排入十二指肠,在食物的消化中起重要作用;内分泌部是散在于胰实质内的胰岛,分泌的激素主要参与调节糖类的代谢。

(2)胰的分部与毗邻:胰腺分为头、颈、体、尾4部,四部间无明显分界。头和颈部位于脊柱正中线右侧,体、尾部则位于左侧。胰尾伸入脾肾韧带中,故各面均被腹膜包被。

胰头是胰右端膨大的部分,上、下、右3面均被十二指肠所包绕。胰头癌时可压迫十二指肠引起梗阻,X 线检查时可见十二指肠窗开大或变形;胰头的下方有绕经肠系膜上血管后方向左突出的钩突,将肝门静脉起始端及肠系膜上血管夹在胰实质中;胰头前面有横结肠系膜根横过;后面有胆总管胰腺段,并借疏松结缔组织与下腔静脉、右肾静脉等相连,胰头癌可压迫胆总管、肝门静脉,出现梗阻性黄疸和腹水。胰颈位于幽门和十二指肠球部的后下方,上宽下窄,上方有胆总管,后面有一沟,沟内有肠系膜上静脉经过,与脾静脉汇合成肝门静脉主干。在汇入前肠系膜上静脉还接受胰十二指肠下静脉以及来自胰头和钩突的小静脉支。

胰体较长,横过第 1 腰椎前方。前面隔网膜囊邻胃后壁,后面有下腔静脉、腹主动脉以及腹腔淋巴结和腹腔丛。脾静脉在胰体后面从左向右横行,并接受肠系膜下静脉的汇入。胰体上缘有脾动脉左行。胰尾自胰体向左逐渐变窄,尾端达脾门,位于脾肾韧带内。下方与结肠左曲相邻,后面有左肾、左肾上腺,脾动、静脉从胰上缘和后面转至前面,与胰尾并行至脾门。脾切除术结扎脾门血管时,注意勿伤及胰尾。

(3)胰管:胰管(pancreatic duct)位于胰实质内。主胰管起自胰尾,横贯胰的全长,沿途收纳许多小支,其位置略偏后(约在中后 1/3 交界处),在胰头斜向右下方胆总管汇成壶腹,开口于十二指肠(大)乳头。有时在胰头上部,可见一小管走行于胰管上方,称副胰管(accessory pancreatic duct),主要引流胰头前上部的胰液,开口于十二指肠小乳头,常与胰管有连通。

(4)胰的血管和淋巴:胰腺的血液供给来自胰十二指肠上前、后动脉,胰十二指肠下、前、后动脉及脾动脉的分支——胰背动脉、胰大动脉、胰尾动脉和胰支,在胰腺表面或实质内吻合成网。

4. 脾 脾(spleen)为人体最大的淋巴器官,色红褐,质软而脆,受暴力冲击时易破裂。脾除具有造血、贮血等功能外,还为重要的免疫器官。

(1)脾的位置和毗邻:脾位于左季肋区,为左肋弓所遮覆,斜卧于第 9~11 肋的内面,长轴与左侧第 10 肋一致,重约 150~250g。脾有上、下两极,前、后两缘和膈、脏两面。膈面向外上方凸隆与膈、膈结肠韧带接触;脏面朝向内下方凹陷,近中央处明显凹入,叫做脾门,有脾血管、淋巴管和神经出入,为腹膜所包被,叫做脾蒂;脾门邻胰尾;脾下方与结肠左曲相邻,前上方与胃底部相邻,后下方为左肾和肾上腺。脾前缘有 1~3 个切迹,脾肿大时该切迹可明显触及,是鉴别脾与其他肿物的标志。

(2)脾的血管和淋巴

1)血管:脾动脉起自腹腔干,粗而迂曲,沿胰背侧上缘左行,经脾肾韧带至脾门,发出 2、3 终支入脾。脾静脉在脾门处常由 2~6 条脾支汇成,管径粗大,一般较脾动脉粗一倍,行于胰腺后面,沿途收纳胰的静脉支、胃短静脉、胃网膜左静脉、肠系膜下静脉,至胰颈部与肠系膜上静脉汇合成肝门静脉。

2)淋巴结和淋巴管:在脾门处,脾的淋巴管与来自胃底和胃大弯的淋巴管汇合注入脾门淋巴结,输出管沿脾动脉向右注入腹腔淋巴结,最后注入乳糜池。

5. 肝 肝(liver)是人体内最大的实质性器官,也是体内最大的消化腺。肝的主要功能是分泌胆汁,参与脂质物质的消化。肝又是进行物质代谢的重要器官,参与糖、脂肪、蛋白质和维生素的合成、转化和分解,并具有吞噬、防御和解毒的功能。胚胎时还有造血的功能。

(1)肝的形态、位置与毗邻

1)肝的形态:新鲜的肝呈红褐色,质软而脆,受暴力时易破裂,且不易缝合,加之血液供应丰富,可引起大出血。肝呈楔形,其右端宽阔圆钝,左端扁窄。可借肝的下缘将肝分为上、下两面。肝的上面膨隆,与膈相贴,故又称膈面。膈面的前部被矢状位的镰状韧带分为大而厚的右叶和小而薄的左叶。膈面后部没有被腹膜覆盖的部分称裸区。肝的下面朝向后下方,凹凸不平,与腹腔脏器相邻,又称脏面(visceral surface)。脏面中部有略呈 H 形的沟,位于中部的横沟为肝门(porta hepatis),是肝左、右管,肝固有动脉左、右支,肝门静脉左、右支和肝的淋巴管及神经进出肝的门户。出入肝门的结构被结缔组织包绕,构成肝蒂(hepatic pedicle)。肝门左侧的纵沟窄而深,沟的前部称肝圆韧带裂,内有肝圆韧带(ligamentum teres hepatis),是胎儿时期脐静脉的遗迹;沟的后部称静脉韧带裂,容纳静脉韧带(ligamentum venosum),是胎儿时期静脉导管的遗迹。肝门右侧的纵沟宽而浅,沟的前部为一浅窝,称胆囊窝（fossa for gallbladder），容纳胆囊；后部为腔静脉沟（sulcus for vena cava），容纳下腔静脉。腔静脉沟向后伸入膈面，在其上端处，有肝左、中、右静脉注入下腔静脉，此处为第 2 肝门（secondary porta of liver）。在腔静脉沟的下部，有右半肝脏面的副肝右静脉和尾状叶的一些小静脉注入下腔静脉此处称第 3 肝门（third porta of liver）。肝的下缘薄而锐利，在胆囊窝处有胆囊切迹（notch for gallbladder），肝圆韧带通过处有肝圆韧带切迹 notch for ligamentum teres hepatis）。

2）肝的位置：肝大部分位于右季肋区，小部分位于腹上区和左季肋区。除腹上区外均被肋骨、肋软骨所遮盖。肝的上界与膈穹窿基本一致，在右锁骨中线平第 5 肋，在前正中线越过胸骨体与剑突交界处，在左锁骨中线相当于第 5 肋间隙水平。肝下界右侧与右肋弓一致，在右侧第 8、9 肋软骨结合处低于肋弓，继而斜向左上经左侧第 7、8 肋软骨结合处，至左侧锁骨中线第 5 肋间隙与上缘相交会。肝的位置随呼吸和体位的不同而变化，立位和吸气时下降，卧位和呼气时回升。在前正中线，其下界突出于剑突下 2~3cm，而与腹前壁相接触，故在此可触及肝下缘。小儿肝相对较大，下界低于肋弓，但正常不超过肋弓下 2cm。7 岁后正常情况在右肋弓下不能触到肝。

3）肝的毗邻：肝右叶膈面借膈与右肋膈隐窝相邻，右叶脏面中部接近肝门处与十二指肠上部相邻，前部与结肠右曲相邻，后部邻右肾及肾上腺；左叶脏面与胃前壁相邻，后上部邻食管腹部，膈面借膈与心的膈面相邻。

（2）肝内管道系统及肝的分叶、分段：肝内有 4 套管道，形成 2 个系统，分别为 Glisson 系统和肝静脉系统。

Glisson 系统：由互相伴行的肝门静脉、肝固有动脉，肝管的各级分支被结缔组织所包绕而构成，是肝依据结构分叶、分段的基础。其中肝门静脉将胃肠道吸收的营养物质携带入肝，供血量约占 70% 左右。肝固有动脉供给氧含量高的血液。肝管及各级胆管是排出胆汁的导管系统。

6. 肝外胆道 肝外胆道系指在肝门之外，将肝分泌的胆汁输送到十二指肠的管道，由肝左、右管，肝总管，胆囊和胆囊管，胆总管组成。

（1）胆囊和胆囊管：胆囊容量约为 40ml，位于肝脏面胆囊窝内，胆囊具有储存和浓缩胆汁的作用，并可调节胆道压力。胆囊可分为底、体和颈 3 部。胆囊底（fundus of gallbladder）为胆囊膨大而圆钝的盲端，朝前稍突出于肝前缘，在第 9 肋软骨后方与腹前壁相接触，其体表投影相当于右锁骨中线与右肋弓的交点，胆囊发炎时，该处可有压痛。底部平滑肌层薄，弹性较小，是胆囊穿孔的好发部位。胆囊体（body of gallbladder）构成胆囊的主体部分，与底无明显分界，其在肝门处变细，移行为胆囊颈。胆囊体含大量弹力纤维，有较大伸缩性。胆囊颈（neck of gallbladder）以直角向左下方弯曲，延续为胆囊管。其上部膨出，叫哈特曼（Hartmann）囊。胆囊下面邻接横结肠和十二指肠，因而胆囊炎时胆囊颈常与十二指肠上部粘连。胆囊管（cystic duct）长 3~5cm，位于肝十二指肠韧带内，为胆囊颈向左下方的延续。在近胆囊颈的一端，黏膜内有螺旋形皱襞，叫做 Heister 瓣，而靠胆总管的一端黏膜光滑。Heister 瓣使胆囊管不致过度膨大或缩小，有利于胆汁的排出。但当胆道炎症时此瓣发生水肿或有结石嵌顿时，则可导致胆囊积液。胆囊管、肝总管和肝的脏面共同围成一个三角区，称胆囊三角（Calot 三角），胆囊动脉多经过此三角分布于胆囊，该三角是胆囊切除手术中寻找胆囊动脉的标志。胆囊静脉多汇入肝门静脉主干或右支。

（2）肝管、肝总管：左、右半肝的肝内胆小管汇成肝左、右管，肝左管（left hepatic duct）位置较浅，横行于肝门横沟中，细而较长，以近于直角汇入肝总管。在肝管结石时虽易于触及，但因与肝总管之间的汇角小，不易自行排出。

（3）胆总管：胆总管（common bile duct） 由肝总管和胆囊管汇合而成，长 7~8cm，直径 0.6~0.8cm。由于管壁富于弹性纤维，故结石或蛔虫阻塞时可扩张到相当程度。胆总管依其行程和毗邻分为 4 段：

第 1 段为十二指肠上段，行于肝十二指肠韧带内，沿其右缘下行，后有网膜孔，将手指伸入网膜孔中即可摸到此段胆总管，胆总管手术多在此段进行。

第 2 段位于十二指肠上部后面，为十二指肠后段，位于肝门静脉右侧、下腔静脉前方。

第3段为胰腺段，该段上部多行于胰头后方，下部穿入胰头实质内，紧贴其后面下行，此段胆总管与胰头关系密切，故胰头癌时可压迫胆总管而致梗阻性黄疸出现。

第4段为十二指肠壁内段，指胆总管斜穿十二指肠降部肠壁的一段，仅1.5~2.0cm长，该段穿肠壁时与胰管汇合，形成略膨大的肝胰壶腹（Vater壶腹）。壶腹周围括约肌向肠腔内突出，使十二指肠降部后内壁黏膜隆起形成十二指肠大乳头，胆总管开口于此。肝胰壶腹周围有肝胰壶腹括约肌（sphincter of hepatopancreatic ampulla，Oddi括约肌）包绕，肝胰壶腹括约肌包括胆总管括约肌、胰管括约肌和壶腹括约肌3部分，此肌收缩时，可防止十二指肠内容物逆流入胆总管和胰管，并对胆汁和胰液的排放进行调节。此外，在胆总管和胰管末端也有少量平滑肌包绕，具有控制和调节胆汁和胰液排放的作用。

（十四）结肠下区的结构

1. 空肠和回肠

（1）位置与形态结构：空肠（jejunum）和回肠（ileum）均属小肠，全长5~7m，占据结肠下区的大部，为腹膜内位器官，并借肠系膜连于腹后壁，上端始于十二指肠空肠曲，下端在右髂窝与盲肠相续。空肠与回肠之间无明显界限，一般近侧2/5为空肠，盘曲于结肠下区的左上部；远侧3/5为回肠，位于结肠下区的右下部，并可垂入盆腔。

（2）肠系膜：肠系膜（mesentery）由双层腹膜及其间走行的血管、神经、淋巴管等组成。肠系膜将空、回肠悬系于腹后壁，其在腹后壁的附着处称肠系膜根。分布于肠襻的血管、神经和淋巴管均经此由腹膜后隙进入肠系膜。肠系膜根从第2腰椎左侧斜向右下，止于右骶髂关节前方，长约15cm。肠系膜的肠缘与空、回肠相连，两者等长。肠系膜由于根短而肠缘长，因此，展开后呈扇形，正常情况下常随肠襻形成许多皱褶。空回肠的血管神经和淋巴管在肠的系膜缘处进出肠壁，系膜缘处的肠壁与肠系膜的两层腹膜之间围成的区域叫系膜三角，此处肠壁无腹膜覆盖，术后不易愈合，故小肠切除吻合时，应妥善缝合，以免发生肠瘘。肠系膜窦（mesenteric sinus）为肠系膜与升结肠、横结肠及其系膜、降结肠等围成的间隙。肠系膜窦以肠系膜根为界分为左、右肠系膜窦。左肠系膜窦位于肠系膜根、横结肠及其系膜的左1/3部、降结肠、乙状结肠及其系膜之间，在乙状结肠与盲肠末端之间有一开口通向盆腔，故肠系膜左窦感染时脓液易蔓延至盆腔。右肠系膜窦位于肠系膜根、升结肠、横结肠及其系膜的右2/3部之间，周围几乎封闭，因此，右肠系膜窦感染积脓时不易扩散。

（3）血管、淋巴及神经

1）动脉：空、回肠的动脉发自肠系膜上动脉。肠系膜上动脉（superior mesenteric artery）在腹腔干稍下方，约平第1腰椎高度起于腹主动脉前壁，向下于胰颈后方从胰颈下缘穿出，越过十二指肠水平部的前方，进入肠系膜内并行向右下方。此动脉沿途发出许多分支，向右有胰十二指肠下动脉、中结肠动脉、右结肠动脉及回结肠动脉，向左有12~18条空、回肠动脉，于肠系膜内放射状行向肠壁，各分支间相互吻合形成动脉弓。动脉弓发出直动脉分布于肠壁。肠壁内，直动脉走向与肠管长轴垂直，彼此间缺少吻合，特别是对系膜缘的肠壁血供较差，故肠切除吻合术时应作扇形切除小肠及其系膜，并将对系膜缘的肠壁稍多切除一些，以保证吻合口对系膜缘侧有充分的血供。

2）静脉：空、回肠静脉与动脉伴行，汇入肠系膜上静脉，并于肠系膜上动脉的右侧上行，至胰颈后方与脾静脉汇合成肝门静脉入肝。

2. 盲肠和阑尾

盲肠（cecum）为大肠的起始部，一般位于右髂窝内，为腹膜内位器官。盲肠下端为盲端，后内侧壁附有阑尾，左侧与回肠末端相连，上续升结肠，右侧为右结肠旁沟，后方邻髂腰肌，前方邻大网膜、腹前壁。盲肠壁上有3条结肠带，并于阑尾根部处会聚，故手术时常沿结肠带来寻找阑尾。回肠末端突入盲肠形成回盲瓣，可阻止小肠内容物过快流入盲肠。回肠末端、盲肠及阑尾统称为回盲部。由于回肠管径小于盲肠，回、盲肠连结处近直角，因此肠套叠常发生在此处。

阑尾（vermiform appendix）多位于右髂窝内，其根部附于盲肠的后内侧壁3条结肠带会合处，是手术中寻找阑尾的重要标志。阑尾属腹膜内位器官，活动度较大。依据阑尾尖端所指的方位，将之分为

5 种常见的位置:回肠前位、盆位、盲肠后位、回肠后位、盲肠下位。阑尾的位置不同,阑尾炎时其症状和体征亦不相同。因此,了解阑尾的位置,对阑尾炎的诊断和鉴别诊断有重要的临床意义。①回肠前位:阑尾位于回肠末部的前方,其尖端指向左上方而接近腹前壁,因此阑尾炎时易波及腹前壁的壁腹膜,右下腹压痛明显。②盆位:阑尾越过右侧腰大肌和髂外血管的前面,其尖端垂入盆腔并可触及右侧闭孔内肌、膀胱、直肠、右侧子宫附件等结构,故阑尾炎患者伸右髋或右髋屈曲内旋时,腰大肌、闭孔内肌紧张而受刺激增强,引起疼痛;也可刺激膀胱、直肠及右侧子宫附件等,而引起相应器官的刺激症状,临床上应注意鉴别。③盲肠后位:阑尾位于盲肠和 / 或升结肠的后方,贴于髂肌的前面,尖端指向上方或上外,一般仍有系膜为腹膜内位,但少数为腹膜外位,于壁腹膜外附于髂肌。盲肠后位阑尾有炎症时腹前壁体征不明显,但可形成腹膜后间隙脓肿,并刺激髂肌而影响伸髋。④回肠后位:阑尾位于回肠末端后方,尖端指向左上方,后方与右侧腰大肌和右侧输尿管相邻。回肠后位阑尾有炎症时,可刺激腰大肌而在伸右髋时疼痛,并可刺激右输尿管引起右输尿管炎,使尿中出现红细胞及脓细胞,同时回肠后位阑尾炎症引起的腹壁体征出现较晚,容易导致弥漫性腹膜炎。⑤盲肠下位:阑尾位于盲肠后下方,尖端指向右下方。阑尾穿孔时,脓液可积存于右髂窝,并可向下引流至盆腔或向上经右结肠旁沟达肝肾隐窝。

阑尾有三角形的系膜,阑尾动脉(appendicular artery)起于回结肠动脉,于回肠末端后方进入阑尾系膜内,沿阑尾系膜的游离缘走向阑尾尖端,途中分支分布于阑尾。阑尾静脉(appendicular vein)与同名动脉伴行,阑尾静脉血经回结肠静脉、肠系膜上静脉,最后注入肝门静脉入肝。因此,阑尾感染时,细菌栓子可沿阑尾静脉回流,引起肝门静脉炎、肝脓肿等,阑尾切除时不可挤压阑尾,以免细菌进入血液。

3. 结肠

(1)分部及各部的毗邻:结肠(colon)按其行程和部位分为升结肠、横结肠、降结肠和乙状结肠 4 部分。

升结肠(ascending colon)位于腹腔的右外侧区,一般为腹膜间位器官。下端与盲肠相续,上行至肝右叶下方左转移行为横结肠。升、横结肠移行处的弯曲称结肠右曲。其后方借疏松结缔组织与腹后壁的腰大肌和右肾相贴。内侧为右肠系膜窦及回肠襻;外侧与腹壁间形成右结肠旁沟。

横结肠(transverse colon)横行于腹腔中部,介于升、降结肠之间,为腹膜内位器官。右端连于结肠右曲,横行向左续于结肠左曲。横结肠系膜将其悬吊于腹后壁上。横结肠上方邻肝、胃,下方为空、回肠。

降结肠(descending colon)位于腹腔的左外侧区,上起结肠左曲,至左髂嵴水平续于乙状结肠,属腹膜间位器官。内侧为左肠系膜窦及空肠襻,外侧与腹壁间为左结肠旁沟。

乙状结肠(sigmoid colon)位于左髂窝内,乙状结肠借系膜连于骨盆左后壁,上于左髂嵴水平接降结肠,平第 3 骶椎高度续于直肠。乙状结肠呈“乙”字形弯曲,属于腹膜内位器官。

(2)血管

动脉:结肠的动脉发自肠系膜上、下动脉。肠系膜上动脉发出的回结肠动脉、右结肠动脉和中结肠动脉分布于升结肠、横结肠等,肠系膜下动脉发出的左结肠动脉和乙状结肠动脉分布于降结肠、乙状结肠。各结肠动脉的分支间于结肠内缘处相互吻合,从回盲部至乙状结肠末端形成一完整的动脉弓,称边缘动脉。边缘动脉发出许多终末动脉。终末动脉又分为长支和短支,与肠管长轴垂直方向进入肠壁。短支多起于长支,少数起于边缘动脉。短支于系膜带处进入肠壁,分布于系膜缘侧 2/3 的肠壁;长支先行于浆膜下环绕肠管,至另外两条结肠带附近分出至肠脂垂的分支后,穿入肌层分支分布于对系膜缘 1/3 的肠壁。长支是肠壁的主要营养动脉,长、短支之间在穿入肠壁之前很少有吻合。因此,结肠手术分离切除肠脂垂时,不可将肠脂垂过度牵拉,以免因长支被拉起切断,影响肠壁的血液供应。

静脉:结肠静脉基本与同名动脉伴行。结肠左曲以上的静脉血分别经回结肠静脉、右结肠静脉和中结肠静脉汇入肠系膜上静脉,结肠左曲以下的静脉血经左结肠静脉、乙状结肠静脉注入肠系膜下静脉,最后均汇入肝门静脉。

4. 肝门静脉

肝门静脉(hepatic portal vein)长 6~8cm,直径 1.0~1.2cm,由肠系膜上静脉与脾静脉于胰颈后方汇合而成,收集除肝以外所有不成对腹腔脏器的静脉血。肝门静脉下段前方邻胰腺和十二指肠上部,因此胰和十二指肠病变时常累及此段;上段行于肝十二指肠韧带内,其右前方为胆总管,左前方为肝固有动脉,后方隔网膜孔与下腔静脉相邻。肝门静脉行至第一肝门处,分为左支和右支,分别进入左、右半肝。肝门静脉与一般静脉不同,它的始末均为毛细血管,一端始于胃、肠、胰、脾的毛细血管网,另一端终于肝血窦,而且肝门静脉及其属支均缺乏瓣膜。因此,肝内或肝外肝门静脉阻塞,均可引起血液的逆流,导致肝门静脉高压症。

(1)肝门静脉的属支:肝门静脉的属支包括肠系膜上静脉、脾静脉、胃左静脉、肠系膜下静脉、胃右静脉、胆囊静脉和附脐静脉。上述属支,除胆囊静脉、附脐静脉为数条细小静脉外,其他静脉与各自同名动脉伴行。

(2)肝门静脉与上、下腔静脉之间的吻合:肝门静脉系统与上、下腔静脉系统之间存在广泛的侧支吻合。正常情况下,吻合支细小,血流甚少,但当肝门静脉高压症时,则曲张而血流增大,形成侧支循环,使部分肝门静脉系统的血分流至上、下腔静脉,降低肝门静脉的压力。曲张的静脉吻合支,因管壁变薄、内压增高,易于受物理或化学损伤后而破裂,引起大出血。肝门静脉与腔静脉之间有 4 个侧支循环途径:

1)胃左静脉、胃短静脉和胃后静脉,与奇静脉属支食管静脉,在食管下段和胃底处相吻合。

2)肠系膜下静脉的属支直肠上静脉,与髂内静脉的属支直肠中、下静脉,在直肠下段相互吻合。

3)附脐静脉与腹壁上静脉、胸腹壁静脉和腹壁下静脉、腹壁浅静脉,在脐周围相互吻合,而分别与上、下腔静脉之间形成侧支循环。

4)脾静脉、肠系膜上静脉、肠系膜下静脉的属支与腰静脉、肋间后静脉、膈下静脉及睾丸(卵巢)静脉等,在腹膜后间隙相吻合,形成 Retzius 静脉。

因此,当肝门静脉高压时,肝门静脉血可经胃左静脉至食管静脉、奇静脉而转流进入上腔静脉,导致食管和胃底静脉曲张;经肠系膜下静脉,直肠上、中、下静脉至髂内静脉,引起直肠下段静脉曲张,形成痔;脐周围的静脉曲张,呈"海蛇头"状。

(十五)腹膜后间隙

腹膜后隙(retroperitoneal space)位于腹后壁腹内筋膜与腹后壁腹膜之间,是腹腔的一部分,上方至膈,下方达骶岬、骨盆上口等处。此隙上经腰肋三角与后纵隔通连,下与盆腔腹膜后隙延续,故腹膜后隙内的感染可以向上、下扩散至胸腔、盆腔。腹膜后隙内有肾、肾上腺、输尿管腹段、胰、部分十二指肠、腹部大血管、神经及淋巴结等脏器与结构,并有大量疏松结缔组织。上述器官的手术,多采用腹后壁切口经腹膜外入路。

1. 肾(kidney)

(1)位置与毗邻

1)位置:位于腹膜后间隙,贴附于腹后壁的上部,脊柱的两侧。肾的长轴向外下倾斜,两肾上端间距较近;而下端稍微向外展开。右肾因受肝右叶的影响,位置较左肾低 1~2cm,上端平第 12 胸椎,下端平第 3 腰椎,右侧第 12 肋斜越其后面的上部;左肾上端平第 11 胸椎,下端平第 2 腰椎,左侧第 12 肋斜越其后面的中部。肾的体表投影:在后正中线两侧 2.5cm 和 7.5~8.5cm 处各作两条垂线,通过第 11 胸椎和第 3 腰椎的棘突分别作 1 条水平线,肾即位于上述纵、横、标线所构成的两个四边形内。肾发生病变时,多在此四边形区域内出现疼痛或异常表现。肾的位置可发生变化,低位肾可位于髂窝或盆腔,如肾下垂时。通常儿童低于成人,新生儿可达髂嵴附近。

2)毗邻:肾的位置较深,周围邻接关系复杂。两肾的上方附有肾上腺,两者之间隔以疏松结缔组织,故当肾下垂肾上腺可不随之下降,切除肾时易于与之分离。左肾的内侧有腹主动脉、左腰交感干;右肾内侧为下腔静脉、右腰交感干;由于右肾邻近下腔静脉,右肾肿瘤或炎症常侵及下腔静脉,并可发生粘连。因此在右肾手术时,需注意保护下腔静脉,以免损伤造成大出血。肾的前面,左肾邻胃底、胰尾、脾、空肠和结肠左曲;右肾邻肝右叶、十二指肠降部、结肠右曲。左肾切除术时应注意避免损伤胰,右肾手术要注意保护十二指肠降部。肾的后面,上 1/3 膈与肋膈隐窝相邻,肾切除时,如需切除第 12 肋,应注意保护胸膜,以免造成气胸;下 2/3 从内侧向外侧有腰大肌、腰方肌、腹横肌及肌层前方的肋下血管、肋下神经、生殖股神经、髂腹下神经、髂腹股沟神经。肾周围炎或脓肿时,腰大肌和腰方肌受刺激可发生痉挛,产生疼痛及髋关节屈曲。

(2)肾门、肾蒂和肾窦:肾门(renal hilum)为肾内侧缘中部的凹陷,约平第 1 腰椎,距中线约 5cm,是肾血管、肾盂、神经、淋巴管出入肾的部位。肾门体表投影:在腹前壁位于第 9 肋前端;在腹后壁位于第 12 肋下缘与竖脊肌外缘的交角处,此角称脊肋角(肾角)。肾有病变时,此处可出现压痛或叩击痛。

肾窦(renal sinus)肾门向肾实质内延伸并扩大的腔隙称为肾窦,内有肾动、静脉的分支或属支,肾小盏,肾大盏,肾盂,神经、淋巴管和脂肪组织。肾门多呈四边形,其边缘称为肾唇,其中前、后唇具有一定的弹性,因此肾盏内结石、肾段切除寻找段动脉时,可分离肾门,然后牵开前唇或后唇,暴露肾窦。

肾蒂(renal pedicle)出入肾门的所有结构总称为肾蒂,由肾动脉、肾静脉、肾盂、神经、淋巴管等组成。因下腔静脉位于中线右侧,故右侧肾蒂较短,在右肾手术时可造成一定的困难。肾蒂内的主要结构排列有一定规律,从前向后依次为肾静脉、肾动脉、肾盂;由上到下依次为肾动脉、肾静脉、肾盂。有的肾动脉在肾静脉平面以下起于腹主动脉,上行经肾静脉的后方,于其上缘处勾绕静脉至前方,然后行向外侧进入肾门。此种关系,肾动脉可压迫肾静脉,引起肾静脉血流受阻,肾内静脉压升高,肾动脉的血流相对减少,其在直立时,动脉压迫静脉更明显,这可能是直立性高血压的病因之一。

(3)肾的血管与肾段:肾动脉(renal artery)平第 1~2 腰椎之间的椎间盘高度起于腹主动脉,于肾静脉的后上方行向外侧,到肾门附近多分为前、后干,经肾门入肾。在肾窦内,再分为肾段动脉,营养各肾段组织。由于腹主动脉位于中线左侧,因此右肾动脉较长,并经下腔静脉的后方右行入肾。肾动脉管径较粗,多为 1 支,多支者较为少见。肾动脉的前干和后干,在肾窦内分别行于肾盂的前方和后方。前干较粗,分为 4 条段动脉:即上段动脉、上前段动脉、下前段动脉和下段动脉;后干较细,延续为后段动脉。上段动脉至肾上端,上前段动脉至肾前面中上部及肾后面外侧缘,下前段动脉至肾前面中下部及肾后面外侧缘,下段动脉至肾下端,后段动脉至肾后面的中间部分。

肾动脉的变异较常见,肾除接受经肾门入肾的肾动脉外,尚有近半数存在不经肾门而至肾上端或下端入肾的动脉,即肾副动脉。将不经肾门至肾上端的动脉称为上极动脉,至下极的动脉称下极动脉。上极动脉的出现较下极动脉常见。肾副动脉可由肾动脉、腹主动脉、膈下动脉等处发出,其实质上是起始和行程变异的肾段动脉,肾手术时应予以重视,避免损伤出血,或结扎后引起肾局部的缺血坏死。

肾段(renal segment)每条段动脉均分布于相应的区域,一条段动脉供应的肾实质区域称为一个肾段。左、右肾各有 5 个肾段即上段、上前段、下前段、下段和后段。肾段动脉为终末动脉,各段动脉之间没有吻合,如果某一段动脉发生栓塞,其相应的供血区就会出现肾实质缺血坏死。由于各肾段具有独立的段动脉供血,因此肾段之间的邻接部位形成缺血带,故在肾段之间进行肾实质切开可以减少出血。

肾静脉(renal vein)在肾门附近由 2~3 个属支汇合而成,于肾动脉的前方行向内侧,以直角注入下腔静脉。肾静脉多为 1 支,少数有 2~3 支,且多支者常见于右侧。左肾静脉长于右肾静脉,并横越腹主动脉前方,管径亦较右侧略细。右肾静脉通常只收集右肾的静脉血,而左肾静脉除收集左肾的血液外,尚接受左肾上腺静脉、左睾丸(卵巢)静脉。左肾静脉的属支与周围的静脉有吻合,肝门静脉高压时,可以用大网膜包裹肾,使门腔静脉之间建立侧支循环,降低门静脉的压力。左肾静脉约半数以上有一较大的支与腰升静脉相吻合,经腰静脉与椎内静脉丛、颅内硬脑膜静脉窦相通。因此,左侧肾、睾丸、卵巢的恶性肿瘤可经此转移到颅内。

（4）被膜：肾自内向外有纤维囊、脂肪囊、肾筋膜3层被膜包绕。

纤维囊（fibrous capsule）又称纤维膜，贴附于肾实质的表面，为肾的固有膜，由致密结缔组织所构成。其薄而坚韧，对肾实质具有保护作用。肾部分切除或肾外伤需保留肾时，应缝合纤维囊，以免肾实质撕裂。正常时纤维囊易与肾实质分离，故可以利用纤维囊将肾固定于第12肋和腰大肌，以纠正肾下垂。但肾发生病变时，纤维囊则与肾实质粘连而不易剥离。

脂肪囊（adipose capsule）又称肾床，位于纤维囊的外周，包绕肾及肾上腺，由脂肪组织构成，成人厚达2cm，以肾后面及肾的边缘处脂肪较多，对肾具有支持和保护作用。腹膜外进行肾手术时，易于从脂肪囊内分离。临床上的肾囊封闭，就是将麻醉剂注入此囊内。由于脂肪囊较肾易于透过X线，在X线片上可以显现肾的轮廓，对肾疾病的诊断有一定的意义。

肾筋膜（renal fascia）位于脂肪囊的周围，分前、后两层，分别从前、后方包绕肾和肾上腺。肾筋膜与纤维囊之间有结缔组织束相连，对肾起固定作用。两层筋膜于肾外侧缘相互融合，并向外侧与腹横筋膜相延续；在肾上腺的上方相互融合，与膈下筋膜相连接。在肾的下方，肾筋膜的前、后层相互分开，向下与直肠后间隙相通，前、后层之间有输尿管经过。因此腹膜后充气造影时，可在尾骨前方注气。肾可经此向下移动形成肾下垂或游走肾。如果发生肾积脓或肾周围炎，脓液可沿肾筋膜向下蔓延至直肠后间隙。

2. **肾上腺**（suprarenal gland） 位于腹膜后间隙，肾的上内方，为腹膜外位器官。右肾上腺为锥体形，底面凹陷，附于右肾上极的前内侧。其前面内侧部直接贴于下腔静脉的后面；外侧部与肝右叶和十二指肠上部相邻。后面与膈相贴，右内脏大、小神经行于右肾上腺与膈之间。左肾上腺呈半月形，其底面附于左肾的上内侧，并与肾血管相邻。前面的上部借网膜囊与胃后壁相隔；下部与脾血管及胰相接。后面贴附于膈，膈与左肾上腺之间有左内脏大、小神经经过。内侧缘与腹腔神经节、左膈下动脉及腹主动脉相邻。肾上腺与肾之间有薄层的结缔组织相隔，肾上腺借结缔组织束与肾筋膜上部结合牢固，肾筋膜又与膈和腹壁相愈着，故肾下垂时，肾上腺并不随之下垂。肾上腺的血管非常丰富。肾上腺有上、中、下3条动脉供血，分别来自膈下动脉、腹主动脉和肾动脉，分布于肾上腺的上、中、下部。肾上腺的静脉回流主要通过肾上腺静脉，小部分通过与肾周围脂肪囊静脉的交通支。

3. **输尿管腹部** 输尿管（ureters）腹部位于腹膜后间隙，其前方有睾丸（卵巢）血管越过；至小骨盆上口附近，跨越髂总动脉末端或髂外动脉的起始部的前方，移行到盆腔延续为盆部。右输尿管内侧邻下腔静脉；前方的上部为十二指肠降部，下部有睾丸（卵巢）血管、右结肠血管及回结肠血管越过，在接近骨盆上口时，尚邻接肠系膜根的下部及回盲部。因女性右输尿管与阑尾及卵巢接近，所以当女性右下腹疼痛时，应注意阑尾炎、子宫右侧附件炎或右输尿管结石的鉴别诊断。左侧输尿管前面有左结肠血管、睾丸（卵巢）血管跨过，在左髂窝处经乙状结肠及其系膜的后方；入盆腔时，其外侧邻睾丸或卵巢血管，内侧有乙状结肠系膜根附着，故乙状结肠手术时勿损伤左输尿管。输尿管腹部管径粗细不一，其上、下端即肾盂与输尿管延续处和跨越髂血管处较为狭窄，为结石易于滞留的部位，右侧输尿管结石的症状有时与盲肠后位及回肠后位阑尾的阑尾炎症状极为相似，应注意鉴别诊断。输尿管的动脉，主要来自肾动脉、睾丸（卵巢）动脉、第1腰动脉、髂总动脉和髂内动脉等的分支。输尿管腹段的动脉多从内侧进入管壁，存在吻合薄弱处。因此，手术时应适当游离输尿管，并于外侧游离，减少血管的损伤。输尿管腹部的静脉与动脉伴行，分别经肾静脉、睾丸（卵巢）静脉、髂静脉等回流。输尿管的淋巴管始于黏膜下、肌层及外膜的淋巴丛。上部的淋巴管回流至主动脉旁淋巴结，下部的注入髂总淋巴结。输尿管的神经来自主动脉丛、肾丛、腹下丛，输尿管丛内有交感和副交感神经纤维，但其功能不明。

4. **腹主动脉**（abdominal aorta） 位于腹膜后间隙，上端于第12胸椎下缘前方稍偏左侧处，与胸主动脉相延续，沿脊柱的左前方下行，至第4腰椎下缘水平分为左、右髂总动脉。腹主动脉的前方有腹腔丛、腹腔神经节、主动脉丛及胰体、十二指肠水平部、肠系膜根部等，后方有第1~4腰椎及椎间盘，右侧邻下腔静脉,左侧为腰交感干。此外,腹主动脉周围还有腹腔淋巴结等。腹主动脉的前壁分别于第1腰椎附近、第1腰椎下缘及第3腰椎水平发出不成对的腹腔干、肠系膜上动脉和肠系膜下动脉。其侧壁上约平第1腰椎、第2腰椎水平及第2腰椎下缘处,分别发出成对的肾上腺中动脉、肾动脉和睾丸(卵巢)动脉。腹主动脉的壁支包括一对膈下动脉、4对腰动脉和1支骶正中动脉,分别于腹主动脉起始处、1~4腰椎及腹主动脉分叉处后上方发出。因十二指肠水平部从肠系膜上动脉与腹主动脉之间的夹角经过,当夹角过小或肠系膜上动脉起点过低,可压迫十二指肠引起梗阻。

5. **下腔静脉**(inferior vena cava) 于第4~5腰椎前方由左、右髂总静脉汇合而成,于脊柱的右前方沿腹主动脉的右侧上行,经肝的腔静脉沟、膈的腔静脉裂孔,开口于右心房。下腔静脉的前方邻接肝、胰头、十二指肠水平部、右睾丸(卵巢)动脉及小肠系膜根部;后方邻右膈脚、第1~4腰椎、右交感干和腹主动脉的壁支;右侧与腰大肌、右肾、右肾上腺相邻;左侧为腹主动脉。下腔静脉的属支包括髂总静脉、右睾丸(卵巢)静脉、肾静脉、右肾上腺静脉、肝静脉、膈下静脉和腰静脉,其中大部分与同名动脉伴行。左侧睾丸静脉,行程较长,垂直上升,以直角注入左肾静脉,血液回流阻力较大,且前方有乙状结肠跨过,易受压迫,故临床上左侧睾丸静脉曲张较右侧常见。腰静脉每侧有4、5条,与腰动脉伴行,收集腰部的静脉血,直接注入下腔静脉。腰静脉与椎外静脉丛吻合,进而与椎内静脉丛相通。是沟通上、下腔静脉系统之间侧支循环的途径之一。

6. **乳糜池**(cisterna chili) 位于第1腰椎体前方,腹主动脉的右后方,有时在腹主动脉与下腔静脉之间,其上端延续为胸导管,向上经膈的食管裂孔进入胸腔。左、右腰干及肠干注入乳糜池。

7. **腰交感干**(lumbar sympathetic trunk) 位于腹膜后间隙,前方附有椎前筋膜,纵行于脊柱与腰大肌之间。其上端连胸交感干,下端接骶交感干。腰交感干沿腰大肌前面向下内侧走行,在腰大肌内侧缘时,右腰交感干均为下腔静脉的外侧缘所覆盖,而左腰交感干位于腹主动脉的外侧。因此,从前方暴露右交感干时,需向内侧牵拉下腔静脉;采用后外侧入路寻找腰交感干时,应于腰大肌内侧缘进行。腰交感干的外侧有生殖股神经与之平行,腰交感干切除时也应注意对两者进行鉴别。腰交感神经节每侧多为3、4个,借节间支连成腰交感干,干的周围可附有腰淋巴结。第1、2、5腰交感神经节位于相同序数的椎体平面,第3、4腰交感神经节分别位于第2、3,第3、4腰椎之间的椎间盘平面。临床上腰交感干切除术,一般是切除2、3、4节及节间支,阻断支配下肢的交感神经节前纤维,可用于解除血管痉挛,治疗下肢血栓闭塞性脉管炎等。腰交感干切除时,应注意鉴别腰交感干外侧并行的生殖股神经及附近的淋巴结。

8. **腰丛**(lumbar plexus) 位于腰大肌深面或肌质内、腰椎横突的前方。此丛由第12胸神经前支、第1~4腰神经前支构成。分支有髂腹下神经、髂腹股沟神经、生殖股神经、股外侧皮神经、股神经和闭孔神经等,分布于髂腰肌、腰方肌、腹前壁下部、大腿前内侧部的肌肉和皮肤、小腿与足内侧及大腿外侧的皮肤,以及外生殖器等处。

二、本实验所涉及的问题思辨和能力培养

(一)本实验所含问题的分析及能力培养体系

1. **实验设计模式** 本实验将系统解剖学所学过的消化、泌尿系统脏器在腹腔内的分布、动脉供应、静脉回流、淋巴引流、神经支配等,进行全方位实地解剖,并以提出的实际案例为参考,对所涉及的临床意义进行深度分析,旨在培养学生的科学思维能力和临床应用能力。

2. **三种难易程度的实验设计** 各院校可根据本校本实验的学时多少,适当安排并选择合适难易程度的实验设计,完成各自预定的教学目标。

(1)难度较易的实验方案:仅解剖腹腔主要脏器及其血管分布,避免常见临床病变的失误操作。

(2)难度中等的实验方案:全方位实地解剖腹部各结构,抓住要点,适当联系临床。

(3)难度较高的实验方案:全方位实地解剖腹部各结构,并模拟临床手术操作,辨认各结构的外

科学意义,并提出与本实验相关的医学科学研究发展方向和应用前景。

3. 能力培养类型　本实验所涉及的能力类型共 8 类,具体如下:

(1) 动手实践能力:亲自动手进行实地解剖操作是学习解剖学最有效的方式,通过实地解剖操作可进一步加深对人体结构分布的认知。

(2) 团队合作能力:进行实地解剖操作是在一个实验小组的密切配合下完成的,非常类似于一个外科手术小组,团队成员中的不同角色的密切配合不仅是完成实验的必要保证,而且是完成高水平实验的必要条件之一。

(3) 自主学习能力:在进行实地解剖操作之前,必须对所要解剖的区域有一个全面的了解,才能在实地解剖操作中能够做到有的放矢,这需要事先的自主学习,为实地解剖操作打下基础。

(4) 数据分析能力:记录并分析各实验小组在实地解剖操作过程中所发现的动脉、静脉变异,这些变异具有何种临床意义。

(5) 临床思维能力:通过自主学习和实地解剖操作,锻炼并加深临床思维能力、解决临床实际问题的能力。

(6) 批判性思维能力:对案例分析和相关临床问题解决过程中的辨析和论证,并能够提出自己独到的见解。

(7) 探索和创新能力:根据所学的人体解剖学知识,创新性地提出探索人体结构奥秘的立题,是培养一个学生是否具有培养和发展前途的一项重要指标。

(8) 初步的科学研究认知:根据腹腔脏器的解剖学分布特征,设计出腹腔不同脏器的手术治疗策略,为临床医学科学研究提供初步的研究思路。

(二) 本实验所涉及临床问题的深度分析

1. 本实验所涉及的临床问题分析　除了根据本实验所提出的"腹股沟斜疝"、"急性阑尾炎"这两个案例,还可以根据这一具体案例的分析方法,提出多个以"腹部解剖"为基础的临床案例,进行分析,以拓展学生的解剖学视野,并如何把所学的解剖学知识应用于临床实际工作中。

2. 本实验所涉及的临床问题解决方案　根据本实验所提出的"腹股沟斜疝"、"急性阑尾炎"案例的深度分析,在所掌握的解剖学知识的基础上,提出合理可行的临床解决方案。

三、如何进行能力培养的效果评估

综合素质和能力培养效果以形成性评价为主,为了使评价能够顺利实现,可利用网上提交案例分析、问题提出、解决方案、研究报告等,并进行学生之间的网上互评,实现信息化管理和自动计分的评价模式。根据本实验考评的实际效果、优点和缺点,将来可考虑制定出综合素质和能力的量化测评体系。

廖华(南方医科大学)

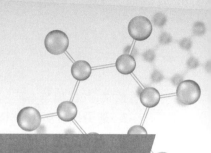

项目四

盆部结构的肉眼观察与亲手触摸

课程目标:1~3 为能力培养目标,4~6 为知识点目标,7 为素质培养目标。

1. 通过实地解剖,理解盆部的结构特征,以小组为单位分工合作进行实地解剖操作,锻炼动手实践能力和团队合作能力,并通过完成实验报告,训练实验报告撰写及数据分析能力(表 4-1)。

表 4-1 能力导向对应教学实施策略

能力与分级			实验项目实施				
			案例分析	问题导向	实地解剖	综合研究报告	拓展思考
动手实践	0级要求	1级要求			√		
团队合作				√	√	√	
数据分析		2级要求	√	√	√	√	
临床思维			√	√	√	√	√
自主学习			√	√		√	√
批判性思维			√	√		√	√
探索和创新			√	√		√	√
科学研究认知			√	√	√	√	√

2. 以小组为单位,查阅相关文献,自主学习盆部的解剖结构特征与临床应用的关系,通过临床案例讨论分析各解剖结构的临床意义,全方位深层次理解盆部的各结构。在基本操作基础上,通过临床思维及自主学习训练,学习更有目的性地实践操作(表 4-1)。

3. 以小组为单位,在通过实地解剖系统理解盆部结构的基础上,模拟临床手术操作,并提出与本实验相关的临床解决方案以及医学科学研究设想,以培养学生创新性科研思维,培养学生运用知识和实践来探索解决未知科学问题的能力(表 4-1)。

4. 肉眼观察和亲手触摸整体盆部的骨性标志,掌握大、小骨盆的概念和范围。观察和触摸男性整体盆部内器官,掌握腹膜覆盖状态下膀胱、直肠的位置、质地等。观察和触摸女性整体盆部内器官,掌握腹膜覆盖状态下膀胱、子宫、输卵管、卵巢、直肠的位置、质地等。

5. 观察正中矢状切面的盆部标本,掌握腹膜覆盖下的盆内脏器的形态位置与毗邻关系,掌握盆膈的构成和男女两性尿道穿尿生殖膈的部位与状态,观察并体会直肠后间隙、膀胱周、直肠周等器官周组织及其静脉<u>丛</u>。比较观察男女两性盆内结构的分布特点。

6. 学习如何通过盆部结构的肉眼观察与亲手触摸,深刻思考骨盆骨折对盆内器官的危害或盆内某器官肿瘤对周围器官的影响。

7. 通过对盆部结构的肉眼观察与亲手触摸,不但加深对盆部结构复杂性的认识,进而通过尸体标本的实地解剖操作,养成医学生严谨的学习态度,培养学生的敬业精神和创新精神,注重医德的培养,为培养具有高尚医德、社会责任感和爱国情怀的卓越医学人才打下坚实的基础。

第一部分 案 例 分 析

一、临床案例——骨盆骨折

（一）背景介绍

骨盆骨折较为常见，据信约占临床骨折总数的 1%~3%。骨盆骨折多由暴力外伤所致，半数以上伴有合并症或多发伤，致残率高达 50%~60%。严重者出现创伤性失血性休克及盆腔脏器合并伤，救治不当将危及生命。统计说明，骨盆骨折中半数以上是由汽车车祸造成，其次可由摩托车车祸、高空坠落、塌方等造成。

由于暴力直接作用于骨盆，超出骨盆的抵抗能力，而导致骨盆骨质的完整性破坏，形成骨盆骨折。骨盆骨折后，局部肿胀、疼痛、皮下瘀斑；常有尿道损伤，可出现尿道口滴血，排尿困难，会阴部出现血肿；严重者可发生膀胱破裂，血尿，更甚者可损伤直肠，引起严重感染。伤者多有腹痛、恶心、呕吐等并发症状，重症者可发生休克。

从解剖学角度熟悉了盆部的构成、盆内结构，包括盆内脏器和神经血管的位置毗邻关系、腹膜分布状态以及男女两性盆内结构的差别，就可在处理骨盆骨折的临床实践中，作到"心中有数"。

（二）案例内容

患者，男，35 岁，遭遇车祸后感觉盆部和下腹部疼痛，被送入院。因患者伤后不曾小便，便插入导尿管，还做了膀胱穿刺，均有红色尿液导出。骨科医生结合腹、盆部 X 线片，诊断为右侧耻骨上、下支骨折（图 4-1）。

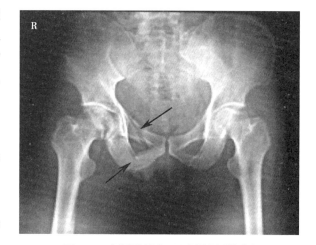

图 4-1　右侧耻骨上、下支骨折（箭头）

（三）引导性问题

1. 该患者出现血尿的原因有哪些可能？

2. 骨盆骨折时，还可能会损伤哪些脏器？导致什么后果？

3. 如果是女性骨盆骨折，还会有哪些风险？

4. 除了器官的损伤，还应考虑哪些血管神经的损伤？

注：教师在使用本案例时，可以根据不同的引导性问题组合形成不同的讨论性问题。也可以围绕骨盆骨折案例提出更多引导性问题。

二、实现盆部结构观察与触摸的技术及策略

【实验背景】

通过对完整盆部和正中矢状切盆部标本的肉眼观察和亲手触摸，掌握男女两性盆腔内腹膜分布状态、腹膜形成物；盆内器官的大小、形态、质地、位置、毗邻关系、器官周围间隙等。

以"骨盆骨折"案例分析为切入点，启发学生的思维，举一反三，进而提出盆部其他可能性临床案例，并进行思考、讨论与分析。

【实验材料】

1. 甲醛溶液固定的男女两性成人完整尸体盆部标本。

2. 男女两性成年盆部的正中矢状切标本。

3. 具排风、空气净化系统及空调设备的实验室、解剖台、手术无影灯或其他照明设施。

4. 乳胶手套和防毒口罩,全套解剖器械(备用)。

5. 触屏式学生端数字人解剖系统(非必备)。

6. 局部解剖学相关图谱:崔慧先,李瑞锡. 局部解剖学,9 版,北京:人民卫生出版社,2018。

【实验步骤】

(一)观察完整骨盆

1. 摸认整体盆部标本的骨性标志(腹部解剖操作后的标本)　人体标本卧位,摸认髂嵴、髂前上棘;骶岬、弓状线、耻骨梳、耻骨结节、耻骨联合、耻骨下支、坐骨支、坐骨结节等。

2. 观察大、小骨盆及其分界　结合骨架,在整体盆部标本上触摸确认界线。自骶岬开始,向两侧为弓状线、耻骨梳、耻骨结节、耻骨联合上缘。这些结构构成了大、小骨盆之间的界线。界线以上为大骨盆,以下为小骨盆。

3. 肉眼观察并亲手触摸男性盆腔脏器和腹膜　在男性整体盆腔标本上观察腹膜的分布:腹前外侧壁腹膜向下外,覆盖于大骨盆的内表面,越过界线进入小骨盆,覆盖膀胱的上面及膀胱底的上份、精囊和输精管壶腹的上部,继而向后反折,覆盖于直肠中部的前面及上部的前面与两侧(直肠下部无腹膜),再向上包绕整个肠管形成乙状结肠系膜。膀胱上面的腹膜向两侧移行为盆侧壁腹膜。在直肠和膀胱之间的腹膜反折移行处,是盆腔(也是腹膜腔)的最低部位,称直肠膀胱陷凹,其两侧各有一条腹膜皱襞起自膀胱后面,绕过直肠两侧,向后直达骶骨前面,称直肠膀胱襞,该襞内部为直肠膀胱韧带。

在去除了腹膜的标本上观察盆内器官:膀胱位于盆腔前部,紧贴耻骨联合后面。膀胱尖向上延续为脐正中韧带。直肠位于盆腔后部,骶骨前面,上续乙状结肠,下接肛管。输精管壶腹和精囊紧贴膀胱后面。输尿管盆部自盆侧壁向下内行向膀胱底。输精管盆部则自脐外侧襞的外侧,相当于腹股沟管深环处,与精索分离,经盆侧壁行向后下内方,跨越输尿管的上方,末端膨大成为输精管壶腹。以上器官均为中空器官,手摸上去,质软,手捏易变形。前列腺位于膀胱颈下方,手感有明显的硬度。

在女性盆腔腹膜标本上观察:女性盆部腹膜覆盖膀胱、直肠和乙状结肠的情况与男性相似。但腹膜不覆盖膀胱的后面,而是从膀胱底直接折转至子宫体前面,绕过于宫底至子宫体、子宫颈和阴道穹后部后面,再反折至直肠。腹膜由膀胱反折至子宫体处,形成膀胱子宫陷凹,较浅;由子宫背面及阴道穹后面反折至直肠处,形成直肠子宫陷凹,是女性盆腔、腹膜腔的最低处。此陷凹两侧有明显的直肠子宫襞,其内为骶子宫韧带。子宫前、后壁的腹膜在其两侧缘会合成双层腹膜页片,即子宫阔韧带,向两侧延伸至骨盆侧壁。

在去腹膜的女盆部标本上观察女性盆内器官:膀胱和尿道位于盆腔前部,直肠位于盆腔后部。两者之间为子宫和阴道。子宫两旁有输卵管和卵巢。输尿管盆部位置与男性相似。但行经子宫颈外侧时,经子宫动脉后下方至膀胱底。要注意观察此处两者的交叉关系。

(二)观察正中矢状切面的骨盆与盆底肌标本

1. 观察盆膈(辅以盆底肌模型)　盆膈由肛提肌、尾骨肌和盆膈上、下筋膜共同组成。

肛提肌:左右一对,起自耻骨联合后面、盆筋膜腱弓(又称肛提肌腱弓)和坐骨棘。两侧肌纤维向后下在中线会合,呈尖向下的漏斗状,止于尾骨、肛尾韧带和会阴中心腱。

尾骨肌:三角形,起自坐骨棘,肌纤维呈扇形扩展,附着于骶骨和尾骨侧缘,此肌上缘接梨状肌,下缘邻接肛提肌,参与构成盆膈的后部。

2. 观察盆膈上、下筋膜　覆盖盆腔各壁的筋膜即盆筋膜,其连于耻骨联合后面与坐骨棘之间的局部增厚的索状即盆筋膜腱弓。可见盆筋膜向下延续至盆筋膜腱弓处分为两层,覆盖盆膈的上面和下面,分别为盆膈上筋膜和盆膈下筋膜。

3. 观察盆壁肌(使用制作了盆壁肌的标本和模型)

(1)闭孔内肌:起自闭孔盆面周围的骨面和闭孔膜,肌束向后集中移行成索状肌腱,绕过坐骨小切迹,通过坐骨小孔,止于股骨的转子窝(使用显示闭孔内肌的特制标本)。

(2)梨状肌:覆盖盆侧壁后部,起自骶前孔外侧和骶结节韧带,肌束穿经坐骨大孔,止于股骨大转子。

4. 观察盆筋膜间隙

(1)直肠后隙,又称骶前间隙,是直肠骶曲后面与骶前筋膜之间的疏松结缔组织间隙。用手指伸入此间隙探查,向上可与腹膜后间隙相通。其内有脂肪、骶丛、奇神经节、直肠上血管及骶淋巴结等。

(2)耻骨后隙,又称膀胱前隙,即耻骨联合后面与膀胱之间的疏松结缔组织间隙。用手指伸入此间隙探查,上界为腹膜反折部,(腹前壁腹膜移行于膀胱上面处),下界为尿生殖膈。其内有脂肪及静脉丛。

(三)联合观察整体和正中矢状断面骨盆(盆腔脏器与腹膜的分布)

1. 在男性盆部正中矢状切面标本观察盆内脏器

(1)膀胱:膀胱分尖、体、底、颈4部。注意膀胱体部侧面和膀胱底的腹膜覆盖范围,再次探明膀胱与耻骨联合和耻骨上支之间的耻骨后间隙。观察膀胱与前列腺,膀胱底与输精管壶腹和精囊的关系,以及膀胱底上份与直肠之间的直肠膀胱陷凹。

(2)直肠和肛管:观察直肠(直肠盆部)和肛管(直肠肛门部)的分界;观察直肠骶曲和直肠会阴曲。在直肠骶曲后面与骶前筋膜(骶骨前方)之间,找到并理解直肠后间隙。观察掌握直肠前面的毗邻。直肠借直肠膀胱陷凹与膀胱底、精囊和输精管壶腹分开,注意在腹膜反折线以下,其前面与哪些器官结构相邻。注意直肠借直肠侧韧带连于盆侧壁,此韧带组成直肠后间隙的前界。

(3)前列腺:前列腺底朝上,与膀胱颈邻接;尖向下止于尿生殖膈上面。在通过尿道的前列腺切面上,可见尿道从腺中穿过,称为尿道前列腺部。在尿道后方者为腺中叶和后叶,两者间可见射精管穿过,开口于该段尿道。在尿道前方者为腺前叶。触摸并感知前列腺的质地硬度。

(4)精囊和输精管盆部:在矢状切盆腔标本的膀胱底后面,找到呈不规则囊袋状的精囊及其内侧的输精管壶腹。精囊排泄管与输精管末端汇合成射精管(因切面位置,通常不易看到)。此管穿过前列腺,开口于尿道前列腺部。由输精管壶腹逆行追踪至其越过输尿管的前上面,并观察输尿管盆部。

2. 在女性盆部正中矢状切面标本观察盆内脏器

(1)膀胱:注意观察膀胱底与子宫颈的关系。注意子宫俯伏于膀胱上面,其间由膀胱子宫陷凹分隔。

(2)直肠:直肠借直肠子宫陷凹与子宫颈和阴道穹后部分开。注意在腹膜反折线以下,直肠前壁仍与阴道毗邻。

(3)子宫、输卵管和卵巢:(在腹膜完整的盆腔标本上)观察子宫的位置和形态,理解子宫前倾、前屈的含义;观察子宫底、体、峡、颈四部。由于子宫颈下1/3段突入阴道,故子宫颈分为子宫颈阴道上部和子宫颈阴道部两段。观察腹膜覆盖子宫的情况,注意子宫哪些部分没有腹膜覆盖。在子宫两侧缘,观察由子宫前、后面移行而来的腹膜所形成的子宫阔韧带,该韧带向外侧延伸至盆侧壁。辨认子宫阔韧带上缘内的输卵管,观察输卵管的子宫部(在模型上观察)、峡部、壶腹部和漏斗四部及其腹腔口。找到阔韧带后层腹膜所包裹的卵巢,在其上端找到连于盆侧壁的卵巢悬韧带(为阔韧带的延伸部),内含卵巢的血管神经。仔细辨认位于阔韧带内而分别与子宫角相连的三结构,即输卵管、子宫圆韧带和卵巢固有韧带(连于卵巢下端)。按正常位置将它们区分开来,再根据子宫、输卵管和卵巢与阔韧带的覆盖关系,分辨阔韧带的三个组成部分,即子宫系膜、输卵管系膜和卵巢系膜。在阔韧带的腹膜前层处找到子宫圆韧带,可见其经盆侧壁向前外行,至腹股沟管深环。观察并触摸验明阔韧带基部与盆底腹膜相续的状态。在直肠子宫陷凹两侧观察触摸直肠子宫襞。

(4)阴道:(在女盆部正中矢状切面上观察),阴道前、后壁相贴,上端围绕子宫颈阴道部,二者共同形成环形的阴道穹。试比较阴道穹前部、侧部和后部的深度,注意阴道前壁与膀胱底和尿道之间有膀胱(尿道)阴道隔;后壁则借直肠阴道隔与直肠分隔。

【分析与思考】

1. 强大外力作用下骨盆的哪些部位容易发生骨折？为什么？

2. 盆部腹膜形成的陷凹有哪些？最低的陷凹在哪里？有什么临床意义？男女两性的陷凹有什么不同和意义？

3. 膀胱充盈状态与空虚状态，与耻骨联合的关系如何？为什么说临床上紧贴耻骨联合上缘抽吸尿液，不会穿伤腹膜？

4. 为什么临床上通过肛门指诊，可以了解前列腺的情况？

5. 为什么卵巢的病变有时会误认为阑尾的问题？

6. 所有女性的子宫都是左右居中，且保持前倾前屈位吗？

7. 子宫怀孕膨大后，通常可能向哪个方位突出？

8. 子宫脱垂可能与哪些因素有关？

9. 男、女两性膀胱破裂后，尿液分别会溢于哪里？

10. 男、女两性尿道膜部断裂，尿液分别会溢于哪里？

11. 盆部腹膜后出血形成血肿，易聚集于哪里？为什么？

12. 骨盆骨折后除了注意盆部脏器的损伤，还应考虑哪些神经血管的损伤风险？

【注意事项】

1. 注意爱护标本，对人体标本应存敬畏之心，以示对"无言良师"的尊重。

2. 观察时，为避免片面性，应将完整盆部与正中矢状切盆部标本结合起来对比观察，有条件的院校还应增加已经做好的盆部肌和盆部器官的标本。

第二部分　教师授课指南（教师用书部分）

一、本实验所涉及的基本内容和概念

（一）骨盆与盆部的概念

骨盆（pelvis），是由两侧的髋骨与后方的骶骨和尾骨，借骨连接、韧带围成的骨性结构。骶骨岬、弓状线、耻骨梳、耻骨结节、耻骨嵴和耻骨联合上缘共同连成一环状的界线（terminal line），又称骨盆上口，既小骨盆的上口。界线将骨盆分为前上方的大骨盆（greater pelvis）和后下方的小骨盆（lesser pelvis）。大骨盆又称假骨盆，属腹腔的一部分；小骨盆则为通常意义的骨盆。

小骨盆的构成：小骨盆又称真骨盆，其下界为骨盆下口，即会阴的菱形周界。骨盆的前壁为耻骨、耻骨支和耻骨联合，后壁为骶、尾骨的前面，两侧壁为髂骨、坐骨、骶结节韧带及骶棘韧带。这两条韧带与坐骨大、小切迹围成坐骨大、小孔。骨盆的前外侧有闭孔，其周缘附着一层结缔组织膜，仅前上方留有一管状裂隙，称闭膜管。

骨盆的性差：骨盆是男女两性性别差异最明显的结构。女性骨盆宽而短，上口近似圆形，下口较宽大；而男性骨盆窄而长，上口为心形，下口窄小。

盆部，英文名称也为 pelvis，而盆部则是包括骨盆及盆内、外所有结构的总称。

（二）盆部的腹膜分布

1. 男性盆腔腹膜分布与陷凹　男性腹前外侧壁腹膜进入骨盆后，覆盖膀胱的上面及底的上份、精囊和输精管壶腹的上部，继而向后反折，覆盖直肠中部的前面及上部的两侧面和前面，再向上包绕整个肠管，形成乙状结肠系膜，并与盆后壁和腹后壁的壁腹膜相续。膀胱上面的腹膜向两侧移行为盆侧壁腹膜。直肠和膀胱之间的腹膜移行处，即直肠膀胱陷凹，其两侧各有一条腹膜皱襞起自膀胱后面，绕过直肠两侧，向后达骶骨前面，称直肠膀胱襞，该襞内含直肠膀胱韧带。

（1）直肠膀胱陷凹（rectovesical pouch）：位于直肠与膀胱之间的腹膜转折处，是男性腹膜腔最低的部位，腹膜腔积液（如腹水、出血），多集存于此。

（2）膀胱旁窝（paravesical fossa）：位于膀胱与盆侧壁之间的腹膜延续处，其大小、深浅随膀胱充盈程度而变化。

2. 女性盆腔腹膜分布与形成的结构　女性盆腔内的腹膜自腹前壁向下，覆盖膀胱、直肠和乙状结肠的情形与男性相似，但腹膜不覆盖膀胱的后面，覆盖膀胱体的上面及其两侧。膀胱体上面的腹膜向后在子宫颈阴道上部处转折向上，覆盖子宫体前面、子宫底、子宫体后面、子宫颈阴道上部，并向下达阴道上端（阴道后穹）后壁，再向上转折被覆于直肠中部的前面、直肠上部的前面和两侧，继而与男性相同，向上包绕乙状结肠并形成乙状结肠系膜。覆盖子宫前、后面的腹膜在子宫的两侧向两外侧相互靠近，向外延续，包绕输卵管和卵巢、卵巢子宫韧带、子宫圆韧带等，形成子宫阔韧带，输卵管即位于前后两层腹膜转折处形成向上的游离缘内（即子宫阔韧带上缘内），此双层腹膜形成的子宫阔韧带向外、向下延续于盆侧壁和盆底的腹膜。根据女性腹膜被覆盆内器官的状态，把膀胱、子宫和直肠上部归为腹膜间位器官，输卵管、卵巢归为腹膜内位器官，而阴道、直肠中部则为腹膜外位器官。

（1）直肠子宫陷凹（rectouterine pouch），临床上称 Douglas 腔，位于直肠与子宫之间的腹膜转折处，凹底与阴道后穹之间仅隔以阴道壁。该陷凹是女性腹膜腔最低处，腹膜腔内的积液积血，常聚集于此，可经阴道后穹穿刺抽液。

（2）膀胱子宫陷凹（vesicouterine pouch），膀胱与子宫之间的腹膜反折处，是女性腹膜腔较低的位置。

（3）膀胱旁窝，位置与男性者相同。女性此窝腹膜深面常有较多脂肪积聚。

（4）子宫阔韧带（broad ligament of uterus），子宫体前、后面和子宫底的腹膜从子宫侧缘向两侧延伸，形成双层的腹膜襞，称子宫阔韧带，它向外、向下延续于盆侧壁和盆底壁腹膜。子宫阔韧带上缘游离，内含输卵管；子宫阔韧带后层包绕卵巢，卵巢向后突出于子宫阔韧带后面，由此可把子宫阔韧带分为三部分：①卵巢系膜（mesovarium）：是卵巢前缘至子宫阔韧带后层较窄的双层腹膜襞，内有至卵巢的血管；②输卵管系膜（mesosalpinx）：是输卵管与卵巢系膜之间的部分，内有输卵管的血管，有时含卵巢冠和卵巢旁体；③子宫系膜（mesometrium）：是子宫阔韧带的其余部分，内有子宫动、静脉等。

（5）直肠子宫襞（rectouterine fold），是直肠子宫陷凹侧壁上部的一对呈半月形腹膜皱襞，此襞个体差异很大。襞内为结缔组织纤维束并混有平滑肌纤维构成的骶子宫韧带（uterosacral ligament），也称直肠子宫肌（rectouterine muscle），该韧带的后端附于第 2、3 骶骨前面的筋膜，前端连于子宫颈上端的两侧。

（6）卵巢悬韧带（suspensory ligament of ovary），临床上称为骨盆漏斗韧带（infundibulopelvic ligament），是腹膜包绕卵巢动、静脉等形成的隆起皱襞，起自骨盆上口上方髂外动脉前面，向下达卵巢上端续于子宫阔韧带。卵巢悬韧带是寻找卵巢血管的标志。

（三）盆部的肌

1. 盆壁肌 覆盖骨盆壁内面的肌有闭孔内肌和梨状肌。闭孔内肌位于盆侧壁的前份，肌束汇集移行成腱，出坐骨小孔至臀区。梨状肌位于盆侧壁的后份，穿经坐骨大孔至臀区。它将坐骨大孔分隔为梨状肌上孔和梨状肌下孔，孔内有神经血管进出盆腔。

2. 盆底肌 盆底肌构成盆膈（pelvic diaphragm）又称盆底，它由肛提肌和尾骨肌及覆盖其上、下面的筋膜组成。上表面的筋膜称为盆膈上筋膜（superior fascia of pelvic diaphragm），下表面的筋膜称为盆膈下筋膜（inferior fascia of pelvic diaphragm）。盆膈封闭骨盆下口的大部分，仅在其前方两侧肛提肌的前内侧缘之间留有一狭窄裂隙，称盆膈裂孔，由下方的尿生殖膈封闭。盆膈有支持和固定盆内脏器的作用，并可与腹肌和膈协同增加腹内压。

（1）肛提肌（levator ani）：为一对四边形薄扁肌，起于耻骨后面与坐骨棘之间的肛提肌腱弓（tendinous arch of levator ani），纤维行向内下，止于会阴中心腱、直肠壁、尾骨和肛尾韧带，左右联合成漏斗状。按其纤维起止及排列，肛提肌可分为四部分：①前列腺提肌（levator prostatae），前部肌束夹持前列腺尖两侧（男）；耻骨阴道肌（pubovaginalis）（女），夹持尿道及阴道两侧；②耻骨直肠肌（puborectalis），起自耻骨盆面的肌束，后行绕过直肠肛管交界处两侧和后方，与对侧肌纤维连接，构成 U 形襻，它可拉直肠肛管交界处向前，有肛门括约肌的作用；③耻尾肌（pubococcygeus）；④髂尾肌（iliococcygeus），分别止于尾骨侧缘及肛尾韧带，有固定直肠的作用。

（2）尾骨肌（coccygeus）：位于肛提肌后方，与骶棘韧带一样为三角形，并紧贴骶棘韧带的上面，起自坐骨棘盆面，止于尾骨和骶骨下部的侧缘。

（四）盆腔脏器

盆腔脏器包括泌尿器、生殖器及消化管的盆内部分。它们的分布关系是：前方为膀胱及尿道，后方是直肠，中间为生殖器。在男性，膀胱、尿道与直肠之间为输精管、精囊及前列腺；在女性，为子宫和阴道以及子宫两侧的输卵管与卵巢。输尿管盆部沿盆腔侧壁由后向前下行至膀胱底。输精管盆部在骨盆侧壁自腹股沟管内口向后下行，至膀胱底。

1. 直肠 直肠（rectum）位于骶骨前方，在第 3 骶椎高度，上续乙状结肠，向下穿过盆膈续为肛管，全长约 12cm。直肠从上向下，由腹膜间位逐渐移行为外位。在直肠上部，两侧及前方均有腹膜包裹；下行至第 4~5 骶椎高度，腹膜仅包被直肠的前面，在男性移行于膀胱的后面，覆盖精囊的上部，构成直肠膀胱陷凹；在女性反折至阴道穹后部，形成直肠子宫陷凹。腹膜反折高度男女有差异，女性比男性约低 1.5~2cm。直肠子宫陷凹距肛门 5.5~6cm；直肠膀胱陷凹距肛门 7.5~8cm。直肠后借疏松结缔组织与骶、尾骨和梨状肌相邻,其间有直肠上血管、骶丛和盆内脏神经及盆交感干等结构。直肠两侧借直肠侧韧带连于盆侧壁,韧带内有直肠下血管和盆内脏神经等结构;韧带后方有盆丛及髂内血管的分支。男性直肠前面隔着直肠膀胱陷凹与膀胱底上部、精囊和输精管壶腹毗邻,凹中有回肠和大网膜等脏器,凹底腹膜反折线以下则有膀胱底下部、精囊、输精管壶腹、前列腺和输尿管盆段,它们与直肠之间隔以直肠膀胱隔。女性直肠前面隔着直肠子宫陷凹与子宫和阴道穹后部相邻,凹内有腹腔脏器,凹底腹膜反折线以下,直肠前面与阴道之间有直肠阴道隔分隔。

2. 膀胱 膀胱(urinary bladder)的位置、形状和大小因其盈虚而异。膀胱空虚时位于小骨盆腔内的耻骨联合及耻骨支的后方,故耻骨骨折易损伤膀胱。充盈时则上升至耻骨联合上缘以上。但儿童膀胱空虚时也可达耻骨联合上缘以上。膀胱空虚时呈锥体状,可分为尖、体、底、颈四部,各部之间无明显界线。膀胱颈为膀胱的最低点,有尿道内口与尿道相通。膀胱外面可分为上面、后面(即膀胱底)和两个下外侧面。膀胱的前面朝向耻骨联合和耻骨支,其间为耻骨后隙,间隙内充填疏松结缔组织及脂肪和静脉丛。膀胱下外侧面与肛提肌、闭孔内肌及其筋膜相邻,其间充满结缔组织,称膀胱旁组织,其中有至膀胱的动脉、神经以及输尿管盆部穿行。膀胱上面和底的上部有腹膜覆盖,在男性膀胱底上部借腹膜反折形成的直肠膀胱陷凹与直肠隔开;在腹膜反折线以下膀胱底与输精管壶腹和精囊相邻。膀胱底下部,连同输精管壶腹、精囊和前列腺一起,与直肠之间有直肠膀胱隔。在女性膀胱底后面有子宫颈及阴道前壁,其间隔以膀胱阴道隔。男性膀胱上面与小肠袢相邻;女性则与子宫为邻。膀胱空虚时为腹膜外位器官,充盈时则成为腹膜间位器官,盖于其上面的腹膜反折线也随之上移,以致无腹膜覆盖的膀胱高出于耻骨联合上缘以上,靠近腹前壁。男性膀胱颈与前列腺相邻,并借尿道内口与尿道相通;女性膀胱颈直接与尿生殖膈接触,故尿道内口较男性者低。膀胱膨胀时,腹前外侧壁与膀胱之间的腹膜反折线移至耻骨联合以上,沿耻骨上缘穿刺膀胱可不经腹膜腔,故不会刺激腹膜。进行膀胱肿瘤切除或膀胱切开取石时,如先用无菌生理盐水充盈膀胱,在腹膜外进行耻骨联合上膀胱造口术,可不污染腹膜腔。经尿道插入膀胱镜至膀胱内进行镜检,可观察膀胱黏膜(特别是膀胱三角)的情况,也可通过膀胱镜取活检组织或结石。

3. 输尿管盆部 在骨盆上口处,左侧输尿管越过左髂总动脉末段的前方,右侧输尿管越过右髂外动脉起始部的前方,入盆腔,沿盆侧壁,经髂内血管、腰骶干和骶髂关节前方,在脐动脉起始段和闭孔血管、神经的内侧,至坐骨棘附近,转向前内,走向膀胱底。

男性输尿管经输精管后外方,输精管壶腹和精囊之间达膀胱底。女性输尿管由后外向前内,经子宫阔韧带基部至子宫颈外侧约2cm处(恰在阴道穹侧部的上外方),子宫动脉从外侧向内侧横越其前上方。子宫切除术中结扎子宫动脉时,切勿损伤输尿管。

4. 前列腺 前列腺(prostate)形如栗,质坚实。上部为前列腺底,与膀胱颈邻接,前部有尿道穿入,后部则有双侧射精管向前下穿入,下端尖细,为前列腺尖,与尿生殖膈上面接触,两侧有前列腺提肌绕过,尿道从前列腺尖穿出。尖与底之间为前列腺体。前列腺有前面、后面和两外侧面。前面有耻骨前列腺韧带(puboprostatic ligament)使前列腺筋膜(鞘)与耻骨后面相连。后面平坦,后正中有一纵行的前列腺沟(prostatic sulcus),借直肠膀胱隔与直肠壶腹相隔。直肠指检时,向前可扪及前列腺的大小、形态、硬度及前列腺沟。

5. 输精管盆部、射精管与精囊 输精管(ductus deferens)盆部自腹股沟深环处接腹股沟管部,从外侧绕腹壁下动脉的起始部,急转向内下方,越过髂外动、静脉前方进入盆腔。沿盆侧壁行向后下,跨过膀胱上血管和闭孔血管,从前内侧与输尿管交叉,继而转至膀胱底。在精囊上端平面以下,输精管膨大为壶腹,其末端逐渐变细,两侧者靠近,并与精囊管以锐角的形式汇合成射精管(ejaculatory duct)。射精管长约2cm,向前下穿前列腺底后部,开口于尿道前列腺部。

精囊(seminal vesicle)为一对长椭圆形的囊状腺体,位于前列腺底的后上方,输精管壶腹的后外侧,前贴膀胱,后邻直肠。

6. 子宫 子宫(uterus)是壁厚腔小的肌性器官,形似倒梨形,有前面、后面及两侧缘。子宫分为底、体、峡、颈 4 部。

子宫位于膀胱与直肠之间。其位置随直肠和膀胱的充盈状态和体位的不同而变化。正常子宫位置为前倾前屈位。前倾：为子宫主轴与阴道主轴相交而呈向前开放的角，大约为 90°；前屈：为子宫体与子宫颈之间向前开放的钝角，大约 170°。人体直立时，子宫底伏于膀胱上，约平小骨盆上口平面，子宫体几乎与地面平行，子宫颈则在坐骨棘平面以上。子宫前面隔膀胱子宫陷凹与膀胱上面为邻。子宫颈阴道上部的前面借膀胱阴道隔与膀胱底相邻。子宫后面为直肠子宫陷凹，子宫颈和阴道穹后部隔此陷凹与直肠相邻。陷凹底正对阴道穹后部，故直肠指检可触到子宫颈和子宫体下部。子宫两侧有输卵管、子宫阔韧带和卵巢固有韧带；子宫颈外侧，在阴道穹侧部上方有子宫主韧带。子宫阔韧带基部有子宫血管。子宫颈阴道部由阴道穹后部和直肠子宫陷凹与直肠前壁分隔，在分娩期间，当胎儿头抵达子宫颈管外口时，通过直肠指检，就可以比较精确地测定子宫口扩张的程度。

7. 卵巢　卵巢（ovary）为腹膜内位器官，左、右各一，呈扁椭圆形，其大小、形状和位置随年龄、发育及是否妊娠而异。卵巢分上、下两端，前、后两缘和内、外两面。上端被输卵管围绕，称输卵管端；下端以卵巢固有韧带连于子宫角，故名子宫端。前缘借卵巢系膜连于子宫阔韧带腹膜后层，称系膜缘。前缘中份因有血管、淋巴管、神经出入，称卵巢门。后缘称游离缘。卵巢位于盆侧壁的卵巢窝内，此窝在髂内、外动脉起始部之间，前界为脐内侧韧带，后界为髂内动脉和输尿管。卵巢由卵巢悬韧带连至盆侧壁。卵巢动脉下行至骨盆上口处，跨越髂总血管，向前下经卵巢悬韧带进入阔韧带，分支经卵巢系膜入卵巢。

8. 输卵管　输卵管（uterine tube）位于阔韧带上缘内，长 8~12cm。输卵管由内向外分为：①输卵管子宫部；②输卵管峡；③输卵管壶腹；④输卵管漏斗四部。

9. 阴道　阴道（vagina）位于子宫下方，为前、后壁相贴的肌性管道，富有伸展性，上端包绕子宫颈阴道部，下端开口于阴道前庭。其长轴斜向后上，与子宫长轴相交，形成向前开放的直角。阴道前、后壁不等长，前壁较短，长约 6cm；后壁较长，约为 7.5cm。阴道环绕子宫颈的部分，与子宫颈形成阴道穹（fornix of vagina），按其部位分为前部、后部和两个侧部，后部最深，称阴道后穹窿。

二、本实验所涉及的问题思辨和能力培养

（一）本实验所含问题的分析及能力培养体系

1. 实验设计模式　本实验是盆部解剖操作前不可省略的重要内容。虽不需动用解剖器械，但需要仔细观察和亲手触摸。通过肉眼观察和触摸，使学生掌握盆部的腹膜分布覆盖状态及其所形成的皱襞结构；掌握盆部内脏器的形态、位置毗邻；感觉器官的大小、构造质地硬软状态。以实际案例为导向，对盆部临床所涉及的解剖学知识进行深度理解和分析，旨在培养学生的科学思维能力和临床应用潜能。

2. 不同难易程度的实验设计　各院校可根据本校本实验的学时多少，标本的多少适当安排并选择合适难易程度的实验设计，完成各自预定的教学目标。

（1）低难度实验方案：仅观察触摸男性或女性一个整体盆部内的器官及其腹膜结构，配加盆部模型。

（2）中等难度实验方案：观察触摸男性和女性两种整体盆部内的器官及其腹膜结构，配加盆部模型。

（3）较高难度实验方案：准备男女盆部整体标本各一个、男女正中矢状切面盆部标本各一个、制作好的盆部肌标本、盆部器官的器官标本。观察触摸男性和女性整体盆部内的器官及其腹膜结构；观察触摸男性和女性正中矢状切面盆部上的器官、腹膜结构以及盆壁、盆膈结构。思考各结构的外科学意义，并提出与盆部结构相关的医学科研问题和应用前景。

3. **能力培养类型** 本实验涉及的能力培养类型如下：

（1）观察能力：观察是认知事物、发现问题的重要途径,通过对盆部所有结构的细致观察,培养学生观察认识人体结构能力和发现问题的能力。

（2）动手能力：通过充分发挥人手指的触觉认知功能,让学生亲手进行盆内器官实地触摸,是学习解剖学最有效的方式,通过实地触摸可进一步加深对人体结构的认知。

（3）比较分析能力：骨盆是人体男、女两性结构差别最显著的部位,通过对男女不同盆内结构的观察触摸,利于培养学生因性别不同,而区别对待的思维理念,即,使学生建立"性别不同,可能产生不同的临床问题"的理念。

（4）理论联系实际能力：要求学生在实验之前,认真阅读教材,仔细观察解剖学图谱中的典型结构,把理论与实际观察的结构紧密地联系起来。

（5）临床思维能力：通过对盆部结构的观察和触摸,结合本实验提出的盆部临床案例,举一反三,思考盆部可能发生的其他临床问题,强化临床思维能力、初步获得解决临床实际问题的能力。

（6）探索、创新能力：让学生根据所掌握的盆部解剖学知识,创新性地提出相关的研究课题,使学生在认知解剖学结构的基础上,产生探究未知的创新思维。

（二）本实验所涉及临床问题的深度分析

1. **本实验可能涉及的临床问题分析** 盆部骨折依其严重程度的不同,可能出现一个或几个如下临床问题,试分析：

（1）出血性休克：骨折断端的出血、因骨折进而造成骶前静脉丛破裂为休克的主要原因。

（2）腹膜后血肿：盆内器官周围多形成静脉丛,如直肠静脉丛,而盆腔后部腹膜后间隙疏松,有容纳出血的空隙。因骨折造成广泛出血后,可在此形成腹膜后血肿。若腹膜后血肿足够大,伤者平卧时,可向上蔓延至肾区、膈下等部位。

（3）尿道或膀胱损伤：通常尿道损伤的概率较膀胱损伤高。常见的情形是患者排尿困难、尿道口溢血（如本文案例）。双侧耻骨支骨折及耻骨联合分离时,尿道膜部损伤的发生率较高,而尿液溢出的区域,与尿道损伤的具体部位有关,有注意做具体问题具体分析。

（4）直肠损伤：一般性盆部骨折,直肠损伤并不常见。直肠损伤多见于严重的盆部骨折。直肠破裂若发生在盆部腹膜反折以上,可引起弥漫性腹膜炎；而发生在腹膜以下,则可导致直肠周围感染。

（5）神经损伤：盆部骨折涉及骶骨骨折时,容易损伤骶部脊神经的 S_1 或 S_2,可导致臀肌、腘绳肌和小腿腓肠肌群的肌力减弱,小腿后方及足外侧部分感觉迟钝。若骶神经损伤严重,跟腱反射可能消失。

2. **对本实验可能涉及的临床问题的理解与解释** 要分析理解与解释上述盆部骨折可能导致的临床问题,通过认真实施本次"盆部结构的观察和触摸"实验,就可迎刃而解。

在盆部正中矢状切面的盆部上,可观察到膀胱、直肠、前列腺、子宫的前、后（可想象其周围）均有大量的静脉丛,静脉丛一旦破裂出血,就会发生严重出血,而且不易找到出血部位,很难迅速止血。过多失血,伤者就会发生休克。这就解释了上述第一个问题。

联合观察整体盆部和正中矢状切面的盆部,就会认识到直肠的后方与两侧、骶骨的前方,为疏松结缔组织,而且与腹后壁的结缔组织相续。因而,此处的静脉丛破裂,溢血就会集聚形成腹膜后血肿,并因平卧而向肾和膈的方向蔓延。这就解释了第二个问题。

同样,通过观察整体和正中矢状切面的盆部标本,有条件的可在观察已经解剖清晰的盆部结构,包括神经血管,学生就可以很轻松地理解和解释其余几个临床问题,甚至更多盆部的临床问题。

注：着重于要求以解剖知识背景为基础理解、分析和解释临床问题,并非直接解决临床问题。

三、如何进行能力培养的效果评估

1. 现场观察学生的动手状态和动手能力,观察学生联合利用各种标本和教科书与图谱的情况,分析学生理论联系实际、联系临床的思维状态。

　　2. 要求学生根据自己的实验,提交实验报告和感想,形式不拘。如,利用网上提交案例分析、实验体会、研究设想、对实验的意见和建议等。并进行学生之间的交流。

李瑞锡(复旦大学)

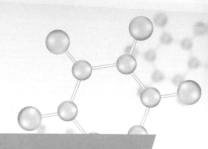

项目五

腋区的解剖

课程目标:1~3 为能力培养目标,4~6 为知识点目标,7 为素质培养目标。

1. 通过实地解剖,理解腋窝的结构特征,以小组为单位分工合作进行实地解剖操作,锻炼动手实践能力和团队合作能力,并通过完成实验报告,训练实验报告撰写及数据分析能力(表 5-1)。

表 5-1　能力导向对应教学实施策略

能力与分级			实验项目实施				
			案例分析	问题导向	实地解剖	综合研究报告	拓展思考
动手实践	0级要求	1级要求			√		
团队合作				√	√	√	
数据分析		2级要求	√	√	√	√	
临床思维			√	√	√	√	√
自主学习			√	√		√	√
批判性思维			√	√		√	√
探索和创新			√	√	√	√	√
科学研究认知			√	√	√	√	√

2. 以小组为单位,查阅相关文献,自主学习腋区的解剖结构特征与临床应用的关系,通过临床案例讨论分析各解剖结构的临床意义,全方位深层次理解腋区的各结构。在基本操作基础上,通过临床思维及自主学习训练,学习更有目的性地实践操作(表 5-1)。

3. 以小组为单位,在通过实地解剖系统理解腋区结构的基础上,模拟临床手术操作,并提出与本实验相关的临床解决方案以及医学科学研究设想,以培养学生创新性科研思维,培养学生运用知识和实践来探索解决未知科学问题的能力(表 5-1)。

4. 通过对腋窝境界的实地解剖操作,掌握腋窝的构成。

5. 通过对腋窝内容的实地解剖操作,掌握腋窝内各结构的排列关系,为乳腺外科手术和臂丛手术提供坚实的解剖学基础。

6. 学习如何根据腋区的解剖结构特征,深刻思考在何种条件下可能会损伤何种结构或发生何种病变,分析不同结构损伤后可能出现的临床表现及应对措施。

7. 通过对腋区解剖结构的学习,不但加深了对腋区结构复杂性的认识,而且通过尸体标本的实地解剖操作,养成医学生严谨的学习态度,培养学生的敬业精神和创新精神,注重医德的培养,为培养具有高尚医德、社会责任感和爱国情怀的卓越医学人才打下坚实的基础。

第一部分 临 床 案 例

一、临床案例:肱骨外科颈骨折

(一)背景介绍

肱骨外科颈受到外界暴力时,容易发生骨折。肱骨近端与众多的血管和神经相毗邻,骨折损伤及手术创伤均可能损伤附近的血管和神经而引起一系列的症状和体征。充分理解腋区的解剖结构,对于肱骨外科颈骨折及手术并发症的诊断和治疗具有重要的指导意义。可根据对以下案例的分析加深对腋区解剖的理解。

(二)案例内容

患者,男,32岁,因骑电动车被汽车撞伤后2h急诊入院,伤后自诉左肩部疼痛。入院查体:神志清,精神好,生命体征平稳,左肩部活动明显受限,查体拒动,急诊行双肩部正位X线片检查,示左侧肱骨外科颈骨折。急诊在全麻下行前入路(经三角肌、胸大肌肌间隙入路)肱骨外科颈骨折切开复位钢板内固定术,术后患者左手及前臂肿胀明显,经脱水药物治疗后好转,术后前臂吊带固定3周。3周后患者门诊复诊,诉左肩外展无力,屈肘无力,左前臂外侧麻木感,行左肩部正位X线片检查,示钢板位于肱骨近端的前方,门诊医师嘱患者加强左肩部外展功能及左屈肘功能锻炼。术后3个月,患者再次门诊就诊,诉左肩部外展无力、屈肘无力稍有好转,较对侧肌力下降,左前臂外侧麻木感明显好转,查体可见三角肌及肱二头肌萎缩,另诉左肩部疼痛,较术后早期明显加重,并有逐日加重的趋势。再行X线片检查,较术后3周无明显变化,嘱继续功能锻炼,口服镇痛药物治疗。术后半年患者复诊,诉左肩部外展无力稍有好转、屈肘肌力正常,左前臂外侧麻木感消失,行X线片检查,示左肱骨头明显变形。

(三)引导性问题

1. 肱骨外科颈易发生骨折的解剖学基础。
2. 肱骨外科颈与旋肱后血管和腋神经的位置关系。
3. 肱骨外科颈骨折手术前入路的途径。
4. 术后患者左手及左前臂肿胀的原因。
5. 术后患者左前臂外侧出现麻木的原因。
6. 术后患者左肩外展无力并难以恢复的原因。
7. 术后患者左侧屈肘无力并能够恢复的原因。
8. 钢板位于肱骨近端的前方可能累及的结构。
9. 术后患者左肩部疼痛进行性加重的原因。
10. 术后半年患者左肱骨头明显变形的原因。

由于腋区的解剖十分复杂,不同结构损伤所引起的临床问题多种多样,因此可根据腋区的解剖特征分别列举不同结构损伤的临床表现及其意义,以加深对腋区解剖的认识和临床实际应用前景的理解。

注:教师在使用本案例时,可以根据不同的引导性问题组合形成不同的待解决问题,该系列问题可供不同院校需要的难易程度和学时长短需求设立备选。

二、实现腋区解剖的技术及策略

【实验背景】

通过对腋窝境界和内容的实地解剖操作,深刻理解腋区的解剖结构特征,并根据"肱骨外科颈骨折伤及旋肱后血管和腋神经"这一案例的分析方法,可预见性地提出与腋区解剖相关的其他案例并进行分析。

【实验材料】

1. 甲醛溶液固定的冷冻保存的成人完整尸体标本。

2. 全自动冷藏解剖实验台。

3. 成套的解剖操作器械、乳胶手套和防毒口罩。

4. 手术无影灯。

5. 触屏式学生端数字人解剖系统。

6. 实验室排风系统、空气净化系统及空调设备。

【实验步骤】

1. **皮肤切口**　根据解剖操作设计的切口进行腋区的层次解剖。

2. **解剖浅层结构**　根据胸前区的解剖操作步骤,由浅入深解剖至腋窝前壁的深层结构。

3. **解剖深层结构**

(1)根据胸前区的解剖操作步骤,依次观察胸肌筋膜和腋筋膜、头静脉末段、观察锁胸筋膜及其穿行结构;打开腋窝前壁,观察腋窝内疏松结缔组织及腋鞘。

(2)解剖腋窝底及中央淋巴结:将臂外展90°,观察腋筋膜,并仔细剔除之。清除腋筋膜深面的疏松结缔组织,注意观察埋藏其间的腋淋巴结中央群,观察后清除之。

(3)解剖腋鞘及腋窝内诸结构:清除贴近腋静脉远侧段排列的腋淋巴结外侧群,沿血管走行方向切开腋鞘。清除腋鞘结缔组织,显露腋动、静脉及臂丛。①观察并切断腋静脉的各属支,保留腋静脉主干。如较大属支较多,可先结扎后再行切断。②观察腋动脉的分段,仔细剖出各段分支,并观察其分布。③观察臂丛的各束及由各束发出的分支。

(4)观察腋窝外侧壁:从喙突向下解剖喙肱肌和肱二头肌短头,查看臂丛外侧束及进入喙肱肌的肌皮神经。

(5)观察腋窝后壁:清理腋血管后方,观察和寻找臂丛后束的各分支和贴后壁走行的血管。①找出起自臂丛后束的腋神经,再寻找由腋动脉分出的旋肱后动脉,二者伴行穿四边孔。②在肩胛下肌和大圆肌表面寻出肩胛下动脉,观察其分支,其中旋肩胛动脉进入三边孔;胸背动脉行于背阔肌表面,与胸背神经伴行进入该肌。③在腋窝后壁找出肩胛下神经上支和下支,在腋神经和胸背神经之间找到起自臂丛后束的肩胛下神经下支,分布于肩胛下肌的下份和大圆肌;在胸背神经的上方再找到由后束发出的肩胛下神经上支,分布于肩胛下肌的上份。④在后壁的疏松结缔组织内,肩胛下动脉附近可找到肩胛下淋巴结,观察后清除。

(6)解剖腋窝内侧壁:清理前锯肌的境界,在其表面,胸外侧动脉的后方可找到胸长神经,沿腋中线稍后方垂直下行。

(7)解剖腋窝顶部:在腋静脉的近端,即腋窝尖处寻找腋淋巴结尖群,观察清理后可保留。

【分析与思考】

1. 肱骨外科颈部位的骨密质较薄,受到外界暴力时,容易发生骨折。

2. 经三角肌、胸大肌肌间隙的前入路具有容易达到骨折部位的解剖学基础,但需注意保护走行于三角肌、胸大肌肌间沟内的头静脉。

3. 头静脉损伤会导致肢体远端的血液回流障碍,出现肢体肿胀。但经过深静脉回流代偿后,肢体肿胀消失。

4. 腋神经绕肱骨外科颈后方走行,骨折断端易于损伤腋神经,致使三角肌失神经支配,出现左肩外展无力和三角肌萎缩。

5. 肌皮神经与肱骨外科颈位置关系密切,手术中的牵拉刺激可造成肌皮神经的一过性损伤刺激,致使出现阶段性屈肘无力和肱二头肌萎缩,经康复治疗后可恢复。

6. 左侧前臂出现麻木的原因是肌皮神经在手术中受到损伤刺激,肌皮神经的终支——前臂外侧皮神经的支配区域出现感觉障碍。

7. 肱骨近端前方的结节间沟内有肱二头肌长头腱走行,应注意位于肱骨近端前方的固定钢板勿损伤此肌腱。

8. 由于旋肱后动脉绕肱骨外科颈后方走行,骨折断端易于损伤旋肱后动脉,致使旋肱后动脉供血区域缺血,可出现左肩部疼痛进行性加重和导致左肱骨头坏死而变形。

【注意事项】

1. 注意爱护标本,对人体标本应有敬畏之心,以示对"无言良师"的尊重。

2. 注意按照规范的手术操作方式使用解剖器械。

3. 充分解剖并暴露腋窝各边界及重要的标志性结构。

4. 注意保护动脉及其分支,仔细观察体会动脉的起源、行程、分支和分布,对于细小的与动脉伴行的静脉观察完毕后可以去除,以保持解剖操作视野的整洁、美观,便于观察分析其他的重要结构的位置和毗邻关系。

5. 学会在尸体标本上分析辨认臂丛的构成及其与腋动脉、腋静脉的毗邻关系。

6. 注意保护神经及其分支,仔细观察体会神经的起源、行程、分支和分布。

7. 注意自身安全,以免手术器械伤及实验操作者和助手。

第二部分 教师授课指南（教师用书部分）

一、本实验所涉及的基本内容和概念

（一）腋窝的概念

腋区（axillary region）位于肩关节的下方、臂上部与胸上部之间。当上肢外展时，腋区呈向上凹陷的窝状，故名腋窝（axillary fossa）。

（二）腋窝的构成

1. 顶　由锁骨中 1/3 部、第一肋外缘和肩胛骨上缘围成，是腋窝的上口，向上通颈根部。有臂丛通过，锁骨下血管于第一肋外缘移行为腋血管。

2. 底　由浅入深依次为皮肤、浅筋膜和腋筋膜。腋筋膜（axillary fascia）与胸肌表面和臂部的深筋膜相连续。腋筋膜的中央较薄，有血管、淋巴管和皮神经等穿过，使其呈筛状，故又名筛状筋膜。

3. 内侧壁　由前锯肌、上位 4 个肋骨及肋间肌构成。

4. 外侧壁　由肱骨的结节间沟、肱二头肌长、短头和喙肱肌组成。

5. 前壁　由胸大肌、胸小肌、锁骨下肌和锁胸筋膜构成。锁胸筋膜（clavipectoral fascia）是紧张于喙突、锁骨下肌和胸小肌上缘之间的深筋膜，有头静脉、胸肩峰动、静脉和胸外侧神经穿过。臂外展时锁胸筋膜紧张。由于锁胸筋膜与腋鞘紧密相连，故当结扎腋动脉时，宜将臂部贴于胸侧壁，使锁胸筋膜松弛，便于操作。在锁胸筋膜与胸廓之间还有一层疏松结缔组织，或称蜂窝组织。它在锁骨下窝特别明显，向上沿腋鞘与颈根部蜂窝组织间隙相交通。因此，锁骨上窝的感染或血肿可扩散至腋窝。胸小肌下缘以下的深筋膜与腋筋膜相连，称为腋悬韧带。

6. 后壁　由肩胛下肌、大圆肌、背阔肌和肩胛骨构成。肱三头肌长头在大圆肌的后方和小圆肌的前方之间穿过，在腋窝后壁上形成 2 个肌间隙。内侧者称为三边孔（trilateral foramen），又称三边隙（trilateral space），其上界为小圆肌、肩胛下肌、肩胛骨外缘和肩关节囊，下界为大圆肌，外侧界为肱三头肌长头，孔内有旋肩胛动、静脉通过；外侧者称为四边孔（quadrilateral foramen），又称四边隙（quadrilateral space），其上界为小圆肌、肩胛下肌和肩关节囊，下界为大圆肌，内侧界为肱三头肌长头，外侧界为肱骨外科颈，孔内有旋肱后动、静脉和腋神经通过。理解这些孔的位置、构成及穿经结构，对于相关的血管、神经损伤的定位诊断及治疗具有重要的指导意义。

（三）腋动脉及其分支

腋动脉（axillary artery）自第 1 肋外缘接续锁骨下动脉，至大圆肌腱和背阔肌的下缘延续为肱动脉。腋动脉的前方被胸小肌覆盖，以胸小肌为界分为 3 段。第 1 段自第 1 肋外缘至胸小肌上缘，第 2 段被胸小肌覆盖，第 3 段自胸小肌下缘至大圆肌腱和背阔肌的下缘。

第 1 段：前方有胸大肌、锁胸筋膜及穿过该筋膜的血管和神经；后方有臂丛内侧束、胸长神经、前锯肌和第 1 肋间隙等；内侧有腋静脉；外侧有臂丛外侧束和后束。

第 2 段：前方为胸大肌和胸小肌；后方为臂丛后束和肩胛下肌；内侧为腋静脉和臂丛内侧束；外侧为臂丛外侧束。

第 3 段：前方为正中神经内侧根和胸大肌；后方为腋神经、桡神经、肩胛下肌、背阔肌和大圆肌腱；外侧有正中神经外侧根、肌皮神经、肱二头肌长头和喙肱肌；内侧有腋静脉、前臂内侧皮神经、尺神经。此段腋动脉位置表浅，仅被以皮肤、浅筋膜、深筋膜，是最易解剖暴露的部位。

腋动脉的分支较为恒定的有 6 条：

1. 胸上动脉（superior thoracic artery）　大多数起自腋动脉第 1 段，少数与腋动脉的其他分支共干或起自第 2 段,分布于第 1、2 肋间隙。

2. 胸肩峰动脉(thoracoacromial artery) 多数起自腋动脉第 1 段,少数起自第 2 段。该动脉发出后穿锁胸筋膜,分为肩峰支、三角肌支、胸肌支和锁骨支,并分布于同名区域。

3. 胸外侧动脉(lateral thoracic artery) 多数起自腋动脉第 2 段,较少起自第 3 段或与腋动脉的其他分支共干。该动脉发出后在胸小肌后面下行,分布于前锯肌和胸大、小肌,在女性有分支至乳房。

4. 肩胛下动脉(subscapular artery) 多数起自腋动脉第 3 段,有的起自第 2 段或与其他分支共干。肩胛下动脉为一粗大的短干,沿肩胛下肌下缘向后下方走行 2~3cm,即分为旋肩胛动脉(circumflex scapular artery)和胸背动脉(thoracodorsal artery)2 支。旋肩胛动脉经三边孔穿出至肩胛区,分布于肩带肌并参与构成肩胛动脉网。胸背动脉与胸背神经伴行,至背阔肌。

5. 旋肱前动脉(anterior humeral circumflex artery) 较细小,大多数起自腋动脉第 3 段,绕过肱骨外科颈前方与旋肱后动脉吻合。

6. 旋肱后动脉(posterior humeral circumflex artery) 多数与旋肱前动脉在同一水平起始,较粗大,经四边孔穿出,向后方绕肱骨外科颈与旋肱前动脉吻合。

（四）腋静脉及其属支

腋静脉(axillary vein)外侧有腋动脉、两者之间有臂丛内侧束、尺神经及前臂内侧皮神经等,内侧有臂内侧皮神经,远端有腋淋巴结外侧群,近端有腋淋巴结尖群。当上肢外展时,腋静脉位于腋动脉的前方。腋静脉的属支与腋动脉的分支同名并伴行。此外,头静脉穿过锁胸筋膜注入腋静脉。腋静脉的管壁与腋鞘和锁胸筋膜愈着,使其管腔保持扩张状态,一旦损伤容易发生空气栓塞。

（五）臂丛的构成及结构特征

臂丛(brachial plexus)由第 5~8 颈神经($C_5~C_8$)前支和第 1 胸神经(T_1)前支的大部分纤维交织汇集而成。第 5~8 颈神经前支和第 1 胸神经前支的大部分纤维分别作为 5 个根,第 5、6 颈神经前支合成上干,第 8 颈神经前支和第 1 胸神经前支的大部分纤维合成下干,第 7 颈神经前支自成中干,上、中、下 3 干分别分为前、后两股,共形成 6 个股,上、中干的前股合成外侧束,下干的前股成为内侧束,上、中、下 3 干的后股合成后束,再由这 3 个束发出臂丛的大部分分支。

臂丛的主要结构先经斜角肌间隙向外侧穿出,继而在锁骨后方行向外下进入腋窝。进入腋窝之前,神经丛位于锁骨下动脉的后上方。在腋窝内,臂丛的内侧束、外侧束和后束分别位于腋动脉的内侧、外侧和后方,将腋动脉第 2 段夹持、包围在中间。

（六）臂丛的分支

臂丛的分支根据其发出的部位可分为锁骨上分支和锁骨下分支两大类。锁骨上分支在锁骨上方发自臂丛尚未形成 3 条神经束之前的各级神经干,锁骨下分支则在锁骨下方发自臂丛的内侧束、外侧束和后束。

锁骨上分支有:

1. 胸长神经(long thoracic nerve)($C_5~C_7$) 起自相应神经根,经臂丛各束及腋动脉第 1 段的后方下行入腋窝,继而在腋中线后方伴随胸外侧动脉行于前锯肌表面,并支配该肌。此神经损伤可导致前锯肌瘫痪,出现以肩胛骨内侧缘翘起为特征的"翼状肩"体征。

2. 肩胛背神经(dorsal scapular nerve)($C_4、C_5$) 自相应神经根发出后,穿中斜角肌向后越过肩胛提肌,在肩胛骨和脊柱之间伴肩胛背动脉下行,分布至菱形肌和肩胛提肌。

3. 肩胛上神经(suprascapular nerve)($C_5、C_6$) 起自臂丛的上干,向后走行经肩胛上切迹进入冈上窝,继而伴随肩胛上动脉(suprascapular artery)绕肩胛冈外侧缘转入冈下窝,分布于冈上肌、冈下肌和肩关节。肩胛上切迹处此神经最易损伤,损伤可表现为冈上肌和冈下肌无力、肩关节疼痛等症状。

锁骨下分支有:

1. 肩胛下神经(subscapular nerve)($C_5~C_7$) 起自臂丛后束,有上、下两支,贴肩胛下肌前面下行,分别进入肩胛下肌和大圆肌,支配此二肌的运动。

2. **胸内侧神经**（medial thoracic nerve）（C_8、T_1）　起自臂丛内侧束,在腋动、静脉之间穿出,进入胸小肌深面,分布于此肌,并有分支至胸大肌下部。

3. **胸外侧神经**（lateral thoracic nerve）（C_5~C_7）　起自臂丛外侧束,跨过腋动、静脉的前方,伴行胸肩峰动、静脉穿过锁胸筋膜,贴胸大肌深面走行,并进入该肌。

4. **胸背神经**（thoracodorsal nerve）（C_6~C_8）　在肩胛下神经上、下两支起始处之间起自臂丛后束,向下外与肩胛下血管和胸背血管伴行,至背阔肌前面进入并支配该肌。

5. **腋神经**（axillary nerve）（C_5、C_6）　起自臂丛后束,初位于桡神经的外侧,腋动脉的后方,向外下方走行,伴旋肱后动、静脉穿四边孔,绕肱骨外科颈向后进入三角肌深面,发支支配三角肌和小圆肌。余部纤维自三角肌后缘传出后延续为臂外侧上皮神经,分布于肩部和臂外侧区上部的皮肤。由于腋神经和旋肱后血管环绕肱骨外科颈走行,故当肱骨外科颈骨折时,骨折断端极易损伤腋神经,致使三角肌瘫痪,肩关节外展困难。

6. **肌皮神经**（musculocutaneous nerve）（C_5~C_7）　自臂丛外侧束发出,初位于腋动脉的外侧,穿过喙肱肌,在肱二头肌与肱肌之间下行,发支支配此3块肌。当肌皮神经尚未穿入喙肱肌时,已先发出支配该肌的肌支。另有纤维在肘关节稍下方,自肱二头肌下端外侧穿出深筋膜,分布于前臂外侧份的皮肤,称为前臂外侧皮神经。肱骨骨折和肩关节损伤可伴发肌皮神经的损伤,可表现为屈肘无力和前臂外侧部皮肤感觉障碍。

7. **正中神经**（median nerve）（C_6~T_1）　以内、外侧根分别起自臂丛内、外侧束,两根夹持腋动脉向外下方呈锐角合成正中神经主干,先行于腋动脉的外侧,继而在臂部沿肱二头肌内侧沟下行。

8. **尺神经**（ulnar nerve）（C_8、T_1）　自臂丛内侧束发出后,从腋动、静脉之间穿出腋窝,在肱二头肌内侧沟伴行于肱动脉内侧至臂中份。

9. **桡神经**（radial nerve）（C_5~T_1）　自臂丛后束发出后,在腋动脉后方,经肩胛下肌、背阔肌及大圆肌的前面下行,至臂后部与肱深血管伴行进入肱骨肌管。桡神经在腋窝内发出肌支支配肱三头肌长头。在臂中段的后方,桡神经在肱骨肌管伴肱深血管紧贴肱骨的桡神经沟行向外下方,肱骨中段骨折容易损伤桡神经和肱深血管。此处桡神经损伤可导致前臂伸肌群的瘫痪,表现为抬前臂时呈"垂腕"状。

10. **臂内侧皮神经**（medial brachial cutaneous nerve）（C_8、T_1）　较细小,从臂丛内侧束的较高部位发出,行于腋静脉内侧。

11. **前臂内侧皮神经**（medial antebrachial cutaneous nerve）（C_8、T_1）　起自臂丛内侧束,行于腋动、静脉间的前方,先在尺神经的内侧,后移向外侧（图5-1,图5-2）。

可根据臂丛的构成和结构特征及其分支分布,分析臂丛上干、中干、下干损伤的原因及损伤后的表现。

（七）腋淋巴结的分群、引流范围及注入部位

腋淋巴结位于腋窝的疏松结缔组织中,分为5群:

1. **外侧淋巴结**（lateral lymph nodes）　沿腋静脉远端排列,收纳上肢的淋巴,其输出管注入中央淋巴结和尖淋巴结,少数注入锁骨上淋巴结。手和前臂的感染首先侵入此群淋巴结。

2. **胸肌淋巴结**（pectoral lymph nodes）　在胸小肌下缘,沿胸外侧血管排列,收纳胸前外侧壁、乳房外侧部的淋巴,其输出管注入中央淋巴结和尖淋巴结。

3. **肩胛下淋巴结**（subscapular lymph nodes）　位于腋窝后壁,沿肩胛下血管和胸背神经排列,收纳背部、肩部及胸后壁的淋巴,其输出管注入中央淋巴结和尖淋巴结。

4. **中央淋巴结**（central lymph nodes）　位于腋窝底的脂肪组织中,收纳上述3群淋巴结的输出管,其输出管注入尖淋巴结。

5. **尖淋巴结**（apical lymph nodes）　位于胸小肌与锁骨之间,锁胸筋膜的深面,沿腋静脉近端排列,收受中央群及其他各群淋巴结的输出管,以及乳房上部的淋巴。其输出管合成锁骨下干,左侧注

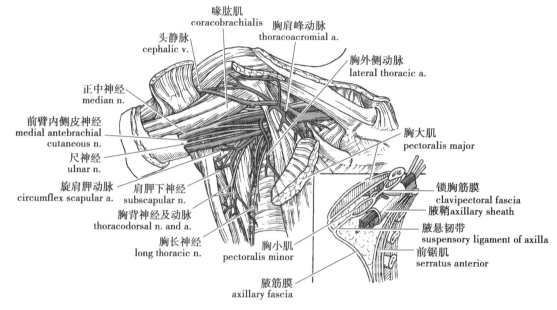

图 5-1 腋窝前壁层次及内容

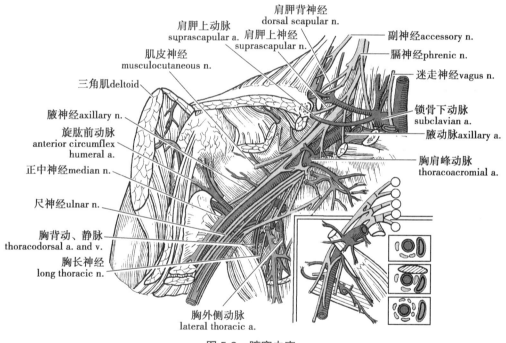

图 5-2 腋窝内容

入胸导管,右侧注入右淋巴导管。

根据腋淋巴结的分群、引流范围及注入部位分析临床上进行腋淋巴结清扫手术时应遵循的原则。

（八）腋鞘及腋窝蜂窝组织

包裹腋动脉、腋静脉和臂丛周围的结缔组织膜称为腋鞘(axillary sheath),亦称颈腋管,向上与颈部椎前筋膜相延续。腋窝内除有被腋鞘包裹的血管神经束和淋巴结外,还充填有大量疏松结缔组织,称为腋窝蜂窝组织。腋窝内的感染沿着蜂窝组织间隙和腋鞘,向上可蔓延至颈根部,向下可达臂部,向后经三边孔和四边孔蔓延至肩胛区、三角肌区,向前可至胸肌间隙。临床上作锁骨下臂丛麻醉时,可将药液注入腋鞘内,达到麻醉上肢的目的。

二、本实验所涉及的问题思辨和能力培养

（一）本实验所含问题的分析及能力培养体系

1. 实验设计模式　本实验将系统解剖学所学过的肌的配布、动脉供应、静脉回流、淋巴引流、神经支配等各结构在腋区的整体分布和毗邻关系，进行全方位实地解剖，并以提出的实际案例为参考，对所涉及的临床意义进行深度分析，旨在培养学生的科学思维能力和临床应用能力。

2. 三种难易程度的实验设计　各院校可根据本校本实验的学时多少，适当安排并选择合适难易程度的实验设计，完成各自预定的教学目标。

（1）难度较易的实验方案：仅解剖腋窝各壁、主要血管和神经，认识血管和神经走行的主要部位，避免常见临床病变的失误操作。

（2）难度中等的实验方案：全方位实地解剖腋区的各结构，抓住要点，适当联系临床。

（3）难度较高的实验方案：全方位实地解剖腋区的各结构，并模拟临床手术操作，辨认各结构的外科学意义，并提出与本实验相关的医学科学研究发展方向和应用前景。

3. 能力培养类型　本实验所涉及的能力类型共8类，具体如下：

（1）动手实践能力：亲自动手进行实地解剖操作是学习解剖学最有效的方式，通过实地解剖操作可进一步加深对人体结构的认知。

（2）团队合作能力：进行实地解剖操作是在一个实验小组的密切配合下完成的，非常类似于一个外科手术小组，团队成员中的不同角色的密切配合不仅是完成实验的必要保证，而且是完成高水平实验的必要条件之一。

（3）自主学习能力：在进行实地解剖操作之前，必须对所要解剖的区域有一个全面的了解，才能在实地解剖操作中能够做到有的放矢，这需要事先的自主学习，为实地解剖操作打下基础。

（4）数据分析能力：记录并分析各实验小组在实地解剖操作过程中所发现的动脉、静脉变异，这些变异具有何种临床意义。

（5）临床思维能力：通过自主学习和实地解剖操作，锻炼并加深临床思维能力、解决临床实际问题的能力。

（6）批判性思维能力：对案例分析和相关临床问题解决过程中的辨析和论证，并能够提出自己独到的见解。

（7）探索和创新能力：根据所学的人体解剖学知识，创新性地提出探索人体结构奥秘的立题，是培养一个学生是否具有培养和发展前途的一项重要指标。

（8）初步的科学研究认知：根据臂丛的解剖学特征，设计出臂丛不同神经损伤的手术治疗策略，为临床医学科学研究提供初步的研究思路。

（二）本实验所涉及临床问题的深度分析

1. 本实验所涉及的临床问题分析　除了根据本实验所提出的"肱骨外科颈骨折伤及旋肱后血管和腋神经"这一案例，还可以根据这一具体案例的分析方法，提出多个以"腋区的解剖"为基础的临床案例，进行分析，以拓展学生的解剖学视野，并如何把所学的解剖学知识应用于临床实际工作中。如通过头静脉进入心腔的心导管技术的解剖学基础、臂丛不同神经损伤的解剖学基础、淋巴回流途径与术中淋巴结清扫的关系等，这些问题与腋区的解剖密切相关，而且是临床上需要解决的重要问题。

2. 本实验所涉及的临床问题解决方案　根据本实验所提出的"肱骨外科颈骨折伤及旋肱后血管和腋神经"这一案例的深度分析，在所掌握的解剖学知识的基础上，提出合理可行的临床解决方案。根据这一临床案例的分析及临床问题解决模式，对新提出的通过头静脉进入心腔的心导管技术的解剖学基础、臂丛不同神经损伤的解剖学基础、淋巴回流途径与术中淋巴结清扫的关系等，在进行深度分析的基础上，提出相应的合理可行的临床解决方案。

注:着重于要求以解剖知识背景为基础的临床解决方案。

三、如何进行能力培养的效果评估

综合素质和能力培养效果以形成性评价为主,为了使评价能够顺利实现,可利用网上提交案例分析、问题提出、解决方案、研究报告等,并进行学生之间的网上互评,实现信息化管理和自动计分的评价模式。根据本实验考评的实际效果、优点和缺点,将来可考虑制定出综合素质和能力的量化测评体系。

刘真 李振中(山东大学齐鲁医学院)

参 考 文 献

[1] 崔慧先,李瑞锡. 局部解剖学. 9 版. 北京:人民卫生出版社,2018.
[2] 张绍祥,张雅芳. 局部解剖学. 3 版. 北京:人民卫生出版社,2015.

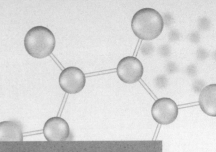

第二章

医学形态学

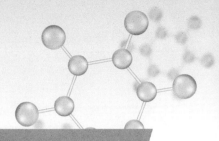

项目六

甲状腺组织学

课程目标:本实验项目为基础性实验。

1. **知识目标** 对照书本,通过光学显微镜观察甲状腺的组织、细胞(滤泡上皮细胞、滤泡旁细胞)结构特点。

2. **能力目标** 显微镜的操作技能(不作为主要教学目标);通过网络查询数字切片;比较滤泡上皮细胞和滤泡旁细胞结构的异同;解读甲状腺组织结构与功能之间的关系;通过自发的小组学习解决问题。

3. **素质目标** 学以致用,通过甲状腺的组织结构联系生活健康和临床相关问题;通过多种来源、多种功能状态的甲状腺组织结构的不同,解读结构与功能之间的动态变化和相互依存的关系,大胆质疑教材上描述不当的地方。(表6-1)

表6-1 能力导向对应教学实施策略

能力与分级			实验项目实施					
			传统教学	协作学习	问题导向	多学科融合	混合式学习	拓展思考
知识	0级要求	1级要求	√		√	√	√	
技能			√		√	√		
数据分析		2级要求	√	√	√			√
临床思维				√	√	√	√	
自主学习				√	√			
批判性思维				√	√	√	√	√
探索和创新				√	√	√	√	√
科学研究认知				√	√	√	√	√

注:本项目的"技能目标"为显微镜的使用,高中生物已有要求和训练,故可忽略。

第一部分 学生用书

一、传统学习

1. 方法 光学显微镜下观察常规染色的甲状腺切片。

2. 内容及教学目标

（1）低倍：对照书本，找到被膜、甲状腺滤泡和滤泡间结缔组织，并验证其组织类型。

（2）高倍：对照书本找到滤泡上皮细胞和滤泡旁细胞，并验证其结构特点（略）。

二、自主学习

1. 方法 光学显微镜下观察常规染色的甲状腺切片；甲状腺细胞电镜图片示教（滤泡上皮细胞和滤泡旁细胞）电镜图片（图6-1）示教。

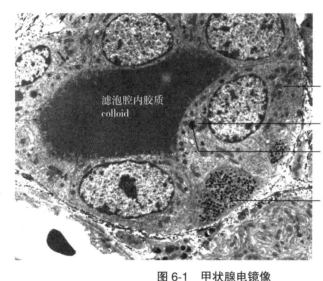

图 6-1 甲状腺电镜像

2. 内容及教学目标

（1）低倍：不看书本，用规范化的组织学语言描述低倍镜下甲状腺的组成和结构特点。

（2）高倍：不看书本，用规范化的组织学语言描述高倍镜下甲状腺滤泡上皮细胞和滤泡旁细胞的结构。

3. 问题导向学习

（1）列表比较甲状腺滤泡上皮细胞和滤泡旁细胞分布、结构和功能的异同。

（2）观察甲状腺滤泡上皮细胞和滤泡旁细胞超微结构特点，推测光镜下结构、电镜下结构与功能三者之间的关系。

三、探究学习

1. 方法 在线学习（在线观察至少3张不同的甲状腺切片）+ 小组学习 + 分享。

2. **描述**　不看书本,用规范化的组织学语言描述低倍镜和高倍镜下甲状腺的组成、细胞结构特点。

3. **问题导向学习**　看图 6-2 讨论以下问题。

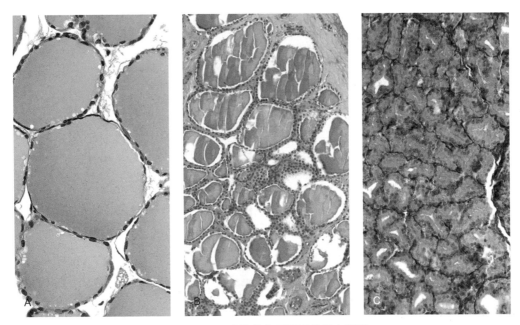

图 6-2　不同功能状态下的甲状腺光镜像

A. 静止状态 resting,HE 染色,20×;B. 正常状态 normol,HE 染色,15×;C. 活跃状态 active,特染,×200。

（1）甲状腺滤泡上皮一定是单层立方上皮吗？如果不一定,还有哪些类型？从中得出什么结论？

（2）滤泡内胶质量和染色有变化吗？

（3）根据甲状腺结构和功能特点,解释地方性甲状腺肿、碘同位素与甲状腺造影及甲状腺癌治疗的关系。

（4）通过本实验,您有何新发现？

注:"在线"指的是利用本校安装或建设的数字切片教学系统、国内外其他高校的在线数字切片进行学习,网络查询相关数字切片网站。

四、评估

1. 根据书后评量表进行形成性评价（自评、评教等）并及时反馈和改进。

2. 对本实验的设计有何建议？

第二部分　教师授课指南（教师用书部分）

一、传统学习

1. 方法　光学显微镜下观察常规染色的甲状腺切片。

2. 内容及教学目标

（1）低倍：见书本描述。

（2）高倍：见书本描述。

二、自主学习

1. 方法　光学显微镜下观察常规染色的甲状腺切片；甲状腺细胞电镜图片示教（滤泡上皮细胞和滤泡旁细胞）电镜图片（见图6-1）示教。

2. 内容及教学目标

（1）低倍：被膜（结缔组织）、小叶间隔及甲状腺小叶、甲状腺滤泡（单层立方上皮）及其胶质（均质嗜酸性）和滤泡间结缔组织。

（2）高倍：滤泡上皮细胞（分布；结构特点从胞体、胞质、胞核三方面描述，详细结构见书本，此处略）、滤泡旁细胞（分布；结构特点略）、间质内毛细血管丰富。

3. 问题导向学习

（1）列表比较甲状腺滤泡上皮细胞和滤泡旁细胞结构和功能的异同。

细胞		甲状腺滤泡上皮细胞	滤泡旁细胞
分布		滤泡上皮	单个存在于滤泡上皮细胞之间 成群分布于滤泡间的间质内
结构	胞体	立方形	较大,椭圆或多角形
	胞质	粉红色	淡染
	胞核	圆,居中	圆,居中
功能		合成并分泌甲状腺素	合成并分泌降钙素

（2）观察甲状腺滤泡上皮细胞和滤泡旁细胞超微结构特点，推测光镜下结构、电镜下结构与功能三者之间的关系。

细胞	甲状腺滤泡上皮细胞	滤泡旁细胞
关系	光镜下的嗜酸性与电镜下线粒体、溶酶体和胶质小泡有关；游离多核糖体＋粗面内质网＋高尔基复合体＋分泌颗粒与滤泡内胶质合成有关；腔面的微绒毛与胶质小泡形成有关；溶酶体＋胶质小泡与甲状腺素合成有关；滤泡周围的有孔毛细血管与甲状腺素的运输有关	游离多核糖体＋粗面内质网＋高尔基复合体＋分泌颗粒与降钙素合成有关；颗粒分布于基底部＋细胞底部的有孔毛细血管与降钙素的分泌和运输有关

三、探究学习

1. 方法 教师引导学生在线学习(在线观察至少 3 张不同的甲状腺切片),之后以小组讨论探讨问题,最后每组选派一人分享发现。

2. 描述 同第二部分"自主学习"。

3. 问题导向学习 看图 6-2 讨论以下问题。

(1)甲状腺滤泡上皮一定是单层立方上皮吗? 如果不一定,还有哪些类型? 从中得出什么结论?

(2)滤泡内胶质量和染色有变化吗?

1)甲状腺功能静止:单层扁平上皮,腔内充满胶质。

2)甲状腺功能一般:单层立方上皮,腔内胶质饱满,但与上皮间接触有许多"凹陷"。

3)甲状腺功能活跃:单层(矮)柱状上皮,腔小或消失,常见不到胶质。

4)结论:结构与功能密切相关——结构决定功能,功能状态不同,结构随之变化,与之适应。

(3)根据甲状腺结构和功能特点,解释地方性甲状腺肿、碘同位素与甲状腺造影及甲状腺癌治疗的关系。

1)地方性甲状腺肿:缺碘导致甲状腺素合成不足,反馈刺激垂体前叶的嗜碱性细胞释放大量 TSH,后者随血流进入甲状腺,刺激甲状腺滤泡大量增生。因此,食盐加碘是预防和治疗缺碘性甲状腺肿的必要措施之一。

2)碘同位素与甲状腺造影及甲状腺癌治疗的关系:根据甲状腺滤泡上皮细胞从血液中摄取碘合成碘化甲状腺球蛋白,甲状腺中碘水平远远高于血碘浓度,可以用放射性碘作为造影剂使甲状腺显像,碘结合抗癌药抗甲状腺癌而减少对其他细胞毒性,具有临床意义。

(4)通过本实验,您有何新发现?

1)结构与功能的相关性,用动态观点看问题。

2)基础知识用于解决临床问题。

3)基础知识与大健康密切相关。

注:"在线"指的是利用本校安装或建设的数字切片教学系统、国内外其他高校的在线数字切片进行学习,网络查询相关数字切片网站。

四、评估

1. 根据书后评量表进行形成性评价(自评、评教等)并及时反馈和改进。

2. 征集教师和学生对本实验的设计的建议。

董为人(南方医科大学)

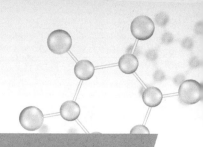

项目七

细胞适应性改变：心肌萎缩及心肌肥大

课程目标：1~3 为能力培养目标，4~6 为知识点目标，7 为素质培养目标。

1. 通过病理标本和切片的观察实践，培养医学生对疾病组织器官大体和细胞不同层面形态改变的观察能力，加强医学生的三基能力训练（表 7-1）。

表 7-1 能力导向对应教学实施策略

能力与分级			实验项目实施			
			案例分析	问题导向	综合分析报告撰写	拓展思考
动手实践	0 级要求	1 级要求		√	√	
数据分析				√	√	
临床思维		2 级要求	√	√	√	
自主学习			√	√	√	√
批判性思维			√	√	√	√
探索和创新						√
科学研究认知			√	√	√	√

2. 通过完成实验报告、病变组织特点的绘图及心肌萎缩与心肌肥大不同病变特点的对比，训练实验报告描写能力和病变比较分析能力（表 7-1）。

3. 通过案例结合病理标本改变特点，并查阅相关文献，培养临床思维和探索学习精神（表 7-1）。

4. 在对照正常心肌组织细胞结构的基础上，了解心肌细胞在长期慢性缺氧或高血压等损伤因子作用下，心肌细胞发生适应性改变的细胞形态。理解细胞适应的基本概念。

5. 通过显微镜观察，认识心肌细胞、心肌间质及间质血管不同结构成分的组成和分布。学习心脏器官结构和心脏生理功能的相关性。理解心脏组织细胞损伤在心脏疾病中的病理意义。

6. 根据心肌的萎缩或肥大的不同病理改变，结合临床病例，思考理解不同细胞病理改变结果与临床表现的相关性。

7. 各种慢性致病因素是引起多种疾病的重要因素，特别在老年性患者中，常因反应缓慢、起病隐匿而易被忽略。高血压也是严重影响中国大众身体健康的常见病。因此医学生应充分认识细胞适应的基本病理改变及其慢性病治疗的重要性，为进一步学习临床医学打好基础。

第一部分　案例分析及实验操作

一、知识点背景

在慢性病理条件下，因某些作用强度相对较弱、缓慢持久的损伤因子的作用，组织和细胞可发生一系列改变，以适应微环境的改变，称为适应性改变，如慢性消耗性疾病、动脉粥样硬化可引起全身多器官的萎缩，特别是心脏萎缩；反之，慢性高血压病患者，心脏因长期加强收缩代偿，可进一步发生心脏肥大。学习观察心脏萎缩及心肌肥大改变是医学生学习适应性病理改变的一个重要知识点。

二、临床案例

病例1：患者76岁，女性，5年前因右大腿股骨头骨折后，长期卧床，经常复发上呼吸道感染，一周前因化脓性小叶性肺炎引起急性呼吸衰竭而死亡。既往无高血压、糖尿病等全身性病变病史。尸体解剖检查发现，死者体型明显消瘦，两肺广泛小叶性肺炎。同时，心脏体积明显缩小，左心室心肌壁变薄，心脏表面的冠状血管壁增厚、管腔狭小，但管腔仍通畅，血管呈明显弯曲状分布。诊断为肺炎急性呼吸衰竭死亡，同时伴有心肌萎缩等其他病变。

病例2：患者62岁，男性，有高血压病病史近15年，一直口服降压药物治疗，血压维持在140~150/90~95mmHg。近3周来出现胸闷、乏力，动则气促，两下肢轻度水肿，X线片显示心脏体积明显增大，以左心室扩张为主，心室壁肥厚，两肺明显淤血。诊断为高血压心脏病伴急性左心心力衰竭。

三、引导性问题

1. 两例病例的心脏改变的形态和临床表现不同特点有哪些？
2. 长期慢性营养消耗及慢性缺血缺氧会引起心脏怎样的改变？
3. 长期慢性高血压病患者的心脏会发生什么病理改变？
4. 比较心肌萎缩或心肌肥大的病理特点有什么不同？并相应的会引起哪些不同临床表现？
5. 人体在各种慢性损伤因子作用下可以出现那几种适应性改变。

四、实验课内容和要求

1. 实验材料
（1）心脏病理标本，（正常心脏标本、心脏褐色萎缩、高血压性心脏肥大）。
（2）心脏病理改变切片，或心脏病变数字切片（心肌萎缩、心肌肥厚）。
（3）光学显微镜。

2. 实验方法与结果
（1）观察心脏褐色萎缩标本，心脏体积缩小，心脏表面冠状动脉突出明显，呈蛇样弯曲。切面见左心室室壁心肌变薄，颜色深褐色。

（2）观察心脏肥大标本，心脏体积明显增大，心尖圆钝，重量增加，切面见左心室室壁心肌显著增厚，（正常厚度<1cm）心内膜肉柱及乳头肌也变粗增厚。

注意与上述心脏褐色萎缩标本进行对比观察。

（3）显微镜下观察心肌萎缩切片,并 / 或用数字切片进行对比学习。见心肌细胞变细变小,细胞核两端的胞质中有棕黄色细颗粒脂褐素。

（4）显微镜下观察心肌肥大切片,并 / 或用数字切片进行对比学习。见心肌细胞变粗大,胞质丰富,染色伊红色。部分细胞核也变大,染色加深,散在分布在肥大的心肌细胞中。

注意与上述心肌萎缩的切片进行对比观察。

3. 完成实验报告

在教师指导下,学生自行完成实验报告。包括本课实验的目的、画出指定的一个（或两个）镜下病变的简图,小结心肌病理改变特点（大体和镜下）。并对病理改变要点做一概要小结。

高级要求:八年制学生可增加病理特点与临床表现相关性的分析。（图 7-1、图 7-2）

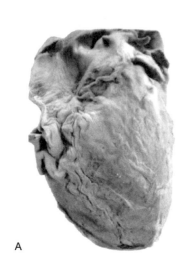
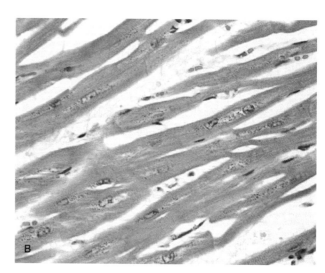

图 7-1 心肌萎缩病理改变 HE×400

A. 心脏褐色萎缩标本,心脏体积缩小,表面冠状动脉血管弯曲;B. 显微镜下心肌细胞变细,细胞核旁有棕色脂褐素沉积。

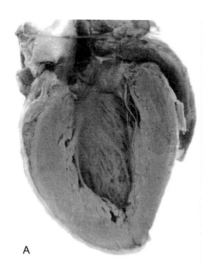
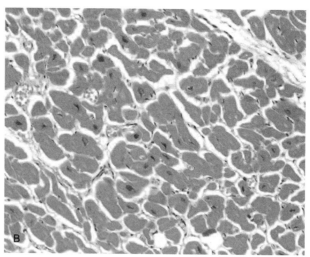

图 7-2 心肌肥大病理改变 HE×200

A. 心脏肥大标本,心脏体积增大,左心室壁心肌增厚;B. 显微镜下,心肌细胞体积增大,胞质丰富。少数心肌细胞核增大,深染。

第二部分　教师授课指南(教师用书部分)

一、实验项目涉及的基本内容和概念

(一)细胞萎缩的概念和原因

发育正常的器官、组织或细胞体积的缩小称为萎缩(atrophy)。实质器官的萎缩通常是因实质细胞的体积缩小所致,但某些器官,如肾、囊肿压迫引起肾皮质的萎缩也常伴有细胞数量的减少。

病例一患者因大腿骨折长期卧床,年老体弱,代谢能力低下,极易造成慢性营养不良,加上全身血管动脉粥样硬化,血供减少,引起全身器官组织的萎缩,包括心脏萎缩。肺部反复感染,影响呼吸功能及缺氧,也是加重促进病情发展的因素。

引起病理性萎缩大致有以下几类:

1. **营养不良性萎缩**　如脑动脉硬化引起脑组织萎缩。
2. **神经性萎缩**　如脊髓灰质炎患者的肢体肌肉发生麻痹和萎缩。
3. **失用性萎缩**　如腿骨折患者的长期卧床后的大腿肌肉萎缩。
4. **压迫性萎缩**　如肾结石肾盂积水,导致肾皮质实质受压而引起萎缩。
5. **内分泌性萎缩**　如双侧卵巢切除可致女性乳腺萎缩。

(二)肥大的概念及原因

组织、细胞体积的增大称为肥大(hypertrophy)。肥大可发生于任何器官。对于失去分裂增殖能力的实质细胞,其肥大仅表现为细胞的体积增大,如心肌肥大;但某些器官,如肾、前列腺、乳腺等肥大则常伴有细胞数目的增多。

病理性肥大主要有适应性肥大和替代性肥大两种类型,都属于代偿性肥大。

1. **适应性肥大**　如高血压所出现的心脏肥大。
2. **替代性肥大**　如一则肾脏切除后,另一则肾脏肥大。

病例2患者有高血压病史,因长期血压升高,血管外周阻力增大,使左室心肌适应性地发生代偿性收缩加强,引起心肌逐渐向心性肥厚,心脏体积轻度增大。而当心肌肥厚超过了代偿能力后,就出现了失代偿改变,左心室扩张,心肌肥厚,心脏收缩能力下降,导致左心衰,出现肺淤血、胸闷气急等症状。

二、本实验所涉及的问题思辨和能力培养

1. 本实验案例为验证性实验,根据本实验教学案例的引导问题,引导学生教学对案例进行分析。在教师指导下,学生进行病理标本和病理切片的观察。并结合问题思考和分析。

2. 疾病标本切片的观察能力训练

(1)实验开始首先指导学生学习观察表达的方法,先辨认标本的组织或器官来源,然后按先表面,再切面,最后重点观察病变部位的顺序原则。

(2)指导学生应用显微镜,先低倍,观察全部切片,辨认组织来源,然后找到病变部位,再用中倍或高倍显微镜观察细胞结构及病理改变特点。

三、学习效果评估

1. 综合素质和能力培养效果以形成性评价为主。
2. 对学生提交的实验报告中病变特点的绘图或描写进行评分。
3. 也可利用网上提交病理改变与病例表现的相关性分析评分。
4. 课堂结束通过电脑显示相关图片,让同学网上回答相关选择题,做评分。

张志刚(复旦大学)

项目八

顺铂诱导大鼠肾小管上皮细胞凋亡的形态学观察

课程目标:1~3 为能力培养目标,4~6 为知识点目标,7 为素质培养目标。

1. 通过动物实验,以及相关问题引导,培养对科研实验设计的思路了解,学习科学思维,及临床病理分析能力(表 8-1)。

表 8-1　能力导向对应教学实施策略

能力与分级			实验项目实施				
			案例分析	问题导向	实践操作	综合研究报告	拓展思考
动手实践	0级要求				√	√	
团队合作		1级要求	√	√	√	√	
数据分析			2级要求	√	√	√	√	√
临床思维			√	√		√	√
自主学习			√			√	
批判性思维			√	√		√	
探索和创新				√			√
科学研究认知			√			√	

2. 通过动物实验,学习观察肾组织细胞的病理形态改变,结合临床案例及查阅文献,培养临床基础结合的思维和问题探索精神,如肾小管损伤与血尿的相关性,临床治疗与药物代谢作用的了解(表 8-1)。

3. 以小组为单位,培养团队协作精神,训练实践动手能力,并组织小组讨论,学习分析综合能力(表 8-1)。

4. 通过实验使学生了解正常肾脏组织结构,体内解剖结构与器官功能的相关性。学习疾病损伤过程中肾小球肾小管细胞的病理改变特点。理解血液循环与器官组织细胞代谢的关系。

5. 学习细胞的凋亡和坏死的病理形态改变。并结合临床病例,分析顺铂药物引起肾脏肾小管上皮细胞凋亡及坏死改变与临床表现的相关性。培养训练临床病理分析思考能力。

6. 通过实验使学生学习了解细胞受药物毒性作用引起细胞凋亡的过程。了解人体内药物代谢过程和代谢器官,为进一步学习临床治疗用药及药物副作用等概念打好基础。

7. 认真学习综合实验的科学意义和研究思路。了解有关医学动物实验的伦理原则和要求。

第一部分 案例分析及实验操作

一、临床案例及实验教学方案

(一)背景介绍

细胞损伤可引起两种细胞死亡类型,坏死和凋亡。坏死是细胞受到严重损伤因子作用下,细胞快速裂解死亡。凋亡则是在一些特殊原因作用下,因细胞内有关凋亡基因受刺激而启动,使细胞自行功能衰减,最终细胞浓缩呈一个凋亡小体而死亡。凋亡可出现在许多病理改变情况下,是重要的细胞损伤病理形态。药物副作用是临床上常出现的现象。许多药物主要是通过尿液排泄,因此常可因药物在肾内潴留、浓聚而引起肾小管急性坏死和凋亡等损伤,发生急性肾功能衰竭等副作用。如抗肿瘤药顺铂就可引起患者的肾小管上皮细胞发生凋亡或坏死等病变,并出现肾功能改变的副作用。本实验通过综合性实验观察,使学生重点理解掌握肾小管上皮细胞受药物毒性作用引起细胞凋亡和坏死的过程及形态。掌握细胞损伤中细胞死亡病理特点的重要知识点。

(二)案例内容

患者女性,60 岁,因无痰咳嗽,伴胸闷气急加重 1 个月入院治疗。经胸部 CT 检查诊断右肺门腺癌,及右锁骨上淋巴结转移。临床给予"支气管动脉造影 + 灌注化疗术"做局部介入化疗。术中主要用顺铂 50mg,另加吡柔比星 50mg 和 VP-6 100mg。术后患者胸闷气急明显好转。1 个月后,患者再次行上述介入顺铂等药灌注化疗。术后给予补液、利尿、抗感染等处理。次日患者出现腰酸、下腹部隐痛,于晚上排出 80ml 鲜红色血尿 1 次,无尿频、尿痛,无黑便,血压 150/70mmHg。后一天尿量减少,24h 总尿量 200ml,仍为血尿。同时检查显示肾功能下降:血尿素氮升高(9.85mmol/L)、血肌酐升高(300μmol/L)。因吡柔比星和 VP-6 等药没有血尿副作用报道,所以考虑为顺铂所致急性肾损伤,遂给予大量补液,补液量 4 500ml/d,随后几天尿量增多,肉眼血尿变淡直至消失,肾功能逐渐恢复正常,血尿素氮降至 3mmol/L,血肌酐降至 80μmol/L。

(三)引导性问题

1. 顺铂抗肿瘤治疗为什么会引起急性肾功能下降?
2. 患者出现急性血尿、尿量减少是什么原因?
3. 细胞凋亡的病理形态特点是什么?
4. 细胞凋亡如何与细胞坏死形态区别?
5. 顺铂抗肿瘤治疗为什么会引起正常肾小管上皮细胞病变?
6. 如果一个肺癌患者用顺铂化疗而引起肾小管细胞凋亡会有什么临床症状?
7. 细胞严重损伤后发生细胞死亡有哪些病理类型?

二、实验课程设计

1. 内容概述 药物毒性作用是引起细胞损伤的原因之一。许多药物的代谢主要是通过肾小球过滤,然后经尿液排出体外,如顺铂等化疗药。因此肾小球及肾小管组织易受到潴留药物的作用和影响,产生肾组织细胞的损伤。利用给小鼠注射过量顺铂药物,然后经几小时的代谢后,通过常规病理切片 HE 染色及凋亡细胞 TUNEL 免疫组化染色,观察肾小管上皮的组织结构和细胞形态,可发现部分肾小管上皮细胞坏死和凋亡,肾小管结构破坏及间质炎症。使学生理解肾脏组织结构和尿液形成过程中正常滤过重吸收等生理过程,学习掌握细胞损伤的过程及细胞坏死、凋亡的病理形态。

本实验项目把组织学、病理学、临床案例、药理学等结合起来,通过动物实验及细胞学实验,通过动物实验及免疫组化实验培养学生动手实验能力,通过对肾小管急性损伤的观察,培养学生组织形态观察能力,通过临床案例结合病理改变培养学生综合思考分析能力。

2. 实验方案

(1)实验材料准备:实验动物为小鼠,每班可分10个小组(3~5人),每组1个小鼠。

顺铂注射液(商品化药物),先用生理盐水稀释至1mg/ml,按1mg/kg体重给小鼠腹腔注射。

注射器,手术器具,组织固定液,4%福尔马林固定液,TUNEL染色试剂盒

(2)实验方法

1)四人一小组,互相配合,用手抓背部皮肤的方法固定小鼠,腹部酒精棉局部消毒,按1mg/kg体重给予腹腔注射顺铂药液。然后观察无异常表现后,放回鼠笼。给予正常饮水,5h后准备取材。

2)注射药物5h后做肾脏组织取材。标本取材一定要迅速,在动物处死后立即进行,否则会使细胞发生死后组织自溶,进而改变甚至失去原有的结构。肾脏取材后迅速切开剖面,浸入10%福尔马林固定液中。送病理实验室制作病理切片。

3)TUNEL免疫组化染色(高级要求):①石蜡病理切片(预先准备好),经二甲苯2道、无水酒精2道脱蜡,及水化。②PBS漂洗3×5min。③通透细胞膜和核膜,加入蛋白酶K工作液,20μg/ml,37℃反应15~30min。④进行标记反应。每个样本切片上滴加100μl TdT酶反应液,于37℃,避光反应60min。⑤PBS漂洗3×5min,用DAB显色液显色。

3. 实验观察

(1)常规要求:形态观察:观察肾小管结构,多数肾小管上皮细胞肿胀,空泡样变。部分肾小管损伤严重,上皮细胞坏死脱落入管腔。或在肿胀肾小管中个别上皮细胞固缩呈伊红色椭圆性小体(凋亡小体)。肾小球结构无明显病变。

(2)高级要求:TUNEL免疫组化染色观察:在损伤的肾小管上皮细胞中,出现散在的少量细胞深棕色TUNEL染色阳性细胞。(图8-1)

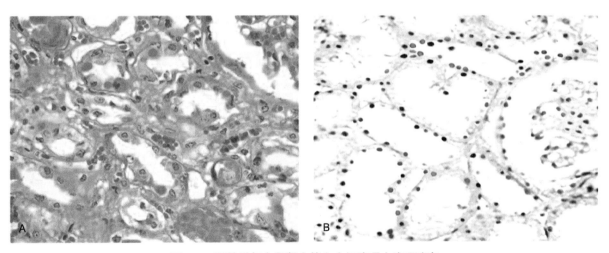

图8-1　顺铂引起大鼠肾小管上皮细胞凋亡病理改变

A. 显微镜下见肾小管上皮细胞多数肿胀,个别细胞形成圆形伊红色均质小体(凋亡小体)或脱失,个别肾小管坏死(HE×200);B. 病理切片TUNEL免疫组化染色,深棕色为阳性细胞(免疫组化×200)。

4. 完成实验报告　在教师指导下,学生自行完成实验报告。包括本课实验的目的、实验过程概要小结、实验结果(需附图)、简单讨论。

5. 实验项目应注意的问题

(1)因为顺铂注射引起肾小管损伤表现一般需要5h。所以在实验时间安排可提前于实验课时间

前半天先行药物注射,如上午 8 点(或下午 3 点半以后)先行顺铂药物注射实验,然后下午(或第二天上午)实验课处死动物和肾脏组织取材。

（2）TUNEL 免疫组化实验可通过虚拟仿真实验或微课实验做教学,然后老师可拿一张由技术员已制作成功的片子做示教学。

第二部分　教师授课指南(教师用书部分)

一、实验项目涉及的基本内容和概念

1. 顺铂的抗癌作用机制及副作用　顺铂(cisplatin),又称顺氯氨铂、氯氨铂,是目前常用的金属铂类络合物,在分子中铂原子对其抗肿瘤作用有重要意义。但只有顺式才有意义,反式无效。顺铂在体内可被水解,形成活泼的带正电的水化分子与鸟嘌呤的 7 位上的 N 结合,引起 DNA 链间或链内交联,导致 DNA 断裂和误码,从而抑制 DNA 复制和转录,抑制细胞有丝分裂,显示出细胞毒作用。高浓度时也抑制 RNA 及蛋白质的合成。顺铂具有抗癌谱广、作用性强、与多种抗肿瘤药有协同作用等特点,已普遍用于治疗睾丸癌、卵巢癌、子宫癌、膀胱癌、颈部癌、前列腺癌、脑癌等,疗效显著。

但顺铂用于治疗癌肿也有一定的毒性,会引起消化系统、泌尿系统及神经系统等多种副作用。顺铂的肾毒性作用是与顺铂在肾脏组织高浓度分布和长时间蓄积密切相关。顺铂化疗吸收后,约 90%要通过肾脏排泄。若肾功能正常,一般给药 6h 后即可排出 15%~28%。所以顺铂为肾组织强蓄积性药物,易产生肾毒性反应。肾毒性的主要表现为:①急性肾功能损伤,血尿,少尿,肌酐升高;②低镁血症;③远端肾小管酸中毒;④范科尼综合征;⑤慢性肾功能衰竭等。其他消化道反应也较常见,如恶心、呕吐。部分患者出现粒细胞减少,但停药后 7~14d 内可恢复。

顺铂肾毒性作用的主要发病机制是肾小管损伤,血清肌酐水平升高,用药后 1d 即出现肾小管上皮细胞变性,第 3~7d 出现变性坏死。或通过细胞内线粒体途径和死亡受体途径引起肾小管细胞的凋亡。并进一步引起肾小管间质炎症反应。使大量肾小管破坏,肾功能急性下降。

2. 细胞凋亡及 TUNEL 染色检测　细胞凋亡(apoptosis)指为维持内环境稳定,由基因调控的一种细胞自主的有序死亡。细胞凋亡与细胞坏死不同,细胞凋亡不是一件被动的过程,而是主动过程,它涉及一系列基因的激活、表达以及调控等作用。凋亡可以出现在生理情况或病理条件下。生理情况下,细胞凋亡是细胞的一种基本生物学现象,在多细胞生物去除不需要的或异常的细胞中起着必要的作用。它在生物体的进化、内环境的稳定以及多个系统的发育中起着重要的作用。在病理条件下,细胞凋亡又可以与许多疾病的发生有直接或间接的关系。如肿瘤、自身免疫性疾病等,能够诱发细胞凋亡的因素很多,如射线、药物等。

在光学显微镜下,组织中的凋亡细胞呈单个或小簇状分布,整个细胞缩小为圆形或椭圆形,胞质呈强嗜酸性,胞核消失。电镜检查显示细胞呈皱缩状,胞质内细胞器聚集。残留细胞核染色质靠边聚集在核膜下形成境界清楚、形态和大小不一的团块。细胞核消失,胞膜形成小泡和凋亡小体形成,后者则由少量胞质和聚集的细胞器构成。最后,凋亡细胞或小体则被邻近细胞所吞噬,且很快被其溶酶体酶所降解。凋亡细胞的周围不出现炎症反应,因此常不易在 HE 染色的组织切片中发现,这一点与细胞坏死有着显著的不同。

TUNEL 染色:在细胞凋亡过程中,细胞核内的核酸内切酶激活,把自身细胞中的 DNA 切断形成许多 DNA 小片段。TNNEL 染色可以把酶标记物(荧光或棕色显色剂)连接到断裂的 DNA 片段上,再通过棕色酶联显色或荧光检测组织、细胞中的凋亡细胞。

3. 坏死概念及病理形态　活体内局部组织或细胞发生的病理性死亡称为坏死(necrosis)。坏死的范围可大至整个肢体或器官,小至部分细胞。细胞坏死的主要形态标志是在光学显微镜下看到细胞核发生的下列变化之一:①核固缩(karyopyknosis):表现为细胞核缩小,核膜皱缩、核染色质浓聚,嗜碱性增强;②核碎裂(karyorrhexis):凝聚的核崩解或碎裂,染色质呈现若干碎片,分散于胞质内,此为核酸崩解之故;③核溶解(karyolysis):因细胞内 pH 下降,DNA 酶激活而将核蛋白分解,核染色质嗜碱

性消退、淡染。

组织细胞坏死的最后阶段,细胞核、细胞质和间质全部崩溃、溶解,原有组织结构全部消失,变成一片无结构、嗜酸性的物质,有时仅可见少量略呈嗜碱性的细胞核碎屑。但坏死灶周围往往出现中性粒细胞、淋巴细胞和单核细胞浸润,即炎症反应,这也是坏死的重要特点。

二、本实验所涉及的问题思辨和能力培养

1. 本实验案例设计分动物实验和形态学观察两部分　根据本实验教学案例的引导问题,引导学生对案例进行分析。在教师帮助下随机将班级分小组(3~5 人),并指导学生实施本实验教学案例的动物实验。培养学生实验操作能力和团队协作能力。

高级阶段:(有条件的学校实施)将学生动物实验中 HE 切片中病理改变典型的病例蜡块挑选出来,技术员再切成多张白片,作为学生 TUNEL 免疫组化染色用片。然后学生仍然分组,在教师指导下,进行免疫组化染色操作。

2. 本实验内容主要围绕肾小管的结构和功能开展

(1)课前应指导学生预习正常肾脏组织结构及组织细胞形态。并复习正常肾脏生理功能。引导学生思考肾小管细胞损伤会引起那些改变?

(2)指导学生预习有关顺铂药物的基本作用原理及临床应用指南。

三、学习效果评估

1. 综合素质和能力培养效果以形成性评价为主。

2. 对小组为单位实验过程、实验操作结果(注射成功与否、肾脏组织取材固定成功与否、肾小管细胞是否出现病变)进行评分。

3. 对学生提交的实验报告中病变特点的绘图或描写进行评分。

4. 对实验结果及与临床表现联系的病理分析进行评分。

5. 也可利用网上提交的病理改变与临床表现的相关性分析进行评分。

6. 课堂结束通过电脑显示相关图片,让同学网上回答相关选择题,做评分。

张志刚(复旦大学)

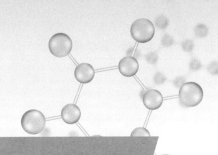

项目九

机体对外界环境微尘颗粒反应的形态学观察

课程目标:1~3 为能力培养目标,4~6 为知识点目标,7 为素质培养目标。

1. 通过案例分析和动物实验,培养医学生对疾病的认识,分析疾病与器官组织不同层面的关系,对医学生进行三基能力训练(表 9-1)。

表 9-1　能力导向对应教学实施策略

能力与分级			实验项目实施				
			临床案例分析	问题导向	切片制作技术与观察	结果分析	拓展设计
临床知识及技术原理掌握	0级要求		√	√			
动手实践		1级要求	√	√	√	√	√
团队合作			√		√		√
数据分析		2级要求	√		√	√	√
自主学习			√	√			√
批判性思维				√	√	√	√
探索和创新			√		√		√
科学研究认知			√	√	√	√	√

2. 在问题导向下完成实验观察,通过实验操作以及实验结果撰写实验报告;启发学生临床思维:分析临床症状与镜下组织细胞的关系、特点,拓展训练学生基础知识与临床知识融合的思维能力(表 9-1)。

3. 通过案例分析并结合标本、查阅相关文献,培养学生批判性思维和探索创新学习精神(表 9-1)。

4. 通过动物实验,促进同学们理论联系实际,深刻认识细胞游离面纤毛的形态结构和功能,掌握纤毛定向摆动的运动方式,了解呼吸道动态纤毛的意义。

5. 认识环境污染对人类的伤害,了解过敏性疾病与形态学的关系,为认识疾病奠定形态学基础。

6. 学习如何根据显微形态学结构特征,深刻思考环境污染造成心血管损伤,分析损伤不同组织细胞可能出现的临床症状、体征及应对措施。

7. 反思人类赖以生存的地球只有一个,绿色环境对人类健康的重要性。人类是大自然生物的一部分,我们应该与自然和谐共生共存。

第一部分 案例分析及实验操作

临床案例：王师傅为何突发气喘、咳嗽、胸闷？

一、背景介绍

疾病与环境密切相关。已知病原微生物引发呼吸道、心血管疾病以外，还应考虑环境微尘颗粒物对人体健康的危害。大气中漂浮的 PM2.5 微尘颗粒物被吸入人体后可造成呼吸道、心血管损伤。例如，当空气之中含有二氧化硫微粒，即使其含量处于一个非常低的程度，都可能导致哮喘发作。通过对下述案例学习，同学们结合临床表现以及患者工作环境等病史给予分析，认识环境微尘颗粒物对气管、肺以及心血管组织学结构损伤与疾病的关系，提出合理的预防和治疗意见。

二、案例内容

初冬，连续几天大气浑浊雾霾茫茫。医院急诊室连续接诊了几位气喘、咳嗽、胸闷症状相同的患者，王师傅是其中一位，38 岁，主诉出现胸闷气喘有鸣音，伴咳嗽、四肢酸疼 3 天，体温 36.6℃。胸部 X 线片未见明显异常。血常规检查发现，白细胞计数 $3.6 \times 10^7/L$，嗜酸性粒细胞比例升高。经问诊，患者在物流公司就职，职业是长途卡车司机，工作环境是在北方城市运输物资。根据患者的临床表现和体征以及化验结果，确诊为急性哮喘。给予抗组胺药、茶碱缓释片、沙丁胺醇气雾剂，以缓解支气管痉挛改善通气，止咳，吸氧等治疗，辅以身体锻炼增加机体抵抗力。经过一周治疗，患者症状消失，身体恢复正常。

三、案例引导性问题

人体的鼻腔、咽喉和气管不能阻挡雾霾中的 PM2.5 微尘粒物，其通过气管下行进入细支气管、终末细支气管进入肺泡，再通过肺泡的呼吸膜（气 - 血屏障）进入肺泡毛细血管。微尘颗粒物进入呼吸道和肺泡对人体造成什么危害？

1. 观察呼吸道黏膜纤毛动态变化和肺泡的构造。
2. PM2.5 微尘颗粒物的直径是怎么测量的？其成分有哪些？
3. 观察与思考心血管内皮形态结构以及功能与疾病的关系。
4. 如何预防？

四、实验技术与探索要点

1. 实验观察
（1）呼吸道黏膜上皮细胞纤毛动态的定向运动的自然现象。
（2）肺泡气 - 血屏障气体交换、微尘颗粒物进入血液微循环的过程。

2. 实践操作
（1）通过动物实验操作观察纤毛对异物机械性清除的过程。
（2）分离主动脉内皮细胞制作铺片，观察心血管壁的构造，思考与心血管疾病的联系。

3. 延伸探索

（1）思考环境污染与身体防御功能的关系，提高机体免疫功能，树立大健康观念。

（2）引导学生临床思维，分析预防为主的重大意义。

备注：本实验以医学形态学的知识点为核心，涉及临床案例和多个学科，培养和促进学生的形态学观察能力、跨学科联想能力和临床思维能力。根据形态学实验的特点，完成本实验需 3~5 人 / 学生组。全部实验过程分为两个阶段完成，不同院校可根据本校的实际情况选择不同阶段实验，或实施全部实验过程。

五、实验概述与设计

根据呼吸道黏膜和肺泡的形态结构，观察人体对外界微尘颗粒的拦阻和清除过程。人体已具备了三个重要屏障进行阻拦，根据微尘颗粒的大小，这三道屏障分别是：

1. 颗粒直径 >15μm 时，大约 95%~98% 可被鼻腔黏膜、气管黏膜和肺泡巨噬细胞清除。

2. 颗粒直径在 2.5~10μm 时，90% 沉落在气管内，这些颗粒使机体致敏后产生严重的哮喘等呼吸道疾病。被呼吸道黏膜上皮的黏液屏障所包裹，由上皮纤毛清除以痰的形式排出体外。

3. 颗粒直径 ≤2.5μm 时，即 PM2.5，可对大气环境造成严重污染。人体可直接吸入肺泡，也称入"肺颗粒物"。微尘粒物进入肺泡后，小部分病毒、细菌颗粒可被巨噬细胞吞噬消化，但是大部分有机物比如多环芳烃、联苯类和含氮、硫、氧等化合物被吞噬后能产生毒性反应，不仅不能被消化，往往巨噬细胞被损害而死亡。这些微尘可穿越肺泡结构的呼吸膜进入毛细血管。

本实验项目把组织学、病理学、免疫学与临床案例、预防医学、环境学融合为一体，通过动物实验动手操作，观察呼吸器官的形态结构与功能，观察气管黏膜动态的纤毛运动，观察对微尘粒物（2.5~10μm）清除过程；通过虚拟仿真实验可观察 PM2.5 微粒穿越肺泡进入血液循环，损害血管内皮导致心血管疾病发生。通过实验动物灌注、分离主动脉内膜，制作内皮铺片，观察血管内皮，思考心血管疾病发病机制。

（一）实验项目设计一

1. 实验目的

（1）通过本实验，同学们可观察呼吸道黏膜上皮细胞纤毛动态的单向运动。

（2）通过动物实验操作观察纤毛对异物颗粒机械性清除的过程。

（3）思考环境污染与身体防御功能的关系，提高机体免疫功能，树立预防为主的观念。

2. 实验材料

（1）动物：蟾蜍 20 只。

（2）器械：蛙笼、普通天平、手术剪、脊髓穿刺针、手术镊子、光学显微镜、无菌手套。

（3）试剂：生理盐水。

（4）粉笔末收集（擦黑板后漂浮在教室空气中的粉笔微尘颗粒）经测试直径大约空气动力学直径 2.5~10μm。所谓空气动力学直径，是指某一种类的粉尘粒子，不论其形状、大小和密度如何，如果它在空气中的沉降速度与设置密度为 1 的球形粒子的沉降速度一样，则这种球形粒子的直径即为该种粉尘粒子的空气动力学直径。

3. 实验方法

（1）学生编组：三位学生编为一个实验组。

（2）动物实验准备：将活蟾蜍温水浴，浸泡 3~4h（图 9-1）。

（3）刺伤脑和脊髓：取出蟾蜍，左手握住蟾蜍，示指按压头端，拇指按压背部，使其头部尽量前俯。右手持探针从相当于枕骨大孔处（位于颅骨与脊柱中间凹陷处）垂直刺入，然后向前通过枕骨大孔刺入颅腔，左右搅动充分刺伤脑组织，然后将探针抽回至进针处（注意不要全部拔出），再向后刺入椎管,反复上下轻刺脊髓,致蟾蜍四肢松软,呼吸消失,表明脑和脊髓已被完全损毁。否则应按上法重复进行。

（4）将左手握住蟾蜍,右手用镊子打开蟾蜍的口腔,充分暴露口腔咽部,剪刀取其口腔舌咽部上颚黏膜或颊黏膜组织,剪成小薄片,置于载玻片上,滴加生理盐水,然后在镜下观察(图 9-2)。

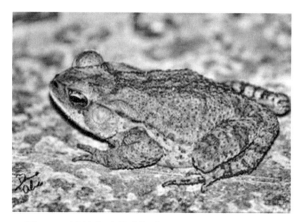

图 9-1　蟾蜍实验前在温水里浸泡 3~4h 准备实验

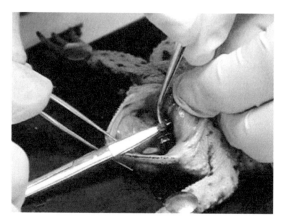

图 9-2　打开蟾蜍口腔,取出咽喉深处的黏膜组
（0.3cm × 0.3cm × 0.3cm）

4. 实验观察

（1）镜下观察黏膜组织,选择其侧面可见许多纤毛(表面在有生理盐水的条件下),清楚地看到纤毛像麦浪式的有规律地摆动。在稍暗的视野下观察效果较好,纤毛一侧呈现亮区,纤毛呈单向的节律性摆动(图 9-3)。

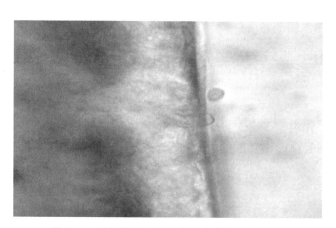

图 9-3　观察镜下细胞游离面动态纤毛(×40)

本实验标本为课堂现场活标本观察,学生通过简单方便的操作方法取到活蟾蜍咽喉底部的组织,观察动态的上皮细胞纤毛规律的运动。思考纤毛运动的意义。

（2）用滤纸吸取载玻片部分水分,用干燥吸管吸取少许粉笔粉尘,用力要轻、少量均匀涂撒到切片上,在镜下观察,可清晰地看到两个过程:

1）可见镜下纤毛游离面有“黏液复合体”颗粒,这是纤毛清除微尘粒前的重要程序。

2）观察到纤毛有规律的摆动,不断推动黏液复合体颗粒单方向移动,即清除异物颗粒的过程。

5. 思考问题

（1）纤毛为什么会发生定向运动,其机制是什么?

（2）请举例纤毛在什么情况下易受到损伤? 损伤后与哪些疾病相关?

（3）简述环境保护与人类健康的关系。

（二）实验项目设计二

1. 实验目的

（1）观察肺泡的气 - 血屏障气体交换、微尘颗粒物进入血液微循环的过程。

（2）通过动物实验动手分离主动脉内皮细胞制作铺片，观察心血管壁的构造，思考与心血管疾病的联系。

（3）引导学生在呼吸道黏膜和心血管形态结构观察实验中，思考与疾病的关系，思考环境污染与生命的关系，树立大健康观念。

2. 肺泡气体交换观察实验　在虚拟环境下进行实验操作。学生可以在山东大学与上海梦之路数字科技有限公司合作的虚拟仿真实验平台完成实验。

3. 动脉内皮分离技术（铺片）**实验**

（1）实验材料

1）动物：选择 vistar 雄性大白鼠 12 只，体重 180~200g（图 9-4）。

2）器械：鼠笼、普通天平、手术剪、手术镊子、光学显微镜、无菌手套。

（2）实验方法

1）取实验动物腹腔注射 1.5% 戊巴比妥钠（35mg/kg 体重）进行麻醉（图 9-5），于颈总动脉插管，恒压灌注 4% 多聚甲醛（pH7.2），持续 10min，然后分离腹主动脉，置于 4% 多聚甲醛固定液内 1h。沿纵轴剖开血管，按顺序切成 1cm 左右长度动脉段，内皮面朝上用钢针固定于特氟隆片上（如果做免疫组化等从这步开始，一直到 DAB 显色后），进行下一步（图 9-5）。

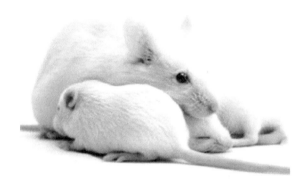

图 9-4　选择体重 180~200g vistar 雄性大鼠

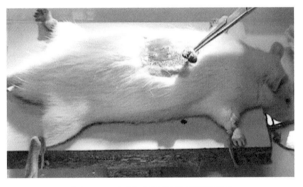

图 9-5　大鼠麻醉准备开腹取材

2）经 35% → 50% → 75% → 85% → 95% → 100% → 100% 乙醇系列脱水后，滴入 2% 火棉胶与动脉内皮上，将标本内膜面朝下压贴在火棉胶片上，放室温 30min。

3）放入 35% 酒精内 1~2h 后，剥离动脉外膜和中膜，滴入温热的 10% 明胶覆盖在火棉胶片上的内膜标本，放湿盒内室温 1h（亦可 4℃过夜，注意保湿），控干过多的明胶后，将内膜面朝下反转压贴在明胶涂片上，然后加压固定好，置入中性缓冲固定液中 72h。

4）解除压力，经酒精脱水 35% → 50% → 70% → 95% → 100% → 100% 各 15min，放入 1：1 乙醇 / 乙醚溶液中 30min×3 次（溶解火棉胶，每次都需要新配），便得到一层腔面朝上的内皮细胞铺片。

5）采用梯度乙醇水化，即水化 100% → 95% → 95% → 35% 时间各 5min，然后再用 4℃冰箱里蒸馏水冲洗 10min×5 次。苏木精染色 3min，流水冲洗 5min。经 70% → 80% → 90% → 95% → 100% → 100% →二甲苯Ⅰ→二甲苯Ⅱ脱水透明后，中性树胶固定封片。

（3）通过血管内皮细胞分离技术，获得了内皮铺片，就建立了一个显示内皮形态结构并能进行功能研究的方法。此法可用于 PM2.5 微尘粒危害内皮等多种病理学方法的观察，可用于原位研究血管内皮细胞、评价血管功能。（图 9-6、图 9-7）

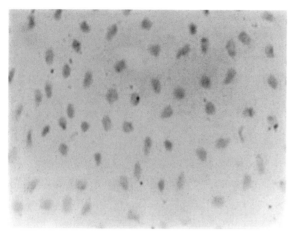
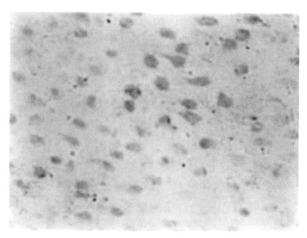

图 9-6　显示动脉壁内膜内皮（铺片 HE 染色）×40　　图 9-7　显示动脉壁内膜内皮（铺片＋免疫组化）×40

4. 思考问题

（1）吸入肺泡的微尘颗粒通过哪些结构进入血液循环？

（2）为什么内皮受损是心血管疾病发生的初始环节？

（3）内皮细胞损伤而被激活，使何种血管活性物质释放失衡？

（4）内皮损伤后参与了多种心脑血管相关疾病的发生，试述疾病发生的机制？

第二部分　教师授课指南（教师用书部分）

在实验前教师先做预实验。各院校可选择完成实验项目一或实验项目二，或选择两个阶段的全部实验项目。

一、实验项目涉及的基本内容和概念

1. 微尘颗粒 PM2.5 的种类与疾病的关系　大气污染损害人体健康已被临床证实。例如，漂浮在大气中的微尘颗粒物如二氧化硫、氮氧化物、碳氢化合物、重金属以及病原微生物等被人吸入而造成疾病，对人的健康危害极大。每人每天 24h 平均要吸入约 1 万升空气，当空气中含这些微尘颗粒通过呼吸道进入肺泡，可迅速被转移入血液循环，此过程不经过肝脏解毒直接进入血液循环。其中的有害气体、重金属、气溶胶等造成人体伤害。微尘粒可损害血管内皮功能，造成红细胞凝集输送氧的能力下降，血氧分压降低，对贫血和血液循环障碍等有基础病的患者来说，引起充血性心力衰竭和冠状动脉变化等心脏疾病，产生致命严重后果。

人体自然结构决定了对 PM2.5 微尘粒没有过滤和阻拦能力。微尘粒径 10μm 以上的会被挡在人的鼻子外面；粒径介于 2.5~10μm 之间的颗粒物，能够沉积呼吸道，但部分可通过气管纤毛的运动排出体外，对人体健康危害相对较小；而粒径在 2.5μm 以下的微尘颗粒不能被阻挡。被吸入后会直接由支气管进入肺泡，干扰氧气与血液交换，引发包括哮喘、支气管炎和心血管病等方面的疾病（表 9-2）。

表 9-2　24h PM2.5 平均值标准值分布如下

空气质量等级	24h PM2.5 平均值标准值 /（μg/m³）
优	0~35
良	35~75
轻度污染	75~115
中度污染	115~150
重度污染	150~250
严重污染	大于 250

2. 微尘颗粒物引发呼吸系统疾病　大气中的大多数多环芳烃吸附在微尘颗粒物的表面。流行病学的调查发现，大气微尘颗粒中的多环芳烃与人呼吸道疾病和心血管的发病率相关。

分析本教学案例："初冬王师傅出现气喘有鸣音、咳嗽，白细胞计数发现嗜酸性粒细胞比例升高，体温 36.9℃"，患者的职业是长途卡车司机，工作环境接触大气灰霾中的微尘颗粒物。当第一次接触大气微尘颗粒物就可使人体致敏，但不发病。当二次再接触相同微尘颗粒物，即可出现变态反应，发生免疫系统的免疫应答，亦发生临床症状，表现为呼吸道通气障碍，或功能紊乱，比如气管平滑肌收缩、管腔狭窄，出现哮喘伴有鸣音，对机体造成了伤害。

1963 年起 Gell 与 Coombs 按变态反应发生发展，提出四型分型法，即Ⅰ型——速发型（immediate type）；Ⅱ型——细胞毒型（cytotoxic type）/细胞溶解型；Ⅲ型——免疫复合物型（immune complex type）；Ⅳ型——迟发型（delayed type）或细胞介导型（cell mediated type）。

临床最常见的一种是速发型（Ⅰ型变态反应），是它是由 IgE 介导，肥大细胞和嗜碱性粒细胞等效应细胞以释放生物活性介质的方式参与反应；发生快，消退亦快；常表现为生理功能紊乱，而无严重的组织损伤;有明显的个体差异和遗传倾向。王师傅出现哮喘伴有鸣音即是Ⅰ型变态反应(图9-8)。

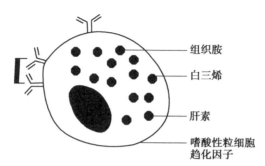

图9-8 肥大细胞速发型模式图(Ⅰ型变态反应)

变态反应的发生需要具备两个主要条件:

(1)对这种抗原易发生变态反应的特应性体质,与遗传相关。其概率遵循遗传法则。

(2)与抗原二次接触,有特应性体质的人与抗原首次接触时即可被致敏,但不产生临床反应;被致敏的机体再次接触相同抗原时,就可发生反应,其时间不定,快者可在再次接触后数秒钟内发生,慢者需数天甚至数月的时间。

3. 微尘颗粒物对心血管的损害 血管内皮细胞是衬覆在全身血管内壁的一层单层扁平细胞,很容易受到损伤而被激活,使血管活性物质释放失衡,参与了多种心脑血管相关疾病的发生。PM2.5微尘颗粒经肺泡气 - 血屏障进入血管增加了对心血管病的发生率。

分析本实验项目案例"王师傅出现胸闷、四肢酸疼",是由于吸入微尘粒进入肺泡,在肺泡迅速被转移入血,有害气溶胶颗粒、重金属颗粒等溶解在血液中,损害血管内皮的功能,其有毒代谢产物由毛细血管循环释放入四肢肌肉而引起。

血管内皮是衬于血管腔面的单层扁平上皮,以往认为,内皮仅是一种机械屏障,为血液的流动提供一个平滑的物理表面。近年来揭示,内皮细胞的功能复杂多样,"内皮信号转导"在体内作极为重要的"调节组织",维持着心血管系统的稳态,当内皮功能障碍发生时,目前已知心血管疾病即可发生。例如,损伤了血管内皮细胞可增加内皮素的合成,导致内皮调节血管张力、抗血小板聚集和白细胞黏附、抗凝血和血栓形成等功能障碍。这些病理因素对动脉粥样硬化的形成起着始动的作用。这些变化表现为血管收缩异常、紧张度增加、血小板聚集、红细胞凝聚携氧力不足、白细胞黏附血栓形成等,造成心肌缺氧而发生胸闷,骨骼肌纤维缺氧而发生四肢酸疼。目前临床试图改善患者的内皮功能障碍,例如,应用L-精氨酸、血管紧张素转换酶抑制剂ACEI、β受体阻滞剂、降脂药、维生素C、超氧化物歧化酶、还原型谷胱甘肽、长期的体育锻炼、有氧运动可增加NO的释放,改善内皮依赖性舒张功能,起到治疗和积极预防内皮损害作用。

4. 预防微尘颗粒物对环境污染 减少工业、生活对环境的碳排放量;多种绿植,在阳台、露台、室外多栽绿色植物,增加生态级负离子(负氧离子,氧分子结合了自由电子而形成的)可以主动出击捕捉微尘粒物,使其凝聚而沉淀不远距离漂浮,有效减少空气2.5μm(PM2.5)及以下的微尘粒,避免健康危害;负氧离子进入人体能有效加强气管黏膜上皮的纤毛运动,影响上皮纤毛内呼吸酶的活性;可以改善肺泡的分泌功能及肺的通气和换气功能,从而缓解支气管痉挛、增加肺活量、改善心血管功能。对哮喘、胸闷等疾病有良好效果。

二、指导实验教学注意的问题

1. 实验案例教学目标分两个阶段实施 根据本教学案例的引导问题,可主导合适的教学目标。引导学生对案例进行分析。按照教学目标,本项目可分为两个实验阶段实施。鼓励学生根据案例引导的问题进行重新设计,只要能达到实验目标,允许学生设计不同的实验方案。如果实验方案合理,在不违背安全和现有实验条件下,经过筛选和答辩,允许学生组成实验小组在老师指导下进行实施。

2. 教师对两个阶段实验项目的教学指导

(1)实验项目一应注意的问题

1)蟾蜍在温水浸泡:强调蟾蜍于实验前在温水浸泡 3~4h,这样可以观察纤毛规律摆动更加活跃。

2)实验团队成员配合:由三个学生组成一组。

① A 学生取出蟾蜍,左手握住蟾蜍,示指按压头端,拇指按压背部,使其头部尽量前俯,右手持探针从相当于枕骨大孔处。

② B 学生右手用镊子打开蟾蜍的口腔,充分暴露口腔咽部,取其口腔舌咽部上颚黏膜或颊黏膜,剪成小薄片取下来。

③ C 同学准备好显微镜、生理盐水、粉笔末和载玻片。三个学生在镜下轮流观察纤毛的运动和对微尘颗粒的清除。

3)指导学生在镜下观察:在稍暗的视野下观察效果较好,镜下选择所取组织薄片的侧表面,清楚地看到纤毛像麦浪式的有规律地摆动。纤毛呈现亮区,纤毛呈单向的节律性摆动。

此实验项目可使学生认识环境污染与呼吸道疾病的关系,培养学生的观察、动手能力以及临床思维能力和团队合作精神。

(2)实验项目二应注意的问题

1)虚拟仿真实验是一个较新的实验模式,指导学生虚拟仿真实验的操作。同学们在虚拟环境条件,观察到肺泡内的气体与血管的交换;同时可观察到微尘粒物通过肺泡呼吸膜进入血液循环。

2)观察血管内皮细胞,可以研究和诊断心血管疾病。

①直接方式:内皮分离技术(铺片)的形态学观察是直接方式研究,对于心血管疾病检测,可通过显示血管内皮形态进行功能研究来实现,用于内皮细胞基因与蛋白表达、凋亡、损伤和复制等方面的研究,成为研究心血管疾病的有力工具。

②间接方式:影像学、分子生物学、免疫学等方法是通过间接方式研究,图像分析整合、统计,间接反映内皮细胞功能,方法烦琐而误差大,无法进行定量研究,不能直接观察内皮细胞形态改变。

3)关于动脉内皮细胞分离(铺片)试剂的配制及关键说明。

①明胶铺底片:配明胶溶液:明胶 5g、硫酸铬钾(铬明矾)0.5g、蒸馏水 1 000ml。

关键说明:在烧杯内加水后,再加明胶,用玻棒轻轻搅拌,低温加热至明胶溶解,再加入铬明矾溶解后,尽快放入冰水盆内,使溶液温度降至 20℃。将洗干净的载玻片放入该溶液中 5~10min,控干后,放 37℃烤干(可保质两年)。

②覆盖明胶玻片:1g 明胶加入 20ml 蒸馏水中,在水浴锅中煮溶解(应无气泡)。

关键说明:把明胶铺底片(上述①)提前半小时放入 60℃烤箱,然后将煮好的明胶溶液,用滴管平行均匀地涂在明胶铺底片上,重复涂 3 次(使液体垂直流下,避免有气泡),再将铺片放平,放入 37℃烤箱内 5h,该片应当天使用。

③中性缓冲固定液:37% 甲醛溶液 100ml、磷酸二氢钠 4g、磷酸氢二钠 6.5g 至 1 000ml 蒸馏水中溶解。

④ 4% 多聚甲醛溶液:取 40g 多聚甲醛加入 500ml 蒸馏水,用玻棒搅动加热 60~70℃,加入 1~2ml 5N 氢氧化钠溶液,使溶液清晰,冷却至室温、过滤,测量体积,加入等量 0.2M pH 7.2 的磷酸缓冲液(磷酸氢二纳 14g、磷酸二氢钾 2.7g 加水至 500ml),使 pH 7.2~7.4 即可。

4)鼓励学生参考本实验项目另行设计案例:鼓励学生根据已知的引导问题和教学目标,尝试设计 PM2.5 微尘粒损害人体的实验方案。学生以现有条件和所学知识,可通过图书馆和网络咨询阅读文献资料,组成实验团队设计实验方案。设计方案完成后,可以由教师指导在班级内公开答辩。选择具有科学性、可行性、创新性的实验方案,在实验室提供仪器、设备实施实验。实验完成后,可以总结经验、写出实验报告。教师根据整个实施过程综合评估学生的能力,并给出成绩。

三、学习效果评估(学生自我评价与教师评价相结合)

学习效果评估试行由教师评估和学生自我评估即"双方评估法",通过自我评估来提高学生的学习积极性、主动性和学生的自我反思能力。这对于我国正在全面推行的课堂革命、线下金课、一流课程建设都具有十分重要的意义。

马湉 马保华(山东大学)

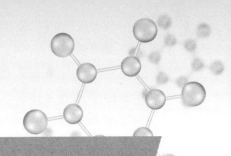

项目十

烧伤创面形成和修复的病理组织学观察

课程目标:1~3 为能力培养目标,4~6 为知识点目标,7 为素质培养目标。

1. 本实验结合临床案例背景,设计小鼠皮肤烧伤模型,观察不同程度皮肤烧伤的组织病理学变化,使同学理解皮肤的正常组织结构和烧伤的修复过程;解释细胞损伤与修复的概念(表 10-1)。

表 10-1　能力导向对应教学实施策略

能力与分级			实验项目实施				
			案例分析	问题导向	实验准备与操作	综合分析报告撰写	拓展思考
动手实践	0级要求				√		
团队合作		1级要求	√	√	√	√	
数据分析			√	√		√	
临床思维		2级要求	√	√		√	√
自主学习			√	√	√	√	
批判性思维			√	√			
探索和创新						√	√
科学研究认知			√	√	√	√	√

2. 学生通过相关问题引导,加深对不同程度皮肤烧伤所对应的临床表现的理解,训练临床思维能力与自主学习能力;学生以小组为单位进行烧伤动物造模及烧伤皮肤切片制作与观察实践,锻炼团队合作能力与动手实践能力(表 10-1)。

3. 学生通过调整烧伤处理时间,完成不同程度皮肤烧伤模型的建立。在小动物基本实验操作的基础上,进一步训练逻辑思维能力与探索创新能力(表 10-1)。

4. 学生通过显微镜观察烧伤后皮肤 HE 染色切片,正确认识皮肤的正常结构,并根据烧伤深度,对烧伤进行临床分型。

5. 学生根据烧伤后不同时间点皮肤表征变化、皮肤组织 HE 切片、Masson 染色和新生血管标记 CD34 免疫组化染色等多种实验方法,观察和分析皮肤组织烧伤、修复过程中各组织成分的变化,理解组织损伤的修复过程及特点。

6. 学生通过对各项实验结果的观察、分析,以小组为单位讨论总结不同程度皮肤烧伤及修复的形态学特征,完成系统实验报告,训练实验报告撰写及数据分析能力。

7. 动物实验是生命科学研究中的基本方法,为各种临床疾病的研究做出了重大贡献。尊重实验动物,合理利用小动物进行实验显得尤为重要。医学生应正确认识实验动物,合理利用动物进行疾病造模,在现有基础上充分认识细胞损伤与修复的基本病理改变,为进一步学习临床医学打好基础。

学生及学时:本课程为综合性实验,完成本实验课堂学时需 30 学时,学生另外需要课外时间查找资料和结果统计分析,实验以 3~5 人 / 组为宜。不同院校可根据本校的实际情况选择不同程度的小鼠烧伤模型分组和不同的烧伤修复时间分组,或实施全部实验过程。

第一部分 案例分析及实验操作

一、案例——小敏和妈妈的烧伤

（一）背景介绍

在日常生活或者实验室工作过程中,都可能因操作不当引起皮肤烧伤发生。皮肤损伤的面积和深度以及患者的全身情况都是判断伤情最基本的要素。因此,需要结合病史、临床表现、烧伤面积及深度以及患者的全身情况等,才可以准确地判断伤情。请分析如下案例,并思考相关问题。

（二）案例内容

一位32岁的妈妈一边带小孩一边做饭。期间6岁的女儿小敏不小心打翻了煤气炉上刚烧开的水,妈妈闻声赶往厨房,发现女儿身体皮肤泛红。妈妈在关煤气时,不小心被火烧伤手部。1h后二人被送至医院,孩子颈部及前胸部烧伤为红斑状,右上肢、左手、后背部烧伤为大水疱,剧痛,右足、左小腿被小水疱覆盖,感觉迟钝;妈妈右手背部为焦痂状。

（三）引导性问题

1. 案例中存在几种烧伤情况?

2. 孩子和妈妈的烧伤面积比例分别为多少? 如何计算烧伤面积?

3. 在烧伤面积的估算上,儿童与成人的区别是什么?

4. 如何根据临床表征来估计孩子和妈妈的烧伤深度?

5. 烧伤后应及时给予哪些处理? 就医后应进行哪些处理?

6. 烧伤后皮肤创面修复的表现和机制是什么? 是否会产生瘢痕或畸形?

二、实验目的

1. 本次实验设计小鼠皮肤烧伤模型,观察不同程度皮肤烧伤的组织病理学变化,使同学们理解皮肤的正常组织结构和烧伤的修复过程。

2. 观察烧伤后皮肤 HE 染色切片,根据烧伤深度,对烧伤进行分型。一般采用三度四分法,即分为Ⅰ°、浅Ⅱ°、深Ⅱ°、Ⅲ°。一般将Ⅰ°和浅Ⅱ°烧伤称为浅度烧伤,深Ⅱ°和Ⅲ°烧伤称为深度烧伤。

3. 根据烧伤后不同时间点皮肤表征变化、皮肤组织 HE 切片、Masson 染色和新生血管标记 CD34 免疫组化染色,观察和分析皮肤组织烧伤、修复过程中各组织成分的变化,了解组织损伤的修复过程及特点。

4. 学会组织的石蜡切片制作、HE 染色、特殊染色（Masson 染色）、免疫组化染色的原理和方法。

三、相关实验技术

【实验原理】

利用热损伤建立小鼠皮肤烧伤模型,通过控制烧伤时间的长短建立不同程度的烧伤。根据烧伤后不同时间点皮肤表征变化、皮肤组织 HE 切片、Masson 染色和新生血管标记 CD34 免疫组化染色,观察和分析皮肤组织烧伤、修复过程中各组织成分的变化,了解组织损伤的修复过程及特点。

【技术路线】

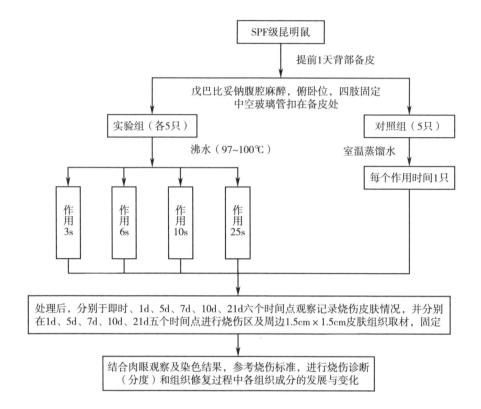

【实验材料】

1. **动物**　SPF 级昆明小鼠 25 只,雌雄不限,体重 20g 左右。

2. **器材**　体重秤、泡沫操作板、纸胶带、内直径 1cm 的中空玻璃管、手术器械(剪刀、镊子)、烧热水装置、温度计、10ml 注射器、包埋机、切片机、烤片机、湿盒等。

3. **试剂**　戊巴比妥钠(40mg/kg)(根据麻醉方式调整)、4% 多聚甲醛、梯度乙醇、二甲苯、石蜡、苏木精、伊红、CD34 抗体(Abcam)、免疫组化染色试剂盒、Masson 染色试剂盒等。

【实验步骤】

本实验设计了对照组、3s、6s、10s 和 25s 共 5 组,拟建立不同程度的小鼠烧伤模型。每个烧伤时间点取 5 只小鼠,分别用来观察烧伤后 1d、5d、7d、10d、21d 小鼠背部烧伤情况并对应取材进行烧伤皮肤组织的石蜡包埋及后续染色。

(一)备皮、麻醉、固定

1. 将小鼠背部皮肤剪毛(尽量剪除但不要伤及皮肤)。

2. 用 1% 戊巴比妥钠(40mg/kg)腹腔注射麻醉后,将小鼠至于俯卧位,四肢伸展,用胶带将其四肢固定在操作板上,使背部皮肤较平坦。

(二)烧伤处理

1. 室温(20~26℃)下,将两端开放、内径 1cm 的中空玻璃管直立于小鼠背部。

2. 其一端与小鼠备皮处皮肤紧密接触(接触压力保证水不流出且不对皮肤造成损伤),另一端用预热后的注射器快速向玻璃管内注入沸水(97~100℃)至 3ml 刻度线处(勿垂直朝向皮肤注水,应将注射器头朝向内壁,减少水压因素)。

3. 沸水与皮肤持续接触 3s、6s、10s、25s 后,迅速将操作板及小鼠连同中空的玻璃管翻转,将热水从上口倒出。

4. 对照组小鼠背部皮肤剪毛后,操作步骤同实验组,用室温蒸馏水代替沸水。(图 10-1)

（三）烧伤后处理

将烧伤后的小鼠分笼饲养并给予饲料和无菌水，保证垫料干燥清洁，通风良好，不予小鼠任何处理。

（四）组织标本处理

实验小鼠在烧伤后按照即时、1d、5d、7d、10d、21d 对烧伤皮肤进行大体肉眼观察并记录，并按照预先设定时间用乙醚麻醉处死，取背部烧伤区及周边 1.5cm×1.5cm 大小皮肤。

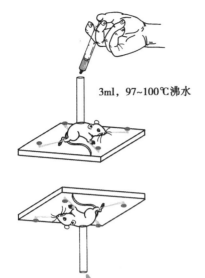

3ml，97~100℃沸水

用 4% 多聚甲醛中性固定液固定 6~8h 后，常规脱水、透明、浸蜡、包埋，制作 5μm 石蜡切片，进行 HE 染色、胶原纤维 Masson 染色和新生血管标记 CD34 免疫组化染色。

1. 石蜡包埋、切片　石蜡切片是组织学常规制片技术中最为广泛应用的方法，不仅用于观察正常细胞组织的形态结构，也是病理学和法医学等学科用以研究、观察及判断细胞组织形态变化的主要方法。

图 10-1　烧伤至预设时间后，整体翻转倒出热水，终止烧伤

原理：石蜡不溶于水而溶于二甲苯等有机溶剂，故用多聚甲醛固定好的组织须先用乙醇（脱水剂）脱去组织中的水，后用二甲苯（透明剂）置换出乙醇，此步骤为脱水、透明；再用融化的石蜡渗入组织块中，冷凝后变硬，此步骤为浸蜡、包埋，这样组织就可以包埋在硬度适中的石蜡中进行切片染色等后续实验了。

（1）取新鲜皮肤组织，4% 多聚甲醛（pH7.4）固定 6~8h。

（2）流水冲洗过夜或 8h。

（3）50% 乙醇 2h。

（4）75% 乙醇过夜或 8h。

（5）85% 乙醇 2h。

（6）95% 乙醇 2h。

（7）100% 乙醇Ⅰ、Ⅱ各 30min。

（8）二甲苯Ⅰ、Ⅱ各 30min。

（9）石蜡Ⅰ（水浴锅）1h，Ⅱ、Ⅲ各 2h。

（10）包埋。

2. HE 染色　苏木精 - 伊红染色法（hematoxylin-eosin staining），简称 HE 染色。HE 染色是组织学、病理学教学及科研中最基础、使用最广泛的技术方法之一。

原理：苏木精染液为碱性，可以将组织中的嗜碱性结构（如细胞核、核糖体及细胞质中的核糖核酸等）染成蓝紫色；伊红为酸性染料，可以将组织中的嗜酸性结构（如细胞内及细胞间的蛋白质以及细胞质的大部分结构）染成粉红色，使整个细胞组织的形态清晰可见。

（1）5μm 切片，烤片 15~30min。

（2）脱蜡：二甲苯Ⅰ、Ⅱ、Ⅲ各 10min（务必将蜡脱尽）。

（3）水化：100% 乙醇Ⅰ→ 100% 乙醇Ⅱ→ 95% 乙醇→ 85% 乙醇→ 75% 乙醇各 2~3min。

（4）流水缓冲 2min。

（5）甩干水分进行苏木精染色 3~10min（因组织不同而异）。

（6）流水缓冲 2min。

（7）1% 盐酸乙醇分化 1~2s。

（8）流水冲洗 2min。

（9）甩干水分进行伊红染色 3~10min。

（10）流水冲洗 2min。

（11）梯度乙醇脱水：75% 乙醇 → 85% 乙醇 → 95% 乙醇 → 100% 乙醇各 30s。

（12）二甲苯 5min。

（13）晾干后，树脂封片。

3. Masson 染色 原理：所谓三色染色通常是指用两种或三种阴离子染料混合，选择性地显示胶原纤维和肌纤维。该法染色原理与阴离子染料分子的大小和组织渗透有关；分子的大小由分子量来体现，小分子量易穿透结构致密、渗透性低的组织；而大分子量则只能进入结构疏松的、渗透性高的组织。然而，淡绿或苯胺蓝的分子量都很大，因此 Masson 染色后，肌纤维呈红色、胶原纤维呈绿色（淡绿）或蓝色（苯胺蓝），是用来显示组织中纤维以及炎性因子的染色方法之一。

（1）切片常规脱蜡至水，用配制好的 Weigert 铁苏木精染色 5~10min。

（2）1% 盐酸乙醇分化 1~2s，流水冲洗 2min。

（3）Masson 蓝化液反蓝，流水冲洗 2min。

（4）蒸馏水洗 1min。

（5）丽春红品红染色液染色 5~10min。

（6）在上述操作过程中按照蒸馏水：弱酸溶液 =2∶1 比例配制弱酸工作液，用弱酸工作液洗 1min。

（7）磷钼酸溶液 1~2min。

（8）用配制好的弱酸工作液洗 1min。

（9）苯胺蓝染色液染色 1~2min。

（10）用配制好的弱酸工作液洗 1min。

（11）95% 乙醇 → 100% 乙醇 → 100% 乙醇 → 100% 乙醇，各 5~10s。

（12）二甲苯透明 3 次，每次 1~2min。

（13）晾干后，中性树脂封片。

4. CD34 免疫组化染色 免疫组化，是应用免疫学原理——抗原抗体反应，即抗原与抗体特异性结合的原理，通过化学反应使标记抗体的显色剂（荧光素、酶、金属离子、同位素）显色来确定组织细胞内抗原（多肽和蛋白质），对其进行定位、定性及相对定量的研究。

原理：用酶标记的抗体与组织或细胞作用，然后加入酶的底物，生成有色的不溶性产物或具有一定电子密度的颗粒，可以通过光镜或电镜对细胞或组织内的相应抗原进行定位或定性研究。

（1）5μm 切片，烤片 15~30min。

（2）脱蜡：二甲苯Ⅰ、Ⅱ、Ⅲ各 10min（务必将蜡脱尽）。

（3）水化：100% 乙醇Ⅰ → 100% 乙醇Ⅱ → 95% 乙醇 → 85% 乙醇 → 75% 乙醇各 2~3min。

（4）流水缓冲 2min。

（5）抗原修复：采用微波加热修复，修复液为柠檬酸盐缓冲液。具体方法为：先将修复液加热至沸腾，然后放入玻片，先使用中火 8min，然后低火 8min。一般要求热修复时间达到 15min 才能达到比较好的抗原修复作用。

（6）冷却：一般采用流水降温冷却法，即将容器置于自来水中缓慢降温，降温不宜过快，30min 为好，部分实验室采用自然冷却法。

（7）灭内源性过氧化物酶：注意从此时开始应一直将玻片置于湿盒中保湿。滴加液体前先用免疫组化专用笔绕组织一圈，甩干组织上的水分，用力不要过猛，然后滴加 3% 的过氧化氢 - 甲醇溶液（或者医用 3% 的过氧化氢），室温 15min。

（8）PBS 洗 3 次，每次 3min。

（9）封闭：甩干组织上的液体，滴加与二抗来源相同的非免疫血清，室温封闭 20min。

（10）封闭时可提前配制一抗，用抗体稀释液或 PBS 按照 1∶（100~400）（酌情）比例稀释一抗。

每块组织滴加 10~30μl 抗体即可,每次使用必须新鲜配制,抗体稀释后尽快使用。

（11）孵育一抗：不需 PBS 洗,甩干组织上的液体后滴加适量一抗,4℃孵育过夜。

（12）复温：从 4℃拿出后,置于室温复温 15min。

（13）PBS 洗 3 次,每次 3min。

（14）孵育二抗：甩干组织上的液体,滴加适量二抗,每张切片 10μl 左右即可,注意液体面积要大于组织面积,否则显色时容易出现边缘效应（假阳性）,室温孵育 30min（若显色不佳,可尝试将二抗孵育条件改为室温孵育 2h 后再在 37℃环境中孵育 30min）。

（15）PBS 洗 3 次,每次 3min。

（16）提前配制 DAB 显色液（1：50）,配好后避光保存,30min 内使用。

（17）DAB 显色：甩干组织液体,滴加 DAB 显色液,每张 10μl 即可。一般显色时间为几分钟,若显色时间过快,可加大 DAB 稀释比例。

（18）终止显色：流水冲 3min。

（19）苏木精复染（染细胞核）,必要时 1% 盐酸乙醇分化 2s,流水冲 3min。

（20）梯度乙醇脱水：75% 乙醇→85% 乙醇→95% 乙醇→100% 乙醇,各 3min（与分化时所用乙醇分开）。

（21）封片：晾干后中性树脂封片。

（五）结果观察

制片后在显微镜下观察组织并拍照记录皮肤组织中各成分的变化情况。

1. 观察指标如下：

（1）实验小鼠烧伤后即时、1d、5d、7d、10d、21d 烧伤皮肤大体肉眼观察并记录（颜色变化、是否水肿、面积大小变化及与周边正常皮肤之间的关系）。

（2）不同烧伤程度下不同时间点小鼠烧伤皮肤 HE 切片观察（皮肤各层组织细胞、附属器、胶原纤维排列、血管、炎细胞等）。

（3）不同烧伤程度下不同时间点小鼠烧伤皮肤 Masson 染色观察（胶原纤维）。

（4）不同烧伤程度下不同时间点小鼠烧伤皮肤 CD34 免疫组化染色观察（新生血管）。

2. 图例（图 10-2）

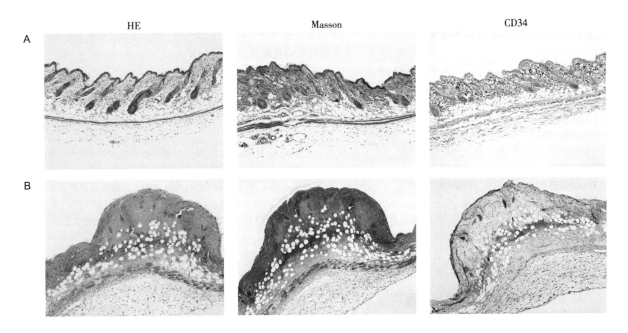

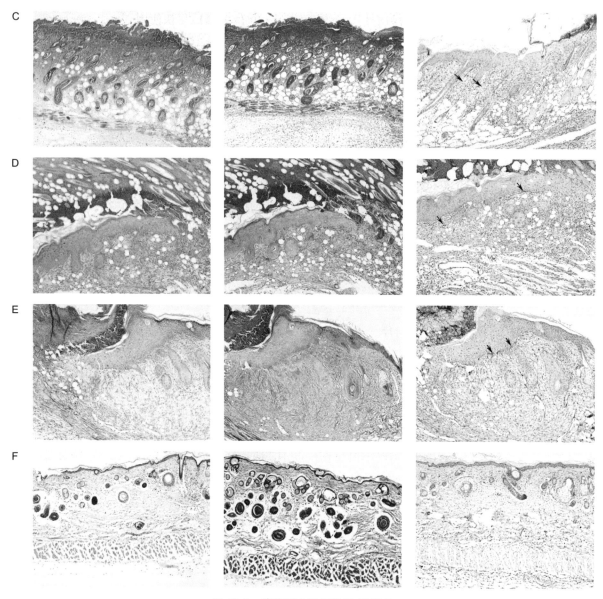

图 10-2 烧伤后皮肤切片染色观察

A. 对照组：皮肤结构完整，富含胶原纤维，未见新生血管。

B. 10s 烧伤组 1d。HE 染色：可见损伤累及皮肤全层，毛囊等附属器破坏，大量炎细胞浸润，组织充血水肿；Masson 染色：可见胶原纤维坏死，少量胶原纤维残留；CD34 免疫组化：未见 CD34 染色阳性新生血管增生。

C. 10s 烧伤组 5d。HE 染色：仍可见组织炎细胞浸润，伤口边缘棘层细胞开始增厚，肉芽组织形成；Masson 染色：可见少量胶原纤维；CD34 免疫组化：出现新生血管（黑色箭头）。

D. 10s 烧伤组 7d。HE 染色：棘层细胞明显增厚，并向下侵入，肉芽组织增生；Masson 染色：胶原纤维含量增加；CD34 免疫组化：新生血管数量增加。

E. 10s 烧伤组 10d。HE 染色：棘层细胞明显增厚，并向下侵入，肉芽组织逐渐成熟；Masson 染色：成纤维细胞合成大量胶原纤维；CD34 免疫组化：新生血管数量明显增加。

F. 10s 烧伤组 21d。HE 染色：皮肤结构、毛囊等附属器基本恢复正常；Masson 染色：胶原纤维含量接近正常皮肤，且纤维方向逐渐与表皮平行；CD34 免疫组化：肉芽组织演化为瘢痕组织，新生血管成熟，数量减少。

【分析与思考】

1. 小鼠皮肤与人类皮肤在组织结构上是否有差异？

2. 影响烧伤的主要因素有哪些？

3. 小鼠备皮的方法和备皮时应注意的问题？用剪刀和脱毛膏的区别？

4. 皮肤组织包埋时应注意什么?

5. 做 HE、免疫组化等染色时需要对哪些试剂进行哪些相应的常规防护措施?

6. 免疫组化染色时为何要进行抗原修复? 针对不同组织有哪些不同的抗原修复方法?

7. 选择 CD34 标记新生血管的原理和优缺点。

【注意事项】

1. 由于实验研究的是皮肤组织全层的结构,因此在备皮时应保证备皮区域皮肤完好无损。

2. 小鼠皮肤烧伤后在没有治疗措施的情况下会自然产生炎症反应修复等过程,因此应保证小鼠烧伤后的活动环境为 SPF 级别,垫料、饲料和饮用水应常更换,保证洁净稳定的饲养环境。

3. 染色时所接触的二甲苯等有机试剂挥发性较强,因此应在通风橱中操作。

第二部分 教师授课指南(教师用书部分)

一、案例涉及的基本内容和概念

(一)热力烧伤

热力烧伤,指由火焰、热液、高温气体、激光、炽热金属液体或固体等所引起的组织损害,为通常所说的或狭义的烧伤(临床也有将热液、蒸气所致的烧伤称之为烫伤)。

判断伤情最基本的要素是烧伤面积和深度,同时还应考虑全身情况:如休克、重度吸入性损伤或较重的复合伤。

1. 烧伤面积的估算 是指皮肤烧伤区域占全身体表面积的百分数。为了便于记忆,将体表面积划分为 11 个 9% 的等份,另加 1%,构成 100% 的总体表面积,即头颈部 =1×9%;躯干 =3×9%;双上肢 =2×9%;双下肢 =5×9%+1%,共 11×9%+1%(会阴部)。

部位		占成人体表面积 /%		占儿童体表面积 /%
头颈	发部	3		
	面部	3	9×1 9%	9+(12- 年龄)
	颈部	3		
双上肢	双上臂	7		
	双前臂	6	9×2 18%	9×2
	双手	5		
躯干	躯干前	13		
	躯干后	13	9×3 27%	9×3
	会阴	1		
双下肢	双臀	5		
	双大腿	21		
	双小腿	13	9×5+1 46%	9×5+1-(12- 年龄)
	双足	7		

估算面积的时候,女性和儿童有所差别。一般成年女性的臀部和双足各占6%;儿童头大,下肢小,可按照以下方法计算:头颈部面积 =[9+(12- 年龄)]%,双下肢面积 =[46-(12- 年龄)]%。

此外,不论患者性别、年龄,患者并指的掌面约占体表面积的 1%,可用于粗略估算烧伤面积。

2. 烧伤深度的判定 一般采用三度四分法,将烧伤深度分为Ⅰ°、浅Ⅱ°、深Ⅱ°、Ⅲ°。一般将Ⅰ°和浅Ⅱ°烧伤称为浅度烧伤,深Ⅱ°和Ⅲ°烧伤称为深度烧伤。

Ⅰ°烧伤:仅伤及表皮浅层,生发层健在。表面红斑状、干燥、灼烧感、再生能力强,3~7d 脱屑痊愈,短期内可有色素沉着。

浅Ⅱ°烧伤:伤及表皮的生发层和真皮乳头层。局部红肿明显,有大小不一的水疱形成,内含淡黄色澄清液体,水疱皮如剥脱,创面红润、潮湿、疼痛明显、创面靠残存的表皮生发层和皮肤附件(汗腺、毛囊)的上皮再生修复,如不感染,创面于 1~2 周内愈合,一般不留瘢痕,但多有色素沉着。

深Ⅱ°烧伤:伤及真皮乳头层以下,但仍残留部分网状层,深浅不尽一致,也可有水疱,但去疱皮后,创面微湿,红白相间,痛觉较迟钝。由于真皮内有残存的皮肤附件,创面修复可依赖其上皮增殖形成上皮小岛,如不感染,可融合修复,需时 3~4 周。但常有瘢痕增生。

Ⅲ°烧伤:又称为焦痂型烧伤。全层皮肤烧伤,可深达肌肉甚至骨骼、内脏器官等,创面蜡白或焦黄,甚至炭化。硬如皮革,干燥,无渗液,发凉,针刺和拔毛无痛觉。可见粗大栓塞的树枝状血管网(真皮下血管丛栓塞)。由于皮肤及其附件全部被毁,3~4 周后焦痂脱落,创面修复有赖于植皮或上皮自创缘健康皮肤生长。愈合后多形成瘢痕,且常造成畸形。

3. 烧伤严重程度分度　为了对烧伤严重程度有一基本估计,作为设计治疗方案的参考,我国常用下列分度法:

轻度烧伤:Ⅱ°烧伤面积 10% 以下。

中度烧伤:Ⅱ°烧伤面积 11%~30%,或有Ⅲ°烧伤但面积不足 10%。

重度烧伤:烧伤总面积 31%~50%;或Ⅲ°烧伤面积 11%~20%;或Ⅱ°、Ⅲ°烧伤面积虽不到上述百分比,但已发生休克等并发症,或存在较重的吸入性损伤、复合伤等。

特重烧伤:烧伤总面积 50% 以上;或Ⅲ°烧伤 20% 以上。(图 10-3)

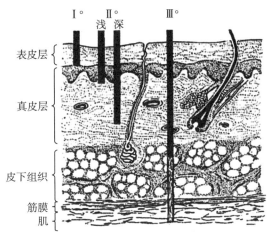

图 10-3　热烧伤深度示意图

(二)皮肤创伤愈合的基本过程

最轻度的创伤仅限于皮肤表皮层,可通过上皮再生愈合。稍重者有皮肤和皮下组织断裂,并出现伤口;严重的创伤可有肌肉、肌腱、神经的断裂及骨折。以皮肤手术切口为例,愈合的基本过程如下:

1. 伤口早期变化　伤口局部有不同程度的组织坏死和血管断裂出血,数小时内便出现炎症反应,表现为充血、浆液渗出及白细胞游出,故局部红肿。早期白细胞浸润以中性粒细胞为主,3d 后转为巨噬细胞为主。伤口中的血液和渗出液中的纤维蛋白原很快凝固形成凝块,有的凝块表面干燥形成痂皮,凝块及痂皮起着保护伤口的作用。

2. 伤口收缩　2~3d 后边缘的整层皮肤及皮下组织向中心移动,于是伤口迅速缩小,直到 14d 左右停止。伤口收缩的意义在于缩小创面。伤口收缩是由伤口边缘新生的肌成纤维细胞的牵拉作用引起的,此时正是肌成纤维细胞增生的时间。

3. 肉芽组织增生和瘢痕形成　大约从第 3d 开始从伤口底部及边缘长出肉芽组织填平伤口。毛细血管大约以每天延长 0.1~0.6mm 的速度增长。其方向大都垂直创面,并呈襻状弯曲。肉芽组织没有神经,故无感觉。第 5~6d 起成纤维细胞产生胶原纤维,其后一周胶原纤维形成甚为活跃,以后逐渐缓慢下来。随着胶原纤维越来越多,出现瘢痕形成过程,大约在伤后 1 个月瘢痕完全形成。可能由于局部张力作用,瘢痕中的胶原纤维最终与皮肤表面平行。

4. 表皮及其他组织再生　创伤发生 24h 内,伤口边缘的基底细胞即开始增生,并在凝块下面向伤口中心迁移,形成单层上皮,覆盖于肉芽组织的表面。当这些细胞彼此相遇时,则停止迁移,并增生分化为鳞状上皮。健康的肉芽组织对表皮再生十分重要,因为它可以提供上皮再生所需的营养及生长因子。

皮肤附属器(毛囊、汗腺及皮脂腺)如遭到完全破坏,则不能完全再生,而出现瘢痕修复。

(三)损伤的修复

损伤造成机体部分细胞和组织丧失后,机体对所形成缺损进行修补恢复的过程,称为修复,修复后可完全或部分恢复原组织的结构和功能。参与修复过程的主要成分包括细胞外基质和各种细胞。修复过程可概括为两种不同的形式:①由损伤周围的同种细胞来修复,称为再生(regeneration),如果完全恢复了原组织的结构及功能,则称为完全再生;②由纤维结缔组织来修复,称为纤维性修复,以后形成瘢痕,故也称为瘢痕修复。在多数情况下,由于有多种组织发生损伤,故上述两种修复过程常同时存在。在组织损伤和修复过程中,常有炎症反应。

1. 再生

(1)上皮组织的再生:鳞状上皮缺损时,由创缘或底部的基底层细胞分裂增生,向缺损中心迁移,先形成单层上皮,以后增生分化为鳞状上皮。

(2)纤维组织的再生:在损伤的刺激下,受损处的成纤维细胞进行分裂增生。成纤维细胞可由静止状态的纤维细胞转变而来,或由未分化的间叶细胞分化而来。幼稚的成纤维细胞胞体大,两端常有突起,突起亦可呈星状,胞质略呈嗜碱性。电镜下,胞质内有丰富的粗面内质网及核糖体,说明其合成蛋白的功能很活跃。胞核体积大,染色淡,有1~2个核仁。当成纤维细胞停止分裂后,开始合成并分泌前胶原蛋白,在细胞周围形成胶原纤维,细胞逐渐成熟,变成长梭形,胞质越来越少,核越来越深染,成为纤维细胞。

(3)血管的再生

1)毛细血管的再生:毛细血管的再生过程又称为血管形成,是以生芽(budding)方式来完成的。首先在蛋白分解酶的作用下基底膜分解,该处内皮细胞分裂增生形成突起的幼芽,随着内皮细胞向前移动及后续细胞的增生而形成一条细胞索,数小时后便可出现管腔,形成新生的毛细血管,进而彼此吻合构成毛细血管网。增生的内皮细胞分化成熟时还分泌Ⅳ型胶原、层粘连蛋白和纤维连接蛋白,形成基底膜的基板。周边的成纤维细胞分泌Ⅲ型胶原及基质,组成基底膜的网板,本身则称为血管外膜细胞,至此毛细血管的构筑遂告完成。新生的毛细血管基底膜不完整,内皮细胞间空隙较大,故通透性较高。为适应功能的需要,这些毛细血管还会不断改建,有些管壁增厚发展为小动脉、小静脉,其平滑肌等成分可能由血管外未分化间叶细胞分化而来。

2)大血管的修复:大血管离断后需要手术吻合,吻合处两侧内皮细胞分裂增生,互相连接,恢复原来内膜结构。但离断的肌层不易完全再生,而由结缔组织增生连接,形成瘢痕修复。

2. 细胞再生的影响因素

(1)细胞外基质:细胞外基质(ECM)在任何组织中都占有相当的比例,它的主要作用是把细胞连接在一起,借以支撑和维持组织的生理结构和功能。

1)胶原蛋白:胶原蛋白是动物体内最常见的一种蛋白,为所有多细胞生物提供细胞外支架。Ⅰ、Ⅱ、Ⅲ型胶原为间质性或纤维性胶原蛋白,体内含量最为丰富。Ⅳ、Ⅴ、Ⅵ型胶原为非纤维性(或无定形)胶原蛋白,存在于间质和基底膜内。

2)弹力蛋白:各种组织,如血管、皮肤、子宫和肺组织在结构上需要弹性以发挥功能。虽然张力强度是由胶原蛋白提供的,但这些组织的回缩能力则由弹力纤维来完成。在大血管壁(如主动脉)、子宫、皮肤和韧带中存在大量弹力蛋白。

3)黏附性糖蛋白和整合素:二者在结构上并不相同,但其共同特性为其既能与其他细胞外基质结合,又能与特异性的细胞表面蛋白结合。这样,它们就把不同的细胞外基质、细胞外基质与细胞之间联系起来。包括纤维粘连蛋白、层粘连蛋白和整合素。

4)基质细胞蛋白:是一类新命名的分泌性蛋白,可与基质蛋白、细胞表面受体及能作用于细胞表面的其他分子(如生长因子、细胞因子或蛋白水解酶)相互作用。包括骨连接素、血栓黏合素等。

5)蛋白多糖和透明质酸素:常见的蛋白多糖包括硫酸肝素、硫酸软骨素和硫酸皮肤素。它们在调控结缔组织的结构和通透性中具有多重作用。透明质酸素是大分子蛋白多糖复合物的骨架,与调节细胞增殖和迁移的细胞表面受体有关。

在损伤修复过程中,ECM经代谢调整,其成分也会有所改变,如Ⅲ型胶原减少而Ⅰ型胶原增多,使组织修复能力增强。

(2)生长因子:当细胞受到损伤因素的刺激后,可释放多种生长因子,刺激同类细胞或同一胚层发育来的细胞增生,促进修复过程。尽管有许多化学介质都可影响细胞的再生与分化,但以多肽类生长因子最为关键,它们除刺激细胞的增殖外,还参与损伤组织的重建。包括血小板源性生长因子

PDGF、成纤维细胞生长因子 FGF、表皮生长因子 EGF、转化生长因子 TGF、血管内皮生长因子 VEGF 及具有刺激生长作用的其他细胞因子（IL-1 和 TNF）等。

（3）纤维性修复：组织结构的破坏，包括实质细胞与间质细胞的损伤，常发生在伴有坏死的炎症中，并且是慢性炎症的特征。此时，即使是损伤器官的实质细胞具有再生能力，其修复也不能单独由实质细胞的再生来完成，因此这种修复首先通过肉芽组织增生，溶解、吸收损伤局部的坏死组织及其他异物，并填补组织缺损，以后肉芽组织转化成以胶原纤维为主的瘢痕组织，修复便告完成。

1）肉芽组织的成分和形态：肉芽组织由新生薄壁的毛细血管以及增生的成纤维细胞构成，并伴有炎细胞浸润，肉眼表现为鲜红色，颗粒状，柔软湿润，形似鲜嫩的肉芽故而得名。

镜下可见大量由内皮细胞增生形成的实性细胞索及扩张的毛细血管，对着创面垂直生长，并以小动脉为轴心，在周围形成祥状弯曲的毛细血管网。新生毛细血管的内皮细胞核体积较大，呈椭圆形，向腔内突出。在此种毛细血管的周围有许多新生的成纤维细胞，此外，常有大量渗出液及炎细胞。炎细胞中常以巨噬细胞为主，也有多少不等的中性粒细胞及淋巴细胞。巨噬细胞能分泌 PDGF、FGF、TGF-β、IL-1 及 TNF，加上创面凝血时血小板释放的 PDGF，进一步刺激成纤维细胞及毛细血管增生。巨噬细胞及中性粒细胞能吞噬细菌及组织碎片，这些细胞破坏后释放出各种蛋白水解酶，能分解坏死组织及纤维蛋白。

肉芽组织中一些成纤维细胞的胞质中含有肌细丝，此种细胞除有成纤维细胞的功能外，尚有平滑肌细胞的收缩功能，因此称其为肌成纤维细胞。成纤维细胞产生基质及胶原。早期基质较多，以后则胶原越来越多。

2）肉芽组织的作用及结局：肉芽组织在组织损伤修复过程中有以下重要作用：①抗感染保护创面；②填补创口及其他组织缺损；③机化或包裹坏死，血栓，炎性渗出物及其他异物。

肉芽组织在组织损伤后 2~3 天内即可出现，自下向上（如体表创面）或从周围向中心（如组织坏死）生长推进，填补创口或机化异物。随着时间的推移（如 1~2 周），肉芽组织按其生长的先后顺序，逐渐成熟。其主要形态标志为：间质的水分逐渐吸收减少；炎细胞减少并逐渐消失；部分毛细血管管腔闭塞，数量减少，按正常功能的需要少数毛细血管管壁增厚，改建为小动脉和小静脉；成纤维细胞产生越来越多的胶原纤维，同时成纤维细胞数量逐渐减少，胞核变细长而深染，变为纤维细胞。时间再长，胶原纤维量更多，而且发生玻璃样变，细胞和毛细血管成分更少。至此，肉芽组织成熟为纤维结缔组织，并且逐渐转化为老化阶段的瘢痕组织。

二、案例问题类型的分析和能力培养体系

（一）案例问题类型的分析和能力培养体系

案例设计模式：该案例配套设计了一系列的引导问题。教师在使用本案例时，可以根据不同的引导性问题组合形成不同的待解决问题，该系列问题可供不同院校需要的难易程度和学时长短需求设立备选。不同院校可选择不同程度的小鼠烧伤模型分组和不同的烧伤修复时间分组，或实施全部实验过程。

通过对这些问题的分析，由教师主导形成合适的教学目标。对案例进行分析，在教师用版本中给出了参考资料，教师可以引导学生辨析案例中的重要信息，进行诊断和思考，并引导出该实验设计所涉及的问题。引导学生对待解决的问题进行方案设计，在教师把关后进行小组实验。鼓励学生在教案中提出的实验方案基础上，可以根据实验目的和实验的具体情况进行不同实验方案的设计。如果实验方案合理，在不违背安全和现有实验条件，允许学生实施。

（二）案例问题的深度分析

1. 案例中关键信息发生顺序的分析（图 10-4）。

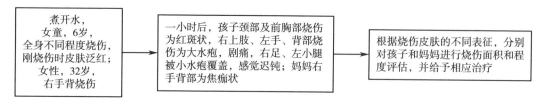

图 10-4　案例信息联系图解

2. 案例中关键信息解析（图 10-5）。

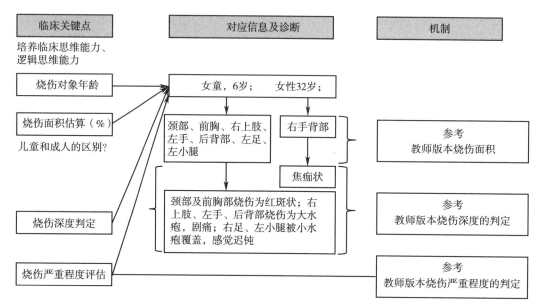

图 10-5　案例关键信息分析图解

（三）实验设计分析

目的：本次实验设计小鼠皮肤烧伤模型，观察不同程度皮肤烧伤的组织病理学变化，使同学们理解皮肤的正常组织结构和烧伤的修复过程（图 10-6）。

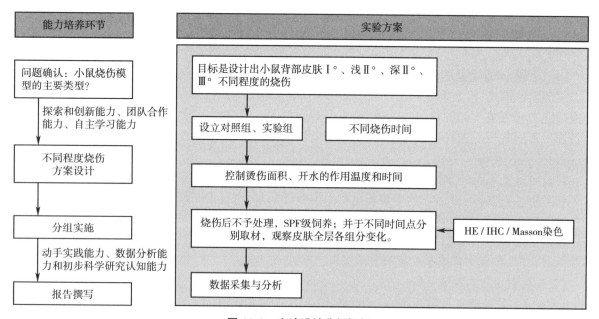

图 10-6　实验设计分析解析

注:在实施过程中,需要向学生提供可选物品和技术清单,以利于学生进行方案设计,有利于教师把握学生的实验过程。

三、如何进行能力培养效果的评估

能力培养效果以形成性评价为主,目前以考察能力培养所涉及的环节(案例分析、问题提出和解决方案的设计、研究报告、设计方案的答辩和审查)的过程和记录为主,各部分均占一定比例的分数,再将学生自评与教师评价相结合,最终得出能力培养效果的评估结果。

王雅楠　陈海滨(汕头大学医学院)

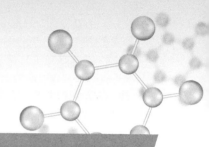

项目十一

雄激素和 GM-CSF 对血发生的影响

课程目标:1~3 为能力培养目标,4~6 为知识点目标,7 为素质培养目标。

1. 本实验结合临床案例背景和血发生基础知识而设计,在实验准备过程中培养医学生的自主学习能力,以及对临床知识、基础知识相结合的综合思考和分析能力(表 11-1)。

表 11-1 能力导向对应教学实施策略

能力与分级			实验项目实施				
			案例分析	问题导向	实验准备与操作	综合分析报告撰写	拓展思考
动手实践	0级要求				√		
团队合作		1级要求	√	√	√	√	
数据分析			√	√		√	
临床思维		2级要求	√	√		√	√
自主学习			√	√	√	√	√
批判性思维			√	√	√	√	√
探索和创新						√	√
科学研究认知			√	√	√	√	√

2. 学生通过实验操作,培养团队合作能力、观察能力和动手实践能力(表 11-1)。

3. 学生在完成数据分析和实验报告的过程中,培养查阅相关文献,统计学知识的应用、数据总结分析能力和探索学习精神(表 11-1)。

4. 学生在分析临床案例的基础上,陈述肿瘤相关化疗药的副作用,分析再生障碍性贫血发生的常见原因、临床表现、治疗方法以及预后等。

5. 学生通过显微镜观察,辨认不同种类的血细胞,说明其功能、正常值以及变化的意义。

6. 学生通过分析实验结果,描述雄激素和 GM-CSF 等因子对血发生的作用效果,解释其作用机制,总结临床骨髓抑制的发病原因和治疗原则以及相关的拓展内容。

7. 学生通过整个实验的完成,培养主动学习能力、动手实践能力,以及初步的通过实验探索医学临床问题的科研能力。

学生及学时:本课程为综合性实验,针对医学课程内容的学习进度,实验可以安排给涉及血细胞以及血发生、肿瘤治疗、化疗药的作用与不良反应、科研方法初步实践等相关内容学习的医学生。完成本实验课堂学时需 30 学时，学生另外需要课外时间查找资料和结果统计分析，实验以 3~5 人 / 组为宜。不同院校可根据本校的实际情况选择只观察外周血或同时观察外周血和骨髓的变化。时间设计也可仅使用 7d 组或 14d 组的不同安排，或实施全部实验过程。

第一部分　案例分析及实验操作

一、案例——患者的病情为何加重了？

1. 背景介绍

红骨髓是人体的造血器官，它主要是由血窦和造血组织构成。血窦是进入红骨髓的动脉毛细血管分支后形成的窦状腔隙，形状不规则，管径大小不一。造血组织位于血窦之间，它的基质是网状纤维和网状细胞，它们构成网架，网孔中充满不同发育阶段的各类血细胞和间充质细胞等。造血组织中最原始、最幼稚的细胞就是造血干细胞，相当于造血的"种子"细胞。造血干细胞具有高度的自我更新能力和多向分化能力。造血干细胞由一个细胞分裂为两个细胞，其中一个细胞仍然保持干细胞的生物特性，从而保持身体内干细胞数量相对稳定。而另一个则分化为各类造血祖细胞，经历各系血细胞的前体细胞阶段、幼稚阶段、成熟阶段。这些细胞发育成熟后从造血组织穿过内皮细胞进入血窦，最后释放到外周血中。除以上造血细胞外，骨髓内还含有其他一些基质细胞，如网状细胞、内皮细胞、吞噬细胞等。多能干细胞在特定的微环境条件下增殖更新，正如"种子"需要在合适的"土壤"中才能正常发育。造血组织中的这些基质细胞可以分泌多种细胞因子，集落刺激因子诱导各系造血祖细胞的分化，提供了多能干细胞生存的微环境，就好比是"土壤"。骨髓的造血干细胞（种子）与造血微环境（土壤）任何一方出现异常都将会导致血发生异常。

请分析以下案例，设计完成实验，通过结果观察和数据分析，探讨骨髓造血的影响因素以及与临床表现和治疗之间的关系。

2. 案例内容

薛先生，72 岁，近两月无明显诱因出现反复咳嗽，无咯血，无胸痛，无发热。诊所医生给予抗生素服用，疗效不佳。近 3 天出现咳嗽带血，自觉有胸闷。查体：血压 120/80mmHg，皮肤无出血点，双肺呼吸音粗，无啰音，心腹未见异常，下肢不肿。CT 检查提示胸腔积液，肺部多处结节，进一步行 PET/CT 和穿刺病理检查，诊断肺鳞癌并扩散，驱动基因检测阴性。医生和患者分析病情后，决定给予铂类双药化疗方案治疗。7 天后患者出现周身乏力，食欲减退，腹胀不适等症状，不能耐受治疗。复查 CT 和外周血后，医生告知家属，肺内肿瘤大小无明显改变，但患者骨髓出现抑制，需要进一步治疗恢复骨髓造血。家属表示不理解，认为患者平时体健，入院之前患者精神、进食和活动都无明显大碍，治疗 7 天后病情反而"加剧"。

3. 引导性问题

（1）导致骨髓抑制的因素有哪些？其作用机制是什么？

（2）如何诊断骨髓抑制以及骨髓抑制的分级？

（3）关于骨髓抑制，患者可能进一步出现哪些症状及其预后？医生应该做哪些临床处理？原理是什么？

二、实验目的

1. 学会血涂片、骨组织切片制作；Giemsa 染色、HE 染色方法；光镜下辨认不同种类的血细胞。
2. 观察雄激素和 GM-CSF 对血发生的作用效果，比较并分析雄激素和 GM-CSF 的作用机制。
3. 了解科研实验设计的基本原则以及常用的数据统计分析方法。
4. 结合实验数据分析骨髓抑制发病的常见原因、临床表现、诊断和治疗原则。

三、实验路线

建议学生可根据实验目的,自主设计技术路线,在现有实验条件可以满足的情况下,允许学生组成团队在实验室实施(图 11-1)。

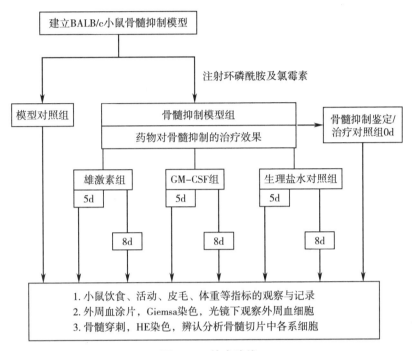

图 11-1 技术路线

四、实验材料

1. **实验动物** 雌性 BALB/c 小鼠,8 周龄,体重 20~25g 左右。
2. **实验仪器** 自动脱水包埋机,游标卡尺,天平,显微镜等。
3. **实验器材** 注射器,毛细吸血管,剪刀,手术刀,镊子,玻片,玻璃瓶,染缸等。
4. **所需试剂** 环磷酰胺,氯霉素,丙酸睾酮,GM-CSF,Giemsa 染液,甲醇,生理盐水,甲醛溶液固定液,HE 染色系列试剂等。

五、实验方案

1. 骨髓造血功能抑制小鼠模型制备

(1) 全雌性 BALB/c 小鼠 24 只随机分为 2 组:对照组(3 只)、实验模型制备组(21 只)。

(2) 实验模型组 21 只小鼠采用腹腔注射环磷酰胺 100mg/kg 及氯霉素 62.5mg/kg,每天一次,连续 5d;对照组腹腔注射等体积生理盐水。

(3) 模型制备期间每天同一时间观察记录小鼠进食、活动、皮毛、体重等指标。

(4) 模型制备第 6d:①实验模型组 21 只和正常对照组 3 只小鼠采外周血涂片,Giemsa 染色,光镜下观察外周血细胞,分类计数白细胞以计算各类细胞比例;②实验模型组随机抽取 3 只小鼠,取胸骨经中性缓冲甲醛溶液固定 12h,骨髓脱钙液脱钙后脱水、包埋,切片、HE 染色,对骨髓切片中各系细胞进行辨认计数;③动物解剖观察记录肝、脾的大小质地及颜色。

（5）实验模型制备成功的 18 只小鼠进入下一步雄激素和 GM-CSF 药物处理。

2. 雄激素和 GM-CSF 的处理及对血发生的影响

（1）实验组 18 只小鼠随机分为 3 组,每组 6 只。

①雄激素组:丙酸睾酮 1mg/kg 皮下注射,每天 1 次。

②GM-CSF 组:GM-CSF 5μg/kg 皮下注射,每天 1 次。

③生理盐水对照组:等体积生理盐水皮下注射,每天 1 次。

（2）药物处理 5d 后:①采外周血涂片,Giemsa 染色,光镜下观察外周血细胞,分类计数白细胞以计算各类白细胞比例;②每组随机取 3 只小鼠,取胸骨经中性缓冲甲醛溶液固定 12h,骨髓脱钙液脱钙后脱水、包埋、切片、HE 染色,对骨髓切片中各系细胞进行辨认计数;③解剖小鼠,观察记录肝、脾的大小质地及颜色。

（3）上述实验模型制备成功后,每组剩余 3 只小鼠继续药物处理 3d,共计 8d 后:①采外周血涂片,Giemsa 染色,光镜下观察外周血细胞,分类计数白细胞以计算各类白细胞比例;②每组随机取 3 只小鼠,取胸骨经中性缓冲甲醛溶液固定 12h,骨髓脱钙液脱钙后脱水、包埋、切片、HE 染色,对骨髓切片中各系细胞进行辨认计数;③解剖小鼠,观察记录肝、脾的大小质地及颜色;④期间观察记录小鼠进食、活动、皮毛、体重等指标。

3. 数据统计分析　采用 SPSS 软件,统计分析实验结果。

附:血涂片及 Giemsa 染色方法。

1. 外周血涂片制作（图 11-2）

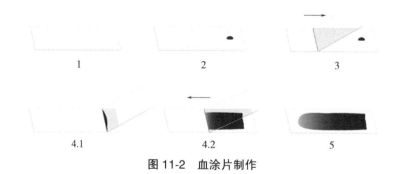

图 11-2　血涂片制作

（1）取一张干净的载玻片,铅笔作标记。

（2）外周血一滴约 10~20μl 于玻片一侧距边约 1cm 中央处。

（3）取推玻片短侧边轻轻贴紧载玻片空白处,向血滴轻轻贴近,边贴边调整角度。

（4）待血滴沿推玻片展开快到两侧时,匀速紧贴载玻片向前推进（载玻片手持要平稳,尽量保持血滴均匀向两侧延展。勿使用推玻片来回移动、推调）。

（5）空气中轻甩动快速晾干血涂片,即可染色。

2. 血涂片 Giemsa 染料的配制

（1）Giemsa 浓缩染液:将 Giemsa 染粉 1g 放入研磨钵中,加入 66ml 甘油充分研磨,置 60℃水浴 2h,溶解后加入甲醇 66ml 混匀,于室温、棕色瓶内保存数天即可使用,可长期保存。

（2）Giemsa 染料工作液:Giemsa 浓缩染液 50ml 加 pH 6.5 生理盐水缓冲液至 500ml,混匀,工作液可保存 1 个月左右。

3. 血涂片 Giemsa 染色

（1）将血涂片平放在染色架上,蜡笔划线可防液体外溢。

（2）血涂片自然干燥后,滴 Giemsa 染液数滴覆盖血片,染约 5min。

（3）滴加稍多体积的生理盐水缓冲液,用吸耳球将其与染液吹匀,染约 5min。

（4）慢慢摇动玻片,然后用细的自来水流从玻片的一侧冲去染液(不要先倒去染液再冲水,以防染液沉积在标本上)。

（5）待血片自然干燥后(或用滤纸吸干),即可镜检。

六、思考问题

1. 环磷酰胺、顺铂等化疗药对骨髓和造血的影响?

2. 骨髓抑制是否有自身恢复的可能?

3. 雄激素和 GM-CSF 对血发生的作用效果在实验中有何不同,推广到临床的使用指征?

4. 雄激素和 GM-CSF 的作用机制分别是什么?

5. 骨髓与外周血比较,实验或者临床治疗效果最敏感的指标? 造血功能恢复的先后顺序?

6. 除外周血和骨髓外,化疗药物、雄激素、GM-CSF 对机体其他器官如肝、脾、整体功能状态的影响?

7. 你还能联系哪些雄激素或者化疗药对机体影响的例子?

第二部分　教师授课指南（教师用书部分）

一、相关背景资料

1. 概述　骨髓与造血。

骨髓存在于骨松质腔隙和长骨骨髓腔内,由多种类型的细胞和网状结缔组织构成,根据其结构不同分为红骨髓和黄骨髓。红骨髓是人体的造血器官,它主要是由血窦和造血组织构成。血窦是进入红骨髓的动脉毛细血管分支后形成的窦状腔隙,形状不规则,管径大小不一。造血组织位于血窦之间,它的基质是网状纤维和网状细胞,它们构成网架,网孔中充满不同发育阶段的各类血细胞和间充质细胞等。初生时期,骨内充满的全部是红骨髓,具有活跃的造血功能。成年后,红骨髓主要存在于一些扁骨、不规则骨和长骨的骨骺内,以椎骨、胸骨和髂骨处最为丰富,造血功能也最为活跃。

红骨髓造血组织包括不同发育阶段的各系血细胞,其中最原始、最幼稚的就是造血干细胞,相当于造血的"种子"细胞。造血干细胞有两个重要特征,即高度的自我更新能力、多向分化能力。造血干细胞采用不对称的分裂方式,由一个细胞分裂为两个细胞。其中一个细胞仍然保持干细胞的一切生物特性,从而保持身体内干细胞数量相对稳定,这就是干细胞自我更新。而另一个则进一步增殖分化为各类造血祖细胞,经历各系血细胞的前体细胞阶段、幼稚阶段、成熟阶段。这些细胞发育成熟后从造血组织穿过内皮细胞进入血窦,最后释放到外周血中,即外周血红细胞、血小板、粒细胞、单核细胞和淋巴细胞。

除以上造血细胞外,骨髓内还含有其他一些基质细胞,如网状细胞、内皮细胞、吞噬细胞等。多能干细胞在特定的微环境条件下增殖更新,正如"种子"需要在合适的"土壤"中才能正常发育。造血组织中的这些基质细胞可以分泌多种细胞因子,集落刺激因子诱导各系造血祖细胞的分化,提供了多能干细胞生存的微环境,就好比是"土壤"。骨髓的造血干细胞(种子)与造血微环境(土壤)任何一方出现异常都将会导致血发生异常或者肿瘤。

肿瘤患者的临床放疗、化疗、一些药物的使用以及工作生活接触的某些化学物质,可抑制骨髓造血功能、诱发再生障碍性贫血的可能。再生障碍性贫血简称再障,以骨髓造血细胞增生减低和外周血全血细胞减少为特征,临床以贫血、出血和感染为主要表现。骨髓抑制的治疗根据临床原因和表现不同有雄激素、粒细胞巨噬细胞集落刺激因子以及免疫疗法等不同的处理方案。

本实验设计以化学药物诱导小鼠制备骨髓造血功能抑制动物模型,然后分组予以雄激素和GM-CSF处理,收集不同药物、不同时间处理后小鼠的骨髓和外周血变化,探讨分析雄激素和GM-CSF对血发生的影响。教师在使用本案例时,可以根据学校的情况选择只观察外周血或同时观察外周血和骨髓的变化。时间设计也可仅使用7d组或14d组的不同安排,或实施全部实验过程。

2. 雄激素与骨髓抑制治疗　雄激素是一类具有生物活性的甾体化合物,睾酮进入体内,在肾组织和巨噬细胞内,通过5α-降解酶的作用,形成活力更强的5α-双氢睾酮,它对效应组织的作用主要通过靶细胞内的雄激素受体(AR)。雄激素受体是一种配体依赖性的反式转录调节蛋白,主要分布于雄激素效应细胞的胞核及胞浆内。较大剂量的雄激素可以刺激骨髓的造血功能,特别是红细胞的生成。可能与雄激素促进肾脏红细胞生成素增多和直接刺激骨髓正铁血红素的合成相关。对于骨髓中其他型细胞,雄激素也有刺激促生长作用。临床首选雄激素,对再生障碍性贫血进行治疗。

3. GM-CSF说明书

别名:粒细胞-巨噬细胞集落刺激因子、升白能、沙格莫丁、沙格司亭、莫拉司亭。

外文名:GM-CSF、Levcomax、Sargramostim、Molgrastim。

适应证:本品适用于癌症化疗和在用骨髓抑制疗法时所引起的白细胞减少症,亦适用于治疗骨髓衰竭患者的白细胞低下,也可预防白细胞减少时可能潜在的感染并发症,还能使感染引起的中性粒细胞减少加快恢复。

用量用法:本品为无菌冻干粉剂,用稀释液溶解后,静注或皮下注射。剂量视具体病情而定,应调节剂量使白细胞计数维持在所期望的水平,通常为低于 $10 \times 10^9/L$。在骨髓增生异常综合征,再生障碍性贫血伴白细胞减少,使用剂量为每公斤体重 3μg,皮下注射,每天 1 次。癌症化疗所引起的白细胞减少症为每公斤体重 5~10μg,皮下注射,每天 1 次。在化疗停止 1d 后方可使用,持续 7~10d。骨髓抑制,每天每公斤体重 5~10μg,静滴 4~6h,每天 1 次。

二、实验指导注意事项

1. 骨髓抑制造模的关键步骤 化疗药物剂量的掌握是实验成功的关键步骤,剂量太低可能造模不成功,过大剂量有可能导致动物死亡,实验者注意摸索合适药物剂量。

2. 小鼠骨髓抑制造模成功标准

(1)外周血常规显示:全血细胞或白细胞减少。

(2)骨髓活检显示:不同发育阶段的各系造血细胞减少。

三、数据统计分析后提示并考评学生是否思考以下问题

1. 实验模型制备组、正常对照组小鼠骨髓细胞和外周血细胞数量和比例的比较分析——化疗药对骨髓和造血的影响。

2. 治疗组、生理盐水对照组不同时间骨髓细胞和外周血细胞数量和比例分析——骨髓抑制自身恢复的可能。

3. 相同药物处理处理 0d、5d、8d 骨髓细胞和外周血细胞数量和比例——雄激素和 GM-CSF 对血发生的作用效果。

4. 相同时间下,睾酮和 GM-CSF 处理组骨髓细胞和外周血细胞数量和比例——雄激素和 GM-CSF 的作用机制。

5. 骨髓与外周血比较——治疗效果最敏感的指标;造血功能恢复的先后顺序。

6. 化疗药物、雄激素、GM-CSF 对小鼠肝、脾、整体功能状态的影响——临床意义。

7. 其他应用拓展,如运动员使用雄激素类违禁药物对心身以及运动成绩的影响等。

四、贯穿整个实验过程的评价及反馈(学生自我评价与教师评价相结合)

学习效果评估试行由学生自我评估(包括对自我和实验安排的反馈)和教师评估即"双方评估法",以促进学生的学习积极性、主动性,并不断提升课程设置。具体包括以下方面:

1. 文献查找阅读能力。

2. 问题的提出和解决能力。

3. 操作动手和实验记录能力。

4. 对结果的观察和分析表达能力。

5. 反馈建议和意见:实验设计安排、教师指导情况、对学生的评语等。

苏中静　陈海滨(汕头大学医学院)

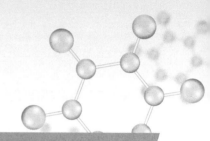

项目十二

心血管系统疾病高血压的形态学实验观察

课程目标:1~3 为能力培养目标,4~6 为知识点目标,7 为素质培养目标。

1. 通过病理标本和切片的观察实践,培养医学生对疾病组织器官大体和细胞不同层面的观察和描述能力,同时也是医学生三基的能力训练(表 12-1)。

表 12-1　能力导向对应教学实施策略

能力与分级				实验项目实施			
				案例分析	问题导向	综合分析报告撰写	拓展设计
动手实践	0级要求	1级要求	2级要求		√	√	
数据分析					√	√	
临床思维				√	√	√	
自主学习				√	√	√	√
批判性思维				√	√	√	√
科学研究认知				√	√	√	√
探索和创新						√	√

2. 通过完成实验报告、病变组织特点的绘图及高血压疾病三期的心、脑、肾三个重要器官的病变特点与正常器官的对比训练实验报告描写能力和对病变的比较分析能力(表 12-1)。

3. 通过案例结合标本改变特点,并查阅相关文献,培养临床思维和自主探索学习精神(表 12-1)。

4. 通过运用比较观察方法,重点学习高血压疾病三期的心、脑、肾三个重要器官的病变特点,熟悉对疾病形态学改变进行描述和诊断的方法,掌握对疾病镜下形态学改变进行绘图、示意的基本方法和技能,并尝试根据所观察到的疾病改变分析该疾病临床可能出现的症状、体征和结局。

5. 以临床案例为先导,围绕 W2H2(What、Why、How、How do)思维网络提出问题展开讨论,促进小组讨论和团队合作等学习方式的建立,初步掌握案例讨论的方法,学会对案例所提供的病史和临床检查资料、病理资料进行分析、整理和综合判断。

6. 运用所学知识拓展思考,结合高血压的病因、发病机制、病理变化、临床表现和治疗等,并查阅相关的文献,设计一个基于实验性高血压动物模型的综合性实验。

7. 高血压的健康宣教。

第一部分　案例分析及实验操作

一、临床案例——高血压疾病的危害大吗?

(一)背景介绍

高血压(hypertension)是以体循环动脉血压持续升高为主要特点的疾病,是我国最常见的心血管疾病之一,多见于30~40岁以后的中、老年人,是以全身的细小动脉硬化为基本病变的全身性疾病。此病一般起病缓慢,患者早期常无症状,或仅有头晕、头痛、心悸、耳鸣等症状,表面上看是一种独立的疾病,实际上是引发心、脑、肾和血管病变的一个重要的危险因素,如果治疗不当就会发展加重,并出现较严重的心肌梗死、脑卒中和肾功能衰竭等这些常见高血压并发症。因此,通过案例分析和病理实验课实践,让学生自主观察病理大体标本、组织切片,各小组学生进行案例分析、讨论,使学生掌握高血压疾病的病理改变特点和体内相关各器官病变的关系。

(二)案例内容

患者,男,55岁,工人。十余年来经常头痛、头昏,在情绪激动及工作紧张时加重,血压波动在(140~180)/(90~110)mmHg,间断服用降压药治疗。于入院前5天,感头晕、头痛症状加重,并出现心慌、视物模糊、神志恍惚、反应迟钝、语言不清、尿少而急诊入院。

体格检查:体温37.1℃,脉搏76次/min,呼吸18次/min,血压220/110mmHg,慢性病容,神志恍惚,反应迟钝,双瞳孔等大,对光反射不灵敏,眼底视神经乳头边界不清,视网膜动脉变细,视网膜可见散在片状出血,双肺(-),心尖区第二心音亢进。心电图:左心室肥厚。

实验室检查:血常规:血红蛋白140g/L,白细胞计数8.6×10^9/L。尿常规:蛋白(++),红细胞(+),颗粒管型1个/高倍镜。肾功能:尿素氮97mmol/L(正常2.9~7.5mmol/L),肌酐1 480μmol/L(正常44~133μmol/L)。

入院后,经降压及对症治疗,病情无好转且进行性加重,出现烦躁不安,尿量减少甚至无尿,于入院后2周呼吸及心跳停止,抢救无效死亡。

(三)引导性问题

1. 高血压的诊断标准?
2. 该患者可能患有哪些疾病,临床症状和体征的病理改变基础是什么?
3. 如果进行尸体解剖,心、肾和脑等器官可能有哪些病理表现?
4. 该患者的死亡原因是什么?
5. 试分析疾病的发展和演变过程。

二、高血压的形态学实验观察

【实验用品和标本】
心、脑、肾的大体病理标本和病理组织切片。

【标本观察和学习指导】
结合本案例,需要观察以下疾病的大体标本和镜检切片。

(一)大体标本

1. 高血压性心脏病(hypertensive heart disease)(图12-1)　心的正常解剖:心的外形呈前后略扁的圆锥形,大小与本人的右拳相似,在男性重约270g,在女性重约240g。心内、外膜光滑,左心室壁厚

0.8~1.2cm,右心室壁厚 0.3~0.4cm。二尖瓣和三尖瓣的游离缘分别借腱索连于左心室和右心室的乳头肌,主动脉瓣和肺动脉瓣均为半月形。其瓣膜的周径:二尖瓣为 10cm,三尖瓣为 12cm,主动脉瓣为 7.5cm,肺动脉瓣为 8.5cm。正常的瓣膜菲薄,半透明。腱索细长,富有弹性。

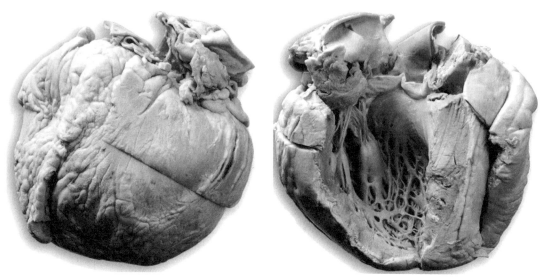

图 12-1 高血压心脏病心脏大体观察

观察要点:左心室肥大的形态特征。注意观察心脏大小、形状,左心室壁厚度、左心室乳头肌和肉柱、二尖瓣、心室腔等的变化并描述。判断离体心脏的大小改变可从心脏表面血管及被膜紧张程度进行观察,并以此推断重量的改变。切面观察要注意二尖瓣瓣膜的周径和瓣膜下 1cm 处左心室肌的厚度,同时注意乳头肌和肉柱的改变。长期慢性高血压因外周阻力增加,左心室因压力性负荷增加而发生代偿性肥大,心脏重量增加可达 400g(正常 250~350g)。左心室壁增厚,可达 1.5~2.0cm(正常 <1.0cm),乳头肌和肉柱增粗变圆;但心腔不扩张,甚而缩小,称向心性肥大。晚期左心室失代偿,心腔扩张,室壁相对变薄,乳头肌、肉柱变扁平,称离心性肥大。

【分析与思考】
(1)请描述该疾病的病变特点,现处于代偿期还是失代偿期?
(2)上述改变是如何发生的? 对机体有何影响?

2. 原发性颗粒性固缩肾(primary granular atrophy of the kidney)(图 12-2) 肾的正常解剖:肾脏是实质性器官,形似蚕豆,红褐色(经固定后呈灰白色),质柔软,表面光滑,外侧缘凸隆,内侧缘中部凹陷,其开口称肾门,内有肾盂、血管、淋巴管和神经丛。大小约为 11cm×6cm×3cm,每个重约 125~150g,肾表面有一致密结缔组织被膜,易剥离。切面皮髓质分界清楚,外层为皮质,厚约 0.5cm,内有许多细小红色点状颗粒,即肾小球。内层为髓质,厚约 2.5cm,颜色较淡,致密而有条纹,由 15~20 个肾锥体组成。锥体的头向内伸入肾小盏,形成肾乳头,乳头上有乳头管的开口。1~3 个肾乳头包被一个肾小盏,2~3 个肾小盏再合并成一个肾大盏,约 2~3 个肾大盏汇合成肾盂,出肾门移行为输尿管。近肾门处为肾盂和肾盏,呈鹿角状,容积约为 10ml。黏膜光滑而菲薄,呈灰白色,有光泽。

观察要点:由于肾入球动脉和肌型小动脉硬化,致使受累肾单位因缺血而萎缩、纤维化,导致肾体积和肾表面出现的改变。①肾体积缩小和肾表面呈均匀弥漫的细颗粒状是重要特征,伴随的肾重量、质地和被膜有哪些相应的改变? ②切面的肾皮质、髓质有哪些改变(增厚、变薄)(正常厚 3~5mm)? ③肾盂及肾盏周围组织有何改变? ④若有切断的小动脉,观察有何特点?

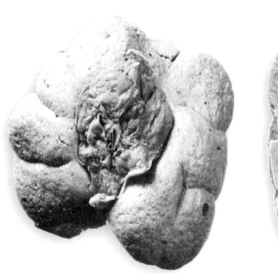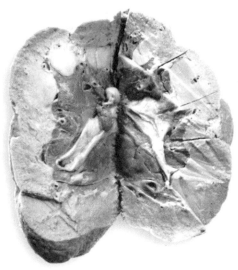

图 12-2　原发性颗粒性固缩肾大体观察

【分析与思考】

（1）请描述该疾病的病变特点。

（2）肾表面的颗粒是怎样形成的？对机体有何影响？

3. 脑出血（cerebral hemorrhage）（图 12-3）　观察要点：脑出血发生的部位，病灶大小、数量及与脑室的关系。发生脑出血后出血灶病变特点及周围脑组织的情况。出血区的脑组织完全被破坏，形成囊腔状，其内充满坏死脑组织和血凝块。脑出血俗称中风，是高血压最严重且往往是致命性的并发症，多为大出血，常发生于基底节、内囊，其次为大脑白质、脑桥和小脑，约 15% 发生于脑干。

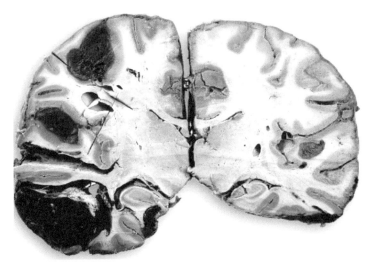

图 12-3　脑出血大体观察

【分析与思考】

（1）高血压引起脑出血的机制？

（2）患者出现脑出血后会有何临床表现？

（二）组织切片标本

1. 高血压心肌肥大（hypertensive cardiac hypertrophy）（图 12-4）　心肌细胞的正常组织学：正常心肌细胞呈细长纤维状，故又称心肌纤维。心肌纤维有分支并互相连接成网。两条心肌纤维相连处称为闰盘,在 HE 染色的标本中呈着色较深的阶梯状粗线。心肌纤维的核呈卵圆形,位居中央,多为单核,有的细胞含有双核。心肌纤维的胞浆较丰富,染色呈伊红色,高倍镜下可见到心肌细胞胞浆中有横纹状结构。

切片观察:主要观察心肌细胞的宽窄度和细胞核的大小及染色。可见心肌细胞粗大,胞质丰富,染色呈伊红色。部分细胞核也变大,染色加深,散在分布在肥大的心肌细胞中。

【分析与思考】

(1)高血压心肌肥大的大体改变和镜下改变的关系如何?

(2)上述改变是如何发生的? 对机体有何影响?

2. 颗粒性固缩肾(granular atrophy of the kidney)(图 12-5)　肾的正常组织学:肾实质由大量的肾单位和集合管系构成。肾单位是肾结构和功能的基本单位,由肾小球和与其相连的肾小管组成;其中,肾小球由肾小囊和血管球组成,肾小囊围在血管球的外周,血管球为圆形或椭圆形,是一团幡曲的毛细血管;肾小管管壁由单层上皮围成,包括近端小管、细段和远端小管。

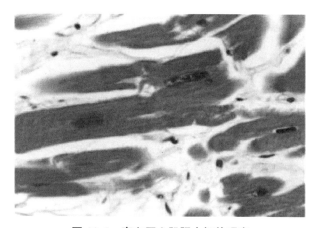

图 12-4　高血压心肌肥大切片观察

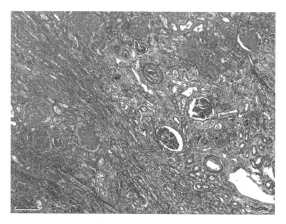

图 12-5　原发性颗粒性固缩肾切片观察

切片观察:低倍镜下肾脏结构基本清晰,见部分肾小球及相应的肾小管萎缩,间质有纤维组织增生及慢性炎细胞浸润。高倍镜下病变区的入球小动脉管壁增厚,呈无结构均质红染的玻璃样变性,管腔狭窄或闭塞;相应肾小球玻璃样变性或纤维化,所属肾小管萎缩或消失。相对正常的肾小球呈代偿性肥大,肾小管扩张,部分肾小管内可见管型。肾间质小动脉内膜也增厚,管腔狭窄,肾间质可见纤维组织增生及淋巴细胞浸润。

【分析与思考】

(1)颗粒性固缩肾大体改变和镜下改变的关系如何?

(2)上述改变是如何发生的? 对机体有何影响?

三、案例讨论

尸检摘要:心脏重 425g,体积比死者右拳大,心尖钝圆,外膜光滑。各瓣膜半透明,光滑菲薄。右心房、室无明显扩张,右室壁厚 0.4cm;左心腔扩张,左室壁厚 2.0cm,乳头肌、肉柱扁平。双肾体积缩小,表面呈细颗粒状,切面肾实质变薄,皮髓质分界不清。主动脉明显粥样硬化,以腹主动脉为甚。左冠状动脉前降支粥样硬化。双颈内动脉、脑底动脉、肾动脉、肠系膜动脉等见粥样硬化斑。大脑明显萎缩,脑回变窄,脑沟增宽。镜下,肾入球小动脉、脾中央动脉及脑细小动脉玻璃样变性,肾小球血管球纤维化。

【分析与思考】

以上述案例内容和尸检所见为先导,围绕 W2H2 思维网络提出问题并展开讨论:

1. What　为本例尸检各器官改变分别作出病理诊断,并各说明其依据。

2. Why　阐明这些病变相互间的关系。

3. How　分析本案例所涉及的临床问题,并讨论死亡原因。

4. How do　解决问题。让学生了解疾病的预防和治疗方法。

第二部分 教师授课指南（教师用书部分）

一、实验项目涉及的基本内容和概念

（一）高血压的诊断标准

我国采用的是 1999 年世界卫生组织 / 国际高血压学会治疗指南,高血压诊断标准是收缩压≥18.7Kpa（140mmHg）,舒张压≥12.0Kpa（90mmHg）。

（二）高血压的类型和病变特征

高血压（hypertension）是以体循环动脉血压持续增高为主要表现的疾病。高血压可分为原发性和继发性两大类。高血压病是指原发性高血压。根据病情发展速度不同,原发性高血压可分为良性和恶性两种类型。

1. 良性高血压病 良性高血压病（benign hypertension）又称缓进型高血压病（chronic hypertension）,约占原发性高血压病的 95%,病程长,进展缓慢。按病变的发展进程将本病分为三期:

第一期:功能紊乱期。此期的基本变化是全身细小动脉间歇性的痉挛,并可伴有高级中枢神经功能失调等。但血管无器质性病变。此期患者多无症状,往往偶然发现,或偶有头晕、头痛等症状,血压常有波动。

第二期:血管病变期。细动脉硬化是高血压病最主要的病变特征,主要表现为细动脉玻璃样变。由于血压增高和管壁缺氧,内皮细胞间隙开大,使血浆蛋白渗入血管壁内皮下以至更深的中膜;同时,平滑肌细胞分泌大量细胞外基质,平滑肌细胞因缺氧而变性、坏死,使血管壁逐渐由血浆蛋白和细胞外基质所代替,正常管壁结构消失,发生玻璃样变。光镜下,细动脉壁增厚呈均质红染结构,管腔变窄;同时,小动脉压力持续增高时,内膜纤维组织和弹力纤维也增生,管腔变窄。大动脉可无明显病变或伴发动脉粥样对比。临床上,血压持续于较高水平,失去波动性,症状明显,常有头晕、头痛、耳鸣眼花、失眠、乏力、注意力不集中等症状。

第三期:内脏病变期。随着细小动脉硬化和血压升高,各脏器发生继发性改变,其中以心、脑、肾最为重要。

（1）心脏:主要表现左心室心肌肥厚,又称高血压性心脏病（hypertensive heart disease）。因血压持续升高,外周阻力增大,心肌负荷增加,左心室代偿性肥大。心脏重量增加,可达 400g 以上。肉眼观左心室壁增厚,可达 1.5~2.0cm（正常 1.0cm 以内）。乳头肌和肉柱增粗,心腔不扩张,相对缩小,称为向心性肥大。光镜下心肌细胞变粗、变长,伴有较多分支。心肌细胞核肥大,圆形或椭圆形,核深染。晚期当左心室代偿失调,心肌收缩力降低,逐渐出现心腔扩张,称为离心性肥大,严重时可发生心力衰竭。

（2）肾脏:肾的病变表现为原发性颗粒性固缩肾（primary granular contracted kidney）或细动脉硬化肾（arteriolar nephrosclerosis）。由于肾细小动脉硬化,肾单位缺血萎缩、纤维化。肉眼观:双侧肾对称性缩小、表面弥漫性细颗粒状。镜下:肾小球发生纤维化和玻璃样变,相应的肾小管也萎缩消失,间质纤维组织增生,未受损的肾小球和肾小管代偿扩张。病变晚期由于肾单位丧失过多可引起肾功能衰竭。长期高血压致肾小动脉硬化、肾功能减退,可引起夜尿、多尿、蛋白尿及管型尿,尿中可见红细胞;晚期出现氮质血症和尿毒症。

（3）脑:由于脑的细小动脉痉挛和硬化,患者脑部可出现一系列病变,主要有高血压脑病、脑软化和脑出血。脑出血是高血压最严重的并发症,多发生于基底节区域（尤以豆状核区最多见）。

（4）视网膜病变:视网膜中央动脉发生细动脉硬化,严重者视乳头水肿,视网膜出血,视力减退。

2. 恶性高血压 恶性高血压（malignant hypertension）又称为急进性高血压,可由良性高血压恶化而来,或起病即为急进性,多见于青壮年,血压升高显著,尤以舒张压为明显,常高于130mmHg,病变进展迅速,较早即可出现肾衰竭。恶性高血压的基本病变为细动脉纤维素样坏死(或称坏死性细动脉炎)。小动脉表现为内膜显著增厚硬化。以肾和脑等脏器受累明显。

(1)肾脏病变:肉眼观肾脏表面平滑,有多个出血点,切面可见多个斑点状微梗死灶。镜下见细动脉纤维素样坏死和增生性小动脉内膜炎,坏死累及内膜和中膜,并有血浆成分内渗,使管壁增厚,入球小动脉坏死可累及肾小球,使肾小球毛细血管丛发生节段性坏死,细动脉坏死并发血栓形成可引起出血及微梗死。

(2)脑病变:脑的细小动脉亦可发生同样病变,常引起局部缺血、微血管梗死和脑出血。

患者病情进展迅速,多在一年内出现尿毒症、脑出血或心力衰竭等并发症死亡。

二、本实验涉及的问题思辨和能力培养

(一) 本实验所含问题的分析及能力培养体系

本实验案例为验证性实验,根据本实验教学案例的引导问题,引导学生对案例进行分析。在教师指导下,学生运用比较观察方法,重点学习高血压三期的心、脑、肾三个重要器官的病变特点。通过观察正常器官与病理标本,正常组织和病变组织,能正确辨认组织的形态特点和病理切片的病变;能掌握疾病从正常组织学到病理学改变过程中的演变规律。并以提出的实际案例为参考结合案例分析,对所涉及的病理变化、临床意义进行深度分析,旨在培养学生的科学思维能力和临床应用能力。

(二) 围绕W2H2思维网络提出问题展开讨论

1. What　为本例尸检各器官改变分别作出病理诊断,并各说明其依据。本例尸检各器官的病理诊断和依据分别为:

(1)心脏:高血压性心脏病(失代偿期),心脏重量增加,体积增大,左心室壁明显增厚,左心腔扩张。

(2)肾:原发性颗粒性固缩肾,双肾体积缩小,表面呈细颗粒状,切面肾实质变薄,皮髓质分界不清。镜下,肾小球血管球纤维化。

(3)大、中动脉:动脉粥样硬化,主动脉明显粥样硬化,以腹主动脉为甚。左冠状动脉前降支粥样硬化。双颈内动脉、脑底动脉、肾动脉、肠系膜动脉等见粥样硬化斑。

(4)脑:脑萎缩,大脑明显萎缩,脑回变窄,脑沟增宽。

2. Why　阐明这些病变相互间的关系。

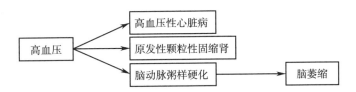

3. How　分析本案例所涉及的临床问题,并讨论死亡原因。

(1)分析本案例所涉及的临床问题:死者生前患有原发性高血压、动脉粥样硬化、慢性肾功能不全。依据是:

1)原发性高血压:①患者55岁,高血压病史十余年,入院时血压220/110mmHg(140/90mmHg)。②肾入球小动脉、脾中央动脉及脑细小动脉玻璃样变性。原因是:高血压病时,全身细小动脉持续痉挛,导致血管内膜缺血受损,通透性增高,血浆蛋白渗入内膜下,在内皮细胞下凝固,呈均匀、嗜伊红无结构的物质。使细小动脉管壁增厚、变硬,管腔狭窄、甚至闭塞,血流阻力增加,使血压升高,此即细动脉硬化症(arteriolosclerosis),可引起心、肾和脑的缺血。③主动脉、颈内动脉、脑底动脉、肾动脉、肠系膜等大中动脉粥样硬化。原因是:高血压时血流对血管壁的机械性压力和冲击作用,引起血管内皮损

伤和/或功能障碍,使内膜对脂质的通透性增加,血液中脂质进入内膜并引起巨噬细胞的清除反应和血管壁平滑肌细胞的增生,形成斑块。④心脏肥大,心脏重425g,左室壁厚2.0cm,左心腔扩张,乳头肌、肉柱扁平。高血压性心脏病:由于外周阻力增大,左心室因压力性负荷增加发生肥大。⑤双肾原发性颗粒性固缩肾,由于肾细小动脉硬化,肾单位缺血萎缩、纤维化。⑥视网膜病变,视网膜动脉玻璃样变性,视网膜可见散在片状出血。

2)动脉粥样硬化:主动脉、颈内动脉、脑底动脉、肾动脉、肠系膜等大中动脉粥样硬化。由于脑底动脉粥样硬化,大脑明显萎缩,脑回变窄,脑沟增宽。

3)慢性肾功能不全:病变晚期由于肾单位丧失过多可引起肾功能衰竭。长期高血压致肾小动脉硬化、肾功能减退,可引起夜尿、多尿、蛋白尿及管型尿,尿中可见红细胞;晚期出现氮质血症和尿毒症。

(2)分析本案例患者的死亡原因。

1)高血压危象:高血压危象是指发生在高血压病过程中的一种特殊临床现象。它是在高血压的基础上,周围小动脉发生暂时性强烈收缩,导致血压急剧升高的结果。可发生在各级缓进型高血压患者,亦可见于各种急进型高血压。因血压急剧升高引起急性脑水肿,患者可出现意识障碍、反应迟钝、烦躁不安等高血压危象症状,表现为瞳孔对光反射不灵敏,眼底视神经乳头水肿,其病情凶险,如抢救措施不力,可导致死亡。

2)尿毒症:血中尿素氮、肌酐明显增高,尿量减少甚至无尿。

4. How do 解决问题,让学生了解疾病的预防和治疗方法。

(1)预防:高血压是一种可防可控的疾病,对血压(130~139)/(85~89)mmHg正常高值阶段、超重/肥胖、长期高盐饮食、过量饮酒者应进行重点干预,定期健康体检,积极控制危险因素。

(2)治疗:发现高血压后,需要进行积极的干预治疗(生活方式干预与药物治疗并举)。治疗的目的是最大限度地降低心血管病的死亡和致残的危险,延长寿命,改善患者的生活质量,减缓靶器官损害,预防心、脑、肾并发症的发生,降低致残率及死亡率。

高血压的治疗包括两个方面,非药物治疗和药物治疗。

1)非药物治疗:也就是要有一个健康的生活方式。世界卫生组织推荐的合理膳食、适量运动、戒烟限酒、心理平衡,称为健康生活方式的四大基石。

2)药物治疗:根据不同患者的特点单独选用或联合应用各类降压药,可使大多数高血压患者的血压得到控制。目前用于降压的药物主要有利尿剂、β受体阻滞剂、钙拮抗剂、血管紧张素转换酶抑制剂、血管紧张素Ⅱ受体拮抗剂和α受体阻滞剂等六类。用药原则为从小剂量开始、合理的联合用药、使用长效制剂,即24h持续降压的药物。大多数患者需要终身服药。

三、学习效果评估

综合素质和能力培养效果以形成性评价为主,考察能力培养所涉及的环节,包括验证性实验的实施和结果、案例分析、实验方案的设计,以实验报告、病例分析报告、开题报告等几部分组成,各部分均占一定比例的分数。

彭慧琴(浙江大学)

参 考 文 献

[1] 陈杰,李甘地.病理学.2版.北京:人民卫生出版社,2013.

［2］马保华. 医学形态学实验. 2 版. 北京：科学出版社，2013.

［3］HORNING B，DREXLER H. Reversal of endothelial dysfunction in humans. Coronary Artery Disease，2001，12：463-473.

［4］马保华. 形态实验学. 济南：山东大学出版社，2005.

［5］BEHRENDT D，GANZ P. Endothelial function：from vascular biology to clinical application. Am J Cardiol，2002，90（suppl Ⅱ）：40-48.

［6］郑伯仁，陈桦，陈文旭，等. 一氧化氮、内皮素与高血压相关性的研究. 心血管康复杂志，2003，06：19-20.

［7］马建林，王圣，李新明，等. 冠心病患者内皮功能与血清 SOD，丙二醛含量相关. 心脏杂志，2006，03：82-84.

［8］陈孝平，汪建平. 外科学. 8 版. 北京：人民卫生出版社，2013.

［9］李玉林. 病理学. 8 版. 北京：人民卫生出版社，2013.

［10］刘毅，陈璧，贾赤宇. 小鼠不同深度蒸气烫伤模型的建立. 第四军医大学学报（J Fourth Milit Med Univ）1997；18（1）.

［11］任鹏，官大威，赵锐，等. 小鼠皮肤烫伤模型的建立. 第四军医大学学报（J Fourth Milit Med Univ）2012；28（2）：92-94.

［12］李和，李继承. 组织学与胚胎学. 3 版. 北京：人民卫生出版社，2015.

［13］邹仲之，李继承. 组织学与胚胎学. 8 版. 北京：人民卫生出版社，2013.

［14］葛均波，徐永健. 内科学. 8 版. 北京：人民卫生出版社，2013.

［15］CANELLOS GP，DEMETRI GD. Myelosuppression and "conventional" chemotherapy：what price，what benefit？ J Clin Oncol，1993，11（1）：1-2.

［16］FRIBERG LE，HENNINGSSON A，MAAS H，et al. Model of chemotherapy-induced myelosuppression with parameter consistency across drugs. J Clin Oncol，2002，20（24）：4713-4721.

［17］刘秋菊，姜玉珍，贾姣源. 化疗后骨髓抑制危险因素分析. 南昌大学学报：医学版，2005，45（3）：48-50.

［18］刘啸，祝彼得，徐浩，等. 再生障碍性贫血小鼠造模方法的实验研究. 甘肃中医药大学学报，2004，21（4）：17-19.

［19］陈志伟，祝彼得，严苏纯，等. 骨髓抑制性贫血小鼠模型的研究. 中国比较医学杂志，2006，16（5）：260-262.

［20］宋晓颖，袁宝军，郝冀洪. 血涂片常规染色的历史变迁与发展前景. 检验医学，2015，30（9）：962-967.

［21］BRENET F，SCANDURA JM. Cutting the brakes on hematopoietic regeneration by blocking TGFβ to limit chemotherapy-induced myelosuppression. Mol Cell Oncol，2015，2（3）：e978703.

［22］SINCLAIR M，GROSSMANN M，GOW PJ，et al. Testosterone in men with advanced liver disease：abnormalities and implications. J Gastroenterol Hepatol，2015，30（2）：244-251.

［23］WU C，NING H，LIU M，et al. Spleen mediates a distinct hematopoietic progenitor response supporting tumor-promoting myelopoiesis. J Clin Invest，2018，128（8）：3425-3438.

［24］陈杰，李甘地. 病理学. 3 版，北京：人民卫生出版社，2015.

第三章

实验机能学

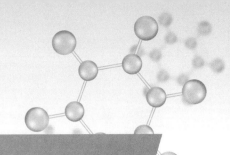

项目十三

血压测定

课程目标：本实验项目为基础性实验。

1. **知识目标** 掌握袖带法测量动脉血压的原理；按照教科书描述利用血压计测量静息状态下、坐位时右上臂的血压。

2. **能力目标** 袖带血压计的使用；通过组内及组间协作，设计并实施不同因素（如运动、左臂、不同体位、性别、体重、身高、生物钟等）对血压测定的影响。

3. **素质目标** 学以致用，了解高血压概念；知识应用，到社区测血压，为群众健康服务；科研思维，质疑、创新：袖带法血压计测血压的缺点、（可穿戴）设备最新进展，如果让你设计一款血压计，从何着手等；规则意识、安全意识。（表 13-1）

表 13-1 能力导向对应教学实施策略

能力与分级			实验项目实施					
			传统教学	协作学习	问题导向	多学科融合	混合式学习	拓展思考
知识	0级要求	1级要求	√	√	√	√	√	
技能			√	√	√	√		
数据分析		2级要求	√	√	√	√		
临床思维				√	√	√	√	
自主学习				√	√	√	√	
批判性思维				√	√	√	√	√
探索和创新				√	√	√	√	√
科学研究认知				√	√	√	√	√

注：本项目的"技能目标"为血压计的使用。

第一部分　学生用书

一、传统学习

1. **方法**　按照书本要求（静息下、坐位、右上臂）袖带法测量血压。

2. **内容及教学目标**

（1）了解袖带法测量血压的原理。

（2）学会使用血压计测量血压。

（3）了解自己的血压。

（4）实验安全（水银泄露）。

二、自主学习

1. **方法**　按照书本要求（静息下、坐位、右上臂）测定血压。

2. **问题导向学习**

（1）全体同学血压数据分析。

（2）男同学和女同学血压数据比较分析。

（3）左臂和右臂血压数据比较分析。

（4）不同体位血压数据对比分析。

（5）运动（量）血压数据对比分析。

（6）时辰（一天内不同时间）血压数据比较分析。

（7）精神情绪对血压的影响。

（8）体重、身高以及体重／身高比对血压的影响。

（9）家族史对血压的影响。

……

三、探究学习

1. **方法**　不同方法测量血压。

2. **问题导向学习**

（1）体检宝 app 测血压或 apple watch 测血压原理。

（2）将体检宝 app 或 apple watch 测得的血压与袖带法比较，有无差异？试解释该现象。

（3）将血压计发放给学生进行课外（或假期）社会实践活动，撰写体会。

四、评估

1. 根据书后评量表进行形成性评价（自评、评教等）并及时反馈和改进。

2. 对本实验的设计有何建议？

第二部分　教师授课指南（教师用书部分）

一、传统学习

1. **方法**　按照书本要求（静息下、坐位、右上臂）袖带法测量血压。
2. **内容及教学目标**
（1）袖带法测量血压的原理（略）。
（2）学会使用血压计测量血压（略）。
（3）填写自己的血压值并判断是否正常：高压值 / 低压值。
（4）实验安全（水银泄漏）及应急措施。

二、自主学习

1. **方法**　按照书本要求（静息下、坐位、右上臂）测定血压。
2. **问题导向学习**
（1）计算全体同学血压数据分析。
（2）统计男同学和女同学血压数据比较分析结果。
（3）统计左臂和右臂血压数据比较分析结果，融合解剖学知识进行解读。
（4）统计站立位、卧位与坐位血压数据对比分析结果。
（5）设计不同程度运动（量）对血压的影响结果。
（6）设计一天内 7：00、10：00、15：00、22：00、0：00 血压数据，分析。
（7）设计紧张、愤怒、兴奋等对血压的影响。
（8）设计并分析体重、身高以及体重 / 身高比对血压的影响。
（9）调研有无高血压家族史对血压的影响。

三、探究学习

1. **方法**　不同方法测量血压。
2. **问题导向学习**
（1）体检宝 app 测血压或 apple watch 测血压原理（请同学们自行查找资料，可小组讨论）。
（2）将体检宝 app 或 apple watch 测得的血压与袖带法比较，有无差异？试解释该现象（请同学们自行查找资料，可小组讨论）。
（3）将血压计发放给学生进行课外或（假期）社会实践活动，设计年龄、地域、气候、季节、种族等对血压的影响，撰写体会，收集学生报告，讨论分享。

四、评估

1. 根据书后评量表进行形成性评价（自评、评教等）并及时反馈和改进。
2. 反馈对本实验设计的建议。

董为人（南方医科大学）

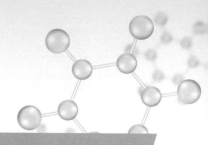

项目十四

神经干动作电位的引导、兴奋传导速度的测定和局麻药对神经干动作电位的影响

课程目标:1~3 为能力培养目标,4~6 为知识点目标,7 为素质培养目标。

1. 通过案例引导、制作蟾蜍坐骨神经 - 腓神经标本、记录蟾蜍坐骨神经干动作电位,达到培养学生分析问题、动手操作和临床思维能力的目标(0 级,表 14-1)。

表 14-1　能力导向对应教学实施策略

能力与分级			实验项目实施				
			案例分析	问题导向	实践操作	结果分析	拓展思考
动手实践	0级要求	1级要求			√	√	
团队合作			√	√			
数据分析		2级要求				√	
临床思维			√	√	√	√	√
自主学习			√	√			
批判性思维						√	√
探索和创新				√	√		√
科学研究认知			√	√		√	√

2. 在上述目标基础上,测定兴奋传导速度和不应期,达到培养学生分析问题、动手操作、自主学习和临床思维能力的目标(1 级,表 14-1)。

3. 进一步观察局麻药对神经干动作电位的影响,达到培养学生分析问题、动手操作、自主学习、团队合作和临床思维能力的目标(2 级,表 14-1)。

4. 掌握细胞外记录神经干复合动作电位的方法,了解蛙坐骨神经动作电位的基本波形及其形成机制。

5. 掌握测定神经干兴奋传导速度和不应期的基本原理和方法。

6. 了解局麻药利多卡因对神经干动作电位的影响及机制。

7. 本实验以机能学的知识点为核心,涉及临床案例和多个学科,促进学生对生理学、药理学等知识的理解与掌握,培养学生的动手操作能力、跨学科联想能力和临床思维能力。全部实验过程分为多个阶段完成,不同院校可根据本校的实际情况选择不同阶段实验,或实施全部实验过程。

第一部分　案例分析及实验操作

一、临床案例——神奇的神经阻滞

(一)背景介绍

动作电位(action potential,AP)是细胞发生兴奋的共同标志。在动作电位的触发下,神经末梢可以释放神经递质,肌肉才能收缩,腺体才会分泌。动作电位的产生以及动作电位的幅度依赖于细胞膜内外两侧 Na^+ 离子浓度的变化。基于这一特点,临床上针对神经干动作电位的产生和兴奋的传导,运用了一系列阻滞神经干动作电位的药物。根据下述案例,请同学们分析局麻药在临床实际中的应用。

(二)案例内容

患儿,男,11岁,体重30kg。两天前骑自行车时摔倒,致左侧肱骨上段病理性骨折,拟行手术治疗。术前检查无异常。进入手术室后给予患儿常规监测,建立静脉通道。选择在神经刺激器引导下,经左侧肌间沟入路行臂丛神经阻滞。常规准备后进行穿刺,当诱发相应的肌肉活动后,减小神经刺激器电流至0.4mA,仍有肌肉活动。回抽无血后,推注1%的利多卡因10ml加0.3%罗哌卡因10ml。15min后,检查麻醉完全阻滞后,行手术治疗,手术顺利。

(三)案例引导性问题

1. 神经刺激器引导下麻醉的原理是什么?
2. 神经刺激器和神经干动作电位的引导、兴奋的传导有什么联系?
3. 利多卡因、罗哌卡因的麻醉作用机制是什么?
4. 利多卡因、罗哌卡因常用于哪种手术麻醉?

临床麻醉药物种类繁多,根据不同手术和不同人群都有严格的适应证。其中局部麻醉药物是临床手术最常用的麻醉药物之一。根据不同的引导性问题简述实验设计原理并设计实验方案。

二、实验设计概述

动作电位是神经兴奋的客观标志,当神经上的某一点兴奋时,在兴奋部位与邻近未兴奋部位之间出现电位差。如果用两个引导电极置于正常完整的神经干表面,当兴奋通过第1个引导电极时,两个电极间会出现电位差,可记录到一个电位偏转波形;当兴奋波通过第2个引导电极时,则记录到一个相反的电位偏转波形,即神经干双相动作电位。如果两个引导电极之间的神经组织受到损伤时,兴奋只通过第1个引导电极,而不能传导至第2个引导电极。此时只能记录到1个方向的电位偏转波形,称为神经干单相动作电位。

神经干中不同类型的神经纤维传导动作电位的速度是不同的,其传导速度的快慢取决于神经纤维的直径、有无髓鞘、环境温度等因素。蛙类动物的坐骨神经干中以 $A\alpha$ 类纤维为主,传导速度大约为35~40m/s。测定神经冲动传导速度时,先测量刺激电极记录电极之间的距离,记为 S_1,然后测量神经干动作电位的潜伏期记为 T_1,之后将记录电极向远离刺激电极的方向移动一段距离,再次测量 S_2 和 T_2,根据 $V=(S_2-S_1)/(T_2-T_1)$ 求出神经冲动的传导速度。

神经细胞等可兴奋细胞在接受一次刺激兴奋后,其兴奋性会发生规律性的时相变化,依次经过绝对不应期、相对不应期、超常期和低常期,然后再恢复到正常水平。为了测定坐骨神经在一次兴奋后兴奋性的周期变化,先给神经干施加一个条件刺激使其兴奋,再用另一个检测性刺激施加在前一兴奋过程的不同时相,用以检测神经兴奋性的变化。

正常情况下,神经细胞膜的去极化有赖于 Na^+ 内流。局麻药利多卡因可与 Na^+ 通道细胞膜内侧受体结合后,引起 Na^+ 通道蛋白质构象变化,促使 Na^+ 通道的失活闸门关闭,阻滞 Na^+ 内流,因而能阻止动作电位的产生和阻断神经冲动的传导,使神经丧失兴奋性和传导性,发生传导阻滞,达到局部痛觉等感觉暂时消失的作用。

【实验对象】

蟾蜍或蛙。

【实验用品】

林格液(Ringer solution)、2% 利多卡因、生物信号采集与处理系统、张力换能器、蛙类手术器械、神经屏蔽盒、直尺、刺激电极、引导电极。

【方法与步骤】

1. 制备蟾蜍坐骨神经 - 腓神经标本

(1)破坏脑和脊髓:取蟾蜍一只,用水冲净。左手握住蟾蜍,用示指压住其头部前端使头部前俯;右手持探针从枕骨大孔垂直刺入,有落空感时表明探针已进入枕骨大孔。然后向前刺入颅腔,左右搅动捣毁脑组织;再将探针抽出至枕骨大孔位置,向后刺入椎管捣毁脊髓。此时,如果蟾蜍的呼吸消失、四肢松软、形体对称,表明脑和脊髓已被完全破坏,否则应按上法再行捣毁。

(2)剪除躯干前部及内脏:在骶髂关节水平以上 0.5~1.0cm 处剪断脊柱;左手握住蟾蜍后肢,用拇指压住尾骨,使蟾蜍的头、胸和腹部内脏自然下垂;右手持粗剪刀,沿骶尾骨两侧剪开背部皮肤,再在耻骨联合前剪断腹侧软组织(注意切勿损伤坐骨神经),留下两后肢、脊柱及坐骨神经。

(3)去皮:用左手拇指和示指捏住脊柱断端(注意不要压迫神经),右手捏住其上的皮肤边缘,去除全部后肢皮肤。然后将标本浸泡于林格液中备用。

(4)分离两腿:左手捏住脊柱并将标本提起,将背面向上,使尾骨上翘;然后从尾骨尖开始,用粗剪刀紧靠尾骨两侧游离尾骨并将其剪断(注意切勿损伤坐骨神经)。用剪刀沿中线将脊柱分为两半,再从耻骨联合中央剪开,如此两后肢就完全分离。将两后肢浸泡于林格液中备用。

(5)游离坐骨神经:取一条蟾蜍后肢,将其小腿背面向上、脊柱腹面向上,用工字钉从两端将标本固定于蛙板上。蟾蜍腿下垫浸有林格液的玻璃板。用玻璃分针游离脊柱旁的坐骨神经主干,并于近中枢端穿线结扎。辨认坐骨神经沟(股二头肌与半膜肌之间的裂隙)的位置,并牵拉使其尽量成一条直线;剪断位于坐骨神经沟上的梨状肌及其附近的结缔组织,再循坐骨神经沟找出坐骨神经之大腿部分,用玻璃分针小心分离,然后从脊柱根部将坐骨神经剪断;手持神经结扎线将神经轻轻提起,剪断坐骨神经主干以外的所有分支,并将神经主干一直游离至膝关节为止。

(6)完成坐骨神经 - 腓神经标本:把坐骨神经游离至膝关节后,继续沿腓肠肌的一侧分离腓神经至足趾,在腓神经末端用线结扎,并在结扎线的远端剪断该神经。将制备好的坐骨神经 - 腓神经标本置于盛有林格液的培养皿中备用。

2. 连接装置

(1)取一根制备好的神经标本放置于神经屏蔽盒的电极上,神经中枢端置于刺激电极上,外周端置于两对引导电极上。放置过程中勿使神经折叠、缠绕。

(2)生物信号采集与处理系统的刺激输出接口连接屏蔽盒的刺激电极,两对引导电极分别与生物信号采集与处理系统的第一通道和第二通道相连。

(3)打开计算机,启动生物信号采集与处理系统,进行实验观察和记录。

【观察项目】

1. 神经干动作电位的引导　在生物信号采集与处理系统"实验项目"菜单下的"神经 - 骨骼肌实验"子菜单中选择"神经干动作电位的引导"项,按下"启动刺激"按钮,观察神经干动作电位波形。观察双相动作电位波形,以及逐渐加大刺激强度时神经干动作电位幅度的变化。同时测量出现最大双相动作电位时上、下时相的幅度和双相动作电位的持续时间。

2. 神经兴奋传导速度的测定　有系统测量和手动测量两种方法。系统测量时,用直尺测量两对引导电极之间的距离。选择生物信号采集与处理系统"实验项目"菜单下的"神经 - 骨骼肌实验"子菜单中的"神经干动作电位传导速度的测定"项,系统自动弹出对话框,输入两对引导电极之间的距离,按下"开始(OK)"按钮,启动"刺激"按钮,观察神经干动作电位波形变化,在专用信息显示区查看神经干动作电位传导速度数据。手动测量时,先测量刺激电极记录电极之间的距离,记为 S_1,然后测量神经干动作电位的潜伏期记为 T_1,之后将记录电极向远离刺激电极的方向移动一段距离,再次测量 S_2 和 T_2,根据 $V=(S_2-S_1)/(T_2-T_1)$ 求出神经冲动的传导速度。

3. 神经兴奋不应期的测定　选择生物信号采集与处理系统"实验项目"菜单下的"神经 - 骨骼肌实验"子菜单中的"神经干兴奋不应期测定"项,系统自动弹出刺激方式对话框,选择"程控",设两次刺激初始间隔为 30ms,递减间隔步长为 2ms,按下"开始"按钮进行实验,观察神经干两个动作电位波形且第 2 个动作电位图形向第 1 个动作电位相应靠近。当发现第 2 个动作电位的图形幅值刚开始比第 1 个减小时,说明第 2 个刺激落入到第 1 次兴奋后的相对不应期,第 2 个刺激越是靠近第 1 个刺激,其动作电位的幅值就越小。当第 2 个刺激距离第 1 个刺激大约为 1.5~2ms 左右时,第 2 个动作电位则完全消失,表明第 2 个刺激落入到第 1 次兴奋后的绝对不应期。

4. 局麻药对神经干动作电位的影响　在两个引导电极之间的神经滴加 2% 利多卡因阻断后,观察神经干动作电位波形变化,指标包括:动作电位幅度(APA)、动作电位时程(APD)、动作电位零相最大上升速率(V_{max}),记录入表 14-2。对相关指标进行分析统计,观测利多卡因对神经干动作电位的影响。

表 14-2　利多卡因对蟾蜍坐骨神经干动作电位的影响

动作电位指标	APA/mV	APD/ms	Vmax/(v/s)
给药阻断前			
利多卡因阻断后			

【分析与思考】

1. 为什么神经干动作电位的幅值和波形与细胞内记录的动作电位不一样?

2. 为什么神经干动作电位能随刺激强度增大而增大? 这与"全或无"法则有无矛盾?

3. 为什么在绝对不应期内,神经对任何强度的刺激都不再发生反应?

4. 手动测量时,为什么用 $V=(S_2-S_1)/(T_2-T_1)$ 公式计算传导速度,而不用 $V=S/T$ 公式计算?

5. 局麻药利多卡因的麻醉作用机制是什么?

【虚拟仿真实验项目】

神经干动作电位的引导、神经兴奋传导速度的测定、神经干兴奋不应期的测定:虚拟仿真实验项目可进入温州医科大学基础医学实验教学中心网站,右上角注册后,再进入医学机能虚拟实验选择所需要的实验项目即可开始实验。

第二部分　教师授课指南（教师用书部分）

本教学案例分为多个阶段实施,各院校可在蟾蜍坐骨神经 - 胫腓神经标本制备的基础上,选择完成下列部分或者全部内容:神经干动作电位的引导、神经兴奋传导速度的测定、神经兴奋不应期的测定以及局麻药对神经干动作电位的影响。

一、实验项目涉及的基本内容和概念

1. 动作电位的形成　动作电位是指细胞受到一个有效刺激时膜电位在静息电位的基础上发生的一次短暂、快速、可向远距离传播的电位波动。当细胞受到一个有效刺激时,膜电位从 –70mV 逐渐去极化到达阈电位水平,然后以再生性循环方式迅速去极化至 +30mV,形成动作电位的上升支,随后膜电位又迅速复极至接近静息电位的水平,形成动作电位的下降支,二者共同形成尖峰状电位变化,称为锋电位(spike potential)。锋电位是动作电位的主要部分,被视为动作电位的标志。

2. 单个细胞（神经纤维）**的动作电位和神经干动作电位的区别**

记录方法不同:单纤维动作电位的记录方法是细胞内记录;神经干动作电位记录方法是细胞外记录。

形成原理不同:单纤维动作电位是单个细胞膜内外离子流动改变引起细胞膜内外的电位变化;神经干动作电位则是测定神经干上两点之间的电位差。

传导速度意义不同:单纤维动作电位是单根纤维的动作电位,测得的传导速度可代表该纤维的速度;神经干动作电位是多个单纤维动作电位复合的结果,测得的传导速度仅为传导速度最快的一类纤维的速度,不能代表整个神经干的传导速度。

3. 局麻药利多卡因对神经干动作电位的影响及机制　利多卡因作用于外周神经,能制止和阻滞神经冲动的产生和传递,使神经组织的膜面稳定,减少 Na^+ 的内流,使正常的极化与去极化交替受阻,神经冲动传递无法进行,临床上称为传导阻滞。

二、指导实验教学注意的问题

1. 本实验案例设计模式分多个阶段　根据本实验教学案例的引导问题,可主导形成合适的教学目标。引导学生教学对案例进行分析。在教师帮助下随机将班级分小组(3~5 人)实施本实验教学案例的多个实验阶段的项目。也可根据案例中的引导问题帮助学生进行重新设计方案,只要能达到实验目标,允许学生设计不同的方案。如果实验方案合理,在不违背安全和现有实验条件,经过筛选和答辩,允许学生组成团队在实验室实施。

2. 教学指导注意的问题

(1)神经干应平直地置于电极之上,两端不可与屏蔽盒接触,也不可把神经干两端缠绕于电极之上,两端任其自然悬空。

(2)应适时给神经干滴淋林格液,以保持标本湿润。

(3)刺激强度应由小逐级增大,不可过强。

(4)在制备坐骨神经 - 胫腓神经标本时,尽可能使其长些。

(5)在测量潜伏期时,要适当提高扫描速度,以提高测量精确度。

(感谢温州医科大学机能实验教学中心范小芳高级实验师和西安交通大学机能实验教学中心李帆实验师为此章节提供的部分资料)。

【虚拟仿真实验项目】

神经干动作电位的引导、神经兴奋传导速度的测定、神经干兴奋不应期的测定:虚拟仿真实验项目可进入温州医科大学基础医学实验教学中心网站,右上角注册后,再进入医学机能虚拟实验选择所需要的实验项目即可开始实验。

胡浩(西安交通大学)

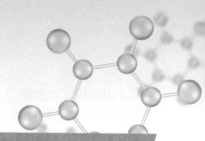

项目十五

生理性止血及影响血液凝固的因素

一、课程目标

课程目标:1~3 为能力培养目标,4~6 为知识点目标,7 为素质培养目标。

1. 通过案例引导、出血时间间测定实验,达到培养学生分析问题、动手操作和临床思维能力的目标。

2. 在上述目标基础上,通过凝血时间测定实验,达到培养学生分析问题、动手操作、自主学习和临床思维能力的目标。

3. 通过影响血液凝固因素的观察实验,达到培养学生分析问题、动手操作、自主学习、团队合作和临床思维能力的目标。

4. 掌握生理性止血、血液凝固概念、影响血液凝固因素

5. 熟悉出血时间和凝血时间测定方法,影响血液凝固方法。

6. 了解血液凝固的基本过程和激活途径。

7. 通过人体实验,共情培养医患沟通能力等;通过实验设计与操作,体会实验设计的科学和严谨,培养学生动手能力和团结协作精神。(表 15-1)

表 15-1 能力导向对应教学实施策略

能力与分级			实验项目实施				
			案例分析	问题导向	实践操作	结果分析	拓展思考
动手实践	0级要求	1级要求			√	√	
团队合作			√	√	√		
数据分析		2级要求				√	
临床思维			√	√	√	√	√
自主学习			√	√		√	
批判性思维						√	√
探索和创新				√	√		√
科学研究认知			√	√	√	√	√

二、知识技术要点

1. 掌握生理性止血、血液凝固概念、影响血液凝固因素,了解血液凝固的基本过程和激活途径。
2. 掌握人末梢血采血方法,家兔颈总动脉插管取血方法。
3. 熟悉出血时间和凝血时间测定方法,影响血液凝固方法。

三、素质目标

本实验包括人体实验和动物实验两部分。人体实验时学生互为实验对象,通过共情培养医患沟通能力等;通过实验设计与操作,体会实验设计的科学和严谨,培养学生动手能力和团结协作精神。

第一部分　案例分析及实验操作

一、临床案例——久治不愈的出血

（一）背景介绍

正常人在日常生活中难免要发生受伤、失血等小意外，而发生小血管损伤后的出血几分钟内就会自行停止，这是机体的重要保护机制之一。生理性止血是多种因子和机制参与的精确平衡过程。生理性止血功能减退可有出血倾向，功能过度可导致机体各部位血栓形成。血管受损时也可启动凝血系统，在局部迅速发生血液凝固，达到永久性止血。临床上常见由于血管、血小板、凝血因子、药物等各种因素导致的止血或凝血功能障碍。

（二）案例内容

某患儿，男，10 岁，因反复出血不易停止而就诊，轻伤之后皮肤黏膜出血，出现顽固的持续的渗血，可长达数天或数周之久；关节肿胀、压痛、活动障碍，皮下出血，形成血肿。实验室检查：血小板计数：260×10^9/L，出血时间（bleeding time，BT）正常，凝血时间（clotting time，CT）延长，活化部分凝血活酶时间（APTT）延长，凝血因子活性测定显示因子Ⅷ促凝活性降低。临床初步诊断为：血友病（hemophilia）。输注浓缩凝血因子后，症状暂时消除。

（三）案例引导性问题：

1. 什么是血友病？其发病机制如何？
2. 什么是生理性止血？其基本过程如何？
3. 生理性止血功能减退或过强时会导致什么后果？
4. 什么是出血时间？
5. 什么是凝血时间？
6. 什么是血液凝固？血液凝固的本质是什么？
7. 血液凝固的基本过程是什么？
8. 血液凝固的途径有哪些？

二、实验设计概述

生理性止血的过程包括血管收缩、血小板血栓形成和血液凝固三个过程。出血时间可以反映生理止血功能的状态。

血液凝固是指血液由流动的液体状态变成不能流动的凝胶状态的过程。其实质就是血浆中的可溶性纤维蛋白原转变为不溶性的纤维蛋白的过程。纤维蛋白交织成网状，将血细胞和血液的其他成分网罗在内，从而形成血凝块。从血液流出体外，血液由溶胶状态变成凝胶状态所需要的时间被称为凝血时间。凝血时间反应血液的凝固能力。

血液凝固是一系列复杂的酶促反应，需要多种凝血因子参与，并受到多种物理、化学因素影响。其基本过程包含凝血酶原复合物形成、凝血酶的激活和纤维蛋白的生成三个基本步骤。凝血酶原复合物可通过内源性途径和外源性途径生成。临床工作中常常需要采取各种措施保持血液不发生凝固或者加速血液凝固。

三、实验方案

【实验对象】

志愿者和家兔。

【实验用品】

采血针、手表、滤纸条、75%酒精棉球、大头针、载玻片、台秤、兔手术器械一套、10ml注射器、20%乌拉坦溶液、动脉夹、动脉插管、三通、干燥试管、肝素、2%草酸钾溶液、2%氯化钙溶液、冰块、液态石蜡、纱布碎屑、恒温水浴箱、烧杯等。

【方法与步骤】

(一)出血时间的测定

1. **实验对象** 志愿者。

2. **实验步骤** 用75%酒精棉球常规消毒耳垂,用采血针在耳垂刺一深2mm的伤口,让血液自行流出,不要加压力。每隔0.5min用干净滤纸吸干流出的血液,直至血液不再流出为止。计数滤纸上的出血点,将出血点数除2即可算出出血时间(min)。

$$出血时间(min)=\frac{出血点数}{2}$$

3. **注意事项** ①采血时避开充血、水肿、冻伤等处,血液应自动流出,切不可用手挤压出血点;②穿刺伤口应标准,太小或太浅时,皮肤的天然弹性可使伤口封闭而不出血,影响结果。

(二)凝血时间的测定

1. **实验对象** 志愿者。

2. **实验步骤** 用75%酒精棉球常规消毒耳垂,用采血针在耳垂刺一深2mm的伤口,将第一滴血滴在载玻片上。每隔0.5min用大头针或者牙签在血滴中挑一次,直到挑出丝状物为止,这段时间就是凝血时间。

3. **注意事项** ①采血时避开充血、水肿,冻伤等处;②将载玻片置于实验台上,不用手持,排除温度因素的干扰;③用大头针挑的时候要按一定的方向,且动作不要太快。

(三)影响血液凝固的因素

1. **实验对象** 家兔。

2. **实验步骤**

(1)准备处理因素:每组事先准备7支试管,编号备用,按照下表要求进行处理。

试管号	处理因素	凝血时间
1	置于室温下,不做任何处理	
2	置于37℃恒温水浴中	
3	置于有冰水混合物的烧杯中	
4	在试管底部加入少量纱布碎屑	
5	液状石蜡润滑试管内壁	
6	在试管中加入少量草酸钾溶液	
7	在试管中加入肝素8U	

(2)家兔颈总动脉插管取血:家兔称重,耳缘静脉缓慢注射20%乌拉坦溶液5ml/kg,家兔角膜反射消失后将家兔仰卧位固定于兔手术台上。剪去颈部正中的毛,沿前正中线将颈部皮肤切开约5cm,

分离皮下组织和肌肉,暴露气管。在气管旁沟内找到颈动脉鞘,游离出大约 3~5cm 的颈动脉。在颈动脉的远端用线结扎,近心端夹上动脉夹,穿线并作虚结以备结扎动脉插管之用。在紧靠结扎处的稍下方,用眼科剪向心脏方向与动脉呈 45° 角在动脉上做一 V 形切口,切口约为管径的 1/2,向心脏方向插入事先沾有肝素的动脉插管,插好后用备用线固定于动脉血管内,插管的另一端连接一段胶皮管,用止血钳夹闭以备取血。

（3）试管内加血:打开止血钳,向每个试管中放入血液 1ml 左右。

（4）记录凝血时间:试管内放入血液后立即混匀并开始计时,每隔 0.5min 将试管缓慢倾斜 45° 一次,观察液面情况。若液面不再流动,则判定血液已凝固。记录各管血液凝固的时间,填入上表。

【分析与思考】

1. 测定出血时间的方法有哪些?

2. 如果采用 Duke 法(纸片法)测定出血时间,需要注意哪些事项?

3. 测定凝血时间的方法有哪些?

4. 如果采用玻片法测定凝血时间,需要注意哪些问题?

5. 凝血功能障碍会导致什么后果? 如何初步筛检凝血功能是否存在缺陷?

6. 如果加入肝素和草酸钾的试管不出现凝血,再加入适量的 $CaCl_2$ 溶液,血液是否会发生凝固?

7. 临床上哪些因素可以影响血液凝固的速度? 其作用机制是什么?

第二部分 教师授课指南（教师用书部分）

一、实验项目涉及的基本内容和概念

1. 什么是血友病？其发病机制如何？

血友病是一种遗传性出血性疾病。其发病原因是血液中缺乏某一种凝血因子，血液不容易凝固，导致血浆凝结时间延长，从而引起出血性疾病。按照缺乏凝血因子种类不同，可分为：①甲型血友病，是由于凝血因子Ⅷ缺乏引起；②乙型血友病，是由于凝血因子Ⅸ缺乏引起；③丙型血友病，是由于凝血因子Ⅺ缺乏引起；④获得性血友病（即后天性凝血因子缺乏），常由于自身或药物因素导致某些凝血因子水平下降，或活性降低。

2. 什么是生理性止血？其基本过程如何？

生理性止血是指正常情况下小血管损伤，血液从血管内自然流出数分钟后出血自行停止的现象。它包括三部分功能活动：

（1）血管收缩：是损伤刺激引起的局部缩小血管反应。

（2）血小板血栓形成：血管内膜损伤暴露出来的内膜下组织可以激活血小板和血浆中的凝血系统，以及血管收缩使血流暂停或减慢，利于血小板的黏附与聚集，成为松软的止血栓填塞伤口。

（3）血液凝固：血浆中的可溶的纤维蛋白原转变成不溶的纤维蛋白多聚体，由纤维蛋白与血小板一起构成牢固的止血栓，有效的制止出血。同时，血浆中也出现了生理性的抗凝血活动与纤维蛋白溶解活动，以防止血凝块不断增大和凝血过程蔓延。

3. 生理性止血功能减退或亢进时会导致什么后果？

生理性止血功能减退时，可有出血倾向；而生理性止血功能过度激活时，则可导致血栓形成。可用出血时间来初步评价毛细血管的止血能力。

4. 什么是出血时间？

临床上常用小针刺破耳垂或指尖，使血液自然流出，然后测定出血延续的时间，这段时间成为出血时间（bleeding time，BT）。反映毛细血管壁和血小板止血功能。

5. 什么是凝血时间？

从血液流出体外，血液由溶胶状态变成凝胶状态所需要的时间被称为凝血时间（clotting time，CT）。

6. 什么是血液凝固？血液凝固的本质是什么？

血液凝固是指血液从流动的液体状态变成不能流动的胶冻状凝块的过程。其本质是血液中可溶性的纤维蛋白原变成不可溶的纤维蛋白。

7. 血液凝固的基本过程是什么？

凝血过程可分为三个基本步骤：①凝血酶原复合物的形成；②凝血酶原被激活形成凝血酶；③纤维蛋白的形成。

8. 血液凝固的途径有哪些？

血液凝固有内源性途径和外源性途径，具体如图 15-1。

由此可见，凝血过程是一种正反馈过程，一旦触发，凝血因子便顺序激活，形成瀑布样反应链，直到结束；钙离子在多个凝血环节上起促凝血作用。凝血过程本质上是一种酶促连锁反应，一个环节受阻则整个凝血过程就会停止；内源性凝血和外源性凝血两条途径并不是完全独立的。除了第二和第三阶段完全相同外，参与两条途径的某些凝血因子还能相互激活，将两条途径联系起来。

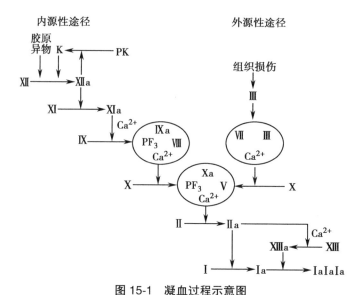

图 15-1 凝血过程示意图

PK:前激肽释放酶;K:激肽释放酶;PF₃:血小板因子3。

9. 测定出血时间的方法有哪些?

出血时间的测定方法有 Duke 法(也称纸片法)和 Ivy 法。正常参考值:Duke 法为 1~3min;Ivy 法为 2~7min。

10. 如果采用 Duke 法(纸片法)测定出血时间,需要注意哪些事项?

针刺耳垂或指尖操作中注意常规消毒,避开充血、水肿、冻伤等处,且血液应自行流出。

11. 测定凝血时间的方法有哪些?

凝血时间的测定方法有试管法和玻片法。正常参考值:玻片法为 2~4min,试管法为 4~12min。

12. 如果采用玻片法测定凝血时间,需要注意哪些问题?

实验操作中要常规消毒,并尽量排除各种干扰因素。

13. 凝血功能障碍会导致什么后果? 如何初步筛检凝血功能是否存在缺陷?

凝血功能障碍将会导致出血性疾病,主要表现为出血,以软组织、肌肉、负重关节出血为特征。可用凝血时间来初步筛检凝血功能是否有缺陷。

14. 如果加入肝素和草酸钾的试管不出现凝血,再加入适量的 CaCl₂ 溶液,血液是否会发生凝固?

加入肝素后血液不凝固,再加入适量的 CaCl₂ 溶液,血液仍然不会凝固。这是因为肝素是通过增强抗凝血酶的活性而发挥间接抗凝作用的,与 Ca²⁺ 无关。而只加入草酸钾的试管,由于生成了草酸钙沉淀,消耗了 Ca²⁺,血液不发生凝固,再补充适量的 CaCl₂ 溶液后,则可能会发生凝固。

15. 临床上哪些因素可以影响血液凝固的速度? 其作用机制是什么?

促凝的因素:①温度:升高,酶促反应加快;降低,酶促反应减慢;②粗糙面:粗糙异物表面可激活血小板及因子Ⅻ,如温盐水纱布;③促进凝血因子产生:如应用维生素 K。

抗凝的因素:①除去 Ca²⁺,通常应用枸橼酸钠、草酸钾作为体外抗凝剂;枸橼酸钠、草酸钾可与血浆中的结合 Ca²⁺ 形成不易电离的络合物,从而起抗凝作用;②维生素 K 拮抗剂:可抑制 FⅡ、FⅦ、FⅨ、FⅩ 等维生素 K 依赖性凝血因子的合成,因而在体内也有抗凝作用(如华法林);③肝素:可增强抗凝血酶的活性而发挥间接抗凝作用。

二、指导实验教学注意的问题

1. 本实验案例设计模式分两个阶段 根据本实验教学案例的引导问题,可主导形成合适的教学目标。引导学生教学对案例进行分析。在教师帮助下随机将班级分小组（3~5人）实施本实验教学案例的人体实验和动物实验的项目。也可根据案例中的引导问题帮助学生进行重新设计方案，只要能达到实验目标，允许学生设计不同的方案。如果实验方案合理，在不违背安全和现有实验条件，经过筛选和答辩，允许学生组成团队在实验室实施。

2. 教学指导注意的问题

（1）出血时间和凝血时间测定采血时要使用一次性采血针，严格消毒。

（2）家兔颈动脉插管取血，尽量保持各试管口径及放血量一致，并设置对照组，然后通过记录每种处理因素下血液凝固时间，来观察比较各种因素对凝血速度的影响。

（3）各实验组要分工合作，避免手忙脚乱。

（4）家兔颈总动脉插管时要结扎固定牢靠，以免滑脱。

（5）各试管放入血液后，立即将血液与试管内物质混匀，然后再计时。

金宏波（哈尔滨医科大学）

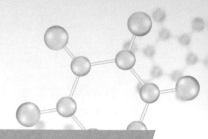

项目十六

利多卡因对氯化钡诱发的大鼠心律失常的作用

课程目标:1~3 为能力培养目标,4~6 为知识点目标,7 为素质培养目标。

1. 学习大鼠室性心律失常模型的制备方法,通过相关问题引导加深对心律失常的理解,以小组为单位进行操作讨论合作分工,锻炼团队合作能力,动手实践能力,并通过完成系统实验报告训练实验报告撰写及数据分析能力(0 级)。

2. 以小组为单位,通过临床案例讨论分析心律失常的发病机制,进而详细讲解室性心律失常动物模型的制备,强调实验操作中的注意事项以及关键点,强调观察抗心率失常药物的作用(1 级)。

3. 通过对室性心律失常模型制备以及抗心律失常药物治疗的学习和实践操作,观察利多卡因的抗心律失常作用,过量利多卡因所致的缓慢型心律失常的表现,使学生能够理论联系临床,获得分析问题解决问题的能力(2 级)。

4. 了解室性心律失常模型的制备方法。掌握大鼠抓取、腹腔注射及股静脉插管方法。

5. 掌握利多卡因的抗心律失常作用,观察过量利多卡因所致的缓慢型心律失常的表现。

6. 本次课以大鼠的基本操作作为基础,要求学生能够熟练进行大鼠的基本操作和大鼠股静脉插管的操作。具备制备大鼠室性心律失常模型的能力,具有分析药物作用的能力。(表 16-1)

表 16-1 能力导向对应教学实施策略

能力与分级			实验项目实施				
			案例分析	问题导向	模型实践操作	综合研究报告撰写	拓展思考
动手实践	0级要求	1级要求		√	√	√	
团队合作				√	√		
数据分析		2级要求	√	√		√	
临床思维			√	√	√	√	√
自主学习			√	√		√	√
批判性思维			√	√		√	√
探索和创新			√	√	√		√
科学研究认知			√	√	√	√	√

注:实施策略不同实验会有差异,可根据需要按实验特点修改。

第一部分　案例分析及实验操作

一、临床案例

不着调的心脏舞步——期前收缩

(一)背景介绍

人的心跳就像舞蹈的节奏一样,有其固有的规律,即便心率有快有慢,每次心跳的间隔也大致相同,但在一些特殊的情况下,心跳规律会发生变化,有时心跳提前发生了,就像抢拍子一样,这就是期前收缩。

心脏的搏动是心肌的节律性收缩和舒张实现的,这个收缩和舒张是需要心肌电活动刺激的。心脏有一套特殊传导系统,窦房结是心脏节律产生的"指挥部"(正常起搏点),它会发出规律性的电活动带动心脏跳动,其引起的心脏跳动频率为每分钟60~100次。期前收缩是一种常见的心律失常,按起源部位可以分为窦性、房性、房室交接处性和室性四种,其中最常见的就是室性期前收缩,又称室性早搏(室早)。引起期前收缩的原因有很多,有一些健康人的心脏也可能发生期前收缩,或偶然出现,或在劳累、紧张、喝浓茶或咖啡后出现。期前收缩可以没有症状,体检偶然发现,也可以伴有严重心悸、胸闷等不适。期前收缩可发生于正常人,但心脏神经症与器质性心脏病患者更易发生。期前收缩还可进一步诱发心动过速,有的甚至会危及生命。

(二)案例内容

患者王某某,女性,25岁,因"反复胸闷、心悸20余天"来院就诊。自诉20多天前突发胸闷、心悸,伴气促,呈阵发性,可自行缓解,每次持续几分钟。经24h动态心电图检查示:室性期前收缩。

(三)案例引导性问题:

1. 何谓期前收缩？主要有哪些类型？
2. 试述期前收缩和代偿间歇的产生原理。
3. 利多卡因治疗室性心律失常的机制？

二、实验设计概述

室性期前收缩指的是窦房结的冲动还没有到心室之前,从心室的任何一个位置或者是室间隔的异位节律点提前发出的电冲动所引起的心室除极现象。

氯化钡能促进浦肯野纤维Na^+内流,使动作电位4相自动除极速率加快,心肌自律性增高,异位节律产生,导致心律失常的发生,故静注氯化钡可制作心律失常病理模型。

利多卡因轻度抑制Na^+内流,同时促进K^+外流,能减慢动作电位4相除极速率,降低自律性。对氯化钡所致心律失常有治疗作用。过量的利多卡因阻滞动作电位0相Na^+内流,引起心率减慢、房室传导阻滞和低血压。

本实验通过氯化钡诱发心律失常的动物模型,以心电图为指标,观察利多卡因的抗心律失常作用以及过量利多卡因的致心律失常作用。

【实验对象】

大鼠。

【实验用品】

试剂和药品:10% 水合氯醛、0.8% 氯化钡、0.5% 盐酸利多卡因、肝素(1 000IU/ml)、生理盐水。

装置和器材:生物信号处理系统、心电电极输入线、大鼠手术台、手术器械一套、静脉导管、注射器(1ml、2ml、10ml)及针头、手术灯、木夹、纱布、丝线等。

【方法与步骤】

1. 麻醉固定　取大鼠一只,称重,腹腔注射 10% 水合氯醛 0.3ml/100g 麻醉,麻醉后背位固定于大鼠手术台上。

2. 股静脉插管　将大鼠一侧腹股沟的毛剪去。于大腿内侧股动脉搏动处,顺其走向剪开皮肤 3~4cm 长,暴露并分离股静脉,下穿两线备用。提起近心端线以阻断血流使股静脉充盈,待静脉充盈后结扎远心端,左手提起结扎线,右手持眼科剪在结扎线头侧附近与血管成 45° 角将静脉管壁剪一 V 形斜口,然后将充满肝素生理盐水的股静脉导管插入管腔内,再用另一根丝线结扎固定即可。

3. 插入心电电极　将红、白、黑色针形心电电极分别插入大鼠的左后肢、右前肢和右后肢皮下,启动生物信号处理系统,描记Ⅱ导联心电图。

【观察项目】

1. 描记一段正常Ⅱ导联心电图。

2. 静脉注射 0.8% 氯化钡 4mg/kg(0.05ml/100g),用适量生理盐水推入,连续描记心电图,观察氯化钡引起的心电图变化。

3. 当心律失常出现后,立即静脉注射 0.5% 盐酸利多卡因 5mg/kg(0.1ml/100g),连续描记心电图,观察利多卡因是否有抗心律失常作用。

4. 待心电恢复正常后,静脉注射过量的利多卡因,观察记录心电图的变化。

5. 编辑打印实验结果,实验结果以心电图表示。将已记录的实验结果进行回放重显、剪辑,然后打印结果。(图 16-1)

【分析与思考】

1. 利多卡因治疗心律失常的机制?

2. 分析心电图,解释过量利多卡因所导致的心电图的变化。

虚拟仿真实验项目可进入温州医科大学基础医学实验教学中心网站,右上角注册后,再进入医学机能虚拟实验选择所需要的实验项目即可开始实验。

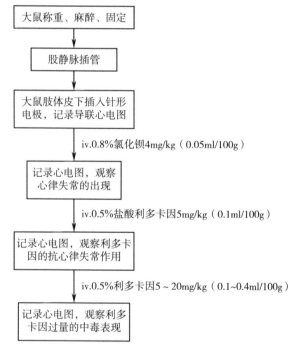

图 16-1　实验技术路线

第二部分　教师授课指南（教师用书部分）

一、实验项目涉及的基本内容和概念

1. 心律失常　心律失常（arrhythmia）是由于窦房结激动异常或激动产生于窦房结以外，激动的传导缓慢、阻滞或经异常通道传导，即心脏活动的起源和／或传导障碍导致心脏搏动的频率和／或节律异常。心律失常是心血管疾病中重要的一组疾病。它可单独发病，亦可与其他心血管病伴发。其预后与心律失常的病因、诱因、演变趋势、是否导致严重血流动力障碍有关，可突然发作而致猝死，亦可持续累及心脏而致其衰竭。

2. 心律失常动物模型　常用的心律失常动物模型的方法包括：药物诱发、电刺激、结扎冠状动脉等整体实验模型，以研究心律失常的发病机制和抗心律失常药物的作用机制。药物诱发心律失常模型在学生实验中较常使用，其优点为心律失常较易诱导和消失，因此同一动物可反复多次进行心律失常实验，便于观察抗心律失常药物作用的持续时间，并可进行自身对照。

（1）乌头碱：大鼠舌下快速静脉注射乌头碱 $20\mu g/kg$，5s 内注射完，观察心律失常情况，记录室早的潜伏期及持续时间。乌头碱致心律失常的机制为乌头碱能激活心肌细胞的快 Na^+ 通道，使 Na^+ 通道开放，促使细胞膜去极化，加速起搏点的自律性；还能够提高心房传导组织和房室束 - 浦肯野系统等快反应细胞的自律性，从而形成一源性或多源性异位节律，缩短心肌不应期，导致心律失常。

（2）强心苷类药物（如洋地黄）：中毒量的强心苷类药物会引起各类心律失常，可抑制心肌细胞膜上 Na^+-K^+-ATP 酶，从而减少 K^+ 向细胞内的主动转运，导致细胞内缺 K^+，使心肌的最大舒张电位降低，舒张期自动除极速度加快，自律性升高，发生心律失常。

（3）氯化钡：促进浦氏纤维的 Na^+ 内流，提高舒张期的除极速度；抑制 K^+ 外流，提高心房传导组织和房室束 - 浦氏纤维系统等快反应细胞的自律性。

（4）缺血性心律失常模型：麻醉犬开胸结扎冠脉前降支造成心律失常模型，清醒后出现持续性期前收缩。大鼠尾静脉注射垂体后叶素 1.0U/kg，冠状动脉痉挛而致心肌缺血，出现异常心电图改变，主要表现在 ST 段与 T 波的异常及心律失常。缺血性心律失常的发生是由于缺血心肌和正常心肌传导性和不应期差异引起的。

心律失常的发病机制和临床表现非常复杂，学生实验使用的动物模型，只能表现心律失常的某一方面的症状，因此进行对抗心律失常药药效评价时，往往要求多个动物模型进行实验。相信随着新技术的发展，必将会出现越来越多的更符合人类心律失常症状的动物模型。

二、指导实验教学注意的问题

1. 根据本实验教学案例的引导问题，可主导形成合适的教学目标。引导学生教学对案例进行分析。在教师帮助下随机将班级分小组（3~5 人）实施本实验教学案例的项目。也可根据案例中的引导问题帮助学生进行重新设计方案，只要能达到实验目标，允许学生设计不同的方案。如果实验方案合理，在不违背安全和现有实验条件，经过筛选和答辩，允许学生组成团队在实验室实施。

2. 教学指导注意的问题

（1）股静脉充盈才能在其上剪开切口，切口不宜太大或太小，为管径的一半为宜。

（2）股静脉插管是为了静脉给药，若插管失败可考虑舌下静脉给药。

（3）心电图针形电极应插入皮下，不能插入肌肉。

3. 心律失常模型制备过程中,如果水合氯醛麻醉过量或者氯化钡注射过量有可能会造成室性心动过速甚或室颤,此时抢救的时机和方法就显得尤为关键。可在授课时引入自动体外除颤器的知识。自动体外除颤器(automated external defibrillator,AED),是一种便携式的医疗急救设备,可以诊断特定的心律失常,并给予电击除颤,是可由非专业人员使用的用于抢救心脏骤停患者的医疗设备。数据显示,中国每年因心源性猝死死亡的人数约五十余万人,其中90%发生在医院之外。由于现有医疗急救资源有限,不能满足及时有效的院外救助,导致我国心源性猝死患者在院外的抢救成活率几近为零。约三分之二的心脏骤停者,在心脏刚停跳的3min内,通常表现为心室颤动。如果在这段时间里能够给予电击除颤,心脏复苏成功率就比较高。有科研报告显示,每提早1min除颤,生存率可以提高7%~10%。

陈然(温州医科大学)

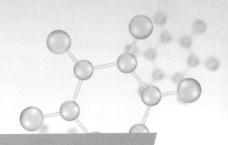

项目十七

尿生成影响因素及急性肾功能衰竭模型

课程目标:1~3 为能力培养目标,4~6 为知识点目标,7 为素质培养目标。

1. 通过案例引导,学习家兔麻醉、动静脉插管、膀胱内插管实验方法,达到培养学生分析问题、动手操作和临床思维能力的目标(0 级,表 17-1)。

表 17-1　能力导向对应教学实施策略

能力与分级			实验项目实施				
			案例分析	问题导向	实践操作	结果分析	拓展思考
动手实践	0级要求				√	√	
团队合作		1级要求	√	√	√		
数据分析						√	
临床思维		2级要求	√	√	√	√	√
自主学习			√	√		√	√
批判性思维						√	√
探索和创新				√	√		
科学研究认知			√	√	√	√	√

2. 在上述基础上,观察不同因素对正常肾脏泌尿功能影响,达到培养学生分析问题、动手操作、自主学习和临床思维能力的目标(1 级,表 17-1)。

3. 进一步制备家兔急性肾功能衰竭模型,达到培养学生分析问题、动手操作、自主学习、团队合作和临床思维能力的目标(2 级,表 17-1)。

4. 掌握家兔膀胱内插管法收集动物尿液实验方法,了解动物利尿实验其他操作方法。

5. 掌握家兔动静脉插管方法、急性肾功能不全模型的制备方法。

6. 了解急性肾功能衰竭动物内生肌酐清除率、尿蛋白、血尿素氮等生化指标测定方法。

7. 本实验以机能学的知识点为核心,涉及临床案例和多个学科,促进学生对生理学、生物化学、病理生理学、药理学等知识的理解与掌握,培养学生的动手操作能力、跨学科联想能力和临床思维能力。全部实验过程分为多个阶段完成,不同院校可根据本校的实际情况选择不同阶段实验,或实施全部实验过程。

第一部分　案例分析及实验操作

一、临床案例

可怕的肾衰竭

（一）背景介绍

肾功能衰竭是各种慢性肾脏疾病发展到后期引起的肾功能部分或者全部丧失的一种病理状态，可分为急性肾衰竭及慢性肾衰竭。急性肾衰竭的病情进展快速，通常是因肾脏血流供应不足（如外伤等）、肾脏因某种因素阻塞造成功能受损或是受到毒物的伤害，引起急性肾衰竭的产生。慢性肾衰竭是指由各种原因引成的慢性进行性肾实质损害，致使肾脏明显萎缩，不能维持其基本功能，临床出现以代谢产物潴留，水、电解质、酸碱平衡失调，全身各系统受累为主要表现的临床综合征。根据下述案例，请同学们分析影响尿生成的因素和肾功能衰竭的发病机制。

（二）案例内容

患者，女，40岁，房屋倒塌被掩埋48h后入当地医院急救，因全身疼痛且无尿16h后转入重症监护病房。入院查体：体温37.4℃，脉搏115次/min，呼吸33次/min，血压142/103mmHg，全腹压痛，肾区叩痛，全身多处软组织挫伤，脊柱四肢无畸形，双下肢肿胀，四肢活动受限。采血查尿素氮27mmol/L，肌酐396.7mmol/L，立即进行连续性血液净化治疗，维持水电解质平衡、护脑、利尿脱水。临床诊断：急性肾功能衰竭，挤压综合征。

（三）案例引导性问题

1. 肾功能衰竭的病因有哪些？
2. 肾功能衰竭有哪些类型？
3. 肾功能衰竭的发病机制是什么？
4. 影响尿生成的因素有哪些？其作用机制是什么？
5. 实验中如何建立肾功能衰竭动物模型？

肾脏是机体的重要器官，它的基本功能是生成尿液，排泄体内代谢废物，维持机体钠、钾、钙等电解质的稳定及酸碱平衡的功能。学习中可根据不同的引导性问题简述实验设计原理并设计实验方案。

二、实验设计概述

尿液的生成过程包括肾小球滤过、肾小管与集合管的重吸收和分泌，凡影响上述过程的因素都可影响尿液的生成。尿液生成过程的变化常常是几种因素共同作用的结果。肾脏的基本功能是排泄机体代谢产物，维持机体内环境的相对稳定。

肾功能衰竭是由各种原因引起肾脏功能严重障碍，出现多种代谢产物、毒物在体内蓄积，水、电解质和酸碱平衡紊乱，以及肾脏内分泌功能障碍，从而出现的一系列症状和体征的临床综合征。分为急性肾功能衰竭和慢性肾功能衰竭。其预后严重，是威胁生命的主要病症之一。严重的肾缺血和肾中毒引起的急性肾小管坏死是急性肾功能衰竭的常见原因。

肌内注射甘油溶液，可致大片肌肉坏死，形成大量肌红蛋白，同时大量红细胞被破坏，阻塞肾小管，引起急性肾小管坏死，造成急性肾功能衰竭。通过检测内生肌酐清除率和血尿素氮含量可判断是否发生肾功能衰竭。

【实验对象】

家兔,2.0~2.5kg,雌雄均可。

【实验用品】

试剂和药品:20% 氨基甲酸乙酯溶液,20% 葡萄糖,0.01% 去甲肾上腺素,1% 呋塞米,肝素,1% 肝素生理盐水,尿糖定性试纸,50% 甘油,生理盐水,蒸馏水,5% 醋酸。

装置和器材:手术器械 1 套,兔手术台,玻璃分针,气管插管,动脉夹,塑料动脉插管,三通管,导尿管,膀胱漏斗,注射器及针头,离心机,试管,漏斗,酒精灯,生化分析仪,压力换能器,生物信号采集与处理系统。

【方法与步骤】

1. 不同因素对正常肾脏泌尿功能的影响

(1)麻醉固定:先取家兔 1 只,称重后,用 20% 氨基甲酸乙酯溶液 5ml/kg 从耳缘静脉缓慢注入,麻醉后仰卧位固定于兔手术台上。

(2)颈部手术:行气管插管,右侧颈外静脉插管,左侧颈总动脉插管。

(3)膀胱插管:剪去家兔下腹部的被毛,从耻骨联合向上沿中线做长约 3~4cm 的切口,沿腹白线打开腹腔,将膀胱轻轻地拉到腹壁外,辨认清楚膀胱和输尿管的解剖部位,在双侧输尿管下方用线结扎膀胱颈部以阻断它同尿道的通路。用止血钳提起膀胱前壁(靠近顶端部分),选择血管较少处,剪一纵行小口,插入膀胱插管,用丝线将切口处的膀胱壁同膀胱插管结扎固定。

(4)观察不同因素对正常肾脏泌尿功能的影响(见观察项目)。

(5)收集尿液:收集尿液,测定尿肌酐含量;自颈总动脉插管取 3ml 血液供血肌酐含量测定用;另取 3ml 血液,加肝素后 2 000 转 /min 离心 5min,取血清供尿素氮测定用。检测正常内生肌酐清除率和血尿素氮含量。

2. 急性肾功能衰竭模型制备

(1)急性肾功能衰竭模型制备:另取家兔 1 只,将 50% 甘油溶液,按 10ml/kg 分别在家兔两后肢肌肉内加压注射。

(2)标本取材:注射后 2h 取血尿样本。自颈总动脉插管取 3ml 血液供血肌酐含量测定用;另取 3ml 血液,加肝素后 2 000 转 /min 离心 5min,取血清供尿素氮测定用。检测内生肌酐清除率和血尿素氮含量变化。

【观察项目】

1. 不同因素对正常肾脏泌尿功能的影响

(1)记录正常的血压和尿量。

(2)静脉注射生理盐水:待血压、尿量稳定后,由静脉输液装置快速注射 38℃生理盐水 10ml/kg,观察记录血压与尿量的变化。

(3)静脉注射高渗葡萄糖:待血压、尿量基本稳定后,取尿液 2 滴作尿糖定性试验。由耳缘静脉快速注射 20% 葡萄糖 5ml,观察记录血压与尿量的变化。每隔 1~2min,取尿液 2 滴做尿糖定性试验,比较出现尿糖的时间与尿量高峰期的关系。

(4)静脉注射去甲肾上腺素:待血压、尿量基本稳定后,静脉注射 0.01% 去甲肾上腺素 0.5ml/kg,观察记录血压与尿量的变化。

(5)静脉注射呋塞米:待血压、尿量基本稳定后,静脉注射 1% 呋塞米注射液 0.5ml/kg,观察记录血压与尿量的变化。

2. 急性肾功能衰竭

(1)尿常规检查:收集尿液,将尿液以 2 000 转 /min 转速离心 5min。

显微镜检查:取尿液沉渣,涂在玻片上,观察有无异常成分(细胞和管型)。

尿蛋白定性检查:取尿液约 3ml 放入试管中,以试管夹夹住试管,在酒精灯上加热至沸腾(试管口不要对着人,小心加热,切勿让试管内尿液溢出)。若有浑浊,加入 5% 醋酸 3~5 滴,再煮沸;若尿液变清,是尿液内尿酸盐所致;若浑浊加重,则表示尿液中含有蛋白,根据尿液浑浊程度判定结果。

"–"表示尿液清晰不显浑浊,"+"表示尿液出现轻度白色浑浊(含蛋白 0.1~0.5g/L),"++"表示尿液稀薄乳样浑浊(含蛋白 0.5~2g/L),"+++"表示尿液乳浊或有少量絮片存在(含蛋白 2~5g/L),"++++"表示尿液出现絮状浑浊(含蛋白 >5g/L)。

(2)血尿素氮(BUN)测定:用生化分析仪检测血尿素氮水平。

(3)血、尿肌酐含量测定(苦味酸法):用生化分析仪检测血、尿肌酐含量,计算内生肌酐清除率。

(4)形态学观察:将对照及中毒家兔一并处死,取出肾脏。称重,计算肾重与体重之比;观察并比较两只家兔肾脏的大体形态、颜色、光泽、条纹等;沿肾之凸面中部做一水平切面,深达肾盂,注意肾包膜情况,切面的色泽、皮质与髓质分界是否清楚等;组织切片:HE 染色,显微镜下观察皮质肾小管上皮有无明显的变化、坏死、脱落;管腔中有无蛋白、红细胞、管型等。

【分析与思考】

1. 试述实验中各种处理因素引起血压和尿量发生的变化及机制。

2. 试述急性肾功能衰竭模型复制成功的判断标准。

3. 试述实验中家兔发生肾功能衰竭的机制。

4. 试述急性缺血性肾功能衰竭时血、尿等各项指标变化特点及原因。

【虚拟仿真实验项目】

影响尿生成的因素及利尿药的作用:虚拟仿真实验项目可进入温州医科大学基础医学实验教学中心网站,右上角注册后,再进入医学机能虚拟实验选择所需要的实验项目即可开始实验。

第二部分 教师授课指南（教师用书部分）

本教学案例分为多个阶段实施，各院校可在家兔颈部手术和膀胱插管操作的基础上，选择完成部分或者全部下列内容：不同因素对正常肾脏泌尿功能的影响（包含静脉注射生理盐水、高渗葡萄糖、去甲肾上腺素、呋塞米等）、急性肾功能衰竭模型制备，以及功能学、形态学和相关生化指标检测。

一、实验项目涉及的基本内容和概念

尿的生成包括肾小球的滤过、肾小管和集合管重吸收和分泌三个过程。凡影响上述过程的因素，均可引起尿液生成的量及性质发生改变。

肾小球的滤过作用：肾小球滤过作用的动力是有效滤过压，有效滤过压 = 肾小球毛细血管压 −（血浆胶体渗透压 + 肾小囊内压）。影响肾小球滤过作用的因素：①滤过面积；②滤过膜通透性；③有效滤过压；④肾血流量。

肾小管和集合管转运功能：肾小球滤过液进入肾小管称为小管液，小管液经过肾小管和集合管的重吸收与分泌作用最后排出体外的液体称为终尿。重吸收是指溶质从小管液中转运到血液中的过程。肾小管和集合管对各种物质重吸收具有选择性；分泌是指上皮细胞将本身代谢产物或血液中的物质转运至小管液（腔）中的过程。影响肾小管和集合管重吸收及分泌作用的因素：①肾内自身调节，②肾交感神经的作用，③抗利尿激素的作用，④醛固酮的作用，⑤其他包括心房钠尿肽、甲状旁腺素、糖皮质激素等的作用。

利尿药（diuretics）作用于肾脏，增加 Na^+、Cl^- 等离子及水分的排出，产生利尿作用。碳酸酐酶抑制药抑制近曲小管碳酸酐酶活性，减少 H^+-Na^+ 交换及 HCO_3^- 的重吸收；渗透性利尿药（脱水药）提高小管液渗透压，减少肾小管水分吸收；袢利尿药抑制髓袢升支粗段 Na^+-K^+-$2Cl^-$ 同向转运体，影响尿液稀释和浓缩过程；噻嗪类利尿药主要抑制远曲小管 Na^+-Cl^- 同向转运体，影响尿液稀释过程；醛固酮拮抗药抑制末段远曲小管和集合管的 Na^+ 的重吸收和 K^+ 的分泌。

二、指导实验教学注意的问题

1. 本实验案例设计模式分多个阶段 根据本实验教学案例的引导问题，可主导形成合适的教学目标。引导学生教学对案例进行分析。在教师帮助下随机将班级分小组（4~5 人）实施本实验教学案例的多个实验阶段的项目。也可根据案例中的引导问题帮助学生进行重新设计方案，只要能达到实验目标，允许学生设计不同的方案。如果实验方案合理，在不违背安全和现有实验条件，经过筛选和答辩，允许学生组成团队在实验室实施。

2. 教学指导注意的问题

（1）各项手术操作要轻柔，避免不必要的损伤，影响实验结果。

（2）进行每项实验项目前，应记录血压和 5min 内总尿量作为对照。

（3）每项实验后要等药物（或刺激）的效应基本消失，再进行下一项实验。

（4）尿蛋白测定时，煮沸及时间应准确，否则颜色反应消退。

虚拟仿真实验项目请登录以下网址注册学习：影响尿生成的因素及利尿药的作用：可进入温州医科大学基础医学实验教学中心网站，右上角注册后，再进入医学机能虚拟实验选择所需要的实验项目即可开始实验。

胡浩（西安交通大学）

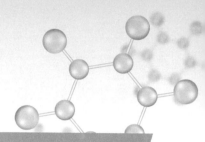

项目十八

急性呼吸功能不全

课程目标:1~3 为能力培养目标,4~6 为知识点目标,7 为素质培养目标。

1. 通过案例引导,学习哺乳类动物的基本手术操作,并对气胸合并呼吸困难的观察与处理,加深对胸内负压的理解以及学习初步处理气胸合并呼吸困难的方法,培养独立的操作能力和自主学习训练的能力(0 级,表 18-1)。

表 18-1 能力导向对应教学实施策略

能力与分级			实验项目实施				
			案例分析	问题导向	实践操作	结果分析	拓展思考
动手实践	0级要求				√	√	
团队合作		1级要求	√	√	√		
数据分析						√	
临床思维		2级要求	√	√	√	√	√
自主学习			√	√		√	√
批判性思维			√	√	√	√	√
探索和创新			√	√			√
科学研究认知			√	√	√	√	√

2. 通过案例引导,学习和掌握各种急性呼吸功能不全动物模型的复制和发病机制分析,将相关生理学、病理生理学和药理学各学科知识内在的联系进行有机交叉融合,着力培养综合操作、分析与解决问题的能力,为以后的临床相关课程奠定基础(1 级,表 18-1)。

3. 在制备油酸致大鼠急性呼吸衰竭动物模型基础上,学生通过查阅文献、设定实验方案、建立团队,开展翻转课堂;学习了解和掌握医学生物学研究前沿技术和手段,完成相应实验内容,达到培养创新能力、科学研究认知、团队协作精神、沟通能力、组织和领导能力(2 级,表 18-1)。

4. 掌握胸膜腔负压及呼吸运动的记录方法。掌握气胸合并呼吸困难时家兔血压、心率、呼吸及血气分析指标的变化。学习初步处理气胸合并呼吸困难的方法。掌握呼吸功能不全的概念、分类、病因和发病机制。

5. 熟悉血气分析常用的指标及其临床意义。结合血气指标进行酸碱平衡紊乱的类型判断。了解急性呼吸功能不全的治疗。

6. 初步熟悉科研选题、查阅文献、科研设计、撰写实验小论文,培养严谨的科研作风和严密的科研思维方法。

本实验以呼吸系统的知识点为核心,涉及临床案例和多个学科,以培养和促进学生的跨学科综合分析能力和临床思维能力;同时在实验过程中,使用到多种实验技术,以完成最终的实验目的。根据医学机能学科的特点,完成本实验需 3~4 人 / 组。全部实验过程分为三个阶段完成,不同院校可根据本校的实际情况选择不同阶段实验,或实施全部实验过程。

本实验通过综合性实验项目实施,以提高学生的实际动手能力;通过病案引导、分析与讨论,加深对理论知识的理解,使学生能更好地把生理学、病理生理学等学科理论知识应用于临床;通过复制油酸性急性肺损伤模型,增加探索设计性实验项目,体会实验设计的科学和严谨,以培养学生动手能力、团结协作精神及初步的科学研究能力。

第一部分 案例分析及实验操作

一、临床案例

案例一：车祸后的胸闷和呼吸困难

（一）背景介绍

胸膜腔是密闭的潜在性腔隙，左右各一，由紧贴在胸廓内壁的壁层胸膜和覆盖于肺脏表面的脏层胸膜构成。平静呼吸时，胸膜腔内的压力（胸内压）虽随呼气和吸气而升降，但始终低于大气压，称为胸内负压。

任何原因破损胸膜，空气进入胸膜腔，形成胸膜腔积气，称为气胸（pneumothorax）。此时胸膜腔内压力升高，甚至负压变成正压，出现肺脏萎陷，静脉回心血流受阻，引起呼吸、循环功能障碍。临床上根据胸膜破裂及胸腔内压力的变化情况可分为：闭合性气胸、开放性气胸和张力性气胸。

（二）案例内容

患者男性，40岁。主诉：车祸后呼吸困难。现病史：20min前汽车撞伤左上胸部。患者感左胸痛，不敢深呼吸，随后出现呼吸困难、胸闷、心悸、乏力，无大小便失禁，院外未行任何治疗，急来诊。体格检查：神志清，烦躁不安，呼吸急促伴口唇发绀，颈静脉怒张不明显。BP 75/50mmHg，脉率130次/min，呼吸频率38次/min。气管移向右侧，左胸廓饱满，呼吸运动较右胸弱；左胸壁有骨擦音，第3~5肋压痛明显，颈部、胸部、上腹部均可触及皮下气肿。左胸叩诊呈鼓音，呼吸音消失，右肺呼吸音粗，双肺均未闻及啰音。左心界叩诊不清，心律齐整，心率130次/min，心音较弱，未闻及杂音。腹部平坦，肝脾肋下未触及，腹叩鼓音，移动性浊音阴性。急诊动脉血气检查结果：酸碱度（pH）7.32，动脉血二氧化碳分压（$PaCO_2$）56mmHg，动脉血氧分压（PaO_2）58mmHg，血 HCO_3^- 28mmol/L。

（三）案例引导性问题

1. 平静呼吸时胸内压为什么始终低于大气压？

2. 该患者发生呼吸困难的机制是什么？

3. 正常情况下，呼吸运动、胸内负压变化和肺通气量变化是一致的，气胸时三者变化的一致性会发生什么变化？为什么？

4. 该患者为什么会出现口唇黏膜发绀？其发生机制是什么？

5. 该患者有无呼吸衰竭？若有，属于哪种类型呼吸衰竭？其发生的可能机制是什么？

6. 该患者最有可能发生哪种酸碱平衡紊乱？

7. 如何紧急处理该患者？

案例二：慢性阻塞性肺疾病急性发作

（一）背景介绍

急性呼吸功能不全是由于肺内外各种原因引起的肺通气和/或换气功能严重障碍，以至不能进行有效的气体交换，在呼吸空气时，产生严重缺氧伴高碳酸血症，从而引起一系列生理功能和代谢紊乱的临床综合征。

慢性阻塞性肺部疾病（chronic obstructive pulmonary disease，COPD）的慢性炎症反应常常累及全肺，在中央气道（内径2~4mm）主要改变为杯状细胞核鳞状细胞分化，黏液腺分泌增加，纤毛功能障碍，外周气道（内径2mm）的主要改变为管腔狭窄，气道阻力增大，功能残气量增加；其次，肺实质组织广泛破坏导致肺弹性回缩力下降,呼气气流减慢。以上因素造成呼出气流受限,在呼气时间内气体呼出不完全,形成内源性呼气末正压。患者必须首先产生足够的吸气压力以克服内源性呼气末正压才能使肺内压低于大气压而产生吸气气流。COPD 急性加重时,氧耗量及呼吸负荷显著增加,超过呼吸肌自身的代偿能力,使其不能维持有效的肺泡通气量,从而造成缺氧及 CO_2 潴留,严重时发生呼吸衰竭。

(二)案例内容

患者,男性,83 岁。患者慢性咳嗽、咳痰 50 余年,活动后气短 10 年。入院前一天在家中出现神志不清,呼之不应,伴有喘息气促,口唇发绀,四肢厥冷,无发热寒战,无大汗淋漓,无四肢抽搐。入院查体:体温 36.5℃,心率 78 次 /min,呼吸 20 次 /min,血压 122/61mmHg,浅昏迷,两瞳孔等大等圆,对光反射迟钝,颈软,两肺呼吸音低,未闻及明显湿啰音,心律齐,未闻及杂音,腹部柔软,肝脾肾未触及。

辅助检查:CT 胸部平扫:两肺少许炎症,右肺中叶小结节,心脏稍增大,两侧胸膜腔少量积液。

急诊血常规:白细胞计数 $10.0 \times 10^9/L$,中性粒细胞比率:81%,血红蛋白(Hb):177g/L,血小板计数:$103 \times 10^9/L$。

D- 二聚体:0.41mg/L。

急诊血气分析:酸碱度(pH)7.272,动脉血二氧化碳分压($PaCO_2$)88mmHg,动脉血氧分压(PaO_2)39.6mmHg,血 Ca^{2+} 1.02mmol/L,血 Na^+ 126mmol/L,血 Cl^- 102mmol/L,血 K^+ 3.92mmol/L,血氧饱和度(SO_2)64.9%,实际碱剩余(ABE)5.4mmol/L,血 HCO_3^- 40mmol/L,标准碳酸氢盐(SB)34.50mmol/L。

(三)案例引导性问题

1. 该患者发生低氧血症的直接原因、发病环节及诊断依据有哪些?
2. 诊断呼吸衰竭的最可靠指标是什么?该患者发生了何种类型呼吸衰竭?
3. 本病例出现哪些酸碱平衡紊乱?诊断指标是什么?
4. 该患者应采取何种方式吸氧?不同类型呼吸衰竭治疗有什么不同?为什么?

二、实验设计概述

呼吸过程的实现需要多个系统的密切配合和参与。呼吸功能不全是指各种原因引起的肺通气和 / 或换气功能严重障碍,以致不能进行有效的气体交换,导致缺氧伴(或不伴)二氧化碳潴留,从而引起一系列生理功能和代谢紊乱的临床综合征。在海平大气压下,于静息条件下呼吸室内空气,并排除心内解剖分流和原发性心排血量降低等情况后,动脉血氧分压(PaO_2)低于 8kPa(60mmHg),或伴有二氧化碳分压($PaCO_2$)高于 6.65kPa(50mmHg),即为呼吸衰竭(简称呼衰)。

按血气分析结果,呼吸衰竭可分为两型:Ⅰ 型(低氧血症型)表现为 $PaO_2<60mmHg$,$PaCO_2$ 正常或稍低。Ⅱ 型(高碳酸血症)表现为 $PaO_2<60mmHg$,$PaCO_2>50mmHg$。呼吸衰竭的基本发病机制包括肺通气障碍、弥散障碍、肺泡通气与血流比例失调和肺内动 - 静脉解剖分流增加等。防治原则包括去除病因,提高 PO_2,降低 PCO_2,改善内外环境及重要器官功能。

本实验通过造成动物窒息、气胸以及急性肺水肿,复制通气功能障碍、气体弥散障碍及肺泡通气 / 血流比失调所引起的 Ⅰ 型和 Ⅱ 型呼吸功能不全模型,观察动物发生急性呼吸功能不全时的血压、心率、呼吸及血气分析等指标的变化并分析其机制及初步掌握治疗措施。

【实验对象】

健康家兔,体重 2.0~2.5kg。

【实验用品】

生物信号采集分析系统、血气分析仪、兔手术台、婴儿秤。哺乳动物手术器械 1 套、三通阀、压力换能器、呼吸流量计、水减压计、铁支架、动脉夹、动静脉插管、Y 形气管插管、粗丝线(原 7#)、细丝线

（原 1#）。BD 采血针若干,注射器(2ml、10ml、20ml、50ml)各一支,9#、16# 针头,静脉输液装置。

20% 氨基甲酸乙酯溶液、0.3% 肝素生理盐水溶液、生理盐水、10% 葡萄糖、1∶10 000 肾上腺素溶液、油酸。设计性实验试剂另行采购。

【方法与步骤】

1. 实验步骤

(1) 仪器连接和调试:选择输入信号:通道 1 →压力,并自动调零(调零时压力换能器的压力腔务必与大气相通),记录血压、心率;通道 2 →呼吸,记录呼吸运动,调节两个通道的速度相同。动脉导管内预先灌满 0.3% 肝素生理盐水。

(2) 麻醉与固定:将家兔称重后,从耳缘静脉缓慢注入 20% 氨基甲酸乙酯(乌拉坦)溶液 5ml/kg 麻醉,仰卧位固定于兔手术台上。

(3) 手术:颈部备皮,沿颈部正中切口,切口长约 5~7cm,剪开筋膜,钝性分离右侧颈外静脉,穿线备用;钝性分离左侧颈总动脉,行左颈总动脉插管,结扎固定;钝性分离气管,进行气管插管,结扎固定。动脉插管一端通过压力换能器与生物信号采集分析系统连接,气管插管一端通过呼吸换能器与生物信号采集分析系统连接。

(4) 模型复制前指标的测定:①待家兔各项指标稳定后,观察并记录一段正常状态下的呼吸、血压曲线和心率。②测定动脉血血气分析:打开颈总动脉的动脉夹,缓慢打开三通开关,弃去最先流出的几滴血液后,BD 采血针采血 2ml,送检血气分析。取血后应立即用肝素生理盐水冲洗动脉插管,以免动脉导管内血液凝固。③胸内负压的检测:剃去右侧腋部兔毛,在右腋前线第 4、第 5 肋间用连接在水减压计上的 16# 针头垂直刺入胸壁,当见到水检压计内的水柱一侧下降,并随呼吸运动而上下移动时,说明针头已进入胸膜腔内,应停止进针,并用胶布固定好,记录胸内负压数值。

2. 观察项目

(1) 通气功能障碍模型的复制及指标观察

1) 复制阻塞性通气障碍(obstructive ventilation disorder):用止血钳将气管插管的橡皮管完全夹闭,在完全夹闭的测管上插上 2 个 9# 注射针头,造成动物不完全窒息 5~10min,取动脉血进行血气分析,记录胸内负压的数值以及呼吸、血压和心率的变化。松开止血钳,待动物恢复正常后进行下一步实验。

2) 复制限制性通气障碍(restrictive ventilation disorder):①开放性气胸:在右腋前线第 4、5 肋间将 16# 针头沿肋骨上缘斜插入胸膜腔,胸膜腔与外界大气通过针头相通造成右侧开放性气胸,记录胸内负压的数值以及呼吸、血压和心率的变化。15min 后取动脉血进行血气分析。②闭合性气胸:往胸腔内注射 20ml 空气,模拟闭合性气胸,记录胸内负压的数值以及呼吸、血压和心率的变化。维持 10min 后,取动脉血进行血气分析。③张力性气胸:用 50ml 注射器通过三通管分 3~4 次将 150~200ml 气体推入右侧胸膜腔内,造成右侧张力性气胸合并呼吸困难,记录胸内负压的数值以及呼吸、血压和心率的变化。15min 后取血样进行血气分析。④气胸的处理方法:A. 抽气减压法:家兔呼吸出现明显改变和口唇黏膜发绀后,用 50ml 注射器通过原来插在胸膜腔内的针头,将胸膜腔内的空气尽量抽尽,同时观察兔呼吸、血压、心率的变化,15min 后取血样进行血气分析。促进尽早复张肺是气胸急症处理的关键,抽气是迅速解除呼吸困难的首要措施。B. 水封瓶正压引流法(亦称肋间插管水封瓶排气法):通过三通管连接水封瓶闭式引流导管,将引流管置于水封瓶内液面下 2cm,进行气体引流,可见气体通过导管从瓶内水面持续产生气泡,待水封瓶中不再有气泡逸出,且玻璃管中液面不再波动,证明肺已复张。观察家兔呼吸、血压、心率的变化,15min 后取血样进行血气分析。待动物恢复正常后可进行下一步实验。

3) 实验结果:将实验观察指标列入表 18-2。

表 18-2　肺通气功能障碍的实验结果

	呼吸		心率	血压	血气分析			全身情况
	频率	幅度			PaO_2	$PaCO_2$	pH	
正常								
气道狭窄								
开放性气胸								
闭合性气胸								
张力性气胸								
气胸处理后								

（2）复制肺水肿（pulmonary edema）呼吸衰竭（任选 1 种方法）

1）渗透性肺水肿：抬高兔台头端呈 30° 角，保持气管居于正中部位。剪去头皮针前端针头制备细导管，用 2ml 注射器吸取 10% 葡萄糖溶液 1~2ml，将细导管插入气管分叉处 6~7cm，5min 内缓慢匀速地将葡萄糖溶液滴入气管内以造成渗透性肺水肿。当气管内出现泡沫样液体流出时，取动脉血作血气分析，然后放平兔台，记录动物呼吸、血压和心率的变化。处死动物，开胸观察肺部变化，取出全肺测定肺系数：肺系数 = 肺脏重量（g）/ 体重（kg）。正常家兔的肺系数为 4.2~5.0。

2）压力性肺水肿：找到事先分离好的右侧颈外静脉，行颈外静脉插管，以 120 滴 /min 速度快速输入家兔约一倍血容量的生理盐水（家兔血容量占体重 7~8%，约 70~80ml/kg），密切观察呼吸改变（呼吸变快或变慢或变粗，有无湿啰音）和气管内是否有粉红色泡沫液体流出。如变化不明显，可向莫非氏管（滴壶）中加入肾上腺素（按 1mg/kg，20ml 生理盐水稀释），缓慢滴注，观察动物呼吸运动的变化。当有粉红色泡沫样痰流出时，取动脉血进行血气分析。同上，取肺测定肺系数。

3）油酸性急性肺水肿（探索设计性实验）：急性肺损伤（acute lung injury，ALI）是指严重感染、创伤、休克等病理过程中并发的肺泡毛细血管膜损伤，导致肺水肿和肺不张，以进行性呼吸困难和顽固性低氧血症为临床特征的急性呼吸衰竭，其最严重阶段为急性呼吸窘迫综合征（adult respiratory distress syndrome，ARDS），因高病死率而备受关注。其发病机制与 ALI/ARDS 过度的炎症反应中，炎性因子级联反应，氧自由基过量产生，中性粒细胞过度活化滞留毛细血管或肺泡腔产生过量髓过氧化物酶，使肺泡上皮及毛细血管内皮损伤，水转运障碍及肺表面活性物质异常有关。但其发病机制迄今尚未完全阐明，其治疗方法也是急重症监护领域研究的热点问题。

用油酸复制急性肺损伤动物模型是一经典实验。化学性因素油酸所致急性肺损伤主要是通过趋化因子使中性粒细胞与巨噬细胞在肺内聚集、激活，释放大量氧自由基、蛋白酶和炎性介质等，这些物质可对肺泡、毛细血管膜造成损伤，使之发生通透性增高等变化，从而引起肺泡通气量与其毛细血管灌流量比例失调及肺泡毛细血管膜的弥散障碍，发生换气功能障碍而最终引起呼吸衰竭。

本实验在油酸复制急性呼吸衰竭动物模型上，以自主探究的形式，引导学生自行设计实验，探讨家兔油酸性急性肺损伤的发病机制及可能的防治措施。

实验对象：家兔或大鼠（以下以家兔为例）。

实验分组：正常对照组、急性肺损伤组、治疗组。

急性肺损伤模型复制及评价指标：家兔耳缘静脉缓慢注射油酸 0.1ml/kg。①在注射前、注射后 30min、1h，分别取动脉血作血气分析，并观察记录动物呼吸、血压、心率及一般情况的变化。② 1h 后颈总动脉取血处死动物，开胸观察肺部变化。③收集支气管肺泡灌洗液（brocho-alveolar larage fluid，BALF）：剪开颈部正中皮肤，分离皮下组织，暴露气管，行气管插管，用消毒的生理盐水 30ml，经支气管肺泡灌洗 3 次，每次 10ml；待注入生理盐水后，轻轻按摩肺组织 30s，回收 BALF，并记录 BALF 回吸收率（保证回收率在 90% 以上）。④将 BALF 室温 1 000 转 /min 离心 10min，取上清液，分装，−20℃冻存。取 10μl 用于测定 BALF 中蛋白含量。⑤用 1ml 生理盐水重悬 BALF 沉淀，混匀后涂片，瑞氏染色检测白细胞计数及分类。⑥肺组织湿重和干重比（W/D）：取部分右下肺组织，称湿重后，置于 80℃烤箱干燥 24h 至重量恒定，再次称重，计算 W/D，用以衡量肺组织中水的含量和肺水肿的情况。其余肺组织 −80℃冻存。⑦病理学检查（HE 染色）：在右肺中叶同一部位取一 1cm×1cm×1cm 大小肺组织，4% 多聚甲醛充分固定后，HE 染色做病理切片观察肺组织形态学改变。以各肺叶肺组织水肿、出血、多形核白细胞（polymorphonuclear leukocyte，PMN）浸润和小气道损伤等项病理改变，分为 5 级，见表 18-3。

表 18-3　ALI 肺组织学评分标准

评分	病理变化程度	组织学改变
0	正常	无异常改变
1	轻且很局限	间质充血、水肿及 PMN 轻度浸润，肺泡腔中偶见红细胞和 PMN
2	中等且局限	中度充血、水肿，PMN 部分充盈肺泡腔，尚未实变
3	中等但广泛	中度充血、水肿，PMN 较广泛或局部很显著充盈肺泡腔
4	重	显著充血、水肿，PMN 几近充满肺泡腔或完全实变

探索性指标：按实验设计方案执行。

实验总结、撰写研究报告：整理记录实验结果，进而进行数据处理和统计学显著性检验分析实验数据，最后撰写实验报告或论文。

【注意事项】

1. 分离动脉时，切勿用手术刀或有齿镊，动脉插管粗细要适宜，管口不宜过尖，否则易戳破血管；切勿使血液流入换能器，如有此现象，需关闭三通管，及时处理。

2. 气管插管前应有效止血并注意清除气道异物。

3. 取血做血气分析时，切忌接触空气，否则影响血气分析结果。

4. 复制病理模型前一定要先记录一段正常状态下血压、心率、呼吸曲线。

5. 造成气胸时，应注意防止针尖对肺组织损伤。

6. 人工气胸后胸膜腔内气体一定要抽净，待呼吸与血压恢复正常后方可进行肺水肿模型的制作。

【分析与思考】

1. 除了本实验复制的气胸模型外，还有哪些方法可以引起气胸？如何处理？

2. 气胸并呼吸困难后引起酸碱平衡紊乱，对机体有何影响？为什么？

3. 开放性气胸和张力性气胸血气检测结果有何不同？为什么？

4. 临床上哪些原因可以引起气胸？如何处理和治疗？

5. 引起呼吸功能不全的常见病因及其机制有哪些？

6. 呼吸衰竭时出现哪些类型的血气变化，与酸碱平衡失调有何关系？

7. 在复制急性肺水肿动物模型时为什么要先快速大量输液？

8. 急性肺水肿为什么会引起呼吸衰竭？请分析其机制。

9. 油酸引起呼吸功能不全的发生机制是什么？

第二部分　教师授课指南(教师用书部分)

一、本实验所涉及的基本内容和概念

1. 判断呼吸衰竭的最可靠简单指标:动脉血氧分压(PaO_2)低于8kPa(60mmHg),或伴有二氧化碳分压($PaCO_2$)高于6.65kPa(50mmHg)。

按血气分析结果,呼吸衰竭可分为两型:Ⅰ型(低氧血症型)表现为$PaO_2<60mmHg$,$PaCO_2$正常或稍低。Ⅱ型(高碳酸血症)表现为$PaO_2<60mmHg$,$PaCO_2>50mmHg$。

2. 张力性气胸:空气经胸部伤口或肺脏、支气管破裂口进入胸膜腔,形成气胸后,伤口随即闭合,空气不能再继续进入,称为闭合性气胸。肺部或气管破裂后,裂口与胸膜腔相通,呈活瓣状。吸气时空气通过活瓣进入胸膜腔,呼气时活瓣闭合,空气不能排出。胸膜腔压力不断升高,并超过大气压而呈高张状态,称为张力性气胸。

3. 气胸引起呼吸衰竭的发生机制:胸膜腔破裂与大气相通,空气进入胸膜腔,使胸膜腔内负压消失,导致肺泡扩张受限制甚至引起肺不张。限制性通气不足导致$PaO_2\downarrow$,$PaCO_2\uparrow$,即引起Ⅱ型呼衰。

4. 气胸引起的呼吸衰竭可能引起什么类型的酸碱平衡紊乱?其机制如何?

气胸引起限制性通气不足,从而发生Ⅱ型呼衰,$PaO_2\downarrow$使组织缺氧,糖酵解增强,引起乳酸性酸中毒,同时$PaCO_2\uparrow$引起呼吸性酸中毒。

5. 大量注射肾上腺素引起肺水肿的发生机制:肾上腺素兴奋α、β受体,使外周血管收缩,回心血量增加,同时心率增快,心肌收缩力增强,导致进入肺循环血量在短时间内大增,致使肺血管内流体静压升高、肺血管壁通透性增高,导致肺水肿的发生。

6. 呼吸衰竭指数(respiratory failure index,RFI):指PaO_2与FiO_2(吸入气的氧浓度)之比。当FiO_2不是20%时,可作为呼吸衰竭的指标。$RFI=PO_2/FiO_2$,如$RFI\leqslant300mmHg$可诊断为呼吸衰竭;急性呼吸窘迫综合征(ARDS)时$RFI\leqslant200mmHg$。

7. 急性呼吸窘迫综合征:由于化学性因素、物理性因素、生物性因素及全身性病理过程(如休克、败血症)等引起的急性肺泡 - 毛细血管膜损伤,患者通常发生Ⅰ型呼吸衰竭。

8. 肺性脑病:呼吸衰竭引起的脑功能障碍称为肺性脑病。发生机制主要为缺氧、CO_2潴留及酸中毒对脑血管和脑细胞的作用,导致脑间质水肿和脑细胞水肿、γ- 氨基丁酸增多、磷脂酶活性增强及溶酶体酶释放,从而引起神经细胞和组织损伤。

9. 不同类型呼吸衰竭治疗的不同:Ⅱ型呼吸衰竭采用低浓度、低流量吸氧,防止高纯度氧完全纠正缺氧后出现呼吸抑制和加重二氧化碳潴留的可能;Ⅰ型呼吸衰竭采用高浓度给氧及机械通气法,纠正低氧血症。机械呼吸的吸气正压使肺泡扩展,增加肺泡通气和换气面积,减少静脉回流,利于V/Q比例的协调。

二、本实验所涉及的问题思辨和能力培养

本实验所含问题的分析及能力培养体系

1. 根据教学目标及能力培养,以提出的实际案例为参考,再根据每个实验教学案例的引导问题,可主导形成合适的教学目标,并对所涉及的临床意义进行深度分析,旨在培养学生的科学思维能力和临床应用能力。按班级分小组(3~4 人 / 组)实施本实验教学案例的多个实验阶段的项目。也可根据案例中的引导问题帮助学生进行重新设计方案,只要能达到实验目标,允许学生设计不同的方案。如

果实验方案合理,在不违背安全和现有实验条件,经过筛选和答辩,允许学生组成团队在实验室实施。

2. 三种难易程度的实验设计,各院校可根据本校本实验的学时多少,适当安排并选择合适难易程度的实验设计,完成各自预定的教学目标。

(1)难度较易的实验方案:仅复制通气功能障碍模型及指标记录观察,加深对胸内负压的理解,学习初步处理气胸合并呼吸困难的方法以及掌握通气功能障碍发生的机制。

(2)难度中等的实验方案:通过造成动物的窒息、气胸以及急性肺水肿(选一),复制通气功能障碍、气体弥散障碍及肺泡通气/血流比失调所引起的Ⅰ型和Ⅱ型呼吸功能不全模型,观察动物发生急性呼吸功能不全时的血压、心率、呼吸及血气分析等指标的变化并分析其机制及初步掌握治疗措施,抓住要点,紧密联系临床。

(3)难度较高的实验方案:以油酸性急性肺损伤的模型为基础,开展探索设计性实验,通过综合运用机能学、形态学、分子生物学等前沿科学技术手段,探讨疾病的发生机制及可能的防治手段。

三、案例分析相关知识点

1. 血气分析的三步法

第一步:判断是否存在酸中毒或碱中毒?

第二步:酸/碱中毒是呼吸性还是代谢性?

第三步:如果是呼吸性酸/碱中毒,是单纯呼吸因素,还是存在代谢成分?

具体方法:

第一步:看 pH。pH 正常值为 7.40 ± 0.05。如果 pH≤7.35 为酸中毒,≥7.45 为碱中毒。

第二步:看 pH 和 PCO_2 改变的方向。同向改变(PCO_2 增加,pH 也升高,反之亦然)为代谢性,异向改变为呼吸性。

第三步:如果是呼吸性的,再看 pH 和 PCO_2 改变的比例。正常 PCO_2 为 $40 \pm 5mmHg$。单纯呼吸性酸/碱中毒,PCO_2 每改变 10mmHg,则 pH 反方向改变 0.08(± 0.02)。例如,如果 PCO_2 是 30mmHg(降低 10mmHg),那么 pH 应该是 7.48(增加 0.08);如果 PCO_2 为 60mmHg(增加 20mmHg),则 pH 应为 7.24(降低 2×0.08)。

如果不符合这一比例,表明还存在第二种因素,即代谢因素,这时,第三步就应比较理论上的 pH 与实际 pH,如果实际 pH 低于理论 pH,说明同时存在有代谢性酸中毒,反之,如果实际 pH 高于理论 pH,则说明同时存在有代谢性碱中毒。根据公式推算出来的 pH,可以有 ± 0.02 的波动。

2. 案例一诊断及诊断依据

①张力性气胸。张力性气胸有外伤性肋骨骨折,呼吸困难,广泛性皮下气肿,气管右移,左胸叩诊呈鼓音、呼吸音消失。②肋骨骨折。肋骨骨折左胸壁有骨擦音,局部压痛明显。③外伤性休克。胸部外伤史,BP 80/55mmHg,有乏力、心悸症状。④Ⅱ型呼吸衰竭。Ⅱ型(高碳酸血症)呼吸衰竭诊断依据为 $PaO_2<60mmHg$,$PaCO_2>50mmHg$。⑤呼吸性酸中毒失代偿。pH7.32<7.35,肯定为酸中毒;$PaCO_2$ 原发性增高:呼吸性酸中毒(原发失衡);HCO_3^- 增高:呼吸性酸中毒代偿,无代谢性酸中毒。治疗原则:①纠正休克,保证呼吸道通畅,吸氧。② CT 及 B 超定位下给予胸腔穿刺术,闭式引流,必要时开胸探查。③抗生素防治感染,对症治疗。④胸壁固定。

3. 案例二诊断

①慢性阻塞性肺病伴急性加重、肺部感染。②Ⅱ型呼吸衰竭,酸碱平衡紊乱(呼吸性酸中毒)。③肺性脑病。④低钠血症。治疗原则:①积极纠正呼吸功能障碍:气管插管、机械通气、化痰、控制性吸氧(低浓度、低流量给氧,可鼻导管吸氧,或通过文丘里(Venturi)面罩吸氧。鼻导管给氧时,吸入的氧浓度与给氧流量有关,估算公式为吸入氧浓度(%)=21+4× 氧流量(L/min)。一般吸入氧浓度为 28%~30%,应避免吸入氧浓度过高引起二氧化碳潴留)。②积极抗感染。③对症支持治疗。

四、探索设计性实验教学建议

本实验可采取研讨式教学的翻转课堂形式,整个教学过程实施可分为四个步骤。

第一步:布置任务。指导教师可提前一个月给同学讲解设计性实验的目的和基本要求,介绍实验室的现有条件,包括现有实验动物、仪器、药品、器材等。以便使每个同学能利用课余时间进行充分准备。

第二步:学生查找资料,撰写实验方案。建立课题小组,学生自己到图书馆查阅文献、建立假说、写出实验设计方案。

第三步:开题报告与答辩。对设计出的实验方案进行报告和论证,主要评估其实验设计是否合理,是否可行,每个课题小组选派代表登台讲课,师生共同听课,并就其实验设计内容(研究目的与创新性、研究内容与方案等,占比60%)、语言表达(仪态、PPT水平等,占比20%)、回答问题(基础知识、准确性等,占比20%)等加以评论。每组汇报时间15min左右。

第四步:教师做阶段性的综述。讲评完毕,教师作一个简要的系统性综述。选出一个优化方案,按优选的设计进行实验。为保证探索设计性实验的完成,需要有创新开放实验室,为学生提供实验材料、相关的仪器设备及必要的技术支持。没有条件实施探索设计性实验的学校,可按实验方案完成油酸性急性肺损伤模型的制备及模型的评价指标,探索性指标可只作为科研设计,组织同学们进行文献调研,撰写开题报告并通过讲解与讨论科研文献,让同学们了解科学研究的基本过程。

范小芳　龚永生(温州医科大学)

第四章

病原生物学与医学免疫学

项目十九

基于免疫病理性肝损伤小鼠模型的 T 淋巴细胞作用和功能实验

课程目标：1~3 为能力培养目标，4~6 为知识点目标，7 为素质培养目标。

1. 动手实践能力。通过实验小组合作形式，设计制备免疫病理性肝损伤小鼠模型的实验方案，提出可行的实施技术方法，锻炼文献阅读能力、动手实践能力、团队合作能力，并通过完成系统实验操作，撰写训练、实验报告，深入分析各指标的免疫学意义，培养团队协作和数据分析能力（1 级，表 19-1）。

表 19-1　能力导向对应教学实施策略

能力与分级			实验项目实施						
			案例分析	问题导向	查阅文献	实践操作	报告撰写	自主实验	生物安全训练与操作
动手实践	0级要求			√	√	√		√	√
团队合作		1级要求	√	√	√	√	√	√	
数据分析				√	√			√	√
临床思维		2级要求	√	√	√			√	
自主学习			√	√	√			√	√
批判性思维			√	√				√	
探索和创新				√	√	√	√		
科学研究认知				√					√

2. 结合慢性乙型肝炎病临床病例，通过对抗原、半抗原、丝裂原、细胞因子、免疫应答等免疫学基础知识的学习和讨论，以小组为单位，查阅相关文献，在基本操作和自主实验的基础上训练临床科学思维和自主学习分析能力（2 级，表 19-1）。

3. 以小组为单位在掌握免疫学理论与基本实验方法的基础上，提出与本实验目的相关的其他解决方案以及自主设计性实验，培养学生就临床实际问题，开展批判性思维、探索创新的能力，提升团队合作能力（3 级，表 19-1）。

4. 通过对实验结果的分析，深入学习免疫应答的发生机制及其免疫学功能，进一步深刻理解免疫性肝损伤等疾病的免疫学基础知识，以及免疫功能异常的临床诊断策略和检查方法。

5. 通过对实验动物模型标本的检测操作与分析的训练，为临床医学生提供免疫学基础知识与诊断方法应用的基础性理解,培养基于探索解决临床问题的免疫学科学观念和能力支持。

6. 学习如何根据免疫学基本知识,深刻思考免疫学实验动物模型设计及临床疾病的诊断和防治策略。

7. 素质目标。动物实验涉及的伦理学原则,以及探索创新涉及的科学精神等。

第一部分　病例讨论

一、病例简介

某男,45 岁,因乏力、皮肤巩膜黄染、腹痛 3 天入院。体温、脉搏、呼吸、血压正常,有牙龈出血、肝区叩击痛,全身淋巴结无肿大。胸部 X 线片未见明显异常。血常规检查发现,白细胞 4×10^9/L,白细胞计数 3.4×10^9/L,淋巴细胞比例升高;实验室检测乙型肝炎病毒 HBs(+)、HBe(+)、抗 -HBc(+),其中抗 -HBc IgM(+) 和 IgG(+),肝功能异常。经询问,患者有近 20 年慢性乙型肝炎病史。

医生给予抗乙型肝炎病毒核苷类药物及护肝药物治疗,辅以休息和增加营养。经过 3 周治疗后症状逐步好转出院。

二、问题思考

乙型肝炎病毒是引起病毒性乙型肝炎的病原体,在我国主要经血液和母 - 婴途径传播,临床所见病例多为慢性感染。因此,确诊病毒性乙型肝炎需要结合病史、临床表现、病原学感染指标等进行判断。请分析上述案例,重点放在基于乙型肝炎病毒所致的免疫病理学机制设计相关实验。

1. 本案例中的患者诊断为慢性乙型肝炎急性发作,判断依据有哪些?

2. 与本病发生有关的主要因素有哪些? 其免疫学病理特征有哪些?

3. 请模拟乙型肝炎的免疫病理特征设计一个实验方案,了解其免疫功能状况,并从免疫学知识角度分析其肝损伤机制。

4. 设计实验方案制备免疫病理性肝损伤动物模型并探索其免疫学发病机制。

5. 如果要在实验室进行相关动物实验,需要达到的实验条件有哪些? 应遵照我国颁发的哪些管理条例进行相关实验?

注:教师在使用本案例时,可以根据不同的引导性问题组合形成不同的待解决问题,该系列问题可供不同院校根据难易程度和学时长短的需求进行选择。

第二部分　实　验　操　作

一、实验目的

1. 掌握呼吸道感染的病原学诊断策略和科学依据。
2. 掌握刀豆蛋白诱导的小鼠肝炎模型制备方法和结果判定。
3. 掌握免疫学主要检测指标的临床意义及其常用检测方法。
4. 掌握动物实验管理条例及其在实验室工作中的应用。
5. 熟悉免疫应答类型分类及其检测、评价方法。
6. 自主设计实验,建立自身免疫性肝炎模型的制备与评价方案。

二、实验操作

请结合病例情况和相关实验技术及附录中的信息,自主设计实验方案,并进行实践操作。

三、相关实验技术

(一) 实验环境、实验人员、实验动物安全管理

动物实验操作需要遵守国家各项法规和条例的具体规定。开展该动物实验的实验室要具备国家法律和条例要求的实验操作基本防护条件和实验环境。参与实验的人员需要具备相关法规和条例要求的动物实验操作能力,能应对试验现场涉及的各种相关状况。如果所涉及的实验动物或者主要试剂来源不明,存在潜在生物性安全风险,则按最高级别防护进行(按烈性程度最高的状况应对)。

安全防护包括实验环境的设施和生物安全、实验人员的生物安全防护、实验样品和实验动物的安全存放共 3 个方面。实验环境设施、设备必须处于安全、无有毒气体、颗粒物、噪音或者生物性污染等有利于实验人员和实验动物保持健康状态的环境之中。实验人员的安全防护是指实验人员必须穿防护服、戴防护口罩和动物实验专用防护手套,实验环境中有必须的洗手、消毒等防护物品和操作条件。实验样品的安全防护是指在采集过程中,注意无菌操作,避免污染,在标本采集后,应放在带盖子的容器内,防止标本外泄,并按规定进行规范化冻存管理。实验动物的安全防护是指实验动物处死后其尸体要进行必要的消毒处理,实验完毕后其脏器标本或者动物尸体要按规定集中冻存,并按要求进行专项销毁处理。

对有病原微生物感染的实验动物需要按照相应生物性安全管理等级要求进行相应管理。

(二) 小鼠自身免疫性肝炎模型的制备

【实验原理】

小鼠生长繁殖速度快,是良好的研究临床疾病发生机制的动物模型。免疫性肝炎的常见原因为病毒感染,如 HBV 等。病毒感染性肝炎与免疫性肝炎在病理变化上有相似特征,因此免疫性肝炎动物模型是研究病毒感染性肝炎发病机制与免疫治疗的良好实验动物模型。刀豆蛋白是一种 T 细胞有丝分裂原,可以非特异性引起 T 细胞活化和增殖,促使 IFN-γ、IL-1、IL-2 和 TNF-α 等多种细胞因子表达水平显著增加,并进一步激活内皮细胞、中性粒细胞、巨噬细胞和 T 淋巴细胞等,导致巨噬细胞、中性粒细胞、淋巴细胞向肝组织浸润,引起肝脏炎症反应和组织损伤,是制备免疫性肝炎动物模型的良好材料。

【实验材料】

1. **试剂**　试剂包括 PBS、刀豆蛋白（ConA）、小鼠 TNF-α 检测 ELISA 试剂盒。

2. **耗材**　耗材包括 1ml 无菌注射器、酒精棉、无菌吸管、玻璃试管、灭菌枪头等。

3. **实验设备**　高压蒸汽灭菌器、mg 级电子秤。

4. **实验动物**　6~8 周龄无特定病原体（specific pathogen free，SPF）昆明系小鼠，雌雄不限。实验动物应通过大学医学动物实验伦理委员会审查。

【实验步骤】

小鼠免疫性肝炎模型制备

（1）将刀豆蛋白溶于 0.01mol/L 的 PBS，配成浓度为 4mg/ml。

（2）用 1.0μl 的微量注射器，以 20mg/kg 的剂量尾静脉注射足量刀豆蛋白，同时设立 PBS 对照组。

【分析与思考】

1. 刀豆蛋白是如何引起肝损伤的？

2. 刀豆蛋白诱导肝损伤模型有什么特征？

3. 能用来制备免疫性肝炎模型的物质还有哪些？

4. 免疫性肝炎模型与病毒型肝炎、药物性肝炎等有那些不同和相同点？

【注意事项】

1. 在对小鼠注射刀豆蛋白时，应注意防护，防止被老鼠咬伤或者注射器刺伤。

2. 小鼠尾静脉注射时要防止从另一端刺穿尾静脉，导致刀豆蛋白从静脉血管中漏出.

3. 小鼠接受刀豆蛋白注射后，应加强观察并记录其一般生命活动指标。

4. 实验完成后，注射器等实验器材应该按管理规定进行销毁；实验动物立即按要求进行冻存和统一销毁管理。

（三）小鼠实验性免疫病理肝损伤模型的免疫学评价

小鼠在接受刀豆蛋白注射之后，其淋巴细胞会在相应受体作用下被大量非特异性激活，进而分泌大量 IFN-γ、IL-1、IL-2 和 TNF-α 等多种细胞因子，激活中性粒细胞、巨噬细胞，活化的中性粒细胞和巨噬细胞进一步产生更多细胞因子，引起"细胞因子风暴"，导致肝脏等多脏器炎性损伤。因此其细胞因子既是免疫活化的表现和指标，也是引起进一步损伤的重要效应性物质。

【实验材料】

1. **试剂**　试剂包括小鼠 TNF-α 检测 ELISA 试剂盒、PBS、7.5% 小牛血清 Hank 液、PBST 溶液、二甲苯、淋巴细胞分离液等。

2. **耗材**　耗材包括无菌吸管、1ml 灭菌枪头、10ml 无菌移液管、15ml 无菌离心管、无菌细胞培养皿或培养瓶、200 目钢丝网、1.5ml EP 管、量筒、酒精棉、吸水纸、细胞计数板、擦镜纸等。

3. **实验器械**　包括手术器械（弯和直眼科剪、弯和直镊子、弯和直止血钳、图钉、木板）、血细胞计数板、微量加样器、光学显微镜、低温水平离心机、低温斜面离心机、电子天平、酶标仪等。

【实验步骤】

1. **血清的收集**　刀豆蛋白 A 尾静脉注射 6~8h 后，摘眼球取血，室温静置 2h，4℃ 3 000 转 /min 离心 10min，分离收集上层血清，置 –80℃冰箱保存备用。

2. **脾细胞的分离**

（1）用右手小心抓紧小鼠尾巴末端，并将其倒置拧起转动摇晕；置笼盖，在其往前爬行时，右手拉紧鼠尾，用左手从尾部开始，慢慢往前摸至头部，并按住鼠头，用右手向后上方用力拉小鼠尾巴，致其颈椎脱臼而死亡。

（2）将小鼠置 75% 乙醇液体浸没消毒 2min 后，将小鼠从液体中取出，用针头固定四肢于解剖台上。

（3）用镊子夹起小鼠腹部皮肤，用剪刀小心剪开小鼠腹腔皮肤，保持腹膜完整，在其左侧腹腔上部可见一深红色长条形脏器,即为脾脏。

（4）用镊子夹起小鼠腹膜,并用剪刀剪开,可见如图所示的长约 3~4cm 呈长条状的深红色脾脏,用镊子小心夹出脾脏,并浸泡于盛有干净 PBS 溶液的培养皿中。

（5）在另一干净培养皿中加入适量 PBS 溶液,放一个细胞筛,将脾脏取出放于细胞筛上,用注射器内芯柄部轻轻研磨脾组织,使其呈单个细胞。

（6）用少量 PBS 冲洗钢丝网,并收集细胞悬液于另一干净的试管中。

（7）将 2ml 小鼠脾脏细胞悬液混匀,然后用滴管沿盛有 2ml 淋巴细胞分离液的试管壁缓慢轻轻地加于淋巴细胞分离液之上,同时尽量保持分离液界面完整。

（8）将该试管平衡后置于水平离心机中,于 2 000 转 /min 离心 20min。

（9）将吸管沿试管壁小心插入到白色絮状的单个核细胞层,吸出细胞,移入另一试管中。

（10）在试管中加入 Hanks 液 1~2ml,用吸管轻轻混匀,洗涤细胞,于 1 000 转 /min 离心 10min,弃上清液。本步骤操作 2 次,即洗涤 2 次。

（11）沉淀物加含 2% 小牛血清的 Hanks 液 0.1~0.2ml,轻轻混匀。

（12）用吸管混匀待计数的细胞悬液。

3. 脾细胞的计数

（1）将一小滴细胞悬液从盖玻片与载玻片交界部位滴入细胞计数板中。

（2）沉降 1min,低倍镜下计数血球计数板四大格中结构完整的细胞,小细胞团计数为 1。

（3）计数时,如果细胞压在格子边线,则数上不数下,数左不数右。然后按下式计算出每毫升悬液中的细胞数。

$$细胞数（个 /ml）=（四大中格细胞数 /4）\times 10\ 000 \times K$$

K 为稀释倍数。

4. Th1 型细胞因子 TNF-α 的检测

（1）包被酶标反应板:加包被抗体,0.2ml/ 孔。

（2）37℃孵育 2h 后用 PBS 溶液洗涤 3 次,1min/ 次。

（3）封闭:加入 1%BSA,0.2ml/ 孔,4℃过夜。

（4）取出反应板,洗涤操作同上。

（5）加入样品:加入待检血清,阴性对照品和阳性对照品 0.1ml/ 孔（如果采用的是商品化的 TNF-α 检测盒,则从此步骤开始进行）。

（6）37℃孵育 40min 后,洗涤操作同上。

（7）加入抗体:加入适当稀释度的酶标抗体,0.1ml/ 孔。

（8）37℃孵育 40min 后,洗涤操作同上。

（9）加入底物:加入 TMB 显色试剂溶液,0.05ml/ 孔。

（10）室温孵育 30min。

（11）加入终止液:加入 5N H2SO4,0.05ml/ 孔。

（12）于 20min 内,在酶标仪上测定 OD 值。

（13）根据标准样品的浓度及其 OD 值之间的关系,模拟标准曲线。计算待检血清中 TNF-α 的含量。

【分析与思考】

1. 淋巴细胞分离的原理,小鼠淋巴细胞和人淋巴细胞的比重是否相同?

2. 免疫应答是如何形成的?

3. 细胞计数过程中,如何区分存活和死亡的细胞?

4. 免疫细胞活化后有哪些特征性表现?

5. 简述 ELISA 的基本原理及其分类。

6. 举例说明 ELISA 在疾病诊断中的应用及选择方法的标准。

【注意事项】

1. 在淋巴细胞分离液作用下,脾细胞按照密度大小由低到高可以被分离成 4 层,自上而下分别是:血浆层、淋巴细胞层、淋巴细胞分离液层、红细胞层,其中淋巴细胞层为白色雾状的一个小薄层,应注意区分。

2. 显微镜下红细胞呈扁平碟状,因其无细胞核,呈透明状,而淋巴细胞有细胞核,显微镜计数时应注意鉴别。

3. ELISA 操作中洗涤时应彻底将孔内的液体洗净。

4. 实验完成后,相应的实验材料及实验动物必须立即按要求进行冻存管理。

第三部分 教师授课指南（教师用书部分）

一、实验涉及的基本内容和概念

1. 淋巴细胞 是机体对抗原发生免疫应答反应、发挥免疫功能的重要基本单位，在免疫系统中有着重要意义。淋巴细胞主要包括 T 淋巴细胞、B 淋巴细胞和自然杀伤细胞（NK 细胞）等。大分子抗原在抗原递呈细胞内经过消化、加工、处理和递呈等过程，形成 MHC- 抗原肽复合物；T 淋巴细胞依靠 TCR 识别抗原，并在其他表面分子协助下形成免疫突触，产生抗原刺激信号，从而被激活。

2. 刀豆蛋白 A（con A） 是一种已知的 T 细胞有丝分裂原（即可以非特异性的引起免疫细胞有丝分裂的物质），可以非特异性的引起 T 细胞的活化和增殖。T 淋巴细胞活化后，其细胞形态和表面分子发生改变，同时在特定微环境下进一步增殖并分化发育为 Th1 和 Th2 等具有不同功能特征的效应性 T 淋巴细胞亚群，分别发挥特定的免疫功能。活化的 T 淋巴细胞在形态上可表现为细胞直径显著增加、细胞核增大、染色质疏松、DNA 复制和蛋白质合成明显增加等淋巴母细胞状态，这个过程称为淋巴细胞的转化现象，继而 T 细胞进一步增殖、分化为效应 T 细胞；在功能上，Th1 细胞表现为可分泌 IFN-γ、IL-2 和 TNF-α 等多种细胞因子，Th2 细胞表现出可分泌 IL-4 和 IL-10 等细胞因子的能力，CD8$^+$ T 淋巴细胞则分化为具有特异性杀伤靶细胞能力的细胞毒性 T 淋巴细胞。上述过程和外在表现是 T 淋巴细胞对抗原应答的重要环节，也是检测免疫反应有无和强弱的重要指标，在免疫学教学和科研中有重要意义。

3. 肝脏 是人体内以代谢功能为主、最大的实质性器官，是尿素合成和药物代谢的主要器官，也是生物转化和新陈代谢的重要器官。肝脏在体内起着去氧化、储存肝糖、分泌性蛋白质合成等重要基础性生理作用，同时也分泌在消化系统中有重要作用的胆汁。由于肝脏结构复杂、血流丰富、毒物药物接触机会多，易受到多种病原体、毒物、药物及病理性免疫反应的损伤。

4. 脾脏 是机体最大的免疫器官，占全身淋巴组织总量的 25%，含有大量的淋巴细胞和巨噬细胞，是机体发生细胞免疫和体液免疫应答的重要器官。人体脾脏位于左季肋区后外方肋弓深处，与 9~11 肋相对，长轴与第 10 肋一致。膈面与膈肌和左肋膈窦相邻，前方有胃，后方与左肾、左肾上腺毗邻，下端与结肠脾沟相邻，是柔软的网状内皮细胞器官，成年人的脾长约 10~12cm，宽 6~8cm，厚 3~4cm，重 110~200g，大致有巴掌那么大，重 200g 左右，由几条韧带将其"悬挂"在上腹部。在正常状态下一般摸不到脾脏，如果仰卧或右侧卧位能触摸到脾脏边缘，说明脾肿大。脾脏有血液过滤功能。其边缘区和脾索是滤血的主要场所。脾内的大量巨噬细胞可以清除衰老的血细胞（比如红细胞）、抗原和异物。侵入人体血内的抗原，可在脾内激发免疫反应。脾还能够储藏血液。人脾可以储存约 40ml 的血液，马的脾脏则存储了马体内大约 30% 的红细胞。胚胎发育早期，脾有造血的功能。但出生后脾的造血功能基本消失，仅在部分条件（比如人体出现严重造血障碍时）刺激下才能够恢复。

因此，本实验通过 conA 诱导自身免疫反应制备自身免疫性肝炎的动物模型，并探讨 T 淋巴细胞及其功能的变化，对深入研究肝脏疾病的发生机制有重要意义。

5. 外周血和脾细胞悬液中单个核细胞分离方法 主要采用是聚蔗糖 - 泛影葡胺（Ficoll-hypaque）密度梯度离心法。该法利用血液、脾细胞悬液中各有形成分的比重存在差异，在一定密度的液体中受到离心机一定转速下产生的离心力作用而依各成分密度大小分离。红细胞和粒细胞密度大于分层液，同时因红细胞遇到 Ficoll 而凝集成的串钱状而沉积于管底。血小板则因密度小而悬浮于血浆中，唯有与分层液密度相当的单个核细胞密集在血浆层和分层液的界面中，呈白膜状，吸取该层细胞递经洗涤离心重悬。本法分离单个核细胞纯度可达 95%，淋巴细胞约占 90%~95%，细胞获得率可达 80% 以上，其高低与室温有关，超过 25℃时会影响细胞获得率。

6. 酶联免疫吸附测定（enzyme linked immunosorbent assay，ELISA）　指将可溶性抗原或抗体结合到聚苯乙烯等固相载体上，利用抗原抗体结合专一性进行免疫反应的定性和定量检测方法。ELISA为免疫学中应用最为广泛的经典免疫学检测实验。该法最早由 Engvall 和 Perlmann 于 1971 年发表应用于 IgG 定量测定的文章而受到广泛关注，使得从 1966 年开始用于抗原定位的酶标抗体技术发展成液体标本中微量物质的测定方法。这一方法的基本原理是：①使抗原或抗体结合到某种固相载体表面，并保持其免疫活性。②使抗原或抗体与某种酶连接成酶标抗原或抗体，这种酶标抗原或抗体既保留其免疫活性，又保留酶的活性。在测定时，把受检标本（测定其中的抗体或抗原）和酶标抗原或抗体按不同的步骤与固相载体表面的抗原或抗体起反应。用洗涤的方法使固相载体上形成的抗原抗体复合物与其他物质分开，最后结合在固相载体上的酶量与标本中受检物质的量成一定的比例。加入酶反应的底物后，底物被酶催化变为有色产物，产物的量与标本中受检物质的量直接相关，故可根据颜色反应的深浅和有无进行定性或定量分析。由于酶的催化效率很高，故可极大地放大反应效果，从而使测定方法达到很高的敏感度。

7. 小鼠免疫病理性肝损伤模型免疫学评价实验的参考流程（图 19-1）

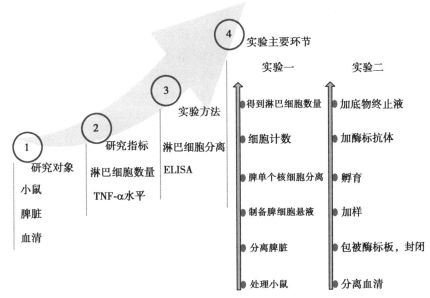

图 19-1　小鼠自身免疫性肝炎模型免疫学评价实验的参考流程

二、本实验涉及的问题思辨和能力培养

（一）实验问题类型的分析和能力培养体系

1. 实验设计模式　该实验根据知识体系和教学目标配套设计了一系列引导性问题。通过对这些问题的分析，在教师用书版本中总结形成了相关免疫思维的逻辑分析图，教师可以根据"提出问题、解决问题"的基本思维方法引导学生辨析实验中的重要技术和理论信息，培养学生围绕关键科学问题设计并提出合理实验方案的能力，然后在教师指导下分小组实施。在教案中提供实验设计的系列参考版本，但允许学生设计不同的实验方案。如果实验方案合理，在不违背安全和现有实验条件，允许学生实施。

2. 三种类型的实验设计　各院校根据本校学时安排、实验条件、实验难易程度、专业知识要求，选择详细、合适的教学目标。

（1）难度较容易的方案：以经典验证性实验为主，辅以拓展性设计，这类方案中侧重锻炼动手实践能力、团队合作能力、临床思维能力和批判性思维。

（2）难度中等的方案：在实验基础上，开展广泛联系和深度分析，教学目标以掌握免疫学基础理论的应用、设计为主。在设计实施过程中，允许学生提出更优实验设计方案，如密度梯度离心的基本原理、关键步骤，ELISA 包被的新方法探索。但是，新增部分作为实验拓展部分可以写入实验报告，仅论证不实施。这个方案中培养学生临床思维能力、批判性思维能力、团队合作能力、动手实践能力、数据分析能力、探索和创新能力。

（3）难度较高的方案：实验设计与中等难度的方案基本相同。问题设计部分可进一步要求学生尝试解决面临的未知问题，教学目标以初步掌握免疫应答机制、免疫效应的评价方法等问题（如本实验中免疫应答效应的评价方法等）为主。需要学生立足于现有条件和所学知识，通过网络和教科书查证文献资料，设计实验方案，学生设计完成后，可以通过教师审核和公开答辩的形式审查，具有现实可行性和理论可行性的方案可以分组实施。不追求统一的方案，允许学生设计成研究方案。实验完成后，实施小组可以自行总结实验研究报告。教师根据整个实施过程和报告给出实验成绩，以形成性考核进行评价。这个方案中培养学生的能力包括了现有的能力体系，包括免疫学基础理论思维能力、批判性思维能力、探索和创新能力、团队合作能力、自主学习能力、动手实践能力、数据分析能力和初步的科学研究认知能力。

3. 培养能力类型 本实验中涉及的能力类型共计 8 类，具体如下：

（1）实验设计思维能力：是指对实验涉及的操作步骤和原理等相关问题的理解掌握能力。

（2）批判性思维：对实验设计和实验操作过程中的各步骤和结果进行辨析和论证，探索了解基于类似实验目的而设计的其他实验方法和相关实验指标的应用价值。

（3）探索和创新能力：探索未知状况的能力，设计新的方法体系，或运用现有技术体系解决新出现的问题。

（4）团队合作能力：每个实验室的同学可按照设备条件分成若干个小组，每个小组为了相同的实验目标开展分工合作，共同完成实验计划。

（5）自主学习能力：学习相关知识，自主查阅和分析文献，获取信息，对比实验研究方案，优化实验设计。

（6）动手实践能力：通过大量实验操作，练习学生实验动手能力、仪器操作能力，以及配套的试剂使用和数值计算等环节。

（7）数据分析能力：科学解析数据的能力，通过数据揭示实验结果反应出来的免疫学实质。

（8）科学研究能力：认识科学研究的基本思维方法，学习实现目的的各种技术手段和科研设计的基本过程。

（二）实验相关问题的深度分析

1. 实验中关键信息及其发生顺序的深度分析 通过学习，指导学生掌握研究对象、研究指标、选用方法，具体实施等实验要素，并培养学生从实验要素学习过程中形成科学分析和解决问题的能力。

2. 存在问题的分析与解决方案的设计 免疫学实验方案设计原则：与临床疾病相关，涉及免疫细胞分化发育、免疫学发病机制等深层次免疫学知识，不可只是重复应用免疫学检测方法的单纯性检测实验。通过各个环节的训练，培养学生免疫学知识综合应用和分析能力。

（1）设计方案一

问题：免疫系统激活后有哪些表现？

思路：该方案属于较容易类型，以对免疫学基础性知识分析理解为主。免疫系统激活后，淋巴细胞从数量到功能上均有一定变化，主要表现为淋巴细胞数量增加、分泌某些细胞因子（T 淋巴细胞）或者抗体（B 淋巴细胞）的能力会显著增加，表现为外周血淋巴细胞数量增加，特定细胞因子和 / 或抗体水平升高，以及部分细胞杀伤靶细胞的能力显著增强。各院校可以根据本校的情况选取其中的一部分实验操作进行。在实验方案分析过程中，锻炼学生综合思维能力和逻辑思维能力。在实验方案实施过程中，侧重锻炼动手实践能力、团队合作能力。设计框架图见图 19-2（仅供参考）。

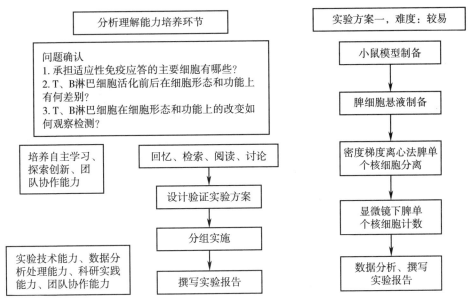

图 19-2　实验设计方案一（难度：容易）

（2）设计方案二

针对的问题：淋巴细胞数量怎么观察、计算？

思路：该设计方案属于中等难度，需要结合不同观察对象进行设计，在方案设计上要保持对未知问题的探索能力，如淋巴细胞数量的观察和计算方法依据样品不同而进行有区别、针对性设计，如果观察对象为组织标本，可以用免疫组织化学方法、荧光染色法等实验方法进行观察计算。如果观察对象为外周血或者脾细胞悬液，可以用显微镜计数或者流式细胞术等实验方法进行观察计算。建议对实验方案进行深度分析，在具体实施过程中，适当增加其他检测方法，进行综合比较。在分析讨论过程中锻炼学生批判性思维能力，在方案实施过程中，锻炼团队合作能力、动手实践能力、数据分析能力、探索和创新能力、遵守动物实验管理法规条例的意识。设计框架图见图 19-3（仅供参考）。

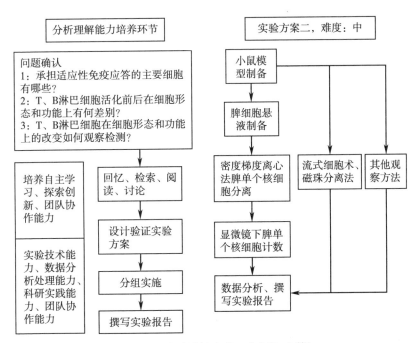

图 19-3　实验设计方案二（难度：中等）

（3）自主设计创新实验拓展

问题：淋巴细胞活化后功能改变可表现在哪些方面？

问题中的未知部分（难点）：淋巴细胞类型、活化的机制未知。

思路：这种类型属于高难度的实验设计，增加自主性设计，要求学生从免疫学知识的基础性、系统性分析理解基础上，认识到免疫功能评价的针对性、复杂性，从而制定完善的实验设计方案，在查阅文献、集中讨论的基础上，分工合作、分组完成，并撰写实验报告。在分析讨论阶段，考查学生对基础知识系统性掌握能力。在方案形成过程中，考察学生综合分析、批判性阅读文献能力。在分组实施过程中，考查学生动手实践、团队协作能力，以及数据处理、理解和应用能力。在这个过程中，教师把关，重点注意防范实验人员安全（防止学生被老鼠咬伤）、保障实验正常进行。各院校可以对设计方案增加答辩和审核环节，完善设计方案，以保证更好的实施效果。学生分小组撰写实验报告，内容包括实验设计、实验结果观察、实验效果评价。这一类方案中，需要实验中心更多地精心准备各种试剂和仪器，包括微生物学、生物化学、分子生物学等方法相关设备和试剂。淋巴细胞活化后功能改变主要表现在分泌某些细胞因子（T淋巴细胞）或者抗体（B淋巴细胞）的能力会显著增加，以及部分细胞杀伤靶细胞的能力显著增强（CD8+T淋巴细胞）。如CD4+T淋巴细胞分泌IFN-r、TNF-α、IL-2等细胞因子能力显著增强；B淋巴细胞分泌特异性抗体的能力显著增强；CD8+T淋巴细胞杀伤靶细胞的能力显著增强。

设计框架图见图19-4（仅供参考）。

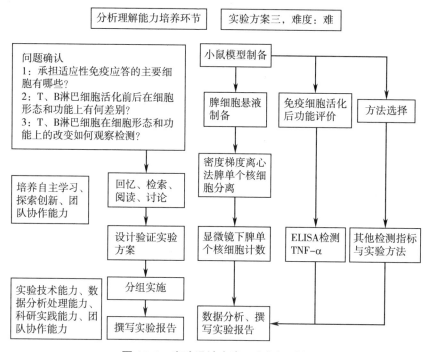

图19-4　实验设计方案三（难度：难）

（三）如何进行能力培养效果的评估

能力培养效果以形成性评价为主，目前以考察能力培养所涉及的环节（实验操作、结果分析、问题提出和解决方案的设计、研究报告、设计方案的答辩和审查）的考核为主，各部分均占一定比例的分数。

附录：

1. 本实验中的生物安全问题及其应对方式

（1）实验动物分为四级：一级，普通动物；二级，清洁动物；三级，无特定病原体动物；四级，无菌动物。对不同等级的实验动物,应当按照相应的微生物控制标准进行管理。

（2）本实验采用无特定病原体昆明系小鼠,有关实验可在 BSL-1 环境中操作。淋巴细胞分离可在普通超净台中操作进行。实验操作中的捉拿和固定小鼠、尾静脉注射,以及小鼠血液标本采集方法、分离与管理环节供学生学习和讨论,增加对实验室安全防护等相关行业法规条例的认识,增加实验室安全意识、防护和应对能力。

（3）BSL-1、BSL-2 生物安全实验室建筑标准和操作规程要符合世界卫生组织和相应国家标准。

2. PBS 的配制　称取 8g NaCl、0.2g KCl、1.44g Na_2HPO_4 和 0.24g KH_2PO_4,溶于 800ml 蒸馏水中,用 HCl 调节溶液的 pH 至 7.4,最后加蒸馏水定容至 1L 即可。在 15 磅（103.4kPa）高压下蒸气灭菌 20min,置室温或 4℃冰箱中保存。

3. Hanks 液的配制

原液 A

NaCl	160g
$MgSO_4 \cdot 7H_2O$	2g
KCl	8g
$MgCl_2 \cdot 6H_2O$	2g
$CaCl_2$	2.8g

溶于 1 000ml 双蒸水

原液 B

（1）液：$Na_2HPO_4 \cdot 12H_2O$	3.04g
KH_2PO_4	1.2g
葡萄糖	20.0g

溶于 800ml 双蒸水

（2）液　即 0.4% 酚红溶液

取酚红 0.4g,置玻璃研钵中,逐滴加入 0.1N NaOH 并研磨,直至完全溶解,约加 0.1N NaOH 10ml。将溶解的酚红吸入 100ml 量瓶中,用双蒸水洗下研钵中残留酚红液,并加入量瓶中,最后补加双蒸水至 100ml。

将（1）液和（2）液混合,补加双蒸水至 1 000ml,即为原液 B。

应用液：

原液 A 1 份

原液 B 1 份

双蒸水 18 份

混合后,分装于 200ml 小瓶中（保持瓶口非密闭状态）,于 121.3℃、103.4kPa 条件下高压下蒸气灭菌 15~30min,临用前用无菌的 5.6% $NaHCO_2$ 调 pH 至 7.2~7.6。

4. 小鼠在实验木板上固定以及脾脏所在位置示意图（见图 19-5）。

5. 样品淋巴细胞分离前后示意图（图 19-6）。

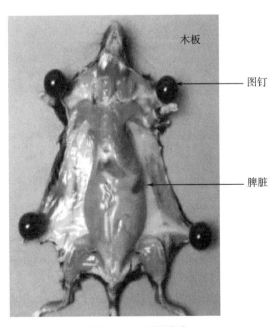

图 19-5　小鼠脾脏

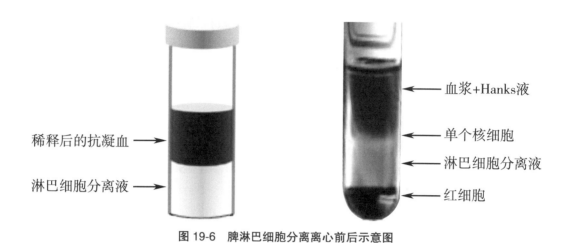

图 19-6　脾淋巴细胞分离离心前后示意图

稀释后的抗凝血

淋巴细胞分离液

血浆+Hanks液

单个核细胞

淋巴细胞分离液

红细胞

李蓉（南昌大学附属医院）

施桥发（南昌大学）

王月丹　彭宜红（北京大学）

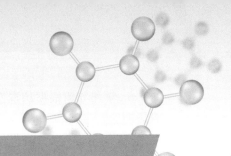

项目二十

流感病毒的分离培养和鉴定

课程目标:1~3 为能力培养目标,4~6 为知识点目标,7 为素质培养目标(表 20-1)。

1. 通过实验小组合作的形式,设计流感病毒鉴定的实验方案和可行的实施技术方法,锻炼动手实践能力、团队合作能力、遵守行业法规条例的意识,并通过完成系统实验报告训练实验报告撰写及数据分析能力(表 20-1)。

表 20-1　能力导向对应教学实施策略

能力与分级				实验项目实施						
				案例分析	问题导向	查阅文献	实践操作	报告撰写	自主实验	生物安全训练与操作
动手实践	0级要求	1级要求	2级要求	√	√		√		√	√
团队合作				√	√		√	√	√	√
数据分析					√	√		√	√	
临床思维				√	√	√		√	√	
自主学习				√	√	√			√	
批判性思维				√	√			√	√	
探索和创新					√	√	√		√	√
科学研究认知					√				√	

2. 通过对疑似流感发热患者的临床案例的病原学及其鉴定的研讨,以小组为单位,查阅相关文献,在基本操作基础上训练临床科学思维能力和自主学习能力(表 20-1)。

3. 以小组为单位在基础实验基础上提出与本实验相关的解决方案以及自主设计性实验,培养学生批判性思维能力、探索创新能力,以及对科学研究的认知能力,解决临床实际问题,提升团队合作能力(表 20-1)。

4. 通过对临床案例的分析,深刻理解流感病毒等相关病原学的基础知识,以及呼吸道病毒的病原学诊断策略和检查方法。

5. 通过对病原学标本的检测与分析的训练,为临床医学生提供病原学诊断的基础,以及生物安全防护的观念和能力支持。

6. 学习如何根据病毒性疾病的诊断和防治知识,深刻思考在疑似病毒感染的条件下如何设计检查策略。

7. 素质目标:鸡胚试验涉及的伦理学原则、生物安全涉及的遵循国家相关行业法规和条例的要求,以及探索创新涉及的科学精神等。

第一部分 病例讨论

一、病例简介

秋冬季节某北方城市,某医院发热门诊同一天有 50 多位症状相似的发热患者前来就诊。其中一位 39 岁的男性患者,主诉出现鼻塞、流涕、有喉咙痛、咳嗽但无痰、头晕头痛、四肢肌肉酸痛伴发热 1d 多,体温 39.0℃。用非甾体抗炎药后体温会短暂下降,但数小时后体温复升。胸部 X 线片未见明显异常。血常规检查发现,白细胞计数 3.4×10^9/L,淋巴细胞比例升高。经询问,患者近期多次去过公共场所,无禽类接触史。

医生给予抗病毒药物、退热药物和维生素 C 治疗,辅以休息和增加饮水。经过 3d 治疗,体温逐步恢复正常,在 5d 后症状逐步消失。

二、问题思考

在秋冬季,呼吸道疾病高发,其中的一部分是由经呼吸道传播的病原体引起。经呼吸道传播的病原体的种类繁多,引起的疾病的临床表现多样,因此,准确的诊治需要结合病史、临床表现、病原学检查等多种方式。请分析上述案例,重点放在设计病原学检查方案上。

1. 本案例中的患者可能患有的疑似疾病有哪些? 判断依据有哪些?

2. 针对该患者的临床表现,如何采集患者标本? 使用采集标本的容器进行标本运输时的注意事项有哪些? 采集该患者标本进行病原分离培养的最佳时间? 采集者应具备哪些防护措施?

3. 请设计病原学分离培养和鉴定的方案,以辅助诊断找到发病原因。

4. 如何进行快速诊断? 请设计实验方案并简述其原理。

5. 生物安全实验室分几个等级及其特点? 本实验应该在哪种等级的生物安全实验室中进行?

注:教师在使用本案例时,可以根据不同的引导性问题组合形成不同的待解决问题,该系列问题可供不同院校需要的难易程度和学时长短需求设立备选。

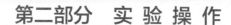

第二部分　实 验 操 作

一、实验目的

1. 掌握呼吸道感染的病原学诊断的策略和科学依据。
2. 呼吸道病原的分离培养及鉴定的方法和结果判定。
3. 掌握实验室生物安全法规条例及其在临床和实验室工作中的应用。
4. 熟悉病原体感染的核酸检测方法。
5. 自主设计实验,建立病原学检查方案。

二、实验操作

请根据结合病例情况和相关实验技术,自主设计针对本病例的病原学检查的实验方案,并实施该方案。

三、相关实验技术

(一)病原标本采取

1. 标本采集者的安全防护措施　标本采集需要遵守国家和行业各项法规和条例。参与该实验部分的人员需要具备相关法规和条例要求的防护级别对应的生物安全防护能力,能应对现场采样涉及的相关状况。如果所涉及的病原体不明,按最高级别防护进行(按烈性程度最高的状况应对)。

安全防护包括环境的生物安全、采集者的生物安全防护、采集样品的安全共 3 个方面。采集者必须有对采集现场的安全状况进行控制的能力,包括进入现场前的个人防护,进入现场后的消毒灭菌、生物安全操作和无菌操作,离开现场后对物品和防护装置的处理和安全状态确认。采集者的生物安全防护是指采用专门的防护口罩、一次性防护手套、洗手等与所涉及病原体同等安全级别的防护物品和操作,以保证生物安全。

采集样品的安全防护是指在采集过程中,注意无菌操作,避免污染,在标本采集后,应放在带盖子的容器内,防止标本外泄。

采集后应在适宜温度条件下尽快运送至相应的生物安全实验室。

2. 呼吸道标本

(1)鼻拭子:将带有聚丙烯纤维头的拭子平行于上颚插入鼻孔,旋转,保持数秒,待拭子头吸收分泌物以后,缓慢转动退出。以另一拭子拭另侧鼻孔。将拭子头浸入采样液中,弃去尾部。

(2)咽拭子:用带有聚丙烯纤维头的拭子适度用力擦拭双侧扁桃体及咽后壁,应避免触及舌部。将拭子头浸入采样液中,弃去尾部。

注:亦可将鼻、咽拭子收集于同一采样管中,以便提高分离率,减少工作量。

(3)鼻咽抽取物:用与负压泵相连的收集器从鼻咽部抽取黏液。先将收集器头部插入鼻腔,接通负压,旋转收集器头部并缓慢退出。收集抽取的黏液,并用 3~5ml 采样液刷洗收集器 3 次。

3. 血清标本　用于诊断目的的血清标本应该包括急性期和恢复期双份血清。急性期血样应尽早采集,可在采集病毒分离标本的同时采集血样(手臂静脉),但不能晚于发病 7d 后。恢复期血样则在发病后 2~4 周采集。为避免其他成分干扰,应采集空腹血。

（二）鸡胚尿囊腔接种

【实验原理】

鸡胚可作为流感病毒的宿主,使其生长繁殖。当将含有流感病毒的标本接种到鸡胚羊膜腔和尿囊腔后,病毒即可在其内胚层细胞内繁殖,并释放到羊水或尿囊液中。一般流感病毒初次分离培养可把含有流感病毒的标本接种羊膜腔,需收获大量病毒时则把含有病毒的羊水传代接种于尿囊腔中。

【实验材料】

1. **试剂**　试剂包括病毒液、青霉素-链霉素双抗混合液(100×)。

2. **耗材**　耗材包括1ml无菌注射器、照蛋箱、蛋板、锯条、碘酒棉、酒精棉、消毒眼科剪、消毒眼科镊、医用胶布、无菌吸管或灭菌枪头等。

3. **实验动物**　选取10~12日龄的SPF鸡胚。实验动物应通过大学医学动物实验伦理委员会审查。

【实验步骤】

1. **病毒株**　本实验采用的毒株为甲型流感病毒PR8/34实验株(A/PR8/34),根据2006年中华人民共和国卫生部制定颁布的《人间传染的病原微生物名录》规定,有关实验可在BSL-1环境中操作。病毒株接种有关操作由专职老师在BSL-2的生物安全柜中进行。

2. **标本的接种**(图20-1)

（1）取10~12日龄SPF鸡胚,经照蛋箱检查,确定为活胚后,标出气室及胚位,于胚位相对侧气室上缘做一标记即为进针处。注意选择无血管区。

（2）消毒气室,并于进针处锯一小槽,将针与鸡胚纵轴方向成15°角刺入尿囊腔,进针深度约1~1.5cm,注射含双抗的病毒液0.2ml。

（3）用灭菌胶布或蜡封固进针孔,置35~37℃孵育48~72h。

3. **收获尿囊液**

（1）孵育后置4℃冰箱6h或过夜,目的是将鸡胚冻死使血液凝固,避免收获时流出红细胞与尿液或羊水里的病毒发生凝集,造成病毒滴度下降。

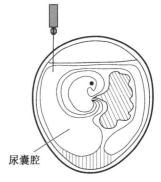

尿囊腔

图20-1　尿囊腔接种

（2）用碘酒或75%酒精棉球消毒气室部卵壳,用消毒眼科剪子轻轻剪去蛋壳,再用无菌镊子撕去气室部位壳膜。然后用无菌尖吸管或枪头于无血管处刺入尿囊腔,吸取尿囊液置无菌试管内,4℃或低温保存待用。

【分析与思考】

1. 流感病毒的鸡胚尿囊腔接种方法?

2. 培养流感病毒的方法有哪几种?

3. 收获尿囊液时应注意什么?

4. 何为生物安全实验室?流感病毒的分离培养如何选择相应生物安全等级的实验室?需要哪些相应的常规防护措施?

【注意事项】

1. 流感病毒分离培养涉及实验室生物安全问题,而污染也可引起鸡胚死亡或影响病毒培养。因此,相应的操作必须在生物安全柜内完成。

2. 实验完成后,相应的实验材料及用品必须立即进行高压蒸汽灭菌。

3. 保证温度、湿度、鸡胚翻动等培养条件适当,并保持稳定的培养环境。

（三）MDCK细胞分离培养

流感病毒对狗肾传代细胞(Madin-Darby canine kidney,MDCK)很敏感,通过MDCK细胞分离出的流感病毒,其抗原性与原始标本的相似性高于鸡胚分离的流感病毒。所以,MDCK细胞是目前用于分离培养流感病毒最常用的细胞系。

由于 MDCK 细胞是肿瘤细胞系,故用该细胞分离的病毒不能用于疫苗生产。各实验室应同时采用鸡胚接种和 MDCK 培养两种方法分离病毒,不应放弃鸡胚分离病毒的方法。

【实验材料】

1. **试剂**　试剂包括 TPCK- 胰酶、HEPES 缓冲液、DMEM 培养基、Hank 液、牛血清白蛋白组分 V 7.5% 溶液、流感病毒液和青霉素 - 链霉素双抗混合液(100 ×)。

2. **耗材**　耗材包括 1ml 无菌吸头、10ml 无菌移液管、15ml 无菌离心管、无菌细胞培养皿或培养瓶。

3. **细胞系**　75%~90% 密度的单层 MDCK 传代细胞。

【实验步骤】

1. **准备病毒生长液**

(1)细胞维持液:500ml DMEM 液中加入青 - 链霉素双抗、牛血清白蛋白组分 V(终浓度为 0.2%)、HEPES 缓冲液(终浓度为 25mmol/L)

(2)病毒生长液:每 500ml 细胞维持液中加入 0.5ml 的 TPCK- 胰酶,使胰酶的终浓度为 2μg/ml。

2. **流感病毒 MDCK 细胞分离培养**

(1)生长良好的 75%~90%MDCK 单层细胞,轻轻倒出细胞培养液,用 10ml 的无菌移液管吸取 Hank 液分别清洗 3 遍。

(2)将清洗细胞的 Hank 液移除,用无菌的移液管吸取适量病毒液置于细胞培养瓶中,温和摇动数次,使病毒液与细胞充分接触。置 37℃,5%CO₂ 培养箱中吸附 1~2h。

(3)吸出病毒液,用无菌移液管吸取 Hank 液分别清洗细胞 2 遍后,加入病毒生长液,放置于 33~37℃培养箱培养。

(4)每天观察细胞病变情况。细胞病变的特征是细胞肿胀圆化,细胞间隙增大,细胞核固缩或破裂,严重时细胞部分或全部脱落。

3. **细胞培养物的收获**

当 75%~100% 细胞出现病变时进行收获,收获之前可以将细胞放于 –80℃冰箱,冻融 1~2 次,以提高收获标本的病毒滴度。即使无细胞病变也应该于接种后第 7 天收获。

收获病毒液时,先温和摇动细胞培养皿或细胞瓶数次,然后用无菌移液管吸取病毒液置于 15ml 无菌离心管中,混匀病毒。收获的病毒液可以立即进行后续实验,或冻于 –80℃冰箱待以后使用。

【分析与思考】

MDCK 细胞培养流感病毒其代数最好小于 35 代,细胞过老会使病毒不容易负载,细胞活力旺盛可以提高病毒培养的阳性率。MDCK 细胞密度过低影响细胞生长,细胞密度过高会导致病毒接种的阳性率降低。保持细胞均匀平铺分布,能提高收获病毒的滴度。请思考如下问题:

1. 为什么反复冻融细胞能够提高病毒滴度?

2. 感染细胞的病毒量是否越高越好?

3. 影响细胞培养病毒滴度的因素都有哪些?

【注意事项】

1. 流感病毒的分离培养涉及实验室的生物安全问题,细胞培养应注意无菌操作,避免污染。因此,相应的操作必须在生物安全柜内完成。

2. 实验完成后,相应的实验材料及用品必须立即进行高压蒸汽灭菌。

(四)红细胞凝集试验(血凝试验)

【实验原理】

流感病毒表面具有血凝素抗原,能与人 O 型、豚鼠和鸡红细胞表面血凝素受体结合,引起肉眼可见的红细胞凝集现象。目前常用于流感病毒的初步鉴定。

【实验材料】

1. **试剂**　试剂包括 0.5% 鸡红细胞、生理盐水。

2. **耗材**　耗材包括移液器、枪头、96孔血凝板。

3. **标本**　灭活处理的流感病毒尿囊液。

【实验步骤】

1. **操作步骤**（表20-2）

表 20-2　血凝试验操作步骤（单位：μl）

材料/μl	病毒稀释度									红细胞对照
	1:10	1:20	1:40	1:80	1:160	1:320	1:640	1:1 280	1:2 560	
生理盐水	90	50	50	50	50	50	50	50	50	50
病毒液	10	50	50	50	50	50	50	50	50	—
									弃去 50	
0.5% 红细胞	50	50	50	50	50	50	50	50	50	50
	摇匀，室温静置 45min									

2. **结果判定**　根据各孔红细胞是否凝集，以阳性（+）和阴性（−）表示。

阳性（+）：凝集，有 25%~50% 以上的红细胞凝集，现象是凝集的红细胞呈膜、呈颗粒状铺于管底，边缘不整齐。

阴性（−）：不凝集，所有红细胞均不凝集，现象是红细胞沉于管底，形成边缘整齐的致密圆点。

以出现凝集的病毒的最高稀释度为血凝效价，即 1 个红细胞凝集单位。例如 1:160、1:320 均为阳性（+），则此病毒液效价为 1:320。在红细胞凝集抑制试验中，用 4 个单位病毒液进行试验，即 1:80 稀释的病毒液。

【注意事项】

1. 实验所用流感病毒应灭活，以防止传染。所用器皿应清洁干燥，避免酸碱对实验结果的影响。

2. 红细胞用前摇匀，否则影响结果判定。

3. 用加样枪时，避免气泡产生血细胞破裂，影响结果判定。

4. 避免各加样孔之间的污染。

5. 实验应在规定时间内完成，以免影响结果判定。

6. 接触病毒的吸管、试管、血凝板等浸入 1‰盐酸溶液中消毒，实验中有关的标本材料和废弃用品需经高压灭菌后方能移出本室。

（五）红细胞凝集抑制试验（血凝抑制试验）

【实验原理】

流感病毒（血凝素抗原）与其相应的抗体发生特异性作用后，再加入红细胞，血凝素则不再与红细胞结合，红细胞凝集现象被抑制。用定量血凝素与不同稀释度血清抗体作用后，能完全抑制血凝的最高稀释度，即为血凝抑制抗体效价。

【实验材料】

1. **试剂**　试剂包括 0.5% 鸡红细胞、生理盐水、4 个凝集单位灭活病毒液、PR8 免疫血清。

2. **耗材**　耗材包括移液器、枪头、96孔血凝板。

【实验步骤】

1. **操作步骤**（表20-3）

2. **结果判定**　根据各孔红细胞凝集程度，确定血凝抑制效价，以能完全抑制红细胞凝集的血清最高稀释度为该血清的血凝抑制效价。例如 1:80、1:160 的红细胞均完全被抑制，则血凝抑制效价为 1:160。

通过血凝抑制试验进行病毒型别的判断,当血凝抑制效价大于 1∶80 时,可初步判断为该型病毒。而用血凝抑制试验间接诊断流感患者时,应采取急性期和恢复期双份血清,若恢复期比急性期血清抗体效价升高≥4 倍,具有诊断意义。

表 20-3 血凝抑制试验操作步骤(单位:μl)

材料 /μl	血清稀释度							病毒对照	血清对照	红细胞对照
	1∶10	1∶20	1∶40	1∶80	1∶160	1∶320	1∶640			
生理盐水	90	25	25	25	25	25	25	25	25	50
免疫血清	10	25	25	25	25	25	25	-	25	
		弃去 25					弃去 25			
4U 病毒液	25	25	25	25	25	25	25	25	-	-
	摇匀,室温 10min									
0.5% 红细胞	50	50	50	50	50	50	50	50	50	50
	摇匀,室温 45min									

【分析与思考】

红细胞凝集试验和红细胞凝集抑制试验是最经典的流感病毒诊断实验,用血凝试验检测病毒滴度,再用已知免疫血清进行血凝抑制试验,鉴定分离病毒的型别,指导临床诊断和治疗。现在临床已多用血清学 ELISA 以及间接或直接免疫荧光法检测病毒抗原,以达到快速诊断的目的。

1. 血凝抑制试验中血清对照、病毒对照、红细胞对照的意义各是什么?

2. 血凝和血凝抑制试验是否为特异性实验,实验意义是什么?

3. 血凝抑制试验为什么要用 4 单位病毒液?

【注意事项】

1. 实验所用血清和流感病毒应灭活,以防止传染。所用器皿应清洁干燥,避免酸碱对实验结果的影响。

2. 红细胞用前摇匀,否则影响结果判定。

3. 用加样枪时避免气泡产生血细胞破裂,影响结果判定。

4. 避免各加样孔之间污染。

5. 实验应在规定时间内完成,以免影响结果判定。

6. 接触病毒的吸管、试管和血凝板等浸入 1‰盐酸溶液中消毒,实验中有关的标本材料和废弃用品需经高压灭菌后方能移出本室。

(六) RT-PCR 方法

【实验原理】

RT-PCR 技术是以目的 RNA 为模板,在体外完成逆转录过程后,在人工合成特异引物和耐热DNA 聚合酶作用下进行的体外 DNA 扩增的方法。实验过程由高温变性、低温退火和适宜温度延伸等反应步骤组成一个循环,经过若干个循环后,特异性 DNA 片段会被大量扩增,然后再用琼脂糖凝胶电泳等手段检测被扩增的 DNA 片段。该方法操作简单,高度敏感,可以在感染早期快速检测病毒核酸,被作为一种病毒感染的快速检测方式应用。

【实验材料】

1. 试剂及耗材 试剂包括一步核酸提取试剂、RT-PCR 试剂盒、PCR 相关试剂、电泳试剂等;耗材包括离心管、PCR 板、吸头等。

2. 仪器设备 相关仪器设备包括二级生物安全柜、微量离心机、涡旋混合器、微量移液器(包括

10μl、100μl、200μl 和 1 000μl 量程)、PCR 仪、电泳仪、凝胶成像系统。

【实验步骤】

1. 核酸提取(参见所用试剂盒说明书)

2. 一步法 RT-PCR 反应体系配制(表 20-4)

表 20-4　PCR 反应参考体系

组分	体积 /μl
RNase-free ddH₂O	5.2
5 × RT-PCR buffer	2
10mmol/L dNTP	0.4
enzyme mix	0.4
forward primer(10μmol/L)	0.5
reverse primer(10μmol/L)	0.5
RNA	1
总体积	10

注:① RNase-free ddH₂O 及 RNA 的体积可根据模板的浓度进行调整;②因为流感病毒容易变异,扩增引物需根据病毒基因组序列变异情况及时更新,以确保与待扩增病毒基因组序列匹配(引物序列可参考文献如 J Clin Virol,2015,68:43-48)。

3. 流感病毒基因组片段的 PCR 扩增　将上述 PCR 反应板混匀,短暂离心后放入 PCR 仪,进行扩增反应的程序如表 20-5。

表 20-5　PCR 扩增参考体系

温度 /℃	时间 /min	循环数
60	1	1
42	10	1
50	30	1
95	15	1
94	0.5	35
55	0.5	
72	1	
72	10	1
4	保存	

4. 扩增产物检测　将 PCR 扩增产物进行琼脂糖凝胶电泳进行检测。

【结果判读】

根据凝胶电泳的结果判断。如果预期大小处出现条带,则确定样品中含有相应的病毒类型。

【注意事项】

1. 防止 PCR 样品污染。由于 PCR 反应灵敏度高,必须采取措施预防污染。核酸提取、反应液配制、电泳及产物纯化应分别在独立的房间中进行。不同的房间配备专用的耗材和设备,不可交叉使用。操作台的表面、吸头和离心机应保持洁净,使用可去除核酸酶的试剂擦拭台面,以减少核酸污染的风险。

2. 实验设计中,需要考虑对照的设立,包括空白对照、阴性对照和阳性对照。

3. 流感病毒的实验室诊断中需要考虑对多种类型进行鉴别,需要选取多种引物序列进行扩增,实验设计中需要考虑。

【生物安全级别要求】

实验室操作应当遵守生物安全实验室的有关生物安全的规定。疑似高致病禽流感病例标本的裂解需在 BSL-2 级实验室操作,采取 BSL-3 级防护;核酸提取及加 RNA 模板可在 BSL-2 级实验室生物安全柜内操作。季节性流感病毒在 BSL-2 级实验室操作。

(七) Real-time RT-PCR 方法

病毒核酸检测的特异性和敏感性好,能区分病毒类型和亚型。

【检测原理】

基于 Real-time RT-PCR 对流感病毒进行检测和鉴定的操作方法中包含了一系列寡核苷酸引物及双标记 TaqMan 探针,可通过 Real-time RT-PCR 检测方法对呼吸道样本和病毒分离培养物进行流感病毒定性鉴定。其中 A 型和 B 型流感病毒检测引物和探针为通用型检测引物和探针,可分别用于 A 型和 B 型流感病毒型别鉴定。其他引物探针为亚型特异性检测引物探针,可用于目前人群中流行的季节性流感病毒以及可以感染人的禽流感病毒亚型鉴定。

【实验材料】

1. **试剂** 试剂包括逆转录试剂盒、RNase-free ddH₂O、正反向引物、探针、阳性对照 RNA。

2. **耗材** 耗材包括记号笔、冰盒或者低温管架、PCR 管或 PCR 板、各种量程的移液器及吸头、无 RNase 的 1.5ml 无菌离心管、无粉手套。

3. **设备** 设备包括离心机、涡旋振荡器、Real-time PCR 仪。

【操作过程】

1. **RNA 逆转录为 DNA**

2. **Real-time PCR** 反应体系及反应条件应根据所选择试剂盒进行。

【结果判读】

1. 阴性对照反应得到的荧光曲线不应超过阈值线,应无 Ct 值或 Ct 值为零。如果阴性对照产生假阳性则说明有污染产生,此次检测结果无效,然后严格按照操作程序重复实验。

2. 阳性对照的检测结果应为阳性,且 Ct 值在 20~30 之间。如果阳性对照检测结果未达到要求,则需严格按照操作程序重复实验。

3. 当所有对照成立,检测标本在 35 个循环内出现荧光信号,则相应引物和探针阳性;若 Ct 值在 35~40 间,应重复确认,如 Ct 值还在 40 内可判断为阳性;Ct 值超过 40,视该样本为阴性。

4. 所有的临床标本 RNP 检测结果都必须为阳性,且 Ct 值在 35 以内才可以证明样品的质量是可接受的。如果临床标本 RNP 检测为阴性,则可能是以下原因:临床样本核酸提取不正确导致 RNA 的丢失或临床标本里存在大量的 RT-PCR 反应抑制剂;样品中人细胞成分太少,以至于不能检测到;反应液配制错误或程序设置错误;试剂或仪器失灵导致。

【注意事项】

1. 避免样品污染。方法同 RT-PCR 技术部分。

2. 设备准备。操作台的表面、枪头和离心机应保持洁净,可用 5% 漂白剂或其他清洁剂,如可以用去除 DNA 酶的试剂擦拭台面,以减少核酸污染的风险。

3. 试剂准备。反应操作期间,所有试剂应放置在冰盒或低温管架上。

【生物安全级别要求】

实验室操作应当遵守生物安全实验室的有关生物安全的规定。疑似高致病禽流感病例标本的裂解需在 BSL-2 级实验室操作,采取 BSL-3 级防护;核酸提取及加 RNA 模板可在 BSL-2 级实验室生物安全柜内操作。季节性流感病毒在 BSL-2 级实验室操作。

(八) 流感病毒的基因组测序

1. 流感病毒的一代测序　一代测序方法即双脱氧末端终止法或 Sanger 测序法,此方法拥有极高的准确率,并可在极短的时间内完成测序,能够及时发现流感病毒的变异。

Sanger 测序法的原理是在测序缓冲液中同时加入四种脱氧核苷酸三磷酸(dNTP)和 2,3- 双脱氧核苷三磷酸(ddNTP),利用 DNA 聚合酶来延伸结合在待定序列模板上的引物。ddNTP 会随机地代替 dNTP 参加反应,一旦 ddNTP 加入了新合成的 DNA 链,延伸就会停止。这样每合成一个碱基都有概率合成终止,因此就产生了一系列具有共同起始点,但相差一个碱基的 DNA 片段,可通过高分辨率变性凝胶电泳进行检测,从而获得可见的 DNA 碱基序列。

(1) 生物安全要求:实验室操作应当遵守生物安全实验室的有关生物安全的规定。

(2) 试剂、耗材、实验方法和结果分析(略)。

2. 流感病毒的深度测序　流感病毒一代测序的难点在于流感病毒有多种亚型,且病毒变异速度快,一代测序使用的特异引物往往不能扩增出变异的病毒。而二代测序技术无需使用特异性引物,以高通量为主要特点,同时也解决了我们在一代测序上不能够完成的混合标本的测序问题。目前应用于微生物领域的深度测序平台主要是 MiSeq、MiniSeq、Ion Torrent(PGM、S5 等)。

(1) 生物安全要求:实验室操作应当遵守生物安全实验室的有关生物安全的规定。

(2) 试剂、耗材、实验方法和结果分析(略)。

(九) 其他方法

ELISA、免疫荧光、胶体金方法等方法作为拓展部分,由学生自主查证和学习。

第三部分 教师授课指南(教师用书部分)

一、案例涉及的基本内容和概念

(一)流感病毒

流行性感冒(简称流感)是由流感病毒引起的急性呼吸道传染病,主要通过空气飞沫传播。由于传染性强,发病率高,流行范围大,故流感在世界上仍属于对人类危害较大的一种传染病。流感潜伏期1~7天,成人主要表现为发热、头痛、肌痛和全身不适,体温可达39~40℃,多半全身肌肉关节酸痛、乏力、食欲减退等全身症状,常有咽喉痛、干咳,可有鼻塞、流涕、胸骨后不适等。颜面潮红,眼结膜充血。流感常见的并发症包括肺炎、神经系统损伤、心脏损伤、肌炎和横纹肌溶解等。影像学检查可见并发肺炎者肺内斑片状、磨玻璃影、多叶渗出性病灶。实验室检查时,白细胞总数不高或降低。目前流感病毒的实验室诊断方法主要是从患者鼻咽分泌物分离培养鉴定流感病毒。流感病毒病原学相关检查主要包括病毒分离、病毒抗原、核酸和抗体检测。病毒分离为实验室检测的"金标准";病毒的抗原和核酸检测可以用于早期诊断;病毒核酸检测以RT-PCR法检测呼吸道标本中的流感病毒核酸。病毒核酸检测的特异性和敏感性最好,且能快速区分病毒类型和亚型,一般能在4~6h内获得结果。取患者恢复期及急性期双份血清检测特异性抗体。抗体检测可以用于回顾性调查,但对病例的早期诊断意义不大。

病毒抗原快速抗原检测方法可采用免疫荧光的方法,检测呼吸道标本,使用单克隆抗体来区分甲、乙型流感,一般可在数小时以内获得结果。其他还有胶体金试验,一般能在10~30min获得结果。对快速检测结果的解释应结合患者的流行病史和临床症状综合考虑:在非流行期,阳性筛查结果有可能是假阳性;在流行期,阴性的筛选检测结果可能是假阴性;这两种情况均应考虑使用RT-PCR或病毒分离培养作进一步确认。

流感病毒血清学诊断,检测特异性IgM和IgG抗体水平。动态检测的IgG抗体水平恢复期比急性期有4倍或以上升高有回顾性诊断意义。

临床诊断依赖于临床表现、流行病学特征或流感快速抗原或核酸检测阳性,并且能排除其他引起流感样症状的疾病。

治疗原则是:对临床诊断病例和确诊病例应尽早隔离治疗。充分休息,多饮水,饮食应当易于消化和富有营养。避免盲目或不恰当使用抗菌药物。儿童忌用含阿司匹林药物或水杨酸制剂。对发热、咳痰严重者对症治疗。在48h内给予抗病毒治疗,药物包括奥司他韦、扎那米韦、帕拉米韦等。

接种流感疫苗是预防流感的最有效手段。

(二)鉴别诊断

1. 普通感冒 流感的全身症状比普通感冒重;追踪流行病学史有助于鉴别;普通感冒的流感病原学检测阴性,或可找到相应的感染病原证据。普通感冒由鼻病毒、冠状病毒、副流感病毒及呼吸道合胞病毒等引起,传染性弱,季节性不明显,发热不明显或轻中度发热,持续1~2d,局部症状为主,病死率低。流感由流感病毒引起,传染性强,有明显季节性,多高热,发热持续3~5d,全身症状重,可出现中耳炎、心肌炎等并发症,病程5~10d,死亡率较高。

2. 其他类型呼吸道感染 上呼吸道感染(急性咽炎、扁桃体炎、鼻炎和鼻窦炎)多局限在相应部位,局部分泌物流感病原学检测阴性。流感有咳嗽症状或合并气管 - 支气管炎时,需要与其他肺炎,包括细菌性肺炎、衣原体肺炎、支原体肺炎、病毒性肺炎、真菌性肺炎、肺结核等相鉴别。根据临床特征可做出初步判断,病原学检查可确诊。

（三）呼吸道病毒（流感病毒）的病原学检查的参考流程（图 20-2）

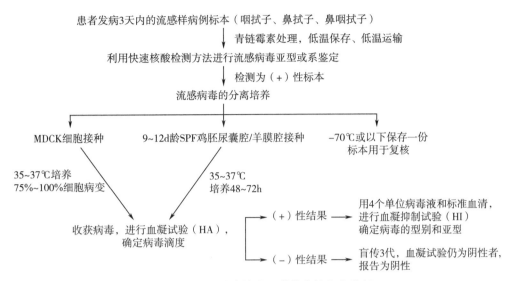

图 20-2　流感病毒的病原学检查的参考流程

二、本案例涉及的问题思辨和能力培养

（一）案例问题类型的分析和能力培养体系

1. 案例设计模式　该临床案例配套设计了一系列的引导问题。通过对这些问题的分析，由教师主导形成合适的教学目标。对案例进行分析，在教师用版本中给出了该案例的逻辑分析图，教师可以引导学生辨析案例中的重要信息，进行鉴别诊断和论证，并引导出该案例诊治过程中的不足，即缺乏病原学诊断。引导学生对待解决的问题进行方案设计，在教师把关后分小组实施。在教案中提供实验设计的系列参考版本，只要能达到实验目标，允许学生设计不同的方案。如果实验方案合理，在不违背安全并符合现有实验条件的情况下，允许学生实施。

2. 三种类型的实验设计　各院校根据本校的学时安排的多少和实验难易程度定位，选择合适的教学目标。

（1）难度较容易的方案：以案例分析和经典验证性实验为主，辅以拓展性设计，这类方案中侧重锻炼遵守行业法规条例的意识、动手实践能力、团队合作能力、临床思维能力和批判性思维。

（2）难度中等的方案：要开展案例的深度分析，需要解析案例中的重要信息的论证和因果关系（可以参考教师用书中给出的案例分析图），教学目标以系统性解决案例中的病原学诊断问题（如本案例中增加快速诊断的方式等）为主。在设计实施过程中，允许学生提出实验设计方案，允许学生提出新的技术方案，但是，新增部分作为拓展部分可以写入实验报告，仅论证不实施。这个方案中培养学生遵守行业法规条例的意识、临床思维能力、批判性思维能力、团队合作能力、动手实践能力、数据分析能力、探索和创新能力。

（3）难度较高的方案：案例解析部分与中等难度的方案相同。设计部分要求学生尝试解决面临的未知问题，即解决感染的病原体相关的未知问题，并需要推测抗病毒药物的成分。这需要学生立足于现有条件和所学知识，通过网络和教科书查证文献资料，设计实验方案，学生设计完成后，可以通过教师审核和公开答辩的形式审查，具有现实可行性和理论可行性的方案可以分组实施。不追求统一的方案，允许学生设计成研究方案。实验完成后，实施的小组可以自行总结实验研究报告。教师根据整个实施过程和报告给出实验成绩，以形成性考核进行评价。这个方案中培养学生的能力包括了现有的能力体系，包括遵守行业法规条例的意识、临床思维能力、批判性思维能力、探索和创新能力、团队合作能力、自主学习能力、动手实践能力、数据分析能力和初步的科学研究认知能力。

3. 培养能力类型　本案例中涉及的能力类型共计 9 类,具体如下:

(1)遵守行业法规条例的意识:是指遵守实验室生物安全的法规意识及执行能力。

(2)临床思维能力:是指对临床相关问题的应对能力,如临床案例的分析能力。

(3)批判性思维:对案例和方案实施过程中的辨析和论证。

(4)探索和创新能力:探索未知状况的能力,设计新的方法体系,或运用现有技术体系解决新出现的问题。

(5)团队合作能力:每个小组为了相同的实验目标开展分工合作,共同完成实验计划。

(6)自主学习能力:学习相关知识,自主查阅和分析文献,获取信息,对比研究,开展设计。

(7)动手实践能力:通过大量技术操作,练习学生的动手能力、仪器操作能力,以及配套的试剂使用和数值计算等环节。

(8)数据分析能力:解析科学数据的能力,通过数据揭示问题的实质。

(9)初步的科学研究认知。

(二)案例问题的深度分析

1. 案例中关键信息的发生顺序的分析　通过对案例中关键信息发生顺序的梳理,培养学生的临床思维能力(图 20-3)。

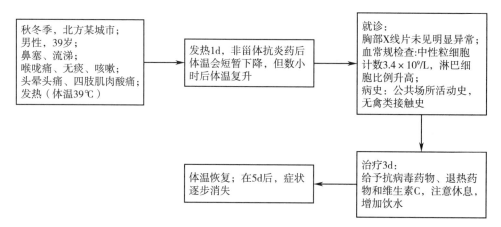

图 20-3　案例中关键信息的发生顺序的分析图

2. 案例中关键信息的关联分析和论证图(图 20-4)。

3. 案例整体分析和需要解决问题的分析图　为了探索未知状况,进行病原学检测。在这个过程中运用现有技术体系,建立实验方案,在整个"案例分析 - 问题提炼 - 方案设计 - 分组实施 - 报告撰写"的过程中,培养各种能力(图 20-5)。

4. 存在问题的分析与解决方案的设计　病原学检查方案的设计原则:结合病例进行设计,从病例的不同阶段开始皆可,必须结合问题进行,不可只是重复应用技术进行单纯的检测。通过各个环节培养学生的能力。

(1)设计方案一

问题:如果该案例诊断是季节性流感病毒感染,如何用病原学方式确认?

思路:该方案属于较容易的类型,未知性小,以技术检测为主,如明确提出流感病毒的分离和鉴定,具体包括流感病毒标本的采取、鸡胚接种和 MDCK 细胞培养、血凝试验和血凝抑制试验等环节。各院校可以根据本校的情况选取其中的一部分实验操作进行。在案例分析过程中,锻炼学生遵守行业法规条例的意识、临床思维能力和批判性思维。在实验方案实施过程中,侧重锻炼动手实践能力、团队合作能力。在实施过程中,需要向学生提供详细的技术操作流程(模块),以利于学生进行方案设

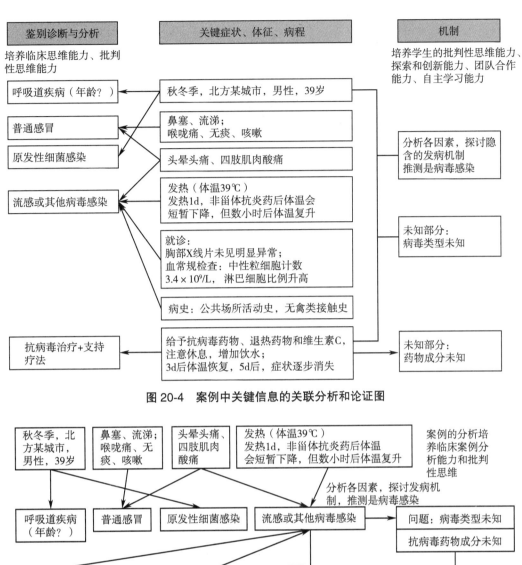

图 20-4 案例中关键信息的关联分析和论证图

图 20-5 案例整体分析和需要解决问题的分析图

计,有利于教师把握学生的实验过程。设计框架图见图 20-6。

（2）设计方案二

针对的问题：如何进行系统的病原学检测来确认是哪一种病原体感染？

思路：该设计方案属于中等难度，需要结合案例进行设计，在方案设计上要保持对未知问题的探索，如在题目上要标注为呼吸道感染的确认和区别，方案上要包括对其他病毒的确认和辨析。建议对案例进行深度分析，在案例分析中完成病原体的辨析，完成病毒感染的确认，在具体实验实施过程中，

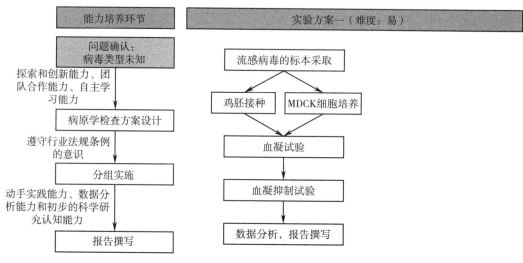

图 20-6 实验设计方案一（难度：容易）

增加包括流感病毒的特异性鉴定和其他病毒的鉴别技术,鼓励以现有检测为主,增加核酸检测等技术手段,进行综合判断。在案例分析过程中,锻炼学生的临床思维能力和批判性思维能力,在方案实施过程中,锻炼团队合作能力、动手实践能力、数据分析能力、探索和创新能力、遵守行业法规条例的意识。在实施过程中,需要向学生提供可选物品和技术清单,以利于学生进行方案设计,有利于教师把握学生的实验过程。

设计框架图见图 20-7(仅供参考)。

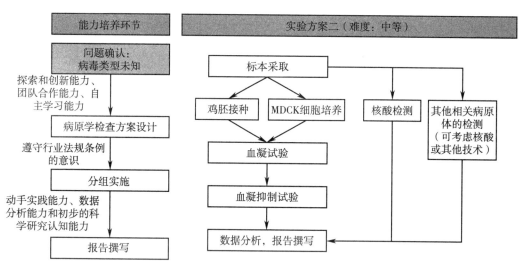

图 20-7 实验设计方案二（难度：中等）

(3)自主设计创新实验拓展

问题:如果你是该接诊医生,你会如何系统性地检测病原体? 如何确认本轮感染的流行是由哪种病原体产生的? 如何追踪病原体的来源?

问题中的未知部分:病原体种类未知,型别未知。

思路:这种类型属于高难度的案例,增加自主性设计,要求学生从开始的案例分析到最后的方案确认都自行完成,分组完成,撰写研究报告。在案例分析阶段,考察学生的批判性思维能力和临床思维能力(临床案例分析能力);在方案形成过程中,考察学生运用探索和创新能力,在分组实施过程中,考察学生的动手实践能力、团队合作能力、自主学习能力、数据分析能力和初步的科学研究认知能力。

这个过程中,教师把关,但是不得干预(除非有重大偏差、有安全问题、所有试剂严重偏离了现有框架的情况下,教师进行有限的引导)。各院校可以对设计方案增加答辩和审核,完善设计方案,以保证实验的实施。学生分小组撰写实验报告,内容包括案例分析、设计方案、实验结果、结果分析、实验效果的自我评价。这一类方案中,需要实验中心准备各种试剂和仪器,包括免疫学、基因检测、病毒培养等各种分离和鉴定技术。第三种方案对学生的培养最彻底,但是实施难度也最高。在实施过程中,需要向学生提供可选物品和技术清单,以利于学生进行方案设计,有利于教师把握学生的实验过程。

设计框架图见图20-8。

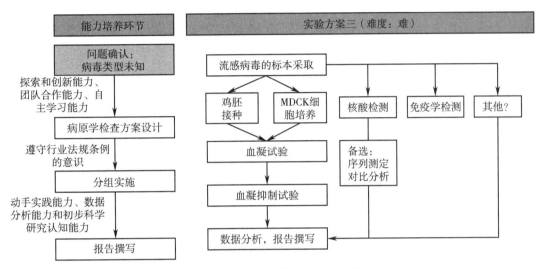

图 20-8　实验设计方案三(难度:难)

三、如何进行能力培养效果的评估

能力培养效果以形成性评价为主,目前以考察能力培养所涉及的环节(案例分析、问题提出和解决方案的设计、研究报告、设计方案的答辩和审查)的过程和记录为主,各部分均占一定比例的分数。未来将增加能力的量化测评。

附录:

本实验中的生物安全问题及其应对方式

(1)流感病毒分离和培养所需的实验室生物安全级别如下:季节性流感病毒的相关操作需要生物安全二级实验室;高致病性禽流感病毒、H7N9亚型禽流感病毒需要生物安全三级实验室。应当遵守生物安全实验室的有关生物安全的规定。

(2)本实验采用的毒株为甲型流感病毒PR8/34实验株(A/PR8/34)。根据2006年中华人民共和国卫生部制定颁布的《人间传染的病原微生物名录》规定,有关实验可在BSL-1环境中操作。病毒株接种有关操作由专职老师在BSL-2的生物安全柜中进行。标本采集环节供学生学习和讨论,增加对生物安全相关行业法规条例的认识,增加生物安全意识、防护和应对能力。

(3)BSL-1、BSL-2生物安全实验室建筑标准和操作规程要符合世界卫生组织和相应国家标准。

商庆龙　钟照华(哈尔滨医科大学)

屠静　王月丹　彭宜红(北京大学)

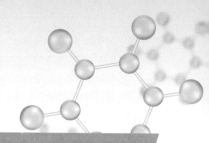

项目二十一

耐药细菌噬菌体的筛选和特性研究

课程目标:1~3 为能力培养目标,4~6 为知识点目标,7 为素质培养目标。

1. 以实验小组的形式,设计筛选耐药细菌噬菌体和特性研究的实验方案和可行的实施技术方法,完成从查阅文献、立题、实验设计、实验操作、统计处理、结果分析、论文撰写的基本科研训练过程,锻炼动手实践能力、团队合作能力、遵守行业法规条例的意识,论文撰写及数据分析能力(表 21-1)。

表 21-1　能力导向对应教学实施策略

能力与分级			实验项目实施						
			案例分析	问题导向	查阅文献	实际操作	报告撰写	自主实验	生物安全训练与操作
动手实践	0级要求	1级要求		√		√		√	√
团队合作			√	√	√	√	√	√	√
数据分析		2级要求		√	√		√	√	
临床思维			√	√	√			√	
自主学习			√	√	√			√	
批判性思维			√				√	√	
探索和创新			√			√	√	√	√
科学研究认知			√	√	√	√	√	√	√

2. 通过对多耐药细菌的新治疗方法的研讨,以小组为单位,查阅相关文献,训练临床科学思维能力和自主学习能力(表 21-1)。

3. 以小组为单位在病原生物学相关实验方法和技术的基础上,提出与本实验相关的解决方案以及自主设计实验,培养学生批判性思维能力、探索创新能力,以及初步的科学研究认知能力,解决临床实际问题,提升团队合作能力(表 21-1)。

4. 通过对临床案例的分析,深刻理解相关病原学的基础知识,以及相关细菌的病原学诊断策略和检查方法。

5. 综合应用细菌学、病毒学、分子生物学等相关实验方法和技术,分离纯化相应噬菌体,并在实验过程中强化生物安全防护的观念和能力支持。

6. 深入思考发现相应噬菌体后,如何设计实验才能使其可以作为超级菌 - 噬菌体治疗临床治疗试验的候选试剂。

　　7. 素质目标:生物安全涉及的遵循国家相关行业法规和条例的要求,开展临床实验前伦理学的要求,动物试验涉及的伦理学原则,耐药菌治疗新疗法体现出的创新性和严谨性的科学思维。结合1958年我国微生物学家余溃教授成功利用噬菌体疗法抢救钢厂工人的事例,培养学生高尚的医德,为医学无私奉献的精神,挑战自我,创造中国奇迹的民族精神,树立学生爱国、爱党的自豪感。

第一部分 病 例 讨 论

一、病例简介

患者李某,男,69岁,因"反复尿频、尿急、尿痛3年余"入院。每次尿量在50~80ml,频繁出现尿失禁,夜尿次数多达10余次。多次中段尿培养发现有泛耐药的肺炎克雷伯菌。长期行抗细菌药物治疗,抗生素使用过程中症状能减轻,但一旦停药,尿内白细胞增多,膀胱刺激症状加剧。

既往病史:十余年前(2002年)因膀胱肿瘤行膀胱部分切除术,术后常规行膀胱内丝裂霉素灌注。四年后(2006年)出现尿频、尿急、尿痛等症状,并逐渐加重,多次在多家三甲医院入院治疗,症状反复,未愈。2014年行结核相关检查,提示疑似泌尿系统结核,行抗结核治疗近一年,尿路刺激症状未见缓解。否认糖尿病、高血压病史。

本次入院接受联合抗生素治疗方案:①磷霉素钠8g,②哌拉西林/他唑巴坦4.5g,③氟康唑400mg,静脉用药,并经尿道留置导尿管。一个月后病症控制,但停用抗生素立即出现尿浑浊、尿路疼痛等感染症状。复查中段尿细菌培养,仍见泛耐药性肺炎克雷伯菌,药敏试验结果见表21-2。

表 21-2　肺炎克雷伯菌株药敏试验结果

抗生素	CFZ	CTT	CRO	CAZ	FEP	SAM	TZP	ATM	AK	TM	CN	LEV	CIP	SXT	FM	IPM	VA
敏感性	R	R	R	R	R	S	S	R	R	R	R	R	R	R	R	S	S

注:CFZ头孢唑啉;CTT头孢替坦;CRO头孢曲松;CAZ头孢他啶;FEP头孢吡肟;SAM氨苄西林/舒巴坦;TZP哌拉西林/他唑巴坦;ATM氨曲南;AK阿米卡星;TM妥布霉素;CN庆大霉素;LEV左氧氟沙星;CIP环丙沙星;SXT复方新诺明;FM呋喃妥因;IPM亚胺培南;VA万古霉素;S敏感;R耐药。

二、问题思考

自20世纪青霉素投入临床使用以来,抗生素一直是治疗细菌性感染首选方法,但随着抗生素大量及不规范使用,多重耐药(multiple drug resistance,MDR)细菌感染成为人类健康的巨大威胁,每年有成千上万的患者因抗生素治疗无效而死亡。2017年,世界卫生组织发布了应优先研究新抗生素的细菌列表,其中最急迫的是耐碳青霉烯类的鲍曼不动杆菌、铜绿假单胞菌和肠杆菌(包括肺炎克雷伯菌、大肠埃希菌等)。新型抗生素研发周期长,投资高且风险大,而细菌产生耐药的速率远远高于抗生素的研发速度。如果这一现象得不到解决,预计到2050年每年造成的死亡人数将会达到1000万人,因此迫切需要研发全新作用机制的抗菌药物,以应对细菌耐药带来的风险和挑战。面对日益严峻的细菌耐药情况,我国国家卫健委等14部门于2016年8月联合制定了《遏制细菌耐药国家行动计划(2016—2020年)》,旨在从国家层面实施综合治理策略和措施,以应对细菌耐药带来的风险和挑战。

请分析病例,查找资料,解决下面的问题:

1. 本地区临床常见的多重耐药细菌有哪些?

2. 肺炎克雷伯菌除引起尿路感染外,还常引起哪些疾病?该细菌如何分离培养,有何生长特性?

3. 抗生素治疗效果不佳或者出现全耐药菌感染的情况下,还可以选用什么药物继续治疗?

4. 若采用噬菌体治疗,需事先建立相应噬菌体库,请查阅文献设计相应的实验方案。

5. 基于安全性及临床使用角度出发,入库噬菌体的背景应该清晰。你觉得噬菌体入库之前应进行哪些特性研究,请查阅文献设计实验方案。

6. 为了验证噬菌体治疗的安全性和有效性,需进行何种研究,请查阅文献设计实验方案。

7. 本实验对实验室生物安全等级有何要求? 实验中如何防护?

8. 目前噬菌体治疗疗法仍未被正式批准进行临床使用,仅限于紧急情况使用。对患者进行超级菌 - 噬菌体治疗临床治疗试验之前,在伦理学上有何要求?

第二部分 实验操作

一、实验目的

1. 完成从查阅文献、立题、实验设计、实验操作、统计处理、结果分析、论文撰写的基本科研训练过程。

2. 训练临床思维能力、批判性思维能力、探索和创新能力、团队合作能力、自主学习能力、动手实践能力、数据分析能力和初步的科学研究认知能力。

3. 掌握实验室生物安全法规条例及其在临床和实验室工作中的应用,熟悉进行临床实验的伦理学要求。

4. 综合运用病原生物学相关实验方法和技术。

5. 熟悉噬菌体分离、纯化和鉴定的方法。

6. 熟悉相关分子生物学和生物信息学方法在病原生物学实验中的应用。

二、实验操作

请结合病例情况和相关实验技术,自主设计实验方案。

三、相关实验技术

(一)噬菌体的分离纯化与噬菌体库的建立

【实验原理】

噬菌体是能够感染细菌、真菌等微生物的病毒,广泛分布于自然界,如污水、动物肠道和土壤等中。毒性噬菌体在宿主菌体内快速增殖,裂解细菌从而达到抗菌效果。噬菌体具有严格的宿主特异性,与抗生素相比更加安全,且其研发周期短,成本低。研究噬菌体为控制和治疗临床耐药菌引起的感染性疾病提供新思路。

【实验材料】

1. **试剂** 胰蛋白胨、酵母提取物、琼脂、明胶、$MgSO_4$、Tris-Cl(1mol/L,pH7.5)、氯仿、甘油、DNA 酶 Ⅰ、RNA 酶 A、PEG8000、CsCl、SDS、NaCl。

2. **耗材** 无菌平皿、无菌微量移液器吸头、除菌滤器、无菌 50ml、15ml、4ml 及 1.5ml 离心管。

3. **仪器** 微量移液器、生物安全柜、电子天平、超纯水系统、酸度计、高压蒸汽灭菌器、细菌培养箱、恒温摇床、分光光度计、台式冷冻离心机、高速冷冻离心机、超高速冷冻离心机、恒温水浴箱。

【实验步骤】

1. 准备实验主要培养基和溶液

(1)LB 液体培养基:胰蛋白胨 10g,酵母提取物 5g,NaCl 10g,加双蒸水补足到 1L,高压灭菌后使用。

(2)3×LB 液体培养基:胰蛋白胨 30g,酵母提取物 15g,NaCl 30g,加双蒸水补足到 1L,高压灭菌后使用。

(3)LB 琼脂培养基:胰蛋白胨 10g,酵母提取物 5g,NaCl 10g,琼脂 15g,加双蒸水补足到 1L,高压灭菌后每块平板倒 10ml(双层琼脂平板下层)或 20ml(LB 琼脂平板),4℃冰箱保存备用。

（4）半固体 LB 琼脂培养基：胰蛋白胨 10g，酵母提取物 5g，NaCl 10g，琼脂 7g，加双蒸水补足到 1L，高压灭菌后使用。

（5）SM 缓冲液：NaCl 5.8g/L，$MgSO_4 \cdot 7H_2O$ 2g/L，明胶 0.1g/L，Tris HCl（1mol/L、pH=7.5）50ml/L，加双蒸水补足到 1L。摇匀，高压灭菌后使用。

2. 实验菌株　若干株多重耐药细菌肺炎克雷伯菌由医院分离提供。用接种环直接将冻存菌种在 LB 琼脂平板表面划线，37℃下孵育过夜，挑取单克隆菌落接种到 3ml LB 培养液中，37℃，220 转 /min 振荡培养 3~4h 至 OD_{600} 值为 0.6 左右备用。

涉及细菌培养操作均在 BSL-2 级实验室生物安全柜中进行。

3. 噬菌体样本来源　收集各种可能含有噬菌体的样本，主要来源于各医院污水处理中心污水，采样过程应穿戴防护设备。将各样品颠倒混匀后，分别装于 50ml 离心管，4 000 转 /min，离心 15min，取上清液，0.22μm 滤膜过滤器过滤，保存于 4℃待用。

4. 噬菌体的筛选　将菌株分组，每组 7 株菌。取 15ml 滤液，8ml 3×LB 培养液，7 株混合菌液共 700μl（每种菌 100μl）振荡培养过夜。培养物 4℃ 4 000 转 /min，离心 15min，取上清液 1ml，4℃保存备用。将上述上清液 100μl 和混合菌液 700μl 加入 3ml 半固体 LB 琼脂培养基中，迅速混匀，并浇注在下层为 LB 琼脂平板中。37℃培养过夜。观察双层琼脂平板上有无噬菌斑形成，若有噬菌斑，则继续噬菌体的纯化。

5. 噬菌体的纯化及保种　用无菌注射器针头挑取平板上典型、透亮的单个噬菌斑，加至 1ml SM 缓冲液中碾碎，置于 4℃摇床振荡 4h 后，加入 0.1ml 氯仿，混匀，4 000 转 /min，离心 15min 后取上清液，4℃保存。用 SM 缓冲液将其适当稀释，取 10μl 与 400μl 单株宿主菌混合，同前采用双层琼脂法，培养噬菌体。待噬菌斑形状、大小稳定后，再用双层琼脂法重复纯化至少 3 次，即得到纯的噬菌体。

短期储存噬菌体于 4℃冰箱。若要长期放置将其与等量 50% 的灭菌甘油混匀，-20℃或 -80℃冰箱保存。

6. 噬菌体宿主谱测定　采用点滴法。取菌 400μl 加入装有 3ml 0.7% 琼脂 LB 半固体培养基的微量离心管中，迅速混匀，倒入下层为 LB 琼脂培养基的平板中。凝固后，按分离到的噬菌体数量把培养基表面分成相应区域，各滴加 2μl 不同噬菌体液，待板上液体变干后，37℃倒置培养过夜。通过噬菌斑产生情况判断噬菌体的裂解谱，以裂解最好的细菌作为相应噬菌体的宿主菌。

7. 噬菌体效价测定　噬菌体的效价是指 1ml 培养液中所含活噬菌体的数量。取噬菌体液，用 SM 缓冲液作 10 倍稀释至 10^{-6}。取 10μl 各浓度的噬菌体液与 400μl 宿主菌混合，采取双层琼脂法，对噬菌斑进行计数。每个浓度重复 3 次。按噬菌体效价（PFU/ml）：平均噬菌斑数 × 稀释倍数 ×100，计算效价。

8. 噬菌体的大量扩增与纯化　以感染复数（multiplicity of infection，MOI）是指感染时噬菌体与细菌数量的比值，0.01 将噬菌体和宿主菌混合培养至培养液透亮（约 5h，不同噬菌体有差异），加 2% 氯仿 4℃静置 1h，随后 4℃ 6 500 转 /min 离心 15min。上清液加入终浓度为 1μg/ml 的 DNA 酶Ⅰ和 RNA 酶 A，室温放置 30min。加入 NaCl 至终浓度为 0.5mol/L，冰浴 1h 后，4℃，11 000g 离心 10min。取上清液，加入固体 PEG8000 至终浓度为 10%（w/v），混匀后静置于 4℃过夜。4℃，8 500 转 /min，离心 20min 后，弃上清液，沉淀用 SM 缓冲液重悬。加等量氯仿轻柔混匀，30s 后，4 000g 离心 10min，取上清液。氯化铯不连续密度梯度离心法纯化噬菌体，溶液配制如表 21-3 所示。噬菌体主要聚集在 1.45g/ml 和 1.50g/ml 之间形成条带，将其吸出，装至透析袋中，用 500ml SM 缓冲液透析，每次 30min，共透析 3 次。噬菌体液取出后于 4℃保存。

表 21-3　用于不连续密度梯度离心的 CsCl 溶液

密度 /（g/ml）	CsCl/g	SM 缓冲液 /ml
1.33	11	23.42
1.45	15	21.25
1.50	16.75	20.5
1.70	23.75	18.75

【注意事项】

1. 在细菌的运输、培养以及污水采集等过程中均涉及实验室生物安全问题,均应按照生物安全要求实行。

2. 如果细菌背景不够清楚,还需进行菌株鉴定及药敏试验。

3. 实验废弃物丢弃前一定要进行高压蒸汽灭菌处理。

（二）噬菌体特性研究

【实验原理】

了解噬菌体的生物学特性是最大限度选择和利用噬菌体的前提。噬菌体作为一种有效杀菌的生物制剂,温度、pH 等是影响噬菌体活性的重要因素,深入了解这些因素对其影响可以为其提供最适的储存环境及杀菌条件。噬菌体吸附到宿主细菌是其感染的前提,同时吸附的速率能反映噬菌体对于宿主的亲和能力。一步生长曲线主要反映噬菌体裂解细胞的周期及子代释放量。时间越短,子代释放量越多说明噬菌体杀菌能力越强。

作为基因的载体,噬菌体在感染细菌的同时可能会赋予宿主菌一些新的功能。所以在我们利用噬菌体进行治疗感染的过程中,最好能够明确噬菌体的全基因组信息,从分子水平上进行把控,了解噬菌体的潜在的毒力、溶原性整合和耐药基因,为应用噬菌体提供安全的保障。

【实验材料】

1. **试剂**　LB 液体培养基、3×LB 液体培养基、LB 琼脂培养基、半固体 LB 琼脂培养基、SM 缓冲液、2% 戊二醛、2% 磷钨酸、λ 噬菌体基因组抽提试剂盒：DNA 酶 I、RNA 酶 A、0.5% EDTA、酚 - 氯仿 - 异戊醇（25：24：1）、平衡酚、10%SDS、氯仿、异丙醇、乙醇、琼脂糖、TBE 缓冲液。

2. **耗材**　无菌平皿、无菌微量移液器吸头、无菌 50ml、15ml、4ml 及 1.5ml 离心管。

3. **仪器**　微量移液器、生物安全柜、电子天平、超纯水系统、酸度计、高压蒸汽灭菌器、细菌培养箱、恒温摇床、分光光度计、台式冷冻离心机、高速冷冻离心机、恒温水浴箱、核酸电泳仪、凝胶成像仪、透射电镜。

【实验步骤】

1. **噬菌体固定及电镜观察**　取透析后的噬菌体液 1ml,4℃,40 000g 离心 40min,弃上清液。加入 2% 戊二醛 200μl,充分吹打后,静置 30min 固定噬菌体。4℃,40 000g 离心 40min,小心吸出上清液,用 100μl PBS 重悬噬菌体,4℃保存,备送电镜。

取 5μl 噬菌体液滴在含有碳膜的铜网上,待其自然沉淀 4min 后,吸去多余液体,加一滴 2% 磷钨酸（PTA）染色 4min,吸去多余染液,待室温干燥。用透射电镜进行观察、拍照,并记录噬菌体颗粒的形态大小。

2. **噬菌体的体外裂菌能力**　挑取单克隆宿主菌至 LB 培养液中,37℃,220 转 /min 振荡培养 3~4h 后,按照感染复数分别为 0.01、0.1、1、10 加入噬菌体,对照组中加等体积 SM 缓冲液。混匀后静置 15min,37℃,220 转 /min 振荡培养。以加入噬菌体时为 0min,每隔 30min 测定混合液 OD_{600} 值的变化,并作图。做独立三次实验,每次实验每个时间点做三个重复。

3. 噬菌体的生物学特性

（1）噬菌体温度稳定性试验：将噬菌体液用 SM 缓冲液稀释至 1×10^7PFU/ml，分别取 200μl 置于 4℃、37℃、40℃、50℃、60℃、70℃水浴中作用 1h。结束后立即进行噬菌体效价测定。该实验重复三次。

（2）噬菌体 pH 稳定性试验：将噬菌体液用 SM 缓冲液稀释至 1×10^7PFU/ml，取 pH 为 1、2、3、4、5、6、7、7.45、8、9、10、11、12 的 SM 缓冲液各 900μl，分别加入 100μl 噬菌体液。在 37℃中放置 1h 后，立即取 10μl 与 400μl 宿主菌混合，37℃孵育 5min 后，进行噬菌体效价测定。该实验重复三次。

（3）噬菌体对宿主菌的吸附：以 MOI0.01 比例混合噬菌体液和菌液，分别于混合后 0、1、2、3、4、5、10、15、20、25min 时，各取 100μl 加至 900μl SM 缓冲液中，混匀。立即以 4℃，16 000g 离心 30s，吸上清液 100μl 加至 900μl SM 缓冲液中，混匀，进行噬菌体效价测定。该实验重复三次。

（4）噬菌体的一步生长曲线：按 MOI0.005 比例混合噬菌体液和 1ml 菌液于 1.5ml 微量离心管，混匀后 37℃水浴 1min。13 000g 离心 1min，弃上清液。用 3ml 37℃预热 LB 培养液重悬沉淀。颠倒混匀后，37℃，220 转/min 培养，每隔 2min，取 100μl 重悬液，进行噬菌体效价测定，直至 30min。该实验重复三次。

4. 噬菌体的基因组学研究

（1）噬菌体基因组抽提及分析：按 λ 噬菌体基因组抽提试剂盒实验步骤抽提噬菌体基因组。

1）取 2ml 噬菌体透析液，分别加入 DNase I 和 RNase A 至终浓度为 1μg/ml，37℃作用 30min。然后，80℃作用 15min。

2）加入 0.5% EDTA（pH8.0）至终浓度 20mM，蛋白酶 K 至终浓度 50μg/ml，10%SDS 至终浓度 0.5%。将溶液置于 56℃作用 1h。

3）加入等体积平衡酚，温和震荡 1min，12 000 转/min 离心 10min。将上层水相转移至新的离心管中。

4）加入等体积平衡酚-氯仿-异戊醇（25∶24∶1），温和震荡 1min，12 000 转/min 离心 10min。将上层水相转移至新的离心管中。

5）加入等体积氯仿抽提一次，12 000 转/min 离心 10min。将上层水相转移至新的离心管中。

6）加入两倍体积异丙醇 –20℃过夜。4℃，13 000 转/min 离心 20min。缓慢倒掉上清液。

7）加入等体积预冷的 75% 乙醇静置 1min。4℃，12 000 转/min 离心 10min。缓慢倒掉乙醇，室温开盖放置 30min，使乙醇挥发。

8）加入 70μl 无菌双蒸水溶解沉淀，–20℃保存。

9）取上述噬菌体 DNA5μl 以 0.8% 琼脂糖凝胶进行电泳分析，确保无 RNA、无其他外源基因组的污染及显著降解。

（2）基因组测序及生物信息学分析：将噬菌体 DNA 送至公司，采用 454 焦磷酸测序，使用 SOAPdenovo2 软件对基因组装及结果优化。采用 Glimmer 3.0 软件对噬菌体基因组 ORFs 全基因组序列进行基因预测。基于 NCBI 数据库，使用 BLAST 在线工具注释 ORF，并用 HHpred 数据库的结果作为补充，并绘制噬菌体基因组结构图。

5. 数据分析方法　所有数据采用 Graphpad Prism 6.0 软件绘制，t 检验比较分析各组数据的显著性差异。当 $P<0.05$，视为两者有统计学差异。

【注意事项】

1. 实验废弃物丢弃前一定要进行高压蒸汽灭菌处理。

2. 噬菌体或噬菌体酶在投入临床应用前，应考虑其安全性和稳定性。还可以使用 ProParam 软件分析 ORF 编码蛋白质的稳定性、SOPMA 软件分析二级结构、VFDB 数据库分析噬菌体基因组中是否存在已知毒力基因。

3. 全基因可上传至 GenBank。

（三）肺炎克雷伯菌感染小鼠的噬菌体治疗

【实验原理】

噬菌体的安全性和有效性是其应用最重要的要素。应用噬菌体进行大量动物研究是衡量噬菌体安全性的方式之一。此外,噬菌体的给药方式是噬菌体成功治疗细菌性感染的重要因素之一。不同给药方式应用噬菌体其药代动力学是不同的。

利用噬菌体治疗肺炎克雷伯菌感染的动物模型,包括肺炎动物模型,呼吸道感染模型、肝脓肿感染模型和伤口感染模型等。

【实验材料】

1. **实验动物、菌株和噬菌体**　6~8 周龄清洁级 BALB/c 小鼠(实验动物应通过大学医学动物实验伦理委员会审查),高毒力肺炎克雷伯菌菌株及噬菌体。

2. **试剂**　PBS 溶液(pH7.0)、3.2% 枸橼酸钠溶液、75% 乙醇、生理盐水、4% 多聚甲醛、2% 戊巴比妥钠、LB 液体培养基、LB 琼脂培养基。

3. **工具及仪器**　动物固定架、宽头镊、直镊、眼科剪、弯式眼科镊、直式血管钳、弯式血管钳、纱布、医用棉球、缝线、1ml 无菌注射器、磁力搅拌仪、SURFLO24G 及 22G 静脉导管、除菌滤器、普通光学显微镜、生物安全柜。

【实验步骤】

1. 同前培养高毒力肺炎克雷伯菌菌株及相应噬菌体,并以无菌 PBS 溶液稀释肺炎克雷伯菌至 1×10^4 CFU/ml,噬菌体至 1×10^4 PFU/ml 和 1×10^6 PFU/ml。

2. 将小鼠随机分为 4 组,每组 12 只。第一组为对照组,第二组为感染对照组,第三组为低剂量治疗组,第四组为高剂量治疗组。将经注射戊巴比妥钠麻醉后的小鼠固定于固定架上,抬高鼠板头端,使与操作台面成 30° 角,用宽头镊拉出小鼠舌头,可见小鼠声门暴露。右手持静脉导管,小心向小鼠气道引入 50μl PBS 溶液(第一组)或 50μl 10^4 CFU/ml 细菌(第二～四组),使小鼠通过自主呼吸完全吸入。将小鼠置于恒温垫上复苏 2h 后,向气管内注射 50μl PBS(第一组和第二组)、50μl 10^4 PFU/ml 噬菌体(第三组)或 10^6 PFU/ml 噬菌体(第四组)。给药完成后再将小鼠置于恒温垫上复苏 1~2h,后继续置于层流架正常饲养。

3. 将每组小鼠随机分为两个小组,每小组 6 只。第 I 小组小鼠记录小鼠活跃状态生命体征,体重指标和死亡情况。第 II 小组小鼠用于其他指标检测。

4. 第 II 小组小鼠标本采样

（1）血标本取样:48h 后麻醉小鼠,仰卧位固定于蜡板上,75% 乙醇拭擦小鼠腹部后用无菌手术器械沿腹正中线打开腹腔,暴露腹主动脉,用 1ml 针筒(含有 0.1ml3.2% 枸橼酸钠溶液)采集血液,置于冰浴预处理的离心管内。

（2）支气管肺泡灌洗液取样:采集血液后的小鼠,75% 乙醇拭擦咽喉部,用无菌手术器械沿正中线切开皮肤,充分暴露气管,使用 22G 静脉导管穿刺气管拔出内部硬管,保留外部软管。套入含 0.75ml 预冷 PBS 的 1ml 注射器,轻轻灌洗 3 次后尽可能吸出灌洗液。完成后再次套入含 0.75ml 预冷 PBS 的 1ml 注射器,反复灌洗 3 次后尽可能收集灌洗液,冰浴备用。

（3）脏器组织:彻底打开小鼠腹腔,充分暴露内脏,用无菌手术剪剪取脏器(肝、肺、脾、肾),置于无菌培养皿上,分别剪取肝、肺部分组织置于无菌离心管,称重,冰浴备用,再剪取四种组织置于装有 4% 多聚甲醛溶液的离心管中。

5. 标本细菌含量检测:置于冰浴中的肝、肺组织按每克组织 1ml 无菌 PBS 的比例加入 PBS 溶液,用匀浆器迅速研磨组织块。将以上获得的血标本、支气管肺泡灌洗液、肝、肺匀浆液做 10 倍梯度稀释,分别取 100μl 稀释液在 LB 琼脂平板上涂布,每个浓度重复三次,置于 37℃ 培养箱过夜。第二天进行菌落计数。

6. 将多聚甲醛固定后的脏器组织标本,经石蜡包埋、切片、HE 染色后,进行组织病理学观察。

7. 所有数据采用 Graphpad Prism 6.0 软件绘制,柱状图或散点图采用 t 检验比较分析各组数据的显著性差异。当 $P<0.05$,视为两者有统计学差异。

【注意事项】

1. 所有实验应在相应动物生物安全实验室中进行。

2. 所有染菌废弃物丢弃之前应进行灭菌处理。

3. 由于菌株及噬菌体株各异,在正式实验开始前应进行预实验确定合适的感染剂量及治疗剂量。

第三部分　教师授课指南（教师用书部分）

一、自主设计性实验的一般流程

以探究未知问题为基础,创新发现为目标的开放式、学生自主发挥的教学模式已经成为本科实践课程教学的重要组成部分。通过充分调动学生的学习主动性、积极性和创造性,在学习和掌握基础医学的基础理论、基本知识和基本技能的基础上,在老师指导下,完成从查阅文献、自主选题、实验设计、实验操作、统计处理、结果分析、论文撰写和论文答辩的基本科研训练过程。在本科生阶段接受创新意识的基本训练,把理论知识与实践相结合。学生在查阅文献、收集资料的基础上,提出问题,以未知的问题为基础进行学习、探讨,并通过实验研究、提出见解、论基础训练,形成批判性思维和探究未知世界的意识及能力。既有新知识、新理论的学习,也涉及实验操作的实践。由此构建的教学模式,旨在提高学生发现问题、分析问题和解决问题的能力;提高学生的自学能力和实践能力;培养学生的科学思维、创新意识和创新能力;提高综合竞争力。同时转变教师的教学理念,推进教学改革,进而顺应自主创新和国家创新体系建设对人才培养的要求。

开展设计性实验可采用 4~5 名同学为一组,依下述流程进行。

（一）文献查阅和撰写文献综述

在教师指导下,根据已学的基础医学理论或近期学习的课程内容及知识,提出自己感兴趣的研究方向,利用图书馆及网络查阅相关的文献资料,了解国内外研究现状。在归纳整理文献资料的基础上,发现问题、提出问题、分析问题、以未知的问题为基础进行学习、探讨。在教师的指导下,经过酝酿、讨论,确立一个研究内容。

围绕确定的研究内容,通过文献查阅,了解该内容的国内、国外研究现状,整理归纳,撰写课题相关的研究背景综述或文献综述(包括涉及研究所需的材料与实验方法)。文献查阅过程中,需定期进行文献阅读汇报会,加深对课题的研究方向的理解和把握,增强自学学习能力。文献综述应严格按照刊物的要求撰写。

（二）明确立题并设计实验方案

经过酝酿、讨论,确立一个既有科学性又有一定创新的课题。指导老师对课题的目的性、科学性、先进性、创新性和可行性进行初审,必要时可通过预实验进行实验方案论证。

在选题基础上和依据文献资料和预实验结果,认真地按照规定的格式提出课题研究和实验操作的设计方案。设计方案的内容应详细并具可操作性。

具体格式要求包括:①题目、设计者;②立题依据(研究的目的、意义,以及拟解决的问题和国内外研究现状);③实验动物或细胞的品系、规格和数量;④实验器材与试剂(器材名称、型号、规格和数量;药品或试剂的名称、规格、剂型和使用量),包括特殊仪器与药品需要;⑤实验方法与操作步骤,包括实验的技术路线、实验的进程安排、每个研究项目的具体操作过程,以及设立的观察指标的检测手段;⑥实验日程安排与进度的控制节点;⑦观察结果的记录表格制作;⑧预期结果;⑨可能遇到的困难、问题及解决的措施。

（三）预实验、结果分析、正式实验操作

按照实验设计方案和操作步骤,认真进行预实验;实验过程中,做好各项实验的原始记录。应及时整理实验结果,发现和分析预实验中存在的问题,改进与调整实验方案;如果指导老师认为预实验已达到目的和要求时,可不再进行正式实验。

依据修改后的实验设计方案和操作流程认真地进行正式实验;做好各项实验的原始记录,及时整

理分析实验数据。

（四）撰写论文

完成实验数据的整理与分析后，进行论文撰写。

（五）论文答辩

在论文答辩过程中，应体现实事求是、尊重实验结果的良好科学态度，以及缜密的思维模式和优秀的表达艺术。由老师组成的答辩委员会及其他同学将对研究论文提问，师生共同讨论。并由答辩委员会对整个研究课题的科学性、创新性，论文撰写、汇报的表达能力进行综合评价、打分。优秀论文可以完善后投稿。

二、本实验项目设计的基本技术与概念以及相关研究进展的阐述

（一）噬菌体治疗

1896 年，英国的微生物学家 Ernest Hankin 首次报道在印度恒河等水域观察到的针对霍乱弧菌的抗菌活性。1898 年，俄罗斯微生物学家 Gamaleya 也观察到了类似的现象，未进行深入研究。1915 年，英国微生物学家 Frederick Twort 也报告类似现象并假设可能是一种病毒引起这种现象，但也没有对此继续研究。1917 年，加拿大微生物学家 Felix d' Herelle 将其命名为"噬菌体（bacteriophage）"。并于 1919 年用噬菌体成功治疗了痢疾志贺菌感染的患者。此后十余年，噬菌体治疗在苏联、格鲁吉亚和美国被广泛用于军队中伤口感染治疗，相关临床实验也有报道。由于抗生素的出现使噬菌体治疗很快风光不再，虽然其间也有如余㵑教授成功利用噬菌体疗法控制烧伤患者铜绿假单胞菌的感染的事例（1958 年）。近年来，随着细菌耐药情况越来越严重，美国国家过敏及传染病研究所（NIAID）于 2014 年呼吁开发新的杀菌策略，并在 2017 年将噬菌体治疗列为应对耐药细菌感染的新策略之一。欧盟在 2013 年资助了一项大型跨国 Ⅰ/Ⅱ 期临床试验"PhagoBurn 计划"，评估了 12 种裂解铜绿假单胞菌的噬菌体混合物 PP1131 治疗烧伤创面患者感染的效果，25 名烧伤感染患者参加了该临床研究。2016 年开始陆续有噬菌体成功治愈超级细菌感染的报道，如一美国游客在埃及感染耐药鲍曼不动杆菌后，经噬菌体治疗，使昏迷两个月的患者在治疗 2d 后清醒，并最终治愈出院，也使广大学者重新重视噬菌体治疗的潜力。

与抗生素治疗相比，噬菌体治疗有其独特的优势。首先，噬菌体通过感染裂解细菌导致细菌死亡，对抗生素耐药细菌有着很好的杀菌作用，虽然也会有细菌产生噬菌体抗性，但可通过在噬菌体鸡尾酒中更换或者添加新的噬菌体予以克服；其次，噬菌体分离，筛选过程快速，简单，远远短于新抗生素的研发、上市周期；另外，噬菌体由于其严格的宿主特异性，很少对正常菌群产生影响，且在病原体被清除后，相应噬菌体也随之被清除。

但噬菌体对宿主的较强特异性，是它的优点也是其应用的重大阻碍。在治疗时一般需用多种噬菌体的混合物，就是所谓的鸡尾酒治疗方法。建立有效的噬菌体备选库是促进和加快噬菌体临床应用的有效保障，这可以缩短噬菌体治疗阶段的噬菌体筛选纯化周期，为临床抗感染治疗争取更多的时间。噬菌体制剂的稳定性是制约其使用的又一主要因素，由于免疫系统对噬菌体的清除，噬菌体在体内达到符合预期的治疗效果需要稳定的较高的滴度，需要不断努力研究更好的噬菌体制剂保存方式。再者，噬菌体的宿主特异性提示噬菌体治疗应该逐渐向个性化治疗方向发展，而个性化治疗在实施过程中的法律法规监管等诸多方面需要逐步提升，才能更好发挥其作用。

（二）肺炎克雷伯菌

克雷伯菌属归为肠杆菌科，为较短粗的革兰阴性杆菌，分解乳糖，无鞭毛，有较厚的荚膜，多数有菌毛。在普通培养基和血平板上形成较大的灰白色黏液型菌落，以接种环挑取菌落时易拉成丝，此特征有助鉴别。其中肺炎克雷伯菌，俗称肺炎杆菌，是重要的条件致病菌和医院感染病原体之一，一般寄居于人体肠道和鼻咽部，不致病，但当宿主免疫力降低时，能引起多种感染，常见有肺炎、支气管

炎、泌尿道和创伤感染,有时引起严重的败血症、脑膜炎、腹膜炎等。引起医院内感染的肺炎克雷伯菌 80% 是耐药性菌株。2017 年,WHO 将多耐药肺炎克雷伯菌列入新型抗生素研发重点清单。在我国,自 2005 年以来,肺炎克雷伯菌耐药株的检出量和检出率都在不断上升,2017 年,肺炎克雷伯菌属占临床分离耐药菌株的 14.68%,仅次于大肠埃希菌属。而尿道标本中分离的耐药菌株中,克雷伯菌属占 9.8%,位列第三。

(三)该患者噬菌体治疗及结局

目前噬菌体治疗仍未正式批准用于临床治疗使用,欲对患者行噬菌体治疗临床试验,该患者必须符合伦理审核标准,并报请本单位医疗伦理委员会评估审核通过,且受试者及家属(或监护人)应充分阅读、理解并签署知情同意书。

根据治疗进程分别留取中段尿液 / 双侧的肾盂引流液,行细菌培养及药物敏感试验。对培养到的细菌进行噬菌体配对,根据体外裂解能力筛选噬菌体,进行大扩及纯化至噬菌体滴度高于 1×10^{10}PFU/ml,过滤除菌,经 GMP 车间以 5ml/ 瓶装瓶,以供临床使用。

第一轮噬菌体治疗:以瓶装的噬菌体 JD1+JD2 经生理盐水稀释至 1×10^8PFU/ml 行导尿管膀胱灌注治疗,每天 1 次,共两周。结果:临床症状好转且中段尿细胞中未培养出细菌,停用噬菌体。于停用后 5 天换导尿管,遂于中段尿培养又培养出多耐药肺炎克雷伯菌。

以哌拉西林 / 他唑巴坦治疗一个月后,开始第二轮噬菌体治疗。

第二轮噬菌体治疗,以瓶装的噬菌体 JD1+JD3+JD4 经生理盐水稀释至 1×10^8PFU/ml,行双侧肾盂造瘘手术,通过膀胱灌注及双侧肾盂造瘘推注的方式同时进行治疗,并于第一周合并使用抗生素。一周后停用抗生素,继续噬菌体治疗 10d。患者症状消失,连续尿培养未再检出细菌,两个月后出院。

三、在实验项目设计上的思考

各院校根据本校的学时数、实验经费及实验室情况,选择合适的教学目标。可分为实验设计及实验操作(实验操作进行到何种程度也依不同学校情况而定)两个层次进行。鼓励同学利用图书馆及网络资源查找文献,设计相关实验方案。但设计完成以后,建议以公开答辩形式进行审查。

四、能力培养效果评估

按照各校实际开展的程度,能力培养效果的评估以形成性评价为主,若以实验设计为主,则从案例分析、解决方案设计、答辩、团队合作等方面给予一定的比例的分数。若能开展实验,则还应包括实验过程中提出问题和解决问题的能力、实验结果、汇报及论文等方面。

赵蔚　秦金红　何平　郭晓奎(上海交通大学)

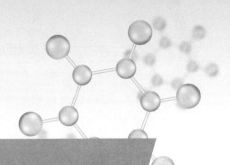

项目二十二

致食物中毒沙门菌的分离培养和鉴定

课程目标:1~3 为能力培养目标,4~6 为知识点目标,7 为素质培养目标。

1. 通过实验小组合作的形式,设计致食物中毒沙门菌分离鉴定的实验方案和可行的实施技术方法,锻炼动手实践能力、团队合作能力、遵守行业法规条例的意识,并通过完成系统实验报告训练实验报告撰写及数据分析能力(表 22-1)。

表 22-1　能力导向对应教学实施策略

能力与分级			实验项目实施						
			案例分析	问题导向	查阅文献	实践操作	报告撰写	自主实验	生物安全训练与操作
动手实践	0级要求					√		√	√
团队合作		1级要求	√	√	√	√	√	√	√
数据分析				√	√		√	√	
临床思维		2级要求	√	√	√		√		
自主学习			√	√	√			√	
批判性思维			√	√			√	√	
探索和创新				√	√		√	√	√
科学研究认知				√		√	√	√	√

2. 通过对食物中毒患者的临床案例逐步分阶段的病原学分离培养及其鉴定的研讨,以小组为单位,查阅相关文献,在基本操作基础上训练临床科学思维能力和自主学习能力(表 22-1)。

3. 以小组为单位在基础实验基础上提出与本实验相关的解决方案以及自主设计性实验,培养学生批判性思维能力、探索创新能力,以及对科学研究的认知能力,解决临床实际问题,提升团队合作能力(表 22-1)。

4. 通过对临床案例的分析,深刻理解致食物中毒沙门菌相关病原学的基础知识,以及沙门菌、志贺菌、大肠埃希菌等肠道杆菌,胃肠道型食物中毒细菌的病原学诊断策略、检查方法及其异同。

5. 通过对病原学标本的检测与分析的训练,为临床医学生提供病原学诊断的基础,以及生物安全防护的观念和能力支持。

6. 学习如何根据细菌性疾病的诊断和防治知识,深刻思考在疑似细菌感染的条件下如何设计检查策略。

7. 素质目标 生物安全涉及的遵循国家相关行业法规和条例的要求,以及探索创新涉及的科学精神等。

第一部分　分段病例及实验检测基本策略讨论

一、第一次（天或周）

患者男性,19 岁,大学二年级学生。患者自述昨晚与朋友宵夜食用了生牛肉刺身,今早开始恶心、腹痛,已有 1 次呕吐,7 次腹泻,腹泻量多,呈稀水样。既往体检无胃肠道慢性炎症或溃疡史,无过敏史,无消化道肿瘤家族史。近期大便正常,此前 4h 突然出现恶心、阵发性腹痛与腹泻,无寒颤。近期未曾接触过有此类症状患者,未长期服用过抗生素。查体:体温 38.1℃,血压 134/75mmHg,脉搏 100 次 /min,呼吸 16 次 /min。腹部无反跳痛,上腹轻微压痛。肝脾未触及。心肺正常。实验室检查:大便常规:粪便稀液状、色淡、有腥臭,镜检见中性粒细胞,极少红细胞。血常规:白细胞 6.7×10^9/L,淋巴细胞 32.3%,中性粒细胞 58.8%。

问题讨论:

1. 总结患者的主要临床症状、查体及实验室检查异常。

2. 临床初步诊断是什么? 应与哪些疾病做鉴别?

3. 可以引起该病的病原体主要有哪些?

4. 取何种标本,如何进行微生物学检查? 拟首先开展哪种实验?

5. 开展的各项实验(包括下续实验)须分别在何种等级的生物安全实验室中进行?

二、第二次（天或周）

经医生提醒,患者电话咨询其朋友后得知,共同宵夜的 2 人也有类似症状,且均已入院诊治。经第一次实验进行的患者粪便标本做 SS 琼脂平板分区划线接种,过夜培养后见大量粉红色菌落,另有少量无色半透明菌落,个别无色菌落中心似呈黑色。

问题讨论:

1. 根据患者所述流行病学史,可能的感染方式是什么?

2. 根据 SS 培养基的培养结果来看,该病原体具有怎样的生物学特性?

3. 实验室备有双糖铁培养基、半固体培养基等实验材料,请设计并进行下一步微生物学检查的实验方案。

三、第三次（天或周）

经检验,该患者食用生牛肉刺身的餐馆中牛肉食材某致病菌数量超标。第二次的微生物学检查结果发现该患者所感染的致病菌为革兰阴性菌,有鞭毛,乳糖发酵试验阴性,H_2S 试验阳性。请回答以下问题,并继续完成最后的细菌鉴定实验。

问题讨论:

1. 根据现有实验结果,哪种病原体感染的可能性较大?

2. 从鉴别培养基的培养结果来看,病原体是否具有上述生物学特性? 并具体逐项说明。

3. 根据上述生化反应初步鉴定结果,设计并完成最后的血清学鉴定实验。

4. 综合各项微生物学检查实验结果,做出诊断结论。

第二部分 实 验 操 作

一、实验目的

1. 熟悉引起胃肠道型食物中毒的细菌种类及其致病性特点。
2. 掌握致食物中毒沙门菌的实验室诊断的依据(指南)、分离培养及鉴定的方法和结果判定。
3. 学习如何自主设计实验,建立相关细菌性病原体的病原学检查方案。

二、病原学检查方案

结合分段案例讨论,设计连续系列、自主实验的病原学检查方案。在实际进行时,不同院校可根据本校情况按天或周(若按此须将前次实验材料4℃保存)进行。

三、相关实验技术

(一)致食物中毒沙门菌标本的采集

致食物中毒沙门菌包括鼠伤寒沙门菌、猪霍乱沙门菌和肠炎沙门菌等,可采集患者的粪便、呕吐物及可疑食物标本。

专业人员进行相关标本的采集时,须按照二级生物安全防护要求进行操作。

1. 粪便标本的采集

(1)自然排便采集法:用聚丙烯纤维头的拭子沾取新鲜粪便2~3g放入无菌试管内送检,液体粪便则可取絮状物。标本如不能立即送检,可放入甘油缓冲盐水内,短期保存。

(2)直肠拭子法:在不易获得粪便时或排便困难的患者可采用此法采便。将带有聚丙烯纤维头的拭子前端用无菌甘油或生理盐水湿润,然后插入肛门约4~5cm处,轻轻在直肠内旋转,擦取直肠表面黏液后取出,盛于无菌试管中或保存液中送检。

注意事项:

1)粪便标本中含有很多杂菌,但也应该在标本采集过程中注意无菌操作,防止杂菌污染。

2)为提高检出阳性率,最好采集新鲜粪便,陈旧标本影响检出率。另外床边接种可提高检出率。

3)腹泻患者应在急性期(3d以内)采集标本,这样可提高检出率。

4)因药物对细菌的检出率有很大影响,所以最好用药前采集标本。

2. 呕吐物或可疑食物标本的采集 用聚丙烯纤维头的拭子沾取新鲜呕吐物或可疑食物,盛于无菌试管中或保存液中送检。

注意事项与粪便标本的采集相似。

(二)强选择性培养基(SS培养基)分离培养沙门菌

【实验原理】

SS琼脂(平板)为强选择性培养基,成分较多,大体上可分为营养物质(肉膏液)、抑制非病原菌生长的抑制剂(煌绿、胆盐、硫代硫酸钠、枸橼酸钠)和促进目的菌生长的物质(胆盐),还有鉴别用糖(乳糖)及指示剂(中性红)。标本(如粪便)中大肠埃希菌($E. coli$)分解乳糖产酸,通过中性红指示剂呈红色菌落,同时由于与胆盐结合成胆酸而发生沉淀,故菌落中心浑浊。沙门菌不分解乳糖而分解蛋白质产生碱性物质,呈现透明的无色或微黄色菌落。枸橼酸铁能使产生硫化氢的细菌中心呈黑色,硫代硫酸钠能缓和胆盐对沙门菌的有害作用,并能中和煌绿和中性红染料的毒性。

【实验材料】

1. 培养基　SS 琼脂平板。

2. 其他　接种环、酒精灯、打火机。

3. 临床标本拭子　本次实验采用粪便标本拭子。考虑到标本来源的局限性、实验的成功率及生物安全防护所需等,可采用以大肠埃希菌(*E. coli*)和沙门菌(*Salmonella*)一定比例混合制备的模拟标本拭子代替。

【实验步骤】

以无菌操作用拭子将粪便标本涂布于 SS 琼脂平板的一角,然后用灭菌接种环将粪便标本进行分区划线后,放置 37℃ ×24h,取出观察记录(可用油性笔将无色半透明菌落作好标记)。

【实验结果与思考及注意事项】

平板上可见两种菌落,一种为大肠埃希菌的粉红色菌落,由于能分解乳糖产酸,通过中性红指示剂呈粉红色大菌落,同时由于与胆盐结合成胆酸而发生沉淀,故菌落中心浑浊;另一种为沙门菌的无色半透明菌落,不分解乳糖而分解蛋白质产生碱性物质,故呈无色、光滑、半透明、稍扁平的菌落,个别无色菌落中心似呈黑色。若培养过的平板 4℃保存较长(数天甚至 1 周)时间,则由于数量偏多的大肠埃希菌菌落产生的酸性物质扩散,使培养基及无色菌落也变为红色,故建议用油性笔将初培养(24h左右)出的无色半透明菌落作好标记。图 22-1 为初培养出的结果。

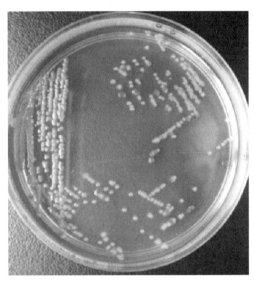

图 22-1　粪便标本分离培养结果

(三)所分离沙门菌的生化反应初步鉴定

1. 应用双糖铁培养基进行鉴定

【实验原理】

大肠埃希菌分解葡萄糖和乳糖产酸产气,使 pH 降低,故酚红指示剂显色,斜面和底层培养基均呈黄色,底层有气泡。沙门菌不分解乳糖只分解葡萄糖产酸不产气,使 pH 降低,培养基先呈黄色,由于葡萄糖和乳糖的比例为 1:10,葡萄糖含量少,它所生成的少量酸可因接触空气而氧化,并因细菌生长繁殖利用含氮物质生成碱性化合物,中和了斜面部分的酸,使培养基的斜面又得以复原为红色;底层由于处于缺氧状态,细菌分解葡萄糖所生成的酸一时不被氧化而仍保持黄色。沙门菌还能分解蛋白质而产生的硫化氢与铁盐作用,形成黑色的硫化铁。

【实验材料】

(1)培养基:双糖铁培养基。

(2)其他:接种针、记号笔、酒精灯、打火机。

(3)待鉴定细菌:初培养 SS 琼脂平板上油性笔标记的无色半透明菌落。

【实验步骤】

用灭菌接种针从 SS 琼脂平板上挑取已作标记的无色菌落(注意:应从菌落中心部位取菌),先于双糖铁培养基斜面底部的中心处向下垂直穿刺接种,再沿原穿刺线退出,继续在斜面底部向上划一条直线,然后再由底向上作曲线划线,直至斜面顶部,管口灭菌后标记,放 37℃培养 24h,观察记录。

【实验结果与思考】

由于沙门菌不分解乳糖,只分解葡萄糖,还可产生硫化氢,因此预期结果细菌有生长,培养基应为上层红色,下层黄色,中间部位或可呈黑色。如图 22-2 所示。上红下黄的结果可与大肠埃希菌的上下全黄的结果鉴别;若还出现黑色,则还可与志贺菌鉴别。

2. 应用半固体培养基进行鉴定

【实验原理】

将细菌穿刺接种至半固体培养基、孵育后,有鞭毛的细菌(如沙门菌)能够沿穿刺线向四周扩散生长,可见穿刺线外培养基也出现混浊,为动力试验阳性;而无鞭毛的细菌(如志贺菌)只能够沿穿刺线生长,不能扩散,仅见沿穿刺线培养基呈现混浊,为动力试验阴性。

【实验材料】

(1)培养基:半固体培养基。

(2)其他:接种针、记号笔、酒精灯、打火机。

(3)待鉴定细菌:初培养 SS 琼脂平板上油性笔标记的无色半透明菌落。

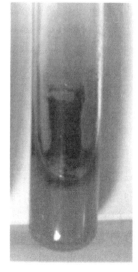

图 22-2 双糖铁培养基鉴定结果

【实验步骤】

用灭菌接种针从 SS 琼脂平板上挑取已作标记的无色菌落(注意:应从菌落中心部位取菌),于半固体培养基的中心处向下垂直穿刺接种,直至试管底部上方约 5mm 左右(不能穿至试管底),接种后的接种针沿原穿刺线退出,管口灭菌后标记,放 37℃培养 24h,观察记录。

【实验结果与思考】

由于沙门菌有鞭毛,预期结果应为细菌沿穿刺线向四周扩散生长,可见穿刺线外培养基也出现混浊,动力试验阳性。如图 22-3 所示。可与无鞭毛的志贺菌鉴别。

(四)所分离沙门菌的血清学鉴定

【实验原理】

颗粒性抗原与其相应的抗体血清混合时,在有一定浓度的电解质环境中,抗原凝集成大小不等的凝集块,称为凝集反应,并且为直接凝集反应。本实验拟应用此原理,首先以已知的沙门菌多价血清鉴定初分离待鉴定的细菌菌属,有条件的院校有必要时可进一步应用系列沙门菌单价血清对其作菌种及菌型鉴定。

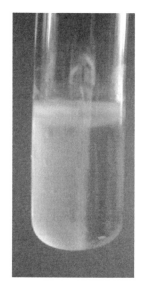

图 22-3 半固体培养基(动力试验)鉴定结果

【实验材料】

1. **试剂** 沙门菌多价血清、志贺菌多价血清和生理盐水(NS)。

2. **其他** 接种环、接种针、载玻片、记号笔、酒精灯、打火机。

3. **待鉴定细菌** 已作生化反应初步鉴定的双糖铁培养基(或半固体培养基)上的疑似沙门菌。

【实验步骤】

取洁净载玻片一片,记号笔标记分成三格,分别用吸管吸取沙门菌多价血清、志贺菌多价血清和生理盐水各 1 滴于玻片上,用灭菌接种环自双糖铁培养基(或半固体培养基)上取待检菌,先加于盐水中,使其混匀。将接种环灭菌后,再取待检菌分别与免疫血清混匀。注意每次加完待检菌后必须将接种环灭菌,才可再取菌放于另一血清中,以免血清彼此混乱而影响结果。如图 22-4 所示。

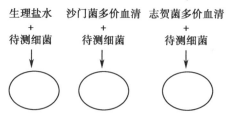

图 22-4 玻片凝集反应操作示意图

【实验结果与结论】

待检细菌与沙门菌多价血清发生凝集反应,其他不发生凝集反应。如图 22-5 所示。

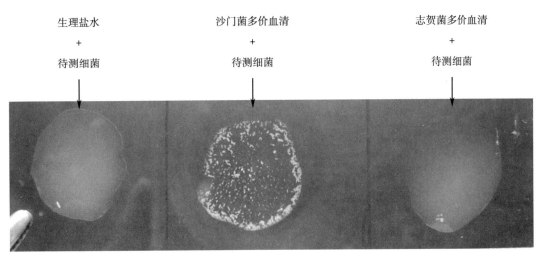

图 22-5　玻片凝集试验鉴定结果

根据对上述系列实验结果作综合分析,可对食物中毒标本中分离培养出的细菌判断为沙门菌。

【上述各实验关键注意事项】

1. 沙门菌为危害度 3 类的病原微生物,分离培养及鉴定涉及实验室生物安全问题,因此,相应的标本及细菌操作必须在生物安全二级实验室内的Ⅱ级以上的生物安全柜内完成。

2. 实验过程中使用的接种环、接种针必须火焰灭菌后才能放回架上;实验完成后,除须培养的接种物置培养箱外,相应的废弃材料及用品必须立即进行高压蒸汽灭菌处理。

第三部分　教师授课指南（教师用书部分）

一、案例涉及的基本内容和概念

（一）致食物中毒的主要细菌

进食被细菌（或细菌芽胞）或其产生的毒素所污染的食物，主要引起以腹痛、呕吐、腹泻等的急性胃肠道中毒性疾病，为细菌性食物中毒。其病原体种类繁多、感染方式多样、致病机制及临床表现有差异。一些细菌如金黄色葡萄球菌可通过其细菌或毒素污染食物，而许多细菌可天然存在于不同食物（如鼠伤寒沙门菌、猪霍乱沙门菌和肠炎沙门菌可存在于禽畜肉食品中，而副溶血性弧菌则主要存在于高盐的海产品或盐腌食品中），这些细菌引起呕吐、腹泻的轻重度有不同；此外，一些其他细菌如空肠弯曲菌、产气荚膜梭菌等也可引起胃肠道型食物中毒，但在我国均较少见；少数细菌如肉毒梭菌可通过其芽胞污染伤口，并引起神经中毒性食物中毒疾病。因此，准确的诊断需要结合病史（进食或其他感染史）、临床表现、病原学检查等多种方式。临床疑似胃肠道细菌性食物中毒的病例，可根据症状、病程等采集合适的临床标本，选择合适培养基进行分离培养，从平板上挑取可疑致病菌菌落，进行纯培养和初步鉴定，最后通过菌落特征、生化反应、动力实验、血清学实验等结果对病原菌作出最终鉴定。

（二）沙门菌性食物中毒的主要特点

以动物性食品引起为多见。主要是由加工食品用具、容器或食品存储场所生熟不分，交叉污染，食前未加热处理或加热不彻底引起。全年都可发生，但以夏季为主。潜伏期最短 2h，长者可达 72h，平均为 12~24h。沙门菌感染主要有三种表现类型：胃肠型、伤寒型、败血症型，以胃肠型的腹泻、呕吐食物中毒最为常见。

（三）主要鉴别诊断

1. 金黄色葡萄球菌性食物中毒　由于进食被金黄色葡萄球菌及其所产生的肠毒素所污染的食物而引起。主要为淀粉类（如剩饭、粥、面等）、牛乳及乳制品、鱼肉、蛋类等食物。被污染的食物在室温 20~22℃ 搁置 5h 以上时，病菌大量繁殖并产生肠毒素，此毒素耐热力很强，经加热煮沸 30min，仍可保持其毒力而致病。以夏秋两季为多。潜伏期 2~5h，极少超过 6h。起病急骤，有恶心、呕吐，继以腹泻，呕吐最为突出。多数患者为自限性，可在数小时内恢复。

2. 副溶血性弧菌食物中毒　引起中毒的食品主要为海产品，以墨鱼、虾、贝类最多见，其次为盐渍食品和肉类、家禽和咸菜等。副溶血性弧菌食物中毒多发于夏秋季的 7~9 月，沿海地区多发。潜伏期一般为 14~20h，短者为 3~5h，长者可达 40h。主要表现为腹泻、呕吐，洗肉水样便，有时脓血便。

（四）致食物中毒沙门菌病原学检查的参考流程

如图 22-6 所示。

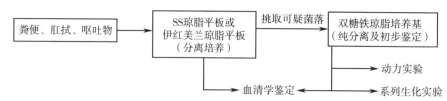

图 22-6　致食物中毒沙门菌病原学检查的参考流程

二、本案例的设计模式和能力培养类型

（一）案例设计模式

设计了分（时间）段的案例分析和学生连续系列的自主实验。在实际进行时，不同院校可根据本校情况按天或周（若按此须将前次实验材料4℃保存）连续开展讨论及实验。在实施过程中，学生为讨论的主体，由学生自主进行总结，教师可给予适当的引导。如案例中可能的致腹泻、呕吐的病原体，如何选择最合适的标本及培养基作分离培养及其操作方法，怎样对所分离培养出的可疑细菌作生化反应、血清学鉴定。

（二）能力培养类型

本案例中涉及的能力类型共计8类，具体如下：

（1）遵守行业法规条例的意识：是指遵守实验室生物安全的法规意识及执行能力。

（2）临床思维能力：是指对临床相关问题的应对能力，如临床案例的分析能力。

（3）批判性思维：对案例和方案实施过程中的辨析和论证。

（4）探索和创新能力：探索未知状况的能力，设计新的方法体系，或运用现有技术体系解决新出现的问题。

（5）团队合作能力：每个小组为了相同的实验目标开展分工合作，共同完成实验计划。

（6）自主学习能力：学习相关知识，自主查阅和分析文献，获取信息，对比研究，开展设计。

（7）动手实践能力：通过逐步技术操作，练习学生的动手能力、仪器操作能力，以及配套的试剂使用等环节。

（8）初步的科学研究认知。

三、本案例存在的问题

以本案例所进行的系列实验结果作综合分析，仅可对致食物中毒沙门菌作分离培养和初步鉴定。严格意义上说，仅可作为医学生实验用。实际上，详细的检测流程至少应包括以下内容。教师可对学生作简要说明和解释。

1. 分离培养及初步鉴定　采集可疑食物中毒患者标本，接种于SS琼脂平板（必要时可先增菌）。经37℃孵育后，沙门菌在SS选择培养基上呈中等大小的无色透明或半透明菌落。有的沙门菌能产生H_2S，可使菌落中心呈黑色。挑取可疑的沙门菌落接种KIA、MIU培养基，并作触酶、氧化酶和硝酸盐还原试验。凡生化反应符合表22-2者，再用沙门菌诊断血清（包括A~F群多价O血清，Vi血清，A、B、C群沙门菌O、H单价因子血清及肠炎沙门菌抗血清）做玻片凝集试验后作出初步鉴定。

表22-2　沙门菌的初步鉴定

细菌	KIA			MIU				触酶	氧化酶	硝酸盐还原	诊断血清凝集试验
	斜面	底层	气体	硫化氢	动力	吲哚	脲酶				
甲型副伤寒沙门菌	K	A	+	−/+	+	−	−	+	−	+	A-F-O 多价 +，A+
尚氏沙门菌	K	A	+	++	+	−	−	+	−	+	A-F-O 多价 +，B+
希氏沙门菌	K	A	+	++	+	−	−	+	−	+	A-F-O 多价 +，C+，Vi+
猪霍乱沙门菌	K	A	+	−/+	+	−	−	+	−	+	A-F-O 多价 +，C+

续表

| 细菌 | KIA | | | MIU | | | | 触酶 | 氧化酶 | 硝酸盐还原 | 诊断血清凝集试验 |
	斜面	底层	气体	硫化氢	动力	吲哚	脲酶				
伤寒沙门菌	K	A	-	+/-	+	-	-	+	-	+	A-F-O 多价 +,O+,H+, Vi+
其他沙门菌	K	A	+	+	+	-	-	+	-	+	A-F-O 多价 +,胸炎 +

2. 最后鉴定 包括全面生化反应、类似菌的鉴别试验及因子血清凝集试验。最后鉴定方法有 E-15-B 快速生化鉴定系统、肠杆菌科细菌生化编码鉴定管系列及 API 20E 等。也可根据初步鉴定结果，与类似菌进行简易的鉴别试验，如硫化氢阳性、葡萄糖产酸产气，脲酶阴性时，主要考虑沙门菌属和枸橼酸菌属，可作赖氨酸脱羧酶和氰化钾生长试验加以鉴定。如硫化氢阴性，可做以下排除试验：排除氧化酶阳性的菌株，可能是弧菌；排除蔗糖发酵的菌株，可能是埃希菌属或克雷伯菌属；排除糖代谢为氧化型或产碱型的菌株，可能是假单胞菌属或产碱杆菌属；排除吲哚阳性菌株，可能是埃希菌属或变形杆菌属；排除 VP 阳性的菌株，可能是克雷伯菌属。

在排除上述肠道致病菌后，剩下的可能是沙门菌属，进一步用因子血清加以鉴定。也可用噬菌体进行鉴定。此外，特异性的核酸杂交、PCR 扩增等方法可作为标本快速检测辅助手段。

赖小敏（中山大学）

参 考 文 献

[1] 姚晓敏,李宏伟,曲均革,等. 刀豆蛋白 A 引起小鼠免疫性肝损伤机制研究. 蚌埠医学院,2011,36(5):445-447.

[2] 王月丹. 医学免疫学与病原生物学实验教程. 北京:北京大学医学出版社,2008.

[3] 李莎,马丽杰. JAK/STAT 信号通路在刀豆蛋白 A 诱导的自身免疫性肝炎中的作用. 生物化学与生物物理进展, 2016,43(12):1139-1145.

[4] 秦强,徐保平. 流行性感冒诊疗方案(2018 年版)解读. 中国临床医生杂志,2018,46(3):253-256.

[5] 国家卫生和计划生育委员会. 流行性感冒诊疗方案(2018 年版). 中国病毒病杂志,2018,8(2):81-85.

[6] ABEDON ST,KUHL SJ,BLASDEL BG,et al. Phage treatment of human infections. Bacteriophage,2011,1(2):66-85.

[7] HUA YF,LUO TT,YANG YQ,et al. Phage Therapy as a Promising New Treatment for Lung Infection Caused by Carbapenem-Resistant Acinetobacter baumannii in Mice. Front. Microbiol,2017,8:2659.

[8] SCHOOLEY RT,BISWAS B,GILL JJ,et al. Development and Use of Personalized Bacteriophage-Based Therapeutic Cocktails To Treat a Patient with a Disseminated Resistant Acinetobacter baumannii Infection. Antimicrob Agents Chemother,2017,61(10):e00954-17.

[9] World Health Organization. Global Priority List of Antibiotic-Resistant Bacteria to Guide Research,Discovery,and Development of New Antibiotics.

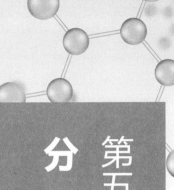

第五章

分子医学

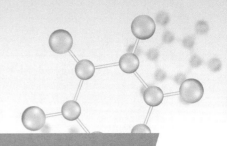

项目二十三

层析法分离纯化蛋白质

课程目标： 1~3 为能力培养目标，4~6 为知识点目标，7 为素质培养目标。

1. 通过临床案例分析导入糖尿病实验室诊断等相关临床知识要点，同时以小组为单位进行凝胶层析及离子交换层析技术的操作，掌握其技术要点并进行数据分析讨论（表 23-1）。

表 23-1　能力导向对应教学实施策略

能力与分级			实验项目实施				
			临床案例分析	问题导向	层析技术操作	结果分析	拓展设计
临床知识及技术原理掌握	0 级要求	1 级要求	√	√			
动手实践			√	√	√	√	√
团队合作		2 级要求	√		√		√
数据分析			√		√	√	√
自主学习			√	√			√
批判性思维				√	√	√	√
探索和创新			√		√		√
科学研究认知			√	√	√	√	√

2. 通过问题导向和数据分析，了解蛋白质纯化相关技术原理，比较各种层析技术的利弊，以锻炼自主学习及批判性思维能力（表 23-1）。

3. 以小组为单位，探索其他纯化鉴定糖化血红蛋白技术或以某个特定蛋白质纯化为例，设计实验方案，以培养探索创新能力及科学研究认知（表 23-1）。

4. 了解 2 型糖尿病的临床诊断标准。

5. 掌握层析技术的基本原理、种类及应用。

6. 掌握凝胶过滤层析及离子交换层析检测糖化血红蛋白的基本原理及应用。

7. 知识拓展，简介我国糖尿病的流行特点、糖尿病流行的可能影响因素、层析技术的发展史。

第一部分 病 例 讨 论

临床案例:他患有糖尿病吗?

(一)背景介绍

中国 2 型糖尿病防治指南(2017 年版)将糖尿病分为:1 型糖尿病、2 型糖尿病、妊娠期糖尿病和特殊类型糖尿病四种。糖尿病的诊断标准为下面三条之一:

典型糖尿病症状(烦渴多饮、多尿、多食以及不明原因的体重下降),加上①随机血糖≥11.1mmol/L,或加上②空腹血糖≥7.0mmol/L,或加上③葡萄糖负荷后 2h 血糖≥11.1mmol/L。无典型糖尿病症者,需改天复查确认。2011 年 WHO 建议在条件具备的国家和地区采用糖化血红蛋白(glycosylated hemoglobin,HbA1c)诊断糖尿病,诊断切点为 HbA1c≥6.5%。中国 2 型糖尿病防治指南(2017 年版)指出:国内一些研究结果显示,在中国成人中 HbA1c 诊断糖尿病的最佳切点为 6.2%~6.4%,以 6.3% 的依据为多。请分析如下案例,学习层析技术。

(二)案例内容

李先生是位大货车司机,59 岁,身高 180cm,体重 95kg,腰围 95cm,吸烟 30 年,约 20 支 /d,少量饮酒。体检发现空腹血糖 7.0mmol/L,建议去医院做进一步检查。就诊某医院,患者主诉,近日口干、口渴,体重略有下降。由于李先生发现自己血糖升高后开始控制饮食,并进行适当的运动锻炼,这次复查空腹血糖 6.85mmol/L。为明确糖尿病诊断,医生建议除葡萄糖耐量试验(oral glucose tolerance test,OGTT)及胰岛素释放试验,还需做糖化血红蛋白检测。

(三)引导性问题

1. 李先生可能患有何种疾病?

2. 医生为何建议李先生做糖化血红蛋白检测?

3. 临床检测糖化血红蛋白的方法主要有哪些?

4. 常用的蛋白质分离纯化方法有哪些?

5. 层析技术主要有哪些? 其各自的原理及应用是什么?

注:教师在使用本案例时,可以根据不同的引导性问题组合形成不同的待解决问题,该系列问题可供不同院校根据难易程度和学时长短的需求进行选择。

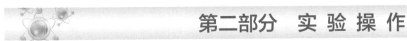

第二部分　实　验　操　作

一、相关技术原理

（一）层析技术

层析法，又称色谱法（chromatography），是利用混合物中各组分物理或化学性质的差异（如吸附力、溶解度、分子形状和大小、分子极性、分子亲和力、分子解离度）等，使各组分以不同程度分布在两相中（其中固定不动的称为固定相，流经此固定相的液体或气体称为流动相），从而使各组分以不同速度随流动相向前流动而达到分离目的。按照分离原理的不同，可将层析法分为分配层析、凝胶过滤层析、离子交换层析、亲和层析等多种类型。

（二）凝胶过滤层析

【实验原理】

凝胶过滤层析，也称为尺寸排阻色谱法、分子排阻或分子筛色谱法，主要根据混合物中分子的大小及形状不同，在通过凝胶（固定相）时，分子的扩散速率各异而达到分离目的。凝胶过滤层析中所指凝胶，从广义上说是一类具有多孔性网状结构的物质，如天然物质中的马铃薯淀粉，琼脂糖凝胶等；人工合成产品中的葡聚糖凝胶以及带离子交换基团的葡聚糖凝胶等。把适当的凝胶颗粒装填到玻璃管中制成层析柱，于柱内加入欲分离的混合物，然后用大量蒸馏水或相应的缓冲液洗脱。由于混合物中各物质的分子大小和形状不同，在洗脱过程中，分子量大的物质因不能进入凝胶网孔而沿凝胶颗粒间的孔隙流动，分子量小的物质因能进入凝胶网孔而受阻滞，流速减慢、流程加长，致使分子量大的物质最先流出柱外，分子量小的物质后流出柱外（图 23-1）。

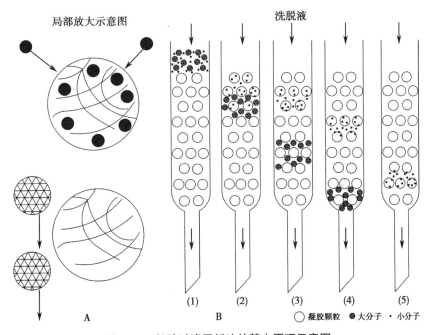

图 23-1　凝胶过滤层析法的基本原理示意图

A. 小分子物质由于扩散作用进入凝胶颗粒内部而被滞留；大分子物质则被排阻在外，在颗粒之间迅速通过。

B.（1）加样；（2）洗脱开始，小分子物质扩散进入凝胶颗粒内，大分子物质则被排阻在外；（3）小分子物质被滞留，大分子物质向下移动，大小分子物质开始分离；（4）大小分子物质完全分开；（5）大分子物质流程较短，已洗脱出来，小分子物质尚在行进中。

本实验通过葡聚糖凝胶 Sephadex G-50 层析柱,以蒸馏水为流动相,分离清蛋白和硫酸铵。由于清蛋白呈淡黄色,硫酸铵溶液无色,本实验无法连续分段收集层析流出液,所以必须确定清蛋白的洗脱速度,以便回收脱盐后的清蛋白。由于血红蛋白的分子量与清蛋白较接近,且为有色物质,洗脱过程易于观察,故可用其洗脱体积近似得到清蛋白的洗脱体积。

实验中先对血红蛋白与二硝基氟苯(DNP)-鱼精蛋白的混合物进行洗脱,血红蛋白(红色,分子量约 64 500)与 DNP-鱼精蛋白(硫酸鱼精蛋白为无色,与二硝基氟苯结合后为黄色,分子量为 2 000~12 000),从颜色的不同,即可观察到血红蛋白洗脱较快,DNP-鱼精蛋白洗脱较慢。根据流出体积对层析柱大致进行标定,然后分离清蛋白和硫酸铵。洗脱过程中,利用蛋白质可被考马斯亮蓝染色,铵盐可与奈氏试剂反应显黄色的特点,监测其洗脱过程,洗脱的同时还可收集脱盐后的清蛋白。

【实验材料】

1. **仪器** 层析柱(直径 1cm,长 20cm),铁架台,蝴蝶夹,螺旋夹,尖吸管,25ml 量筒,50ml 烧杯,400ml 烧杯,玻璃搅棒,大试管,刻度吸量管。

2. **耗材** 交联葡聚糖凝胶 Sephadex G-50。

3. **样品和试剂**

(1)血红蛋白稀释液的制备:取抗凝血于离心管中,2 000 转 /min,离心 15min,弃去上层血浆。沉淀加入适量 0.9%NaCl 溶液,用玻棒搅起沉淀(洗血细胞),2 000 转 /min,离心 15min,弃上清液。再加入适量 0.9%NaCl 溶液,重复前步操作。然后将沉淀(血红细胞)用 5 倍体积蒸馏水稀释,即为血红蛋白(Hb)稀释液,备用。

(2)DNP-鱼精蛋白的制备:称取鱼精蛋白 0.15g,溶于 10%NaHCO$_3$ 溶液 1.5ml 中(此时该蛋白溶液 pH 应在 8.5~9.0 左右)。另取 DNP 0.15ml,溶于微热的 95% 乙醇 3ml 中,待其充分溶解后,立即倾入上述鱼精蛋白溶液。然后将此混合液置于沸水浴中,煮沸 5min,冷却后加二倍体积的 95% 乙醇,可见黄色 DNP-鱼精蛋白的沉淀析出,3 000 转 /min,离心 10min,弃去上清液,沉淀用 95% 乙醇洗二次。所得沉淀用 1ml 蒸馏水溶解,即为 DNP-鱼精蛋白溶液。

(3)混合蛋白样品液的制备:取血红蛋白稀释液 0.3ml,加 DNP-鱼精蛋白 0.5ml,混匀。

(4)盐析上清液的制备:取 1.5ml EP 管 1 支加入 0.5ml 准备好的血清,再逐滴滴加饱和硫酸铵 0.5ml,边加边混匀(观察现象)。室温静置 5min 后,10 000 转 /min 离心 2min,将上清液小心移入另一支 EP 管内备用,此为盐析上清液。

(5)考马斯亮蓝 G-250 溶液:考马斯亮蓝 G-250 取 100mg,加 95% 乙醇 50ml,溶解后加入 85% 磷酸 100ml,最后用蒸馏水稀释至 1 000ml。

(6)奈氏试剂:取 500ml 烧瓶 1 个,加碘 22.5g,碘化钾 30g,蒸馏水 20ml,使溶解。再加入纯汞 30g,充分振荡,时时用自来水冲冷,振荡至上清液的棕红色变为绿色进而变为黄色为止。将上清液倾入 200ml 容量瓶中,稀释至刻度,混匀。将以上所得溶液加入 2.5M 氢氧化钠溶液 975ml 中,充分混匀,倒入棕色瓶中,待溶液澄清后备用。奈氏试剂稀释液:奈氏试剂和蒸馏水以 1:30 稀释。

【实验步骤】

1. **凝胶制备** 取 Sephadex G-50 1g 置于锥形瓶中,加双蒸水 30ml,室温过夜使其充分溶胀。此步由教学准备室制备。

2. **柱体积的测定** 将层析柱垂直安装在铁架台上,关闭出水口,注入蒸馏水至层析柱顶端 3cm 处,打开出水口,使水全部流入量筒,记下体积。

3. **装柱** 关闭出水口,加蒸馏水约至 1/4 柱体积,将溶胀好的 Sephadex G-50 凝胶液轻轻用玻棒搅动混匀,自层析柱管口沿玻璃棒徐徐加入至柱顶端,待底部凝胶沉积 1~2cm 时,打开出水口,同时不断加入凝胶,凝胶即逐渐上升,直至凝胶沉积至距层析柱管口 3cm 左右,停止灌胶。用 10ml 左右的蒸馏水流洗整个柱床,目的是使凝胶颗粒压实,同时将洗脱速度调节为 1ml/min。操作过程中注意防止气泡与分层的出现,如床面不平,可用细玻璃棒轻轻搅动表面层,让凝胶重新自然沉降,使表面平整。(整个灌胶过程中勿使液面低于床面,以免气体进入,导致柱床干裂)。装柱完毕,关闭出水口,等待加样。

4. 加样

(1)先将出水口打开,使凝胶柱床表面的蒸馏水流出,直到床面刚好露出(切不可使床面完全暴露于空气中)立即关闭出水口。

(2)用滴管取混合蛋白样品液 0.2ml(约 4 滴),缓缓沿层析柱内壁小心加于柱床表面(注意尽量不使床面扰动),然后在出水口下放置 25ml 量筒准备记录洗脱体积。

(3)打开出水口,使样品进入柱床内,直至床面重新露出。

(4)用同样方法加入约 0.4ml 的蒸馏水(这样可使样品稀释度最小,而样品又完全进入床内),当此少量蒸馏水将近流干时,此步骤再重复一次,直至样品完全进入柱床。然后反复加入适量蒸馏水,进行洗脱。

5. 洗脱和标定

调节流速使液体逐滴均匀流出,同时记录如下数据:起始、红始、红终、黄始、黄终、终止(将 1.5 倍柱体积定为终止)。观察血红蛋白与 DNP- 鱼精蛋白的洗脱次序并记录实验现象(注意:洗脱过程中随时添加柱床表面的蒸馏水,切勿使柱床干裂)(图 23-2)。

6. 清洗

以一倍柱体积蒸馏水流洗层析柱备用。

7. 计算

计算各记录点之间的中点值,分别以 A,B,C,D,E 表示。同时取 10 支 EP 管分两组,一组编号为考 A 到考 E,每管加入考马斯亮蓝 G-250 溶液 1ml,另一组编号为奈 A 到奈 E,每管加入奈氏试剂 1ml,备用。

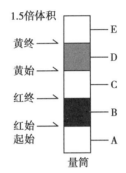

图 23-2　洗脱各阶段数据记录图示

8. 分离盐析上清液

取制备好的盐析上清液 0.2ml,重复第 4~5 步操作。

9. 收集检测

(1)量筒收集至 A 点时,用考 A、奈 A 各收集流出液 1 滴,混匀,观察颜色。

(2)量筒收集至 B 点时,用考 B、奈 B 各收集流出液 1 滴,混匀,观察颜色。

(3)量筒收集至 C 点时,用考 C、奈 C 各收集流出液 1 滴,混匀,观察颜色。

(4)量筒收集至 D 点时,用考 D、奈 D 各收集流出液 1 滴,混匀,观察颜色。

(5)量筒收集至 E 点时,用考 E、奈 E 各收集流出液 1 滴,混匀,观察颜色。

(6)量筒收集至 1.5 倍体积时关闭出水口。

10. 凝胶的回收

用 2 倍柱体积蒸馏水流洗层析柱后将 Sephadex G-50 凝胶回收至回收容器中。

11. 结果处理

观察记录实验现象并加以分析。

【分析与思考】

1. 凝胶过滤层析法分离蛋白质的原理是什么?

2. 凝胶过滤层析法还可用于哪些物质的分离?

【注意事项】

1. 凝胶溶胀必须彻底,否则会影响层析的均一性,甚至有使柱破裂的危险。

2. 凝胶装柱过程中严防出现气泡和分层,要使液面高于床面,以免使气体进入柱床,导致柱床干裂。

3. 上样体积不超过凝胶柱体积的 1%~5%。

4. 加样时如果引起样品稀释或不均匀渗入凝胶床,就会造成区带扩散,直接影响层析效果。

5. 奈氏试剂具有强腐蚀性,操作时务必注意安全。

（三）离子交换层析

【实验原理】

离子交换层析,也称离子交换色谱法,是基于带电荷固定相和带相反电荷流动相之间的离子交换。阳离子交换粒子含有带负电荷的基团,如羧基、磷酸盐、磺酸盐离子。这些基团与流动相中带正电荷的组分(阳离子)结合。同理,阴离子交换颗粒中含有带正电荷的基团,如伯胺、叔胺或季胺,与流动相中带负电荷的组分(阴离子)结合(图23-3)。离子间具有很强的相互作用,结合到固定相的离子的替代过程取决于在流动相中与其他离子的竞争能力。通过改变流动相中离子强度或pH,可以调整固定相中组分的保留能力。保留能力降低可以使用较高的离子强度(高盐浓度)或酸碱度进行调整,以减少分析物的电荷或固定相电荷。

HbA_{1c}是人体血液中葡萄糖与血红蛋白(Hb)β链N末端缬氨酸残基以共价键结合的稳定化合物。根据血红蛋白链N末端缬氨酸糖化后所带电荷不同,在偏酸溶液中均具有阳离子的特性,可利用阳离子交换层析柱进行分离。糖化血红蛋白自动分析仪采用离子交换高效液相色谱法(high performance liquid chromatography,HPLC)测定HbA_{1c},该仪器使用阳离子交换柱进行HbA_{1c}的百分比测定。一定量的全血样品被取样针吸入到进样装置内,在稀释过程中被溶血,释放出红细胞中的血红蛋白,经稀释液稀释后由高压泵注入离子交换柱。柱内分布固定的带电荷基团和能游动的配衡离子,样品通过过滤器从交换柱顶端加入后,用不同pH的磷酸盐缓冲液(流动相)洗脱。得到相应的Hb层析谱,其横坐标是时间,纵坐标代表信号强度,HbA_{1c}值以百分率来表示(图23-4)。

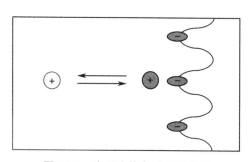

图 23-3　离子交换色谱法示意图

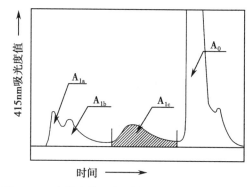

图 23-4　离子交换层析测定 HbA_{1c} 百分比示意图

【实验材料】

1. 仪器　以 Bio-Rad D-10 糖化血红蛋白测试系统为例。

Bio-Rad 糖化血红蛋白测试系统(D-10 hemoglobin testing system)是应用离子交换高效液相色谱法对人全血 HbA_{1c} 进行自动化和准确的测定。标本可被自动稀释,之后注入分析柱。糖化血红蛋白测试系统 D-10,将预先编程设置的由低到高离子浓度的缓冲液注入系统,在这一过程中,血红蛋白经和柱中物质所带离子反应后达到分离。处理好的样本自动被注入分析通路,分离的血红蛋白随后在流经光感测量计时,测量其在 415nm 的光吸收情况。

糖化血红蛋白测试系统 D-10 临床数据处理软件(CDM),将每次分析过程中收集到的数据还原。期间要经过两个水平的计算,然后得出分析结果和分析谱图,HbA_{1c} 的峰被截断,该面积计算使用了指数模式的高斯对数(EMG),这样计算排除了 HbA_{1c} 前体和氨基甲酰血红蛋白等成分的干扰。

2. 试剂

（1）清洗缓冲液 1:Bis-Tris 磷酸盐缓冲液,pH 6.0。

（2）清洗缓冲液 2:Bis-Tris 磷酸盐缓冲液,pH 6.7。

（3）洗液 / 稀释液:去离子水。

（4）分析柱:阳离子交换柱。

（5）校准品／校准稀释液：冻干的人红细胞裂解液／去离子水。

（6）全血灌注液：冻干的人红细胞裂解试剂。

3. 其他设备和材料　样本管，D-10 热敏纸，Lyphochek 双水平质控，移液器（5μl、0.5ml、1ml、7ml），一次性手套。

【实验步骤】

1. 样本收集和准备

（1）样本采集：检测样本不受饮食和采血时间的影响，全血样本采集按照静脉穿刺要求进行采集，应收集在含乙二胺四乙酸（EDTA）抗凝剂的真空采血管中；末梢血采集按照末梢血采集要求进行采集，使用洁净的微量吸管或加样枪吸取 5μl 全血标本加入含 1.5ml 稀释液的样品杯中，充分混匀。

（2）上机前的准备：样本管在使用前应达到室温（15~30℃），将样本管放在 D-10 标本架上，随后放入机器。确保样本的条形码朝向仪器的后方。对特殊的 12、13 和 14mm 直径的样本管可参见内附说明。对 16mm 的管子去除样本架上部的内插环。高度为 75~100mm 的管子可以使用。

（3）若样本管形状或型号不规则，或样本管中的样本小于 2.0ml，则需先稀释样本，吸取 1.5ml 的稀释洗液／稀释液加入 1.5ml 的样品杯中，接着加入 5μl 全血，充分混匀。然后用 1.5ml 的载管装好。

2. 检测方法

（1）方法选择：从试剂信息菜单上选择 HbA$_{1c}$。

（2）安装试剂：进入试剂信息菜单，按更新试剂按钮，将试剂升级软盘插入 A 驱动器，按照屏幕上指示的步骤升级试剂信息。

（3）分析柱灌注步骤：取 1ml 复溶好的全血灌注液加入样本管，将其放入标有 PRIME 的样本载管中，然后将载管插入样本架 1 的位置。开机运行结束后，分析柱就准备好做校准了。

（4）校准：新的分析柱安装和灌注好以后一定要校准一次，校准品的准备如前，准备好的校准品和质控品要使用 1.5ml 的标有校准品和质控品的样本载管，放入 D-10 测定仪，样本载管上应有注明样本类型的条形码。

（5）标本检测：在分析柱校准完成后，加载样本管完成编号后放入仪器，检测方法同校准和质控测定。

【结果判读】

以糖化血红蛋白占总血红蛋白百分比来表示结果（图 23-5）。

HbA$_{1c}$ 在临床上已作为评估长期血糖控制状况的金标准，也是临床决定是否需要调整治疗的重要依据。标准的 HbA$_{1c}$ 检测方法的正常参考值为 4%~6%，在治疗之初建议每 3 个月检测 1 次，一旦达到治疗目标可每 6 个月检查一次。对于患有贫血和血红蛋白

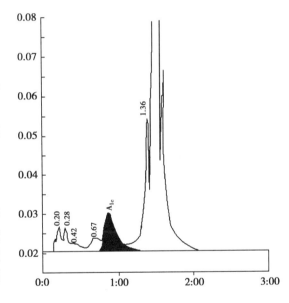

Patient report

Bio-Rad	DATE: 3/13/2020
D-10	TIME: 06:40 PM
S/N: #DC0J484201	Software version: 4.30-2
Sample ID:	0138350601
Injection date:	3/13/2020 05:10 PM
Injection #: 60	Method: HbA$_{1c}$
Rack #: 4	Rack position: 6

Peak table-ID: 0138350601

Peak	R.time	Height	Area	Area %
A$_{1a}$	0.20	6547	30936	1.2
A$_{1b}$	0.28	6118	23154	0.9
F	0.42	1917	12575	0.5
LA$_{1c}$/CHb-1	0.67	3484	30057	1.2
A$_{1c}$	0.85	9425	94430	5.6
P$_3$	1.36	34470	135722	5.3
A$_0$	1.43	658217	2255008	87.3
Total Area:	2581879			

Concentration:	
% A$_{1c}$	5.6

图 23-5　糖化血红蛋白检测结果示例

异常疾病的患者,HbA$_{1c}$的检测结果是不可靠的。2011年WHO建议在条件具备的国家和地区采用HbA$_{1c}$诊断糖尿病,诊断切点为HbA$_{1c}$≥6.5%。中国2型糖尿病防治指南(2017年版)指出国内一些研究结果显示,在中国成人中HbA$_{1c}$诊断糖尿病的最佳切点为6.2%~6.4%,以6.3%的依据为多。

糖尿病控制和并发症研究(diabetes control and complication trial,DCCT)和英国糖尿病前瞻性研究(UK prospective diabetes study,UKPDS)是糖尿病防治领域具有里程碑意义的研究,明确了HbA$_{1c}$水平与糖尿病并发症之间的关系,从而确立了HbA$_{1c}$作为糖尿病血糖控制金标准的地位。

【分析与思考】

1. 患者结果分析 经进一步检查,李先生葡萄糖耐量试验和胰岛素释放试验的结果如表23-2所示。

表23-2 检查结果数据汇总

OGTT/min	检验结果 /（mmol/L）	参考区间 /（mmol/L）	胰岛素释放试验 / min	检验结果 /（μIU/ml）	参考区间 /（μIU/ml）
0	6.80	3.9~6.1	0	14.2	1.5~25
30	10.71		30	29.2	
60	13.65		60	58.7	
120	11.90		120	103.4	
180	6.84		180	65.2	

糖化血红蛋白的检查结果:HbA$_{1c}$:6.8%(参考区间4.0~6.0%)。

李先生是否可以诊断为糖尿病?

根据中国2型糖尿病防治指南(2017年版),李先生OGTT 120min 11.90mmol/L,HbA$_{1c}$:6.8%,结合"口干、口渴,体重略有下降"的临床表现,医生诊断李先生为糖尿病,并及时采取了治疗措施。

2. 影响HbA$_{1c}$检测结果的因素

(1)红细胞生存周期的异常:任何可能缩短红细胞寿命的因素,如:溶血性贫血、大量失血、脾肿大、风湿性关节炎、慢性肝脏疾病等均可使HbA$_{1c}$的测定结果假性降低;任何可以引起红细胞平均寿命增加的因素,如:脾切除、再生障碍性贫血、缺乏维生素B$_{12}$、肾损伤等均可使HbA$_{1c}$的测定结果假性升高。

(2)血红蛋白病:变异血红蛋白HbS、HbC、HbD和HbE等可使测定结果假性降低或升高。目前许多测定方法可以在一定程度上克服大部分常见的变异血红蛋白的干扰,但仍有特殊的变异血红蛋白干扰测定结果。

(3)药物:维生素C和维生素E可以抑制血红蛋白的糖基化,长期大剂量服用可以使HbA$_{1c}$测定结果假性降低;长期大剂量服用乙酰水杨酸盐、嗜酒会导致血红蛋白乙酰化,使HbA$_{1c}$测定结果假性升高;长期使用慢性麻醉剂、羟基脲,可以使HbA$_{1c}$测定结果假性升高。

(4)妊娠:妊娠时血容量增加,使HbA$_{1c}$测定结果假性降低。

(5)进展迅速的1型糖尿病:HbA$_{1c}$不能真实反映急性血糖变化情况,测定结果假性降低。

(6)衍生血红蛋白:肾病患者可使血红蛋白甲酰化,使测定结果假性升高。

(7)醛亚胺(Schiff碱)的干扰:Schiff碱是HbA$_{1c}$形成过程的中间体,也称"HbA$_{1c}$前体"或"稳定的HbA$_{1c}$",主要干扰基于糖化与非糖化血红蛋白所带电荷不同原理的离子交换色谱法,可参照操作说明自动或手工去除Schiff碱的干扰。目前许多全自动的测定方法已经在很大程度上消除了Schiff碱的干扰,但个别样品的干扰依然存在,会使测定结果假性升高,离子交换HPLC法亦包括在内,因此,应仔细观察测定结果图谱。

【注意事项】

1. 一般情况下全血样品在 2~8℃储存，可以稳定 1 周。在 –70℃或更低温度可以长期储存，至少稳定 1 年以上，但不宜在 –20℃长期储存。在室温（15~30℃）保存 3d。

2. 试剂不足时请及时更换，避免分析柱中进入空气。

3. 任何引起血红蛋白数量与质量变化的因素都会干扰 HbA_{1c} 测定，对结果产生影响。干扰因素包括：血红蛋白病、衍生血红蛋白、红细胞生存周期的异常及药物等。

4. 实验过程需注意生物安全。血液样品及来源于血液的校准品、质控品有可能含有致病微生物，应避免入口或与皮肤接触，在使用后应按国家规定的具有危害性的生物品处理。

第三部分 教师授课指南（教师用书部分）

一、案例涉及的基本内容和概念

（一）层析技术

层析法，又称色谱法（chromatography）是使样品中混合物成分（溶质/分析物）根据其在固定相和流动相之间的不同分布而互相分离的物理过程。在这个过程中，流动相携带样品通过板、层或者包含固定相的色谱柱。随着流动相流经固定相时，溶质可以：①驻留在固定相（没有迁移）；②仅驻留在流动相（随流动相迁移）；③两相间分布（差速迁移）。亲和力强的物质比起亲和力弱的物质迁移得更慢，驻留在固定相中。亲和力弱的物质大多驻留在流动相中，迁移得更快。因此，与固定相亲和力弱的物质能够与亲和力强的物质发生分离作用。通过改变流动相的化学或者物理性质，能够使具有强亲和力的物质从固定相中被替换。

层析技术有多种分类方法：

1. 根据固定相基质的形式分为纸层析、薄层层析、柱层析。纸层析是指以滤纸作为基质的层析。薄层层析是将基质在玻璃或塑料等光滑表面铺成一薄层，在薄层上进行层析。柱层析则是指将基质填装在管中形成柱形，在柱中进行层析。纸层析和薄层层析主要适用于小分子物质的快速检测分析和少量分离制备，通常为一次性使用，而柱层析是常用的层析形式，适用于样品分析、分离。

2. 根据流动相的形式分为液相层析和气相层析。气相层析是指流动相为气体的层析，而液相层析指流动相为液体的层析。气相层析测定样品时需要气化，大大限制了其在生化领域的应用，主要用于氨基酸、核酸、糖类、脂肪酸等分子的分析鉴定。而液相层析是生物领域最常用的层析形式，适用于生物样品的分析、分离。

3. 根据分离的原理不同分为分配层析、凝胶过滤层析、离子交换层析、亲和层析等。分配层析是根据在一个有两相同时存在的溶剂系统中，不同物质的分配系数不同而达到分离目的；凝胶过滤层析是以具有网状结构的凝胶颗粒作为固定相，根据物质的分子大小进行分离；离子交换层析是以离子交换剂为固定相，根据物质的带电性质不同而进行分离；亲和层析是根据生物大分子和配体之间的特异性亲和力（如酶和抑制剂、抗体和抗原、激素和受体等），将某种配体连接在载体上作为固定相，而对能与配体特异性结合的生物大分子进行分离。亲和层析是分离生物大分子最为有效的层析技术，具有很高的分辨率。

（二）凝胶过滤层析

凝胶过滤法操作简便、条件温和，不易引起生物样品变性失活，分离效果好，故广泛应用于蛋白质、酶、核酸的分离提纯（包括脱盐、分子量测定等）。具有分子筛效应的多孔性网状凝胶都可用作凝胶过滤的支持物。例如淀粉，琼脂糖，聚丙烯酰胺和部分解旋的右旋糖苷（葡聚糖凝胶）。葡聚糖凝胶有较大的吸水性，吸水后膨胀成透明状且具有三维网状结构的弹性颗粒，较好的层析用葡聚糖凝胶商品名为 Sephadex，它们的分离范围从分子量数百（10^2）到近亿（10^8）。各种凝胶都具有一定的交联度和孔径，交联度越小孔径越大，反之亦然。根据交联度的高低，Sephadex 分为 G-10~G-200，型号越高凝胶孔径越大，其物理特性见表 23-3。

表23-3　交联葡聚糖凝胶的物理特性

商品名称 Sephadex	分离范围 （分子量）	水容值 （ml/g 干胶）	柱床体积 （ml/g 干胶）	水化所需时间 /h	
				22℃	100℃
G-10	700	1.0 ± 0.1	2~3	3	1
G-15	1 500	1.5 ± 0.2	2.5~3.5	3	1
G-25	1 000~5 000	2.5 ± 0.2	4~6	3	1
G-50	1 500~30 000	5.0 ± 0.3	9~11	6	1
G-75	3 000~70 000	7.5 ± 0.5	12~15	24	3
G-100	4 000~150 000	10 ± 1.0	15~20	72	5
G-150	5 000~400 000	15 ± 1.5	20~30	72	5
G-200	5 000~800 000	20 ± 2.0	30~40	72	5

（三）离子交换层析

离子交换层析法是基于带电固定相和带相反电荷流动相之间的离子交换。阳离子交换粒子含有带负电荷的基团，如羧基、磷酸盐、磺酸盐离子。这些基团与流动相中带正电荷的组分（阳离子）结合。阴离子交换颗粒中含有带正电荷的基团，如伯胺、叔胺或季胺，与流动相中带负电荷的组分（阴离子）结合。离子间具有很强的相互作用，结合到到固定相的离子的替代过程取决于在流动相中与其他离子的竞争能力。通过改变流动相中离子强度或 pH，可以调整固定相中组分的保留能力。保留能力降低可以使用较高的离子强度（高盐浓度）或酸碱度进行调整，以减少分析物的电荷或固定相电荷。

离子交换层析法主要用于分离离子型化合物或可解离的化合物，常用于无机离子和生物物质的分离，有多种临床应用。主要包括氨基酸的分离、糖化血红蛋白、血红蛋白变异体、寡核苷酸和药物等样品的分离。

离子交换层析法检测糖化血红蛋白是基于 Hb 各组分等电点不同，在弱酸性条件下所带电荷性质和数量存在差异，与离子交换树脂的吸附和交换能力不同而分离。血红蛋白各组分中，HbA_{1a} 的 pI 为 6.88，HbA_{1b} 的 pI 为 6.92，HbA_{1c} 的 pI 为 6.94，HbA_0 的 pI 为 6.95。因此在 pH6.0~6.5 时，Hb 均带正电荷，糖化血红蛋白（GHb）带正电荷较少，而非糖化 Hb 带正电荷较多。采用不同 pH 和离子强度的洗脱液，可将各组分分别洗脱并检测，计算 HbA1c 的含量。

（四）糖化血红蛋白 HbA_{1c}

成年人血红蛋白通常由 HbA（约占 95%~97%）、HbA_2（约占 2.5%）、HbF（约占 0.5%）三种血红蛋白组成。HbA 为正常人的主要血红蛋白，由四条肽链组成，包括两条 α 链和两条 β 链。经过色谱分析 HbA 被分为未结合糖的血红蛋白 HbA_0 和与糖类物质结合的 HbA_1。HbA_1 包括 HbA_{1a}、HbA_{1b} 和 HbA_{1c}，统称为 HbA_1、快速血红蛋白、或糖化血红蛋白（GHb）。国际联合生物化学生物命名联合委员会将这一衍生物命名为新生糖蛋白，并将这一过程称为糖化。HbA_{1c} 是由葡萄糖的游离醛基与 HbA 的 β 链 N 末端缬氨酸的氨基经非酶促结合反应，先形成不稳定的 Schiff 碱（醛亚胺，HbA_{1c} 前体），然后经过 Amadori（葡糖胺）重排，最后形成稳定的酮胺化合物即 HbA_{1c}。此外，还有在 HbA_{1a} β 链氨基末端分别连接 1,6- 二磷酸果糖和 6- 磷酸葡萄糖所形成的 HbA_{1a1} 和 HbA_{1a2}。HbA_{1b} 为丙酮酸与氨基酸的 β 链末端相连形成，可能通过氯胺酮连接。HbA_1 的主要成分是 HbA_{1c}，约占 60%~80%，浓度相对稳定，故测定 HbA_{1c} 能更好地反映血糖的水平。正常成人各组分血红蛋白见表23-4。

表 23-4 正常成人各组分血红蛋白

Hb 的组成	% of Hb	Hb 是否与糖类的结合
HbA_{1a}	<1%	β 链氨基末端与 1,6- 二磷酸果糖或 6- 磷酸葡萄糖结合的产物
HbA_{1b}	<1%	β 链末端与丙酮酸相连形成
HbF	<2%	胎儿血红蛋白
LA_{1c}	<1%	血红蛋白形成 HbA_{1c} 之间的中间产物
HbA_{1c}	4~6%	β 链 N 末端缬氨酸氨基与葡萄糖结合的产物
HbA_0	~90%	非糖化血红蛋白
HbA_2	<3.5%	血红蛋白 A_2
变异体（S、C、D、E）	0%	血红蛋白变异体

糖化血红蛋白的形成本质上是不可逆的,它在血液中的浓度与红细胞寿命和血糖浓度有关,而且与血糖浓度成直接比例相关。红细胞的平均寿命为 120d,糖化血红蛋白的浓度可以反映测定前 120d 的平均血糖水平。由于糖化血红蛋白的浓度不受运动、进食和血糖波动的影响,个体内生物学变异小于 2%,成为评估血糖控制情况的一个新标准。

（五）临床常用的糖化血红蛋白的检测方法

临床实验室常规测定 HbA_{1c} 的方法通常分为两大类:一类是基于糖化血红蛋白与非糖化血红蛋白所带的电荷不同,如电泳法、离子交换层析法;另一类是基于糖化血红蛋白与非糖化血红蛋白的结构不同,如免疫法、亲和层析法及酶法等。不同方法采用的原理不同,所测组分不同,如:离子交换层析法测定 HbA_{1c},亲和层析法测定总糖化血红蛋白等,但由于国际临床化学与医学实验室联盟（IFCC）及美国国家糖化血红蛋白标准化计划（NGSP）的标准化工作,糖化血红蛋白的测定方法均应以 HbA_{1c} 或相当于 HbA_{1c} 报告结果。目前,使用离子交换高压液相色谱法来测定 HbA_{1c} 的百分含量,被认为是分析 HbA_{1c} 的金标准。

二、本案例涉及的问题思辨和能力培养

（一）案例问题类型的分析和能力培养体系

1. **案例设计模式**　该临床案例配套设计了两种检测方法,通过对不同层析方法的学习及实践,由教师主导形成合适的教学目标。在教师用版本中给出了该案例的分析过程,教师可以引导学生辨析案例中的重要信息,进行鉴别诊断和论证。

2. **两种类型的实验设计**

（1）以手工操作为主的方案:以凝胶过滤层析为主,由学生配制实验试剂,辅以过程分析,这类方案侧重锻炼学生的自主学习能力、动手实践能力和团队合作能力。

（2）以仪器检测为主的方案:通过案例分析结合自动化仪器的使用,对离子交换层析的过程进行详细的学习。要开展案例的深度分析,需要解析案例中重要信息的关系,教学目标以系统性了解糖化血红蛋白的检测过程及临床意义为主。这个方案主要培养学生临床思维能力、批判性思维能力、探索和创新能力、数据分析能力和初步的科学研究认知能力。

（二）案例问题的深度分析

1. **案例中患者一般情况的分析**　通过对案例中患者一般情况的分析,培养学生的临床思维能力（图 23-6）。

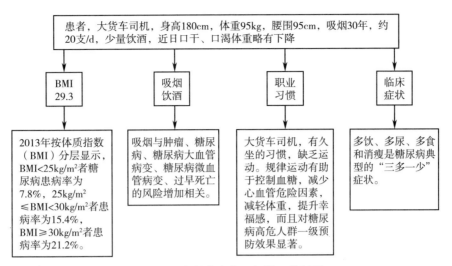

图 23-6　案例中患者一般情况分析图

2. 案例中的诊断与鉴别诊断　通过鉴别诊断的分析,培养学生的临床思维能力和批判性思维能力(图 23-7)。

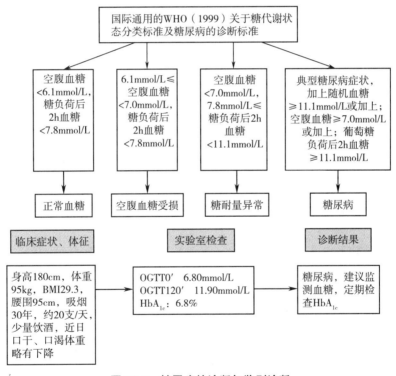

图 23-7　糖尿病的诊断与鉴别诊断

3. 存在问题的分析与解决方案的设计

(1)设计方案一

问题:层析法的基本原理是什么? 如何用凝胶过滤层析分离血清蛋白质?

思路:该方案属于较容易的类型,以凝胶分离层析技术为例,掌握蛋白质分离纯化方法的原理与应用。在案例分析过程中,锻炼学生的临床思维能力和批判性思维能力。在实验方案实施过程中,侧重锻炼动手实践能力、团队合作能力和数据分析能力。

设计框架见图 23-8。

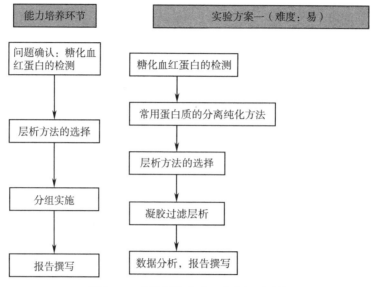

图 23-8　**实验设计方案一**（难度：容易）

（2）设计方案二

问题：在了解层析法的基本原理以及如何用凝胶过滤层析分离血清蛋白质的基础上，如何用离子交换层析的方法检测糖化血红蛋白？

思路：该设计方案属于中等难度，在用凝胶过滤层析分离蛋白质的基础上，进行离子交换层析的学习，要求学生从开始的案例分析到最后的方案确认都自行完成，撰写分析报告。在此基础上，进一步启发学生还可以用什么样的分离方法检测糖化血红蛋白，比如亲和层析。在案例分析过程中，锻炼学生的临床思维能力和批判性思维能力；在方案形成过程中，考察学生探索和创新能力；在分组实施过程中，锻炼学生的自主学习能力、动手实践能力、团队合作能力、数据分析能力和初步的科学研究认识能力。

实验过程中，教师可根据学校的仪器、试剂等实验条件和学生的课时数，对实验方案进行选择，尽可能让学生在全面了解层析技术的基础上，了解层析技术在实际工作中的应用。

设计框架见图 23-9。

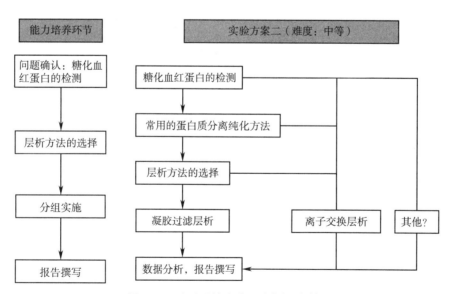

图 23-9　**实验设计方案二**（难度：中等）

（三）如何进行能力培养效果的评估

能力培养效果以形成性评价为主，目前以考察能力培养所涉及的环节（案例分析、操作过程、结果分析、研究报告以及答辩和审查）的过程和记录为主，各部分均占一定比例的分数。

（四）知识拓展

1. 我国糖尿病流行特点

（1）以 2 型糖尿病为主，1 型糖尿病及其他类型糖尿病少见。2013 年全国调查中 2 型糖尿病患病率为 10.4%，男性高于女性（11.1% 比 9.6%）。

（2）各民族间的糖尿病患病率存在较大差异：满族 15.0%、汉族 14.7%、维吾尔族 12.2%、壮族 12.0%、回族 10.6%、藏族 4.3%。

（3）经济发达地区的糖尿病患病率明显高于不发达地区，城市高于农村（12.0% 比 8.9%）

（4）未诊断糖尿病比例较高。2013 年全国调查中，未诊断的糖尿病患者占总数的 63%。

（5）肥胖和超重人群糖尿病患病率显著增加。2013 年按体质指数（BMI）分层显示，BMI<25kg/m^2 者糖尿病患病率为 7.8%、25kg/m^2≤BMI≤30kg/m^2 者患病率为 15.4%，BMI≥30kg/m^2 者患病率为 21.2%。

2. 我国糖尿病流行的可能影响因素

（1）城市化：随着经济的发展，我国的城市化进程明显加快，城镇人口占全国人口比例从 2000 年的 34% 上升到 2016 年的 57%。城市化导致人们生活方式改变，体力活动明显减少，生活节奏的加快也使得人们长期处于应激环境，这都与糖尿病的发生密切相关。

（2）老龄化：我国 60 岁以上老年人的比例逐年增加，2000 年为 10%，到 2006 年增加到 13%，2008、2013 年的调查中 60 岁以上的老年人糖尿病患病率均在 20% 以上。

（3）超重肥胖患病率增加：《中国居民营养与慢性病状况报告（2015 年）》显示，全国 18 岁及以上成人超重率为 30.1%，肥胖率为 11.9%，比 2002 年上升了 7.3 和 4.8 个百分点，6~17 岁儿童青少年超重率为 9.6%，肥胖率为 6.4%，比 2002 年上升了 5.1 和 4.3 个百分点。

（4）中国人的遗传易感性：2 型糖尿病的遗传易感性存在种族差异。与高加索人比较，在调整性别、年龄和 BMI 后，亚裔人糖尿病的风险增加 60%。在发达国家及地区居住的华人糖尿病的患病率显著高于高加索人。目前全球已经定位超过 100 个 2 型糖尿病易感位点，其中仅 30% 在中国人群中得到验证，另外在中国人中发现 PAX4、NOS1AP 等多个 2 型糖尿病易感基因，这些基因可增加中国人 2 型糖尿病发生风险达 5%~25%。与中国人 2 型糖尿病显著相关的 40 个易感位点构建的遗传评分模型可应用于预测中国人 2 型糖尿病的发生，且主要与胰岛 β 细胞功能衰退有关。

3. 层析技术发展史

层析技术又称色层分析法或色谱法（chromatography），是 1906 年俄国植物学家 Michael Tswett 发现并命名。他将碳酸钙细粉装入玻璃管内使其成柱形，然后把石油醚抽提的植物叶子的色素溶液倒入，让其通过碳酸钙柱，并继续用石油醚淋洗。由于碳酸钙对植物叶子中各种色素的吸附能力不同，在吸附柱上部出现了绿色的叶绿素，中间是黄色的叶黄素，而在下面则是胡萝卜素，混合物的不同色素组分得到了分离，在管柱中出现了不同颜色的谱带或称色谱图。当时这种方法并未引起人们的足够注意，直到 1931 年德国的 Kuhn 等用氧化铝和碳酸钙分离了 α、β 和 γ 胡萝卜素，此后用层析技术分离了 60 多种这类色素。由于 Kuhn 研究胡萝卜素、核黄素和维生素成就显著，获得了 1938 年的诺贝尔化学奖。

随着科学技术的发展以及生产实践的需要，层析技术也得到了迅速的发展。1941 年英国生物化学家 Martin 和 Synge 首先提出了色谱塔板理论。这是在色谱柱操作参数基础上模拟蒸馏理论，以理论塔板来表示分离效率，定量的描述、评价层析分离过程。其次，他们根据液 - 液逆流萃取的原理，发明了液 - 液分配色谱。特别是他们提出了远见卓识的预言：①流动相可用气体代替液体，与液体相比，物质间的作用力减小了，这对分离更有好处；②使用非常细的颗粒填料并在柱两端施加较大的压差，应能得到最小的理论塔板高（即增加了理论塔板数），这将会大大提高分离效率。前者预见了气相色谱的产生，并在 1952 年诞生了气相色谱仪，它给挥发性的化合物的分离测定带来了划时代的变革；后者预见了高效液相色谱(HPLC)的产生,在 20 世纪 60 年代末也为人们所实现,现在 HPLC 已成为生物化学与分子生物学、化学等领域不可缺少的分析分离工具之一。因此,Martin 和 Synge 于 1952 年被授予诺贝尔化学奖。如今的色层分析法经常用于分离无色的物质,已没有颜色这个特殊的含义。但色谱法或色层分析法这个名字仍保留下来沿用,现在我们简称为层析法或层析技术。

层析法的最大特点是分离效率高,它能分离各种性质极相类似的物质。而且它既可以用于少量物质的分析鉴定,又可用于大量物质的分离纯化制备。因此,作为一种重要的分析分离手段与方法,它广泛地应用于科学研究与工业生产上。现在,它在石油、化工、医药卫生、生物科学、环境科学、农业科学等领域都发挥着十分重要的作用。

倪菊华(北京大学)

公志华(山西白求恩医院)

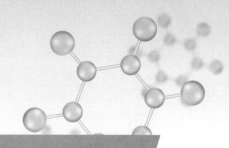

项目二十四

遗传病的诊断、分析与咨询实验

课程目标:1~3 为能力培养目标,4~6 为知识点目标,7 为素质培养目标。

1. 通过临床案例分析导入遗传疾病的实验室诊断、分析等临床知识要点,同时结合团队合作进行实验室动手操作训练,并掌握数据分析能力(表 24-1)。

表 24-1　能力导向对应教学实施策略

能力与分级				实验项目实施				
				临床案例分析	问题导向	染色体制备技术	结果分析	遗传咨询
临床知识及技术原理掌握	0 级要求	1 级要求	2 级要求	√	√	√		√
动手实践					√	√		
团队合作				√		√		
数据分析				√			√	√
自主学习				√	√	√	√	√
批判性思维					√	√	√	
探索和创新				√	√	√		
科学研究认知				√	√		√	√

2. 通过问题导向,数据分析,对遗传病的认识、分析、判断能力融入实验环节,培养自主学习及批判性思维能力(表 24-1)。

3. 初步学习、了解遗传咨询的相关知识和技巧,融合临床思维与实践能力(表 24-1)。

4. 学习如何根据症状和体征分析遗传疾病。

5. 学习染色体标本制备的基本技术操作。

6. 学习针对染色体疾病的遗传咨询的技巧。

7. 了解产前诊断的意义,通过案例学习、了解遗传咨询的价值,培养初步的为患者提供遗传咨询的能力,做到临床思维和能力与实验技能相融合,达到在基础医学学习阶段早临床、多实践的培养目的。

第一部分 病 例 讨 论

临床案例：宝宝得了什么病？

（一）背景介绍

遗传病是指因遗传物质的异常而发生的疾病，这种疾病的遗传基础可按一定方式传递给后代。遗传病可分为单基因病、多基因病、线粒体病和染色体病。其中因染色体发生畸变而导致的疾病称为染色体病。该类疾病导致严重的出生缺陷，目前最主要的诊断方式为染色体分析。

（二）案例内容

患者姓名：李 × 　性别：女　出生日期：1979 年 12 月 6 日

民族：汉　地址：江苏省 × × 县 × × 乡

就诊日期：2018 年 5 月

主诉：2015 年 8 月生育一男婴，出生时未觉异常，但吸吮能力较弱；三个月时发现其尚不能抬头，2 岁时始能独立行走和说话，至今只能说简单词语，认知能力、辨别能力均较其他幼儿差。到当地卫生院就诊后认为该幼儿有严重的智力障碍，但未作进一步检查。李 X 自述其夫妇双方家族成员都没有罹患相关疾病的。目前李 × 打算生育二胎，急需知道大宝生的是什么病？再生育第二胎孩子是否也会患上此病。医生体检后发现患儿眼距特别宽，而且外眼角上斜，鼻部低平，老是张口伸舌，流涎；双手均为通关手；有隐睾。

（三）引导性问题

1. 患儿可能是哪一种疾病？

2. 如何设计实验诊断方案？

3. 如果这个孩子患有染色体疾病，其母第二胎的风险如何？

4. 怎样对患者或患者家属进行遗传咨询？

5. 染色体标本制备和分析的过程中需要注意哪些技术要点？

第二部分　实验操作

一、症状与体征的分析

1. 病史与家族史采集　患儿,男,2015 年 8 月出生,病史见主诉;无家族史。

2. 症状与体征　患儿有特殊面容:眼距宽,外眼角上斜,鼻部低平,张口伸舌、流涎;特殊肤纹:双手均为通关手;严重智障;隐睾。

根据患儿的症状与体征,初步判断可能为 Down 综合征,须做染色体检查以确诊。

【分析与思考】

唐氏综合征是一种常染色体异常的疾病,也称 21 三体综合征。患者有严重的智力低下、特殊面容以及多种畸形。其发生与母亲的年龄有一定的关系。

1. 何为染色体病? 染色体病有哪些特点?

2. 唐氏综合征的发生为何和母亲年龄有关?

3. 唐氏综合征患者有哪些表型?

二、染色体检查

患儿外周静脉采血 2ml,肝素抗凝,制备染色体标本,G 显带染色后镜检并以染色体图像分析系统分析结果。

（一）人类染色体标本的制备

【实验原理】

植物血凝素(phytohemagglutinin,PHA)使白细胞中的淋巴细胞和单核细胞转化为具有分裂作用的母细胞,重新进入增殖周期进行有丝分裂。用秋水仙素(colchicine)处理细胞可使正在分裂的细胞都停止在中期,再经低渗处理、固定、染色,获取的中期分裂相细胞。染色体标本,可在显微镜下拍照进行核型分析,或用计算机进行图像分析。

【实验材料】

1. 器械　超净工作台、酒精灯、5ml 无菌注射器、5 号针头、10ml 培养瓶、橡皮塞、75% 酒精棉球、水平式离心机、定时钟、试管架、量筒、10ml 刻度离心管、冰玻片,毛细滴管、恒温水浴箱、恒温培养箱、托盘天平、光学显微镜。

2. 试剂　RPMI1640、小牛血清、肝素(500U/ml)、秋水仙素(5μg/ml)、植物血凝素(PHA)、固定液(甲醇∶冰乙酸为 3∶1,现用现配)、0.075mol/L KCl 低渗液、Giemsa 染液、pH6.8 磷酸缓冲液、5%NaHCO₃。

【实验步骤】

1. 采血与接种　用一次性 5ml 注射器取 500U/ml 的肝素 0.2~0.3ml 湿润针筒后,然后将多余的肝素排除。常规消毒被检者肘部皮肤,从肘部静脉采血 2ml。转动针筒以混匀肝素;随后在超净工作台中将血液滴入盛有 5ml 培养液(4ml RPMI 1640、1ml 小牛血清,0.2ml PHA,用 5% 的 NaHCO₃ 调 pH 至 7.0~7.4)的培养瓶内,每瓶 0.3~0.5ml(7 号针头约 20 滴),盖上橡皮塞,轻轻摇动以混匀。

2. 培养

（1）将培养瓶放在 37℃恒温箱内培养 72h。

（2）在终止培养前 2h,将 5μg/ml 的秋水仙素 1~2 滴(5 号针头)加入培养瓶内(终浓度为 0.07μg/ml),

轻轻摇匀,放回温箱内,继续培养 2h。

3. 染色体标本的制备(胰蛋白酶法)

(1)收获细胞:用吸管充分吹打瓶壁,吸取培养物移入 10ml 刻度离心管内,平衡后放入离心机内,离心 8~10min(1 000 转 /min),弃上清液。

(2)低渗处理:加 8ml 预温(37℃)的 0.075mol/L KCl 低渗液,用吸管轻轻吹打混匀,使细胞悬浮于低渗液中,放在 37℃恒温水浴锅中,静置 15~20min,使白细胞膨胀,染色体分散,红细胞解体(精确的低渗时间应自行摸索)。

(3)固定

1)预固定:低渗处理完成后,加入现配制固定液 1ml,吹打均匀。1 000 转 /min 离心 8~10min,弃去上清液。

2)固定:沿离心管壁加入新配固定液 8ml,吹打混匀后,室温下静置 30min,再离心,1 000 转 /min 8~10min,弃去上清液。

3)再固定:再加入新配固定液 8ml,打匀(静置 30min),1 000 转 /min 离心 8~10min,弃去上清液。

(4)制片:以细胞多少,加入适量新配固定液制成细胞悬液,将细胞悬液 2~3 滴,均匀滴到清洁的冰玻片上,在酒精灯火焰上来回过几下(勿全烤干),空气中晾干。

(5)染色:晾干的标本,胰酶处理后用 Giemsa 染液(Giemsa 原液∶pH6.8 磷酸缓冲液为 1∶9)染色 8~10min、自来水冲洗、晾干。

4. 镜检　将制备好的染色体玻片放置到显微镜下,先用低倍镜找到分散良好的分裂相,然后换高倍镜、油镜观察。

【分析与思考】

在一般的生理状态下,全血中含有红、白细胞二类,它们均是处于未分裂的间期细胞。红细胞没有核无分裂能力;白细胞虽有细胞核存在,但是在外周血中已处于休止期(G_0),因此要使白细胞从间期进入分裂期必须加刺激药物。

现在最常用的促使分裂的药品是植物血凝素(phytohemagglutinin,PHA),它能使白细胞中的淋巴细胞和单核细胞转化为具有分裂作用的母细胞,这就为染色体的制备创造了条件。在 PHA 的作用下,处在 G_0 期的淋巴细胞可转化成淋巴母细胞,重新进入增殖周期进行有丝分裂,当体外培养至 70h 左右时,大多数淋巴细胞已处于第二增殖周期内,此时用秋水仙素处理细胞可使正在分裂的细胞都停止在中期,再经低渗处理、固定就制备成染色体标本并用于染色体分析。

1. 为何秋水仙素处理可以使得细胞停止在分裂中期?

2. 为何在实验过程中必须保持无菌状态?

3. 如果孕妇需要为胎儿做产前检查如何采集样本?

【注意事项】

1. PHA 是体外淋巴细胞培养成败的关键问题,因此,要考虑它的质量和浓度。盐水提取物一般冰冻保存的时间不宜过长,时间长了效价减低。浓度一般用 200~300μg/ml,每毫升培养液加 0.2~0.3ml,浓度过高可能会导致红细胞凝集。

2. 秋水仙素浓度与处理时间,一般最终浓度以 0.05μg/ml 为宜,处理时间为 2h。如果浓度太低,处理时间太短,则分裂相少;浓度太高,处理时间太长,则分裂相虽多,但因染色体缩得太短而形态特征模糊。

3. 培养温度应严格控制在 37 ± 0.5℃。

4. 双蒸水 pH 应在 6~7 之间。

5. 低渗一步极为重要,关系到染色体分散的好坏,因此低渗液的浓度与低渗的时间应掌握好。

6. 离心速度不宜过高,速度太高细胞团不易打散,反之,分裂相易丢失。

7. 固定液应临用时新鲜配制,固定时一定要彻底吹匀,若吹打不够则细胞在玻片上成堆,反之则细胞易碎,以至染色体数目不完整。

8. 培养液的 pH 应掌握在 7.0~7.2 左右,偏酸细胞发育不良,偏碱则细胞出现轻度固缩。

9. 玻璃器皿要十分干净、无酸,所用试剂以分析纯的为好。

10. 无菌操作过程应保持高度无菌概念,严防细菌和病毒污染。

11. 在外周血培养过程中,PHA 对淋巴细胞的刺激效应个体差异较大,同样方法和条件,分裂相多少及分散情况可各不相同。

（二）染色体 G 显带技术

【实验原理】

G 带是目前应用最广泛的一种带型。因为它主要是被 Giemsa 染料染色后而显带,故称之为 G 显带技术。人染色体标本经胰蛋白酶、NaOH、柠檬酸盐或尿素等试剂处理后,再用 Giemsa 染色,可使每条染色体上显示出深浅交替的横纹,这就是染色体的 G 带。

【实验材料】

1. 器械　普通光学显微镜、37℃恒温水浴箱、立式染色缸、刻度吸管、橡皮吸头、pH 试纸。

2. 试剂　2.5% 胰蛋白酶原液、0.25% 的胰蛋白酶工作液、生理盐水、Giemsa 原液、Giemsa 工作液、1mol/L 磷酸缓冲液（pH4.0~4.5）。

【实验步骤】

1. 将常规制备的人染色体玻片标本（未染色的白片）置于 70℃烤箱中处理 2h,然后转入 37℃培养箱中备用,一般在第 3~7d 进行显带。

2. 取 0.25% 胰蛋白酶溶液 5ml,倒入染色缸中,加入 45ml 生理盐水,用 1mol/L HCl 和 1mol/L NaOH 及酚红调节胰蛋白酶溶液 pH6.8~7.2。

3. 将配好的胰蛋白酶工作液放入 37℃恒温水浴箱中预温。

4. 将玻片标本浸入胰蛋白酶液中,不断摆动使胰蛋白酶的作用均匀,处理 1~2min（精确的时间需自行摸索）。

5. 立即取出玻片,放入生理盐水中漂洗 2 次。

6. 将标本浸入 37℃预温的 Giemsa 工作液（Giemsa 原液和 pH6.8 的磷酸缓冲液比例为 1：9）中染色 10min 左右。

7. 自来水冲洗（用细水小心冲洗）,空气晾干。

8. 镜检显带效果　在低倍镜下选择分散良好的长度适中的分裂相,转换油镜观察,若染色体未出现带纹,则为显带不足;若染色体边缘发毛为显带过头,此时应根据具体情况增减胰蛋白酶处理时间重新处理一张标本。

【分析与思考】

染色体显带技术是在非显带染色体的基础上发展起来的,它能显示染色体本身更细微的结构。自 20 世纪 60 年代末以来,染色体显带技术得到了很大的发展。这一技术的应用,可以准确识别 23 对不同类型的染色体,并能识别同一号染色体上的不同区带。从而提高了染色体核型分析的精确度,为临床上某些疾病的诊断提供了更有效的手段。

显带染色体是染色体标本经过一定程序处理,并用特定染料染色,使染色体沿其长轴显现明暗或深浅相间的带纹,称为染色体带,这种染色体显带的技术,称为显带技术。通过显带技术,使各号染色体都显现出独特的带纹,这就构成了染色体的带型。每对同源染色体的带型基本相同而且稳定,不同对染色体的带型不同。20 世纪 70 年代以来,显带技术得到了很大发展,在众多的显带（Q 带、G 带、C 带、R 带、T 带）技术中,G 带是目前应用最广泛的一种带型。因为它主要是被 Giemsa 染料染色后而显带,故称之为 G 显带技术。因其方法简便,带纹清晰,染色体标本可以长期保存,而被广泛用于染色体病的诊断和研究。一套单倍体染色体带纹数有 320 条带。20 世纪 70 年代后期,由于技术的改进,可以从早中期、前中期、晚前期细胞得到更长、带纹更丰富的染色体。一套单倍体染色体即可显示

550~850 条或更多的带纹,称为高分辨显带染色体(high resolution banding chromosome,HRBC)。

关于 G 带的形成机制,迄今尚不十分清楚。有人认为,在胰蛋白酶的作用下,蛋白质不均匀丢失是 G 带产生的原因。在染色体上的蛋白质经处理而丢失后,这些区域呈现出浅染(浅带)。染色体上蛋白质和 DNA 结合牢固的区域,由于蛋白质丢失少而呈现深染(深带)。还有人认为,染色体经蛋白酶消化后,染色体的核蛋白破坏,这些区域裸露的 DNA 分子的磷酸基团能与吉姆萨染料中的天青和亚甲蓝等噻嗪分子结合而使染色体着色。也有人认为,染色体上 T-A 和 C-G 碱基的含量和分布不同,也与染色体上深浅带的形成有关。A-T 碱基对较多的区域,易与吉姆萨染料结合而染成深色区带;而 G-C 碱基对较多的区域则相反,染成浅染区带。总之,目前说法较多,主要概括为三种观点,即显带是由于:① DNA 的作用;②蛋白质的作用;③ DNA、染料和蛋白质三者之间相互作用的结果。这些都有待于进一步研究探讨。人染色体标本经胰蛋白酶、NaOH、柠檬酸盐或尿素等试剂处理后,再用 Giemsa 染色,可使每条染色体上显示出深浅交替的横纹,这就是染色体的 G 带。

G 显带制备方法简便易行,标本可长期保存,带纹清晰,成本低廉,制备周期短,普通光学显微镜即可观察。故已成为研究分析染色体的主要常规方法之一。

1. 除了 G 显带还有哪几种显带技术?

2. 三体除游离型还有哪几种核型?

【注意事项】

1. 良好的培养效果为:标本片上中期分裂相要多,且染色体分散要好。

2. 胰蛋白酶溶液需在使用前新配制。

3. 染色体长度应能适应显带分析技术的要求。

4. 烤片时间也很重要。

5. G 显带成败之关键取决于胰蛋白酶液的浓度和处理时间之搭配,故每次进行染色体 G 显带时,最好先试做一张制片,摸索胰蛋白酶处理时间,以保证获得最好的染色体 G 显带标本。

(三)遗传咨询与治疗

对李 X 的儿子已作明确诊断,该疾病为染色体病(游离型),根据该病的性质、发病原理等特点,给予相应的遗传咨询。

1. 对策和措施

(1)告知与解释:将诊断结果和产前诊断结果向李 × 解释,告知其该病的症状、原理、预后等情况,使其对 Down 综合征有充分了解。

(2)建议和措施:患儿确诊为 Down 综合征,李 × 已经生育一胎 Down 综合征,如再度妊娠,生育 Down 综合征的再发风险上升至 1%~2%(Down 综合征的发病率为 1/1 000~2/1 000)。建议如考虑再度怀孕的话,应作产前诊断。

Down 综合征产前筛查包括三联征产前筛查,检查时间为 14~20 周。检查血清中甲胎蛋白(alpha-fetoprotein,AFP),血清人绒毛膜促性腺激素(human chorionic gonadotropin,HCG),血清游离雌三醇(E3)。

三联征产前筛查显示即使为高风险产妇,由于三联征产前筛查存在 5% 的假阳性率,须做胎儿染色体检查确诊,目前孕 16 周适宜做羊水染色体检查(16~20 周)。B 超监视下,用注射器经孕妇腹壁、子宫到羊膜腔抽取胎儿羊水 20~30ml,将悬液均匀分配到无菌的培养瓶内,封口后置二氧化碳培养箱培养;每隔几天用倒置显微镜观察生长情况,根据需要更换部分培养基;培养 15~20d,当细胞铺满瓶壁时,收获细胞进行染色体分析。

2. Down 综合征患儿治疗

(1)生活技能和社会适应力的训练:Down 综合征患儿可经过训练学会读和写,以及基本的生活技能。也可试用谷氨酸、叶酸、维生素 B 等,对促进小儿智力发育,提高智商可能有一定的作用。

(2)其他临床症状的治疗:Down 综合征患儿常伴有先天性心脏病(如房间隔缺损与房室畸形),

急性白血病的发病率也比较高,可进行相关的检查,如伴有种类临床症状的,进行相关治疗。先天性心脏病的可采取手术治疗。

（3）随访:对咨询者进行随访,了解咨询的结果,特别是对李×是否选择人工流产、是否考虑再次受孕,进行随访,以便给予进一步的咨询。

【分析与思考】

遗传咨询(genetic counseling)又称"遗传商谈",它应用遗传学和临床医学的基本原理和技术,与遗传病患者及其亲属以及有关社会服务人员讨论遗传病的发病原因、遗传方式、诊断、治疗和预后等问题,解答来访者所提出的有关遗传学方面的问题,并在权衡对个人、家庭、社会的利弊基础上,给予婚姻、生育、防治、预防等方面的医学指导。目的是确定遗传病患者和携带者,并对其后代患病的危险率进行预测,以便商谈应采取的预防措施,减少遗传病患儿的出生,降低遗传病的发病率。咨询步骤包括:遗传咨询的主要步骤:准确诊断疾病、确定遗传方式、对再发风险的估计、提出对策和措施。

对于高风险孕妇可以通过产前诊断对遗传病进行早期的诊断和干预,产前诊断的适应证的选择原则,一是有高风险和危害较大的遗传病;二是目前已有对该病进行产前诊断的手段。产前诊断主要通过胎儿形态特征检查、生物化学检查、染色体分析、DNA分析来进行诊断。

1. 遗传病常见的产前诊断方式有哪些? 本例的羊水染色体检查有无风险?

2. 遗传产前咨询有何重要意义? 是否是只针对有遗传病家族史的人?

3. 咨询内容包括哪些?

4 如果你是遗传咨询师为患者咨询时要注意什么?

第三部分 教师授课指南（教师用书部分）

一、案例涉及的基本内容和概念

（一）常染色体病的特点

常染色体病（autosomal disease）是由常染色体数目或结构异常引起的疾病。常染色体病约占染色体病的 2/3。包括三体综合征、单体综合征、部分三体综合征、部分单体综合征和嵌合体等。常见的主要有 Down 综合征，其次为 18 三体综合征，偶见 13 三体及 5p- 综合征等。患者一般均有较严重或明显的先天性多发畸形、智力和生长发育落后，常伴特殊肤纹，即所谓的"三联征"。

（二）Down 综合征

唐氏综合征（Down syndrome，DS）也称 21 三体综合征，是发现最早、最常见、因而也是最重要的染色体病。本病具有母亲生育年龄偏大的特点，并很早就引起注意。病因是多了一个小的 21 号染色体。

DS 患者有多种临床表现，其主要表现为智力低下（患者的 IQ 值在 20~60 之间，平均为 40~50）、发育迟缓和特殊面容。一般情况下，DS 患者都具有一些明显的、特殊的微小畸形特征。

Down 综合征的临床特征

特征	频率 /%	特征	频率 /%
斜眼裂	82	颈部皮肤松弛	81
腭窄	76	身材矮小	75
多动	73	鼻梁扁平	68
第 1、2 趾间距宽	68	手短而宽	64
颈短	61	齿畸形	61
内眦赘皮	59	第 5 指短	58
张口	58	第 5 指内弯	57
Brushfield 斑	56	舌有沟	55
通贯掌	53	耳廓畸形	50
舌外伸	47		

Down 综合征分为三种遗传学类型。游离型（21 三体型）约占全部患者的 92.5%。核型为 47，XX（XY），+21。三体型的发生绝大部分与父母核型无关，而是生殖细胞形成过程中减数分裂不分离的结果。易位型约占 5%，增加的一条 21 号染色体并不独立存在，而是与 D 组或 G 组的一条染色体发生罗伯逊易位，染色体总数为 46，其中一条是易位染色体。最常见的是 D/G 易位，如核型为 46，XX（XY），-14，+t（14q21q），其次为 G/G 易位，如核型为 46，XX（XY），-21，+t（21q21q）。患者的易位染色体，如果是由亲代传递而来的，其双亲之一通常是表型正常的染色体平衡易位携带者（balanced translocation carrier），其核型为 45，-21，+t（Dq21q）或 45，+t（Gq21q）。嵌合型约占 2%。产生的原因一是由于生殖细胞减数分裂不分离，继而因分裂后期染色体行动迟缓引起部分细胞超数的染色体发生丢失而形成含有 47，+21/46 两个细胞系的嵌合体。

(三) 染色体分析相关的实验

染色体是细胞与分子联系的重要桥梁,染色体的研究在遗传学和医学研究中被广泛重视及应用,尤其是对染色体畸变有关的各类遗传病的研究使临床分析。

外周血染色体制备是目前应用最广泛的细胞遗传学诊断技术。通常采用外周血中的淋巴细胞,此外,产前诊断时,胎儿可采用羊膜液中的羊膜细胞或胎盘绒毛膜细胞。

染色体显带技术是在非显带染色体的基础上发展起来的,它能显示染色体本身更细微的结构,有助于准确地识别每一条染色体及诊断染色体异常疾病。G(G banding)显带技术是目前通常采用的显带技术之一,另外,Q 显带、高分辨显带、C 显带、T 显带及 SCE 技术等也被用于染色体研究。

随着分子细胞遗传学技术的应用,可利用克隆的 DNA 探针(含有荧光标记)来定位染色体上特定基因和 DNA 序列,如荧光原位杂交(FISH)技术,可以鉴别经典细胞遗传学方法所难以识别的微小标记染色体、微小缺失和复杂易位等。

本案例涉及的实验技术有染色体标本制备、G 显带技术和分析。

(四) 遗传咨询(genetic counselling)

遗传咨询即用遗传学和临床医学的基本原理和技术,与遗传病患者及其亲属以及有关社会服务人员讨论遗传病的发病原因、遗传方式、诊断、治疗和预后等问题,解答来访者所提出的有关遗传学方面的问题,并在权衡对个人、家庭、社会的利弊的基础上,给予婚姻、生育、防治、预防等方面的医学指导。

为防止 DS 患儿的出生,对 35 岁以上的孕妇、30 岁以下但生育过 DS 患儿的孕妇或其双亲之一是平衡易位携带者或嵌合体者应作产前检查,如取孕 16~20 周的羊水细胞或 9~12 周的绒毛膜细胞作染色体检查,如胎儿为 21 三体,则建议终止妊娠。年龄在 30 岁以下,且生过 21 三体患儿及一级亲属中有 DS 患者或有平衡易位携带者的妇女,应作染色体检查。如孕妇为平衡易位携带者应作产前检查,21/21 易位携带者则不应生育。此外育龄妇女妊娠前后应避免接受较大剂量射线照射,不随便服用化学药物,预防病毒感染。

目前对促进智能发育无特效药物,可试用 γ- 氨酪酸、谷氨酸、维生素 B_6、叶酸等,对促进小儿精神活动、提高智商可能有一些作用。对先天性心脏病,可用抗生素和心脏外科手术治疗以延长患者的寿命。

二、本案例涉及的问题思辨和能力培养

(一) 案例问题类型的分析和能力培养体系

1. 案例设计模式 本案例通过患者家属主诉其症状、体格检查,配合展示相关的临床症状、检查结果和家族史,让学生首先学习和复习染色体病的特点和遗传方式;分析该案例可能的疾病;并设计相关的实验室诊断(染色体分析),学生进行实验操作,最后获得实验结果,通过对结果的分析并结合之前的临床症状分析诊断出相关的遗传疾病,然后给予患者相应的遗传咨询。

2. 三种类型的实验设计 各院校根据本校学时安排的多少和实验难易程度定位,选择合适的教学目标。

(1) 难度较容易的方案:实验为主,辅以拓展案例分析,主要侧重锻炼动手实践能力、团队合作能力、临床思维能力培养。

(2) 难度中等的方案:要开展案例的深度分析,需要解析案例中的重要信息的论证,教学目标以系统性解决案例中染色体病的临床表现分析和实验诊断为主。在设计实施过程中,可以由学生提出实验设计方案,然后进行操作和分析。这个方案中培养学生临床思维能力、团队合作能力、动手实践能力、实验分析能力、探索和创新能力。

(3) 难度较高的方案:案例解析部分和实验操作部分与中等难度的方案相同。设计部分,要求学

生立根据实验结果,对患者家属做成相应的遗传咨询,实验结束后除了完成实验报告还需要完成病例分析报告。训练学生的临床思维能力、批判性思维能力、探索和创新能力、团队合作能力、自主学习能力、动手实践能力、实验分析能力和临床应用能力。

3. 培养能力类型

（1）临床思维能力：是指对临床相关问题的应对能力，如对于临床案例的分析能力。

（2）批判性思维：对案例和方案实施过程中的辨析和论证。

（3）探索和创新能力：探索未知状况的能力，设计新的方法体系。

（4）临床实践能力：根据实验结果进行临床遗传咨询的能力。

（5）团队合作能力：每个小组为了相同的实验目标开展分工合作，共同完成实验计划。

（6）动手实践能力：通过大量技术操作，练习学生的动手能力、仪器操作能力。

（7）实验分析能力：根据实验结果分析临床问题的能力。

（8）科学研究认知：通过文献查阅、临床案例分析、实验方法的选用、遗传咨询的学习，对遗传病相关基础研究的知识、研究思路及方法有初步认识。

（二）案例设计框架图（图 24-1）

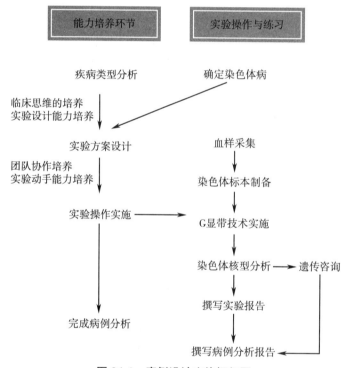

图 24-1　案例设计实施框架图

三、能力培养效果的评估

能力培养效果以形成性评价为主,考察能力培养所涉及的环节,包括病例分析、实验方案的设计、实验操作的实施和结果分析、遗传咨询分析,以实验报告、病例分析报告、操作过程记录几部分组成,各部分均占一定比例的分数。

刘雯（复旦大学）

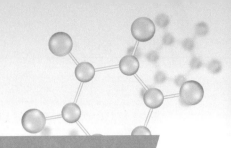

项目二十五

PRL-3 基因克隆及在 293T 细胞中瞬时高表达

课程目标:1~3 为能力培养目标,4~6 为知识点目标,7 为素质培养目标。

1. 0 级要求　学生在给定的实验方案指导下,以小组为单位,完成基本的实验操作,并形成实验结果报告(表 25-1)。

表 25-1　能力导向对应教学实施策略

能力与分级				实验项目实施				
				案例分析	问题导向	实验操作	综合研究报告	拓展设计
临床知识及技术原理掌握	0级要求	1级要求	2级要求	√	√	√		
动手实践				√	√	√		√
团队合作				√	√	√		
数据分析				√		√	√	√
自主学习				√	√			
批判性思维					√	√	√	
探索和创新				√	√	√		√
科学研究认知				√	√	√	√	√

2. 1 级要求　要求学生根据实验室现有条件进行实验设计,通过查阅文献资料,在带教老师的指导下确定实验方案和具体实验操作步骤,培养学生自主学习能力、批判性思维能力(表 25-1)。

3. 2 级要求　在完成 1 级要求的基础上,延伸阅读相关参考文献,在限定的研究方向上选择合适的研究角度,进行科研设计。着重培养学生的探索创新能力和科研认知能力(表 25-1)。

4. 掌握真核生物基因分子克隆的基本实验技术。

5. 掌握真核生物细胞外源基因瞬时高表达的基本实验技术。

6. 掌握真核生物基因表达水平的检测基本技术。

7. 素质培养目标　可与学生就转基因食品安全问题、基因编辑技术在临床应用的医学伦理问题展开讨论,启发学生思考和对相关文献资料的查阅,扩展学生思维,塑造健康正确的科学观。

第一部分　课前理论准备

请同学们通过查阅文献，了解以下内容：

一、了解目的基因的情况（*PRL-3* 基因）

PRL-3（phosphatase of regenerating liver-3）属于蛋白酪氨酸磷酸酶 PTPs（protein tyrosine phosphatases）家族成员，最初发现这个蛋白在结肠癌的肝转移患者中存在高表达，基因位于染色体 8q24.3，相对分子质量约为 22KD。后续报道显示 *PRL-3* 在多种肿瘤组织中表达水平升高，能促进肿瘤的侵袭转移，内在分子机制是目前研究的热点。

二、了解实验工具宿主细胞的情况（293T 细胞）

人胚肾细胞，源于 HEK293 细胞系，表达 SV40 大 T 抗原的突变形式（温度敏感），广泛应用于蛋白表达和重组逆转录病毒的产生。33℃突变基因完全激活，37℃具有大部分功能，40℃灭活。转染 DNA 效率高。转染携带有 SV40 复制起始位点的质粒可以在 293T 细胞中复制，可以短暂维持高复制数，可以生产大量重组蛋白或逆转录病毒。瞬时转染 293T 细胞是过表达蛋白并获得细胞内及细胞外蛋白（分泌蛋白或膜蛋白）的便捷方式。

三、表达载体（pEGFP-C1）

pEGFP-C1 载体是由 Clontech 公司（现 Takara Bio 公司）出品的哺乳细胞表达载体。*pEGFP-C1* 载体含有一个 *EGFP* 荧光蛋白序列，在哺乳动物细胞中能够表达出来 *EGFP* 荧光蛋白。该载体在大肠杆菌中扩增时抗性为 Kana，转染哺乳动物细胞后使用 G418 筛选表达细胞株。该载体含有 SV40 复制起点，可以在 293T 细胞系中获得短暂高拷贝，产生大量重组蛋白。实际实验操作中也可以由其他同类型载体替代，如 pAcGFP1 载体。可参考 Takara Bio 公司官网。

四、细胞水平高表达某一外源基因的基本实验过程

1. **获得目的基因、载体**　扩增目的基因→电泳、割胶回收→片段、载体分别双酶切→与载体连接。
2. **重组质粒扩增**　转化大肠杆菌感受态→涂板筛选→挑单克隆→小摇→小提重组质粒。
3. **重组质粒鉴定**　PCR、双酶切→电泳鉴定→送测序。
4. **细胞转染**　测序结果正确→大摇→重组质粒大提→293T 细胞传代→质粒转染细胞。
5. **确定目的基因表达水平**　RT-real time-PCR 测定 mRNA 转录水平的变化；Western Blotting 测定蛋白表达量的变化。

第二部分 实 验 操 作

【教学目标】

1. 掌握真核生物基因分子克隆的基本实验技术。
2. 掌握真核生物细胞外源基因瞬时高表达的基本实验技术。
3. 掌握真核生物基因表达水平的检测基本技术。

【主要技术】

1. 聚合酶链式反应（polymerase chain reaction，PCR）。
2. 核酸紫外分光光度法定量分析。
3. 琼脂糖凝胶电泳检测分析 DNA。
4. 质粒转化大肠杆菌感受态。
5. 重组质粒的连接与鉴定。
6. 真核生物细胞培养与重组质粒的转染。
7. 蛋白质免疫印迹（western Blotting）检测基因表达水平。
8. RNA 样品的制备。
9. 逆转录和实时荧光定量 PCR 反应。

【实验材料和试剂】

PRL-3 cDNA（实验室自备，也可根据实际情况选择其他基因）

Phanta® Max Super-Fidelity DNA Polymerase（P505-d1/d2/d3，Vazyme）

QIAquick PCR Purification Kit（28104/28106，Qiagen）

BamHI（R0136，NEB）、EcoR I（R0101，NEB）

QIAquick Gel Extraction Kit（28704/28706，Qiagen）

Quick Ligation™ Kit（M2200S，NEB）

pEGFP-C1 载体（实验室自备）

DH5α 化学感受态细胞（C502-03，Vazyme）

细菌培养皿及培养基（自行配制）

QIAGEN Plasmid Mini Kit（12123/12125，Qiagen）

EndoFree® Plasmid Maxi Kit（12362，Qiagen）

293T 细胞（ATCC/ 实验室保存）

细胞培养皿及培养液等，如 DMEM（high glucose）（11965-084，Thermo Fisher）

Lipo2000（11668019，Thermo Fisher）

AllPure Cell Kit（R5214-01，Magen）

ReverTra Ace qPCR RT Master Mix（FSQ-201，Toyobo）

FastStart Universal SYBR Green Master（Rox）（4913914001，Roche）

Western Blotting 试剂和凝胶（自行配制）

Anti-GFP，N-terminal antibody produced in rabbit（G1544，Sigma-Aldrich）

PIERCE GOAT ANTI-RABBIT IGG（31460，PIERCE）

本实验所用的 PCR 引物：

引物	序列
PRL-3 Forward	5'-gtg aat tct atg gcc cgc atg aac cgg-3'（EcoRI）
PRL-3 Reverse	5'-ct gga tcc cta cat gac gca gca tct ggt c-3'（BamHI）
GAPDH-Foward	5'-accacagtccatgccatcac-3'
GAPDH-Reverse	5'-tccaccaccctgttgctgta-3'

【主要设备】

DNA 扩增仪（PE 公司或 eppendorf）及配套 PCR 管；琼脂糖凝胶电泳所需设备（电泳槽及电泳仪）；紫外凝胶成像系统；台式高速离心机；恒温振荡摇床；高压蒸汽消毒器（灭菌锅）；涡旋振荡器；恒温水浴锅；台式冷冻离心机；微波炉或电炉；CO_2 恒温培养箱；生物安全柜；低温冰箱；制冰机；紫外分光光度计；微量移液枪（20μl，200μl，1 000μl）及吸头；电热恒温鼓风干燥箱；蛋白电泳系统 ProteawII Bio-Rad；实时荧光定量 PCR 仪；超声波破碎仪；Millipore 纯水仪；空气浴振荡器；电子天平。

【实验进程】

时间	内容	具体实验项目
第 1d	扩增目的基因	1. PCR 扩增目的基因 *PRL-3* 2. 琼脂糖电泳鉴定 3. PCR 产物纯化 4. 准备细菌培养的液体、固体培养基
第 2d	双酶切目的基因、连接、转化大肠杆菌	1. 双酶切反应 2. 琼脂糖凝胶电泳分离目的条带 3. 切胶回收 4. 连接反应 5. 转化大肠杆菌感受态 6. 涂板培养过夜
第 3d	挑单克隆	挑选单克隆进行小摇
第 4d	筛选重组质粒、送测序鉴定	1. 质粒小提 2. 酶切、电泳鉴定阳性克隆 3. 阳性克隆送测序 4. 复苏 293T 细胞
	等待测序结果、细胞增殖	
第 5d	准备转染用细胞、准备大提用阳性克隆	1. 传代细胞，铺转染用细胞 2. 挑选阳性克隆摇菌准备大提
第 6d	大提重组质粒、转染细胞	1. 阳性重组质粒大提 2. 转染细胞（Lipo2000 转染 48h）
	等待外源基因 *PRL-3* 的表达	
第 7d	检测 *PRL-3* mRNA 的表达，提取蛋白	1. 提取 RNA 2. 逆转录 3. real-time PCR 4. 提取蛋白
第 8d	Western Blotting-1	1. 蛋白电泳 2. 电转、封闭、孵育一抗

时间	内容	具体实验项目
第 9d	Western Blotting-2	1. 洗膜、二抗孵育 2. 显影
第 10d		结果分析、总结讲评

【实验步骤】

请同学们根据已给出的实验材料和试剂,通过查阅文献和试剂说明书,补充完善下列具体实验步骤,做好实验准备。实验方案及具体操作步骤,由带教老师审核后进行实验。

一、分子克隆,获得重组表达质粒 *pEGF-C1-PRL-3*

(一) 目的片段的获得

1. 目的片段扩增(PCR 扩增 *PRL-3* 基因片段) 以 Phanta® Max Super-Fidelity DNA Polymerase (P505-d1/d2/d3 Vazyme)为例,反应体系 50μl。

组分	用量 /μl
2 × Phanta Max Buffer	?
dNTP Mix(10mM each)	?
DNA template(100ng/μl)	?
PRL-3 Forward(10μM)	?
PRL-3 Reverse(10μM)	?
Phanta Max Super-Fidelity DNA Polymerase(1U/μl)	?
Distilled water(dH$_2$O)	total to 50

PCR 上机反应程序为:

95℃	5min	
95℃	30s	
55℃	30s	
72℃	1min	× 30 cycles
72℃	5min	
4℃	hold	

2. 琼脂糖凝胶电泳检测 PCR 结果

(1)将琼脂糖溶解于 1×TAE,微波炉加热至溶液中无悬浮颗粒,配制 1%(g/ml)琼脂糖凝胶。冷水冲洗使溶液降温至不烫手。

(2)加 1/10 000 浓度的溴化乙锭(EB),充分混匀。

(3)将琼脂糖凝胶倒入槽中,避免溢出,排气泡。凝固 15min。

(4)琼脂糖凝胶转移至水平电泳槽中,凝胶完全浸没在 TAE 缓冲液中。

(5)样品加入 6×loading buffer,混匀。

(6)上样,割胶纯化用的目的片段、载体的电泳应全部上样,Marker 上样 5μl,并尽量加在中间的样品孔中。

(7)100~150V 电泳,溴酚蓝跑至凝胶的 1/3~1/2 即可。

（8）凝胶成像，避免长时间紫外照射引起碱基突变。

3. PCR 纯化试剂盒纯化 PCR 产物（以 QIAquick PCR Purification Kit 为例）

（1）加 5 倍体积的缓冲液 PBI 到 1 倍体积的 PCR 产物（不包括矿物油）中，混匀。不必去除矿物油。检查混合物的颜色是否是黄色（与没有加 PCR 产物的缓冲液 PBI 颜色相似）。如果混合物呈橘红色（orange）或紫色（violet），加 10μl 3M 的乙酸钠（pH 5.0），混匀，混合物将变成黄色。

（2）……

（3）……

4. 紫外分光光度法 DNA 定量　将纯化后获得的 PCR 产物 DNA 溶液进行定量测定。

NanoDrop 2000/2000C 分光光度计测定核酸浓度。

定量分析公式：_____

（二）目的片段连接入载体

1. 目的片段 *PRL-3* DNA 的双酶切　双酶切体系：依照 BamH I（R0136，NEB）、EcoR I（R0101，NEB）的推荐用量完成下表。

组分	用量 /μl
PRL-3 DNA	?
Bam HI	?
Eco RI	?
BSA	?
2.1 NEBuffer	?
distilled water（dH$_2$O）	total to 60

充分混匀后，置于 37℃ 3h。

2. 琼脂糖凝胶电泳并且作割胶柱回收

（1）电泳。

（2）DNA 割胶回收试剂盒进行 DNA 回收纯化（以 QIAquick Gel Extraction Kit Protocol 为例）。

3. 目的片段 *PRL-3* 与载体 pEGFP-C1 连接　连接体系如下（Quick Ligation™ Kit（M2200S，NEB）。

组分	用量 /μl
Vector（*pEGFP-C1*）	?
Insert（*PRL-3*）	?
distilled water（dH$_2$O）	?
2 × Quick Ligation Reaction Buffer	?
Quick T4 DNA Ligase	?

充分混匀后，连接反应，温度：_____　时间：_____

（三）转化大肠杆菌感受态

使用 DH5α 化学感受态细胞（C502-03，Vazyme）。

（1）……

（2）……

（3）……

（四）重组质粒提取（QIAGEN Plasmid Mini Kit 为例）

（1）……

（2）……

（3）……

（五）双酶切鉴定重组质粒

组分	用量 /μl
pEGF-C1-PRL-3 DNA	?
Bam HI	?
Eco RI	?
BSA	?
2.1 NEBuffer	?
distilled water（dH$_2$O）	?

充分混匀后，酶切反应，温度：＿＿＿＿＿＿　时间：＿＿＿＿＿＿

反应产物用 0.8% 琼脂糖凝胶（含终浓度为 0.5μg/ml 的 EB）电泳观察。

（六）阳性克隆送公司测序

将经双酶切鉴定正确的阳性克隆送公司测序，利用 DNASTAR 软件系统的 SeqMan 模块程序对测序结果进行序列比对分析。

（七）大提质粒（QIAGEN EndoFree Plasmid Maxi Kit Catalog numbers 12362）

按照说明书补充具体操作步骤：

（1）……

（2）……

（3）……

二、细胞培养与重组质粒瞬时转染 293T 细胞

（一）待转染 293T 细胞的准备

Corning 培养皿 /mm	最大生长面积 /cm^2	平均细胞产量 / 个	建议培养基用量 /ml
60	21	2.1×10^6	4.2~6.3
100	55	5.5×10^6	11~16.5

293T 细胞铺板。

接种 2×10^6 个细胞于 100mm 直径培养皿中，加入 7ml 完全培养基，一般 24h 后进行转染。

注意事项：应该观察细胞密度状态而确定多少小时后转染，转染时细胞为最大生长面积的 70%~90% 为宜。

（二）重组质粒 pEGF-C1-*PRL-3* 转染 293T 细胞

（1）……

（2）……

（3）……

三、RNA 样品的制备、逆转录和实时荧光定量 PCR 反应

（一）转染后细胞总 RNA 提取（Magen AllPure Cell Kit）

（1）……

（2）……

（3）……

（二）逆转录（以 TOYOBO 试剂盒）

1. RNA 预变性。

（1）……

（2）……

（3）……

2. 逆转录。

（1）逆转录反应体系：

组分	用量 /μl

（2）逆转录反应条件（待补充）：

PCR 的反应温度 /℃	PCR 的反应时间 /min
37	15

3. 实时荧光定量 PCR［FastStart Universal SYBR Green Master（Rox）］

（1）反应体系如下：

组分	用量 /μl

（2）反应条件（待补充）：

逆转录的反应温度 /℃	逆转录的反应时间 /min	循环数
95	10	1

四、蛋白质免疫印迹检测 PRL-3 的外源性高表达

1. 蛋白质样品的制备。
2. 免疫印迹（Western Blotting）检测蛋白表达水平。
（1）聚丙烯酰氨凝胶电泳。
（2）蛋白转膜和抗体孵育。
（3）Electro-Chemi-Luminescence（ECL）化学发光及胶片曝光。

第三部分　实验报告的要求

【实验结果】

实验结束后需提交实验报告,实验报告中应包括如下几个部分:

1. 实验目的。

2. 实验材料和试剂。

3. 实验步骤及注意事项。

4. 实验结果分析与讨论。

其中,实验结果的数据应包括:

1. *PRL-3* 基因扩增结果:PCR 产物电泳凝胶结果图、PCR 产物双酶切纯化回收电泳凝胶结果图。

2. 重组质粒构建结果:转化筛选平板照片、重组质粒双酶切鉴定结果电泳图。

3. 重组子 DNA 测序结果分析。

4. 转染 293T 细胞后,PRL-3 表达情况:293T 细胞 GFP 荧光照片、RT-qPCR 结果分析、Western Blotting 鉴定结果图。

第四部分 科 研 设 计

基于本次实验内容,延伸阅读相关参考文献,选择如下两个角度进行科研设计:

1. 293T 细胞外源高表达 PRL-3 蛋白后,可能获得哪些新的表形?有什么方法可以检测这些新的表形?通过查阅文献设计可行的实验方案。

2. 为了更加靠近临床,以 PRL-3 为例,思考如何在临床标本中和动物模型中研究 PRL-3 在肿瘤发生、发展和转移中的作用和机制?通过查阅文献设计可行的实验方案。

第五部分 教师授课指南（教师用书部分）

一、基本技术与主要参数

【实验原理】

实验过程中主要涉及如下实验技术，相关实验原理可参考经典实验技术书籍，因篇幅原因，不逐一展开。

1. 聚合酶链式反应（PCR）。
2. 核酸紫外分光光度法定量分析。
3. 琼脂糖凝胶电泳检测分析 DNA。
4. 质粒转化大肠杆菌感受态。
5. 重组质粒的连接与鉴定。
6. 真核生物细胞培养与重组质粒的转染。
7. 蛋白质免疫印迹（Western Blotting）检测基因表达水平。
8. RNA 样品的制备。
9. 逆转录和实时荧光定量 PCR 反应。

【操作步骤】

学生拟定好实验方案和操作细节后，需由教师审核确定后，方能进行实验（根据试剂不同，具体方法不同，仅供参考）。

（一）分子克隆，获得重组表达质粒 pEGF-C1-*PRL-3*

1. 目的片段的获得

（1）目的片段扩增（PCR 扩增 *PRL-3* 基因片段）以 Phanta® Max Super-Fidelity DNA Polymerase（P505-d1/d2/d3 Vazyme）为例，反应体系 50μl。

2 × Phanta Max Buffer	25μl
dNTP Mix（10mM each）	25μl
DNA template（100ng/μl）	x μl
PRL-3 Forward（10μM）	2μl
PRL-3 Reverse（10μM）	2μl
Phanta Max Super-Fidelity DNA Polymerase（1U/μl）	1μl
Distilled water（dH$_2$O）	to 50μl

PCR 上机反应程序为：

95℃	5min	
95℃	30s	
55℃	30s	× 30 cycles
72℃	1min	
72℃	5min	
4℃	hold	

（2）琼脂糖凝胶电泳检测 PCR 结果

1）称量琼脂糖，注意区分开琼脂粉及琼脂糖。

2）小凝胶量取 40ml 1×TAE 缓冲液，大凝胶量取 80ml 缓冲液。

3）将琼脂糖溶解于 1×TAE，微波炉加热至溶液中无悬浮颗粒，配制 1%（g/ml）琼脂糖凝胶。冷水冲洗使溶液降温至不烫手。

4）加 1/10 000 浓度的溴化乙锭（EB），充分混匀。

5）将琼脂糖凝胶倒入槽中，避免溢出，排气泡。凝固 15min。

6）琼脂糖凝胶转移至水平电泳槽中，凝胶完全浸没在 TAE 缓冲液中。

7）样品加入 6×loading buffer，混匀。

8）上样，割胶纯化用的目的片段、载体的电泳应全部上样，Marker 上样 5μl，并尽量加在中间的样品孔中。

9）100-150V 电泳，溴酚蓝跑至凝胶的 1/3~1/2 即可。

10）凝胶成像，避免长时间紫外照射引起碱基突变。

（3）PCR 纯化试剂盒纯化 PCR 产物（以 QIAquick PCR Purification Kit 为例）

1）加 5 倍体积的缓冲液 PBI 到 1 倍体积的 PCR 产物（不包括矿物油）中，混匀。不必去除矿物油。检查混合物的颜色是否是黄色（与没有加 PCR 产物的缓冲液 PBI 颜色相似）。如果混合物呈桔红色（orange）或紫色（violet），加 10μl 3M 的乙酸钠（pH5.0），混匀，混合物将变成黄色。

2）吸附柱放入 2ml 收集管中。将样品加入吸附柱中，12 000 转/min 离心 30~60s。

3）去弃收集液，将吸附柱放回原管中。

4）清洗：加 0.75ml 缓冲液 PE 到吸附柱中，12 000 转/min 离心 30~60s。

5）丢弃收集液：将吸附柱放回原管中。再 12 000 转/min 离心 1min。

6）将吸附柱放入一全新的 1.5ml 离心管中。

7）洗脱回收 DNA：加 50μl 缓冲液 EB 或水（pH7.0~8.5）到吸附柱的滤膜中心 12 000 转/min 离心 1min。为提高 DNA 浓度，也可加入 30μl 洗脱缓冲液到吸附柱的滤膜中心，并静立柱子 1min，再离心。

（4）紫外分光光度法 DNA 定量：将纯化后获得的 PCR 产物 DNA 溶液进行定量测定。

NanoDrop 2 000/2 000C 分光光度计测定核酸浓度。

定量分析公式：DNA 的浓度（ng/μl）=A260× 核酸稀释倍数 ×50

2. 目的片段连接入载体

（1）目的片段 *PRL-3* DNA 的双酶切。

双酶切体系：

PRL-3 DNA	xμl（1~2μg）
Bam HI	2μl
Eco RI	2μl
BSA	0.5μl
2.1 NEBuffer	6μl
distilled water（dH₂O）	to 60μl

充分混匀后，置于 37℃ 3h。

（2）琼脂糖凝胶电泳并且作割胶柱回收：前述双酶切反应产物用 1% 琼脂糖凝胶（含终浓度为 0.5μg/ml 的 EB）电泳并切胶纯化回收［电泳操作同 1.（2）所述］。

注意事项：紫外线灯下切下含待回收 DNA 的凝胶时，要衬以干净的塑料薄膜，使用无 DNA 污染的新刀片,其目的在于防止其他非目的 DNA 的污染。

DNA 割胶回收试剂盒进行 DNA 回收纯化(以 QIAquick Gel Extraction Kit Protocol 为例):

1)用干净的刀片将单一的 DNA 条带从琼脂糖凝胶上切下,尽量切除多余凝胶。

2)加入溶胶液 500μl,50℃水浴放置 10min。

3)将上一步所的溶液加入一个吸附柱中,12 000 转 /min 离心 30s,倒掉收集管中的废液。

4)第一次清洗:加 700μl 漂洗液,12 000 转 /min 离心 30s,弃掉废液。

5)第二次清洗:加 500μl 漂洗液,12 000 转 /min 离心 30s,弃掉废液。

6)将离心吸附柱放回收集管中,12 000 转 /min 离心 2min,尽量除去漂洗液。

7)回收 DNA。将吸附柱放入一个干净的离心管中,在吸附膜中间位置加入 40μl 洗脱缓冲液,室温放置 2min,12 000 转 /min 离心 1min。

8)将割胶纯化后获得的插入 DNA 溶液进行紫外分光光度法定量测定浓度。

(3)目的片段 *PRL-3* 与载体 pEGFP-C1 连接:连接体系如下(Quick Ligation™ Kit(M2200S,NEB)。

Vector(pEGFP-C1)	(50ng)2μl
Insert(*PRL-3*)	(载体的 3 倍摩尔数,16.6ng)x μl
distilled water(dH$_2$O)	to 10μl
2×Quick Ligation Reaction Buffer	10μl
Quick T4 DNA Ligase	1μl

充分混匀后,置于 25℃连接反应 5min

3. 转化大肠杆菌感受态

1)将 *E. coli* DH5α 感受态细胞在冰上解冻。

2)将 10μl 连接产物加入到感受态细胞中,冰浴 30min。

3)将冰浴好的感受态细胞放入 42℃水浴锅中热激 30s。

4)水浴后立即放入冰中,冰浴 3min。

5)加入不含抗生素的室温 LB 培养基,500μl,放入摇床,200 转 /min,37℃,45min。

6)将摇好的菌液均匀的涂布在含抗生素(Kana⁺)的培养皿上,置于 37℃培养箱,倒置平板培养 12~16h 至长出菌落。

4. 重组质粒提取(QIAGEN Plasmid Mini Kit 为例)

1)挑取单菌落接种于 3ml 含 kana 抗生素的 LB 培养液中,置于摇床中 37℃,220 转 /min 摇菌过夜。

2)将过夜培养(37℃,12~16h)的菌液于 4℃ 6 000g 离心 15min,彻底弃除上清液。

3)加入 300μl Buffer P1,充分混悬振荡或用枪头反复吹打使细菌彻底分散悬浮。

4)加入 300μl Buffer P2,充分上下颠倒混合 4~6 次,室温静置 5min,待细菌充分裂解,溶液变半透明。

5)加入 300μl Buffer P3,充分上下颠倒混合 4~6 次,冰上孵育 5min。4℃ 14 000 ~18 000g 离心 10min,可重复离心到澄清。

6)加入 1ml Buffer QBT 于 QIAGEN-tip 20 中,在重力作用下流过,从而平衡柱子。

7)将第 5 步的上清液加入平衡后的 QIAGEN-tip 20 中,在重力作用下通过树脂膜。

8)用 2ml Buffer QC 洗涤 QIAGEN-tip 20,加入后使其在重力作用下流出,共洗涤 2 次。

9)利用 800μl Buffer QF 洗脱 DNA 至 2ml 管中。

10)加入 560μl 室温的异丙醇并混合,4℃≥15 000g 离心 30min,小心弃去上清液。

11)利用 1ml 室温的 70% 乙醇洗涤 DNA 沉淀,≥15 000g 离心 10min,小心弃去上清液。

12)干燥 5~10min,溶解于 ddH$_2$O 中。

5. 双酶切鉴定重组质粒

pEGF-C1-*PRL-3* DNA	0.5~1μg
Bam HI	1μl
Eco RI	1μl
BSA	0.5μl
2.1 NEBuffer	5μl
distilled water（dH$_2$O）	to 50μl

充分混匀后，置于 37℃烘箱 4h，反应产物用 0.8% 琼脂糖凝胶（含终浓度为 0.5μg/ml 的 EB）电泳观察。

6. 阳性克隆送公司测序

将经双酶切鉴定正确的阳性克隆送公司测序，利用 DNASTAR 软件系统的 SeqMan 模块程序对测序结果进行序列比对分析。

7. 大提质粒（QIAGEN EndoFree Plasmid Maxi Kit Catalog numbers 12362）

在开始之前作如下准备：

1）按照说明把 RNase A 加到 Buffer P1 中，混匀，放到 2~8℃储存。

2）pre-chill Buffer P3 4℃存放。

3）检查 Buffer P2 是否有 SDS 沉淀物，可以放到 37℃短暂温热以便溶解分子沉淀物。

4）准备异丙醇。

5）用试剂盒提供的无内毒素的水中加入 40ml 的 96%~100% 的乙醇。

6）大量质粒提取过程。

7）在 LB（kana$^+$）培养基中种植转化的 E. coli 菌。使用 100ml（高复制数的质粒）或者 250ml（低复制数的质粒）过夜培养。

操作步骤如下：

1）收获 LB 培养过夜的细菌，在 6 000g，4℃条件下离心 15min。

2）加入 10ml Buffer P1（根据 SBI 要求加倍，用 20ml）重悬细菌。

3）加 10ml Buffer P2，剧烈晃动离心管 4~6 次使其彻底混匀，室温放置 5min。

4）在孵育期间，打开针口的密封盖，并把过滤器放到合适的架子上。

5）加入 10ml 冰浴的 Buffer P3 到此溶菌产物中，剧烈晃动离心管 4~6 次使其混匀。

6）将溶菌产物倒入针口密封的过滤器中，室温放置 10min，不要插入活塞。打开针口的密封盖，轻轻挤压活塞将溶菌产物过滤到一新的 50ml 离心管中。

7）加 2.5ml Buffer ER 到过滤的溶菌液中，充分混匀 10 次后冰上孵育 30min。

8）将 QIAGEN-tip 500 的柱子挂在另一离心管上，加入 10ml Buffer QBT，让管中溶液通过重力滴下排空。

9）将第 7 步冰上孵育的溶菌液加入 QIAGEN-tip 柱子中让其透过树脂慢慢滴下。

10）用 2 × 30ml Buffer QC 洗 QIAGEN-tip 柱。

11）再用 15ml Buffer QN 洗脱 DNA，用离心管收集 DNA 洗脱液。

12）加入 10.5ml 异丙醇到洗脱液中使 DNA 沉淀下来，混匀。大于 15 000g，4℃离心 30min，离心后小心倒出上清液。

13）洗 DNA 用 5ml 无内毒素 -70% 乙醇（添加 40ml 96%~100% 乙醇到试剂盒的无内毒素水中），15 000g，4℃离心 10min。小心倒出上清液不要碰到质粒。

14）烘干离心管底部的质粒 5~10min。用合适体积的无内毒素的 Buffer TE 重新溶解 DNA。

15）紫外分光光度法检测 DNA 质粒的浓度并记录。

（二）细胞培养与重组质粒瞬时转染 293T 细胞

1. 待转染 293T 细胞的准备

Corning 培养皿 /mm	最大生长面积 /cm²	平均细胞产量	建议培养基用量 /ml
60	21	2.1×10^6	4.2~6.3
100	55	5.5×10^6	11~16.5

293T 细胞铺板。

接种 2×10^6 个细胞于 100mm 直径培养皿中，加入 7ml 完全培养基，一般 24h 后进行转染。

注意事项：应该观察细胞密度状态而确定多少小时后转染，转染时细胞为最大生长面积的 70%~90% 为宜。

2. 重组质粒 pEGF-C1-*PRL-3* 转染 293T 细胞

（1）Diluted Lipofectamine 2000 Reagent、Diluted DNA Total 混匀后分别室温静置 5min。

按如下比例配制溶液

Diluted Lipofectamine 2000 Reagent	Opti-MEM	500μl
	Lipo2000	12~15μl
Diluted DNA Total	Opti-MEM	500μl
	DNA	10~20g

（2）min 后混合 Diluted Lipofectamine 2000 Reagent 和 Diluted DNA Total 再室温静置 20min。

（3）将上述混合液加入到 293T 细胞中，48h 后检测 *PRL-3* 的 mRNA 和蛋白表达量。

（三）RNA 样品的制备、逆转录和实时荧光定量 PCR 反应

1. 转染后细胞总 RNA 提取（Magen AllPure Cell Kit）

1）细胞的收集：用 PBS 清洗 293T 细胞，再加入含 0.1%~0.25% 胰酶的 PBS。当细胞从壁上脱落后加入含血清的培养液（血清可抑制胰酶），并转移至离心管中，400g 离心 5min。彻底吸弃溶液，用 PBS 重悬，将细胞平均分成两份（一份留作蛋白质检测）。

2）细胞的裂解和匀浆：加入 300μl Buffer RL 至细胞样品中，重悬打散细胞。

3）用移液枪或 1ml 注射器吸打混匀 5~10 次进一步裂解细胞。过柱吸附 DNA。

4）把 HiPure DNA Mini Column Ⅱ 装在 2ml 收集管中。转移第 2 步的裂解液至 DNA 柱子中。10 000g 离心 1min。RNA 在滤液中，保存滤液。

5）加入等倍体积的 70% 乙醇至滤液中，用移液枪吸打 3~5 次。

6）把 HiPure RNA Mini Column Ⅰ 装在 2ml 收集管中。转移≤700μl 混合液至 RNA 柱子中。10 000g 离心 30~60s。倒弃滤液。

7）（可选：混合液超过 700μl）把柱子装在收集管中。把剩余混合液转移至 RNA 柱子中。10 000g 离心 30~60s。

8）把柱子装回收集管中。加入 500μl Buffer RWC 至柱子中。10 000g 离心 30~60s。

9）倒弃流出液，把柱子装回收集管中。加入 500μl Buffer RW2（已用乙醇稀释）。

10）至柱子中。10 000g 离心 30~60s。Buffer RW2 在使用之前，必须用无水乙醇进行稀释。按瓶子标签或说明书进行稀释。

11）（可选）倒弃流出液，把柱子装回收集管中。加入 500μl Buffer RW2（已用乙醇稀释）至柱子中。

10 000g 离心 30~60s。Buffer RW2 在使用之前,必须用无水乙醇进行稀释。按瓶子标签或说明书进行稀释。

12）倒弃流出液,把柱子装回收集管中。加入 500μl Buffer RW2（已用乙醇稀释）至柱子中,10 000g 离心 30~60s。

13）倒弃流出液,把柱子装回收集管中。10 000g 离心空柱 2min 甩干柱子。

14）把柱子装在新的 1.5ml 离心管中。加入 15~50μl DEPC 水至柱子的膜中央。

15）室温静置 1min。10 000g 离心 1min。

16）弃去 RNA 柱子,把 RNA 保存于 –80℃。

注意事项:该方案适合于从 $2×10^5~1×10^7$ 个细胞中提取大分子 RNA 或总 RNA（含小分子 RNA）。离心都在室温下进行。

在细胞的裂解和匀浆之前,细胞培养液必须彻底去除,残留的培养液会稀释裂解液而影响 RNA 的完整性和产量。

2. 逆转录（以 TOYOBO 试剂盒为例）

（1）RNA 预变性

1）在无 RNA 酶的 0.2ml 离心管中加入 RNA 进行预变性。

2）在 PCR 仪上,65℃反应 5min 后速置于冰上。

注意事项:进行以上步骤处理时,请不要添加 5×RT Master Mix。

（2）逆转录

1）逆转录反应体系:

预变性 RNA	xμl（RNA 总量为 1pg~1μg）
5×RT Master Mix	2μl
Nuclease-free water	to 10μl

注:5×RT Master Mix 中含有高效率逆转录酶 ReverTra Ace、RNase inhibitor、Oligo dT Primer 、Random Primer、反应缓冲液、MgCl2、dNTPs、甘油等的 5× 浓度的预混液。

2）逆转录反应条件:

37℃	15min
50℃	5min（可选）
98℃	5min
4℃	hold

注意事项:添加到 PCR 反应液中的逆转录反应液,最多请不要超过 20%。过量的添加会导致 PCR 反应效率低下,无法准确地定量。

3. 实时荧光定量 PCR[FastStart Universal SYBR Green Master（Rox）]

反应体系如下:

GPADH 内参对照组:

2×FastStart Universal SYBR Green Master	10μl
cDNA	2μl（<50ng cDNA）
GAPDH-Foeward	1μl
GAPDH-Reserse	1μl
Nuclease-free water	to 20μl

PRL-3 组：

2 × FastStart Universal SYBR Green Master	10μl
cDNA	2μl（<50ng cDNA）
PRL-3 Forward	1μl
PRL-3 Reverse	1μl
Nuclease-free water	to 20μl

注意事项：为了获得最优的 cDNA 模版用量，在初次实验中可以对逆转录产物进行梯度稀释，如：未稀释组、1∶10、1∶100、1∶1 000 等模版浓度进行平行实验。

反应条件：

95℃	10min	
95℃	15s	
55℃	60s	45 cycles

注意事项：反应结束后，根据仪器的定量与熔接曲线分析结果。

（四）蛋白质免疫印迹检测 PRL-3 的外源性高表达

1. 蛋白质样品的制备

1）低速离心收集细胞，弃去细胞上清液，利用 1 × PBS 清洗细胞。

2）弃去 1 × PBS，加入 1 × SDS sample buffer 裂解细胞，将裂解物迅速转移到 1.5ml EP 管中并离心。

3）超声破碎基因组 DNA 直至液体变得不粘稠，−20℃保存备用。

2. 上样样品制备

1）确定加样量（40~80μg/孔道），再依据蛋白质浓度计算出所需的蛋白样品溶液体积用 1 × Sample Buffer 补齐至 45μl 总体系。

2）加入 5μl loading buffer，98℃加热 10min。

3. 免疫印迹（Western Blotting）检测蛋白表达水平

（1）聚丙烯酰氨凝胶电泳

1）洗净玻璃板和胶梳，安装并验漏后，晾干。

2）配制分离胶（胶浓度由蛋白分子量大小决定）。

3）倒分离胶，顶部预留 2.5cm 间隙，上层覆盖乙醇，室温下凝胶分离胶聚合后，倾出覆盖层的乙醇，充分晾干。

4）配制浓缩胶，灌注于已聚合的分离胶上，插入梳子，室温下凝胶。

5）安装电泳装置，槽内加入 1 × Running Buffer，拔出梳子，上样。

6）将电泳装置与电源相接，凝胶上所加电压为 8V/cm（80V）。当染料前沿进入分离胶后，电压改至 15V/cm（100V），继续电泳至溴酚蓝到达分离胶底部。

（2）蛋白 Western Blotting 分析

1）剪裁 2 张滤纸和 1 张 PVDF 膜（5.5 × 8.5cm），PVDF 膜先在甲醇中浸泡 1min，随后将 2 张海绵、2 张滤纸和 1 张 PVDF 膜浸泡于 1 × Transfer Buffer 中，将电泳完毕的凝胶刮去上层胶后浸于转移液中。

2）展开转移夹，黑色面在下，依次放置海绵——滤纸——凝胶——PVDF 膜——滤纸——海绵，用刮子驱除各层之间的气泡，合闭转移夹。

3）转移夹装入电泳槽中，加入 1 × Transfer Buffer，盖上电极盖，电泳槽置于足够中，通电，300mA 2~3h（电压和时间据蛋白质分子量大小调整）。

4）取出 PVDF 膜，将 PVDF 膜浸入 Blocking Buffer 中，室温平缓摇动 1h。

5）如果用牛奶封闭需要 1 × TBST 漂洗 10min，漂洗 3 次。

6）将 PVDF 膜浸入含 4ml 一抗的杂交袋中，排尽气泡，封口，4℃平缓摇动过夜；1×TBST 漂洗 10min，漂洗 3 次。

7）将 PVDF 膜浸入含 4ml 二抗的杂交袋中，排尽气泡，封口，37℃平缓摇动 1.5h；1×TBST 漂洗 10min，漂洗 3 次。

（3）Electro-Chemi-Luminescence（ECL）化学发光及胶片曝光：在暗房中取发光液 Solution A、Solution B 各 1ml，混匀后与膜的蛋白面充分接触，反应 1~2min，肉眼观察荧光强度后，确定最佳的曝光时间，将膜在暗盒中覆盖 X 线胶片曝光，自动洗片机洗片，做好标记，扫描。

二、实验项目的教学设计思路

（一）实验教学设计思路

传统的实验课主要是验证性实验课，以理解实验原理和掌握实验操作为教学目标，课堂实验条件和操作步骤都是老师灌输给学生，学生机械地重复。而且由于传统实验课程安排的特点，实验课一般是每周一次，每次几个学时，这对于耗时比较长的分子生物学实验不太好安排，学习的连贯性被打破。上述局限，也不利于培养学生的探索和创新能力、自主学习能力、和初步的科学研究认知能力。本实验的设计具有鲜明的特色：①紧密联系医学研究实际需求，让学生尽早接触前沿的分子医学实验方法，并得到系统、规范化的实验技能培训；②充分激发学生的学习热情，培养学生的探索和创新能力、团队合作能力、自主学习能力、动手实践能力、批判性思维能力、数据分析能力和初步的科学研究认知能力。

（二）实验课的时间流程安排

本实验是教师的理论讲授与学生动手实验操两方面作穿插进行，持续 2~3 周。因此要做好充分的理论和实验准备。并且充分调动学生的主动性和动手能力，鼓励学生自主完成。具体课程进度如下表：

时间轴	理论讲授（教师完成）	实验操作（学生完成）	
		实验内容	实验项目
理论课（1）	1. 概论 2. 实验方案确立 3. PCR 引物设计	根据要求完成实验方案	
第 1d 实验		扩增目的基因	1. PCR 扩增目的基因 2. 琼脂糖电泳鉴定 3. PCR 产物纯化 4. 准备细菌培养的液体、固体培养基
第 2d 实验		双酶切目的基因、连接、转化大肠杆菌	1. 双酶切反应 2. 切胶回收 3. 连接反应 4. 转化大肠杆菌感受态 5. 涂板培养过夜
第 3d 实验		挑单克隆	挑选单克隆进行小摇
第 4d 实验		筛选重组质粒、送测序鉴定	1. 质粒小提 2. 酶切、电泳鉴定阳性克隆 3. 阳性克隆送测序 4. 复苏 293T 细胞

续表

时间轴	理论讲授（教师完成）	实验操作（学生完成）	
		实验内容	实验项目
理论课（2）	1. 序列分析方法 2. 细胞培养技术 3. 转染技术	等待测序结果、细胞增殖	
第5d 实验		准备转染用细胞、准备大提用阳性克隆	1. 传代细胞，铺转染用细胞 2. 挑选阳性克隆摇菌准备大提
第6d 实验		大提重组质粒、转染细胞	1. 阳性重组质粒大提 2. 转染细胞（Lipo2 000 转染 48h）
理论课（3）	1. real-time PCR 原理与结果分析 2. Western Blotting 技术	等待外源目的基因的表达	
第7d 实验		检测目的基因 mRNA 的表达，提取蛋白	1. 提取 RNA 2. 逆转录 3. real-time PCR 4. 提取蛋白
第8d 实验		Western Blotting-1	1. 蛋白定量 2. 蛋白电泳 3. 电转、封闭、孵育一抗
第9d 实验		Western Blotting-2	1. 洗膜、二抗孵育 2. 显影
理论课（4）	分析、总结讲评	结果 PPT 汇报	

三、能力培养与效果评估

（一）能力培养拓扑图（图 25-1）

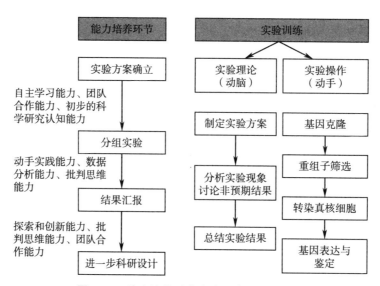

图 25-1　能力培养对应实验设计实施拓扑图

（二）能力培养效果的评估

本实验主要培养学生探索和创新能力、团队合作能力、自主学习能力、动手实践能力、批判性思维能力、数据分析能力和初步的科学研究认知能力。

基于分子生物学最主要的内容是基因克隆，以及在医学研究中涉及的细胞培养和目的基因表达检测，本次实验核心内容是对某一基因进行分子克隆及在真核细胞 293T 中瞬时高表达。学生分组完成，要求每个学生进行实验操作，实验报告每组一份。课程以学生为中心，为了培养科研探索能力，任课教师不提供实验方案及细节，提前一周把实验内容和基本技术信息发给学生，要求学生预先做好实验方案及具体实验步骤，每组一份。实验前由任课教师审定合格后，才能开始实验。学生以小组为团队合力完成实验，实验过程中有任课教师负责监督进度及答疑，中间还会安排 3~4 次实验理论讲授课程。实验结束后，每个小组以答辩形式汇报本组实验结果，教师当场点评。另外还会安排学生在给定的科学问题下自主查阅文献，进行更加贴近临床和科研的实验项目设计，培养学生初步的科学研究认知能力。最终，科研设计书与规范的实验报告一起提交。

考核学生可从如下几个方面量化打分：初次实验方案设计情况（20 分）；最终实验报告情况（30 分）；实验第一阶段（分子克隆）（20 分）；实验第二阶段（基因表达）（20 分），进一步科研设计方案（10 分），分段给分，能较细致地反映学生的某一方面的学习情况。

高国全　袁洁（中山大学）

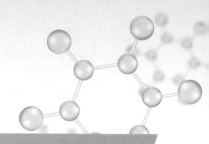

项目二十六

酶的活性测定与动力学分析

课程目标:1~3 为能力培养目标,4~6 为知识点目标,7 为素质培养目标。

1. 以分光光度法(终点法)为例,掌握酶活性测定方法的原理与应用。在案例分析过程中,锻炼学生的思维能力。在实验方案实施过程中,侧重锻炼动手实践能力、团队合作能力和数据分析能力(表26-1)。

表 26-1 能力导向对应教学实施策略

能力与分级			实验项目实施				
			临床案例分析	问题导向	实验技术运用	结果分析	拓展设计
临床知识及技术原理掌握	0级要求	1级要求	√	√	√		
动手实践			√	√	√	√	√
团队合作		2级要求	√		√		√
数据分析			√		√	√	√
自主学习			√	√			√
批判性思维				√		√	√
探索和创新			√	√			√
科学研究认知			√	√	√	√	√

2. 在了解磷酸苯二钠法测定碱性磷酸酶(ALP)活性的基础上,进行酶动力学分析的学习,分析底物浓度、温度、pH 对 ALP 活性的影响。要求学生从实验设计到最后的方案确认都自行完成,撰写分析报告。在实验设计过程中,锻炼学生的初步的科学研究认识能力和批判性思维能力;在方案形成过程中,考察学生探索和创新能力;在分组实施过程中,锻炼学生的自主学习能力、动手实践能力、团队合作能力、数据分析能力(表26-1)。

3. 在掌握磷酸苯二钠法测定碱性磷酸酶(ALP)活性的基础上,让学生查阅书籍、文献、专利等资料,设计其他方法测定 ALP 活性的实验,如连续监测法、荧光法、电化学法等,并比较各方法的优缺点。在实验设计过程中,锻炼学生的初步的科学研究认识能力和批判性思维能力;在方案形成过程中,考察学生探索和创新能力;在分组实施过程中,锻炼学生的自主学习能力、动手实践能力、团队合作能力、数据分析能力(表26-1)。

4. 熟悉酶活性测定的基本原理及应用;掌握磷酸苯二钠法测定血清碱性磷酸酶活性的基本原理。

5. 熟悉酶动力学的分析方法。

6. 了解自主设计酶活性测定及酶动力学分析的基本思路。

7. 引导学生查阅文献,列举临床上有哪些酶可作为哪些疾病的诊断标志物。进一步引导学生从具体这些例子出发,从基础医学研究到临床应用的转化医学的意义。将基础研究的成果转化成为实际患者提供的真正诊断、治疗手段,实现"从实验台到病床旁"。

第一部分　概　　述

测定体液中酶的活性是临床诊断的一种常用方法,目前临床上以检测血清中酶应用最广。已经有一百多种酶应用于临床诊断和研究,常用的酶有数十种。

酶的活性即酶催化化学反应的能力,常用酶促反应的速度来反映,而酶促反应的速度是以单位时间内底物的减少量或产物的生成量来表示,因此,酶促反应速度的测定就可以转化为底物或产物含量的测定。

酶活性测定一般采用光物理和电化学的方法:如利用反应物或产物的吸光性,用(紫外)分光光度法或荧光法测定;若反应过程中生成酸,则可用电化学法;若底物用同位素标记,则可用放射化学法测定底物浓度变化,计算酶活性;一些性质稳定的酶,也可用高效液相色谱法检测。

酶促反应的速度受到各种因素(如酶浓度、底物浓度、温度、pH 及抑制剂和激活剂等)的影响,研究酶促反应动力学具有重要的理论意义和临床应用价值。

碱性磷酸酶(alkaline phosphatase,ALP,EC3.1.3.1)是一种底物特异性较低,在碱性环境中能水解多种磷酸单酯化合物的酶,需要镁和锰离子为激活剂。ALP 具有磷酸基团转移活性,能将底物中的磷酸基团转移到另一个含有羟基的接受体上,如磷酸基团的接受体是水,则其作用就是水解。ALP 最适 pH 范围为 8.6~10,动物中 ALP 主要存在于小肠黏膜、肾、骨骼、肝和胎盘等组织的细胞膜上。血清 ALP 主要来自肝,小部分来自骨骼。

碱性磷酸酶的临床意义:

1. 生理性增高　儿童在生理性的骨骼发育期,碱性磷酸酶活力可比正常人高 1~2 倍。处于生长期的青少年,以及孕妇和进食脂肪含量高的食物后均可以升高。

2. 病理性升高

(1)骨骼疾病如佝偻病、软骨病、骨恶性肿瘤、恶性肿瘤骨转移等。

(2)肝胆疾病如肝外胆道阻塞、肝癌、肝硬化、毛细胆管性肝炎等。

(3)其他疾病如甲状旁腺功能亢进。

3. 病理性降低　见于重症慢性肾炎、儿童甲状腺功能不全、贫血等。

【引导性问题】

1. 为什么要测定血清 ALP 的活性? 有什么意义?

2. 如何测定酶的活性?

3. 测定酶活性时应注意哪些因素? 如何分析这些因素对酶活性的影响(即酶动力学)?

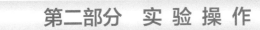

第二部分 实 验 操 作

一、酶的活性测定

酶活性的测定方法包括:①终点法:酶作用一段时间后,加入强酸强碱等终止酶促反应,测定这段时间内底物的减少量或产物的生成量;又称为定时法,为传统方法;②连续监测法:每隔一定时间(2~60s),连续多次测定酶促反应过程中某一反应产物或底物量随时间变化的数据,求出酶反应初速度,间接计算酶活性浓度的方法。为临床最常用的方法,适用于全自动生化分析仪。

ALP 活性测定的方法主要分为两种:

(1)测定底物解离下的磷酸根来计算酶活力,如 β- 甘油磷酸钠法。缺点是血清本身存在磷酸根。

(2)测定底物解离磷酸根后生成的羟基化合物即酚化合物:①加入显色剂使酚化合物显色、比色测定(磷酸苯二钠法);②酚化合物本身在碱性条件下就可显色(对硝基苯磷酸二钠法)。

下面主要介绍磷酸苯二钠法测定血清碱性磷酸酶活性(终点法)。

【实验原理】

碱性磷酸酶(ALP)催化底物(磷酸苯二钠)水解生成苯酚和磷酸氢二钠。苯酚在碱性条件下与 4- 氨基安替比林作用,经铁氰化钾氧化,生成红色的醌类化合物,颜色深浅和酚的含量成正比。测定 510nm 处吸光度,利用标准管法或标准曲线法,即可求出反应过程中产生的酚含量。

碱性磷酸酶的活性单位(King-Armstrong 法)可定义为:在 37℃保温 15min 每产生 1mg 的酚为一个酶活性单位。

【实验材料】

1. 试剂

(1)0.02mol/L 磷酸苯二钠溶液:称取 2.18g 磷酸苯二钠(如含 2 分子结晶水,则称取 2.54g),加入煮沸的 400ml 蒸馏水使其溶解,冷却后用煮沸过的冷蒸馏水加至 500ml,再加 2ml 氯仿防腐,置冰箱内保存,即为底物溶液。

(2)0.1mol/L 碳酸盐缓冲溶液(含 4- 氨基安替比林,pH10):称取 6.36g 无水碳酸氢钠、3.36g 碳酸氢钠、4- 氨替比林 1.5g,溶于 800ml 蒸馏水,定容至 1 000ml。置于棕色瓶中贮存。

(3)铁氰化钾溶液:称取 2.5g 铁氰化钾、17g 硼酸,各溶于 400ml 蒸馏水中,溶解后两液混合加水至 1 000ml,置棕色瓶中避光保存(如出现蓝绿色即弃去)。

(4)0.05mg/ml 酚标准应用溶液:称取重蒸馏苯酚 1.0g,溶于 0.1mol/L 盐酸,定容至 1 000ml,此为酚标准贮存液(1mg/ml)。取酚标准贮存液 5ml,加蒸馏水稀释至 100ml。此液只能保存 2~3d。

2. 仪器及器材 移液管;试管;恒温水浴锅;可见光分光光度计。

【实验步骤】

1. 制作标准曲线 将 6 支干燥试管编号(0~5),按表 26-2 进行操作。

表 26-2 标准曲线制作

试剂 /ml	0	1	2	3	4	5
酚标准应用溶液	0	0.2	0.4	0.6	0.8	1.0
蒸馏水	1.1	0.9	0.7	0.5	0.3	0.1
碳酸盐缓冲溶液	1.0	1.0	1.0	1.0	1.0	1.0

续表

试剂 /ml	0	1	2	3	4	5
铁氰化钾溶液	3.0	3.0	3.0	3.0	3.0	3.0
相当于金氏单位	0	10	20	30	40	50

立即混匀,以 0 号管调零,于 510nm 处测各管吸光度,并与相应单位绘制标准曲线。

2. **标本测定** 将 2 支干燥试管编号,按表 26-3 进行操作。

表 26-3 标本测定

试剂（ml）	对照管	空白管	测定管
血清	-	-	0.1
蒸馏水	-	1.0	-
碳酸盐缓冲溶液	1.0	1.0	1.0
	37℃水浴 5min		
磷酸苯二钠溶液 （预温至 37℃）	1.0	1.0	1.0
	混匀后 37℃水浴 15min		
铁氰化钾溶液	3.0	3.0	3.0
血清	0.1	-	-

立即充分混匀,以空白管调零,于 510nm 处测各管吸光度。

测定管吸光度减去对照管吸光度,查标准曲线,得出酶活力单位。

单位定义:1 个金氏单位为 100 血清在后 37℃与底物作用 15min,产生 1mg 酚。

参考范围:成人:3~13 金氏单位;儿童:5~28 金氏单位。

【注意事项】

1. 底物溶液应不含有游离酚,如有酚则空白管显红色,说明磷酸苯二钠已经开始分解,应弃去。

2. 铁氰化钾溶液中加入硼酸有稳定显色作用。应避光保存,如出现蓝绿色即应弃去。

3. 加入铁氰化钾溶液后必须立即充分混匀,否则显色不完全。

【分析与思考】

1. 采用磷酸苯二钠,以终点法测定血清碱性磷酸酶活性是传统的方法,目前临床多采用全自动生化仪连续监测,试比较这两者方法的特点。

2. 血清 ALP 升高或降低有何临床意义?

二、底物浓度对碱性磷酸酶活性的影响

【实验原理】

以磷酸苯二钠为底物,在制备的碱性磷酸酶作用下水解产生的酚经过碱性溶液、4- 氨基安替比林的作用与铁氰化钾显红色,测定 510nm 吸光度,以 1/[S] 为横轴、1/v 为纵轴,绘制出林 - 贝氏曲线,计算出 ALP 的 Km、v_{max} 值,即可分析底物浓度([S])对酶促反应速度(v)的影响。

【实验材料】

1. **样品** 从动物肝组织分离纯化的 ALP 酶溶液。

2. **试剂**

（1）0.04mol/L 磷酸苯二钠溶液（底物液）。

（2）0.1mol/L 碳酸盐缓冲溶液（pH10）：称取 0.64g 无水碳酸氢钠、0.34g 碳酸氢钠于蒸馏水溶解并定容至 100ml。

（3）3% 4- 氨基安替比林：称取 0.3g 4- 氨替比林、4.2g 碳酸氢钠，用蒸馏水溶解，并稀释至 100ml，贮于棕色瓶中，放冰箱内保存。

（4）碱性溶液：称取 2g 氢氧化钠，蒸馏水溶解并定容至 100ml 即为 0.5mol/L 氢氧化钠溶液；称取 5.3g 碳酸钠，蒸馏水溶解并定容至 100ml 即为 0.5mol/L 碳酸钠溶液；两个溶液各取 20ml 混匀，蒸馏水定容至 100ml，即为碱性溶液。

（5）0.5% 铁氰化钾溶液：称取 0.5g 铁氰化钾、1.5g 硼酸，各溶于 40ml 蒸馏水中，溶解后两液混合加水至 100ml，置棕色瓶中，放冰箱内保存。

（6）0.10mg/ml 酚标准应用溶液。

3. **仪器及器材**　移液管；试管；恒温水浴锅；可见光分光光度计。

【实验步骤】

1. 按表 26-4 进行。

表 26-4　底物浓度对 AKP 活性影响操作步骤

试剂（ml）	试管						
	空白管	标准管	1	2	3	4	5
碳酸盐缓冲液	0.7	0.7	0.7	0.7	0.7	0.7	0.7
0.04mol/L 底物液	-	-	0.05	0.10	0.20	0.30	0.40
酚标准应用溶液	-	0.10	-	-	-	-	-
蒸馏水	1.20	1.10	1.15	1.10	1.00	0.90	0.80
37℃水浴处理 5min							
酶溶液	0.10	-	0.10	0.10	0.10	0.10	0.10
37℃水浴准确保温反应 15min							
碱性溶液	1.0	1.0	1.0	1.0	1.0	1.0	1.0
3% 4- 氨基安替比林	1.0	1.0	1.0	1.0	1.0	1.0	1.0
0.5% 铁氰化钾	2.0	2.0	2.0	2.0	2.0	2.0	2.0

摇匀，室温静置 10min，测 510nm 处吸光度。

2. **计算**　反应速度是由一定时间内生成的酚产物量来表示，各管的反应速度按如下公式进行计算

$$反应速度\,v(mg\,酚/min) = \frac{测定管吸光度}{标准管吸光度} \times 0.2 \times 0.1 \times \frac{1}{15}$$

（1）以［S］为横轴，v 为纵轴，坐标纸上描点并连接各点观察该图的形状。

（2）以 1/［S］为横轴，1/v 为纵轴，坐标纸上描点并连接成直线，延伸该直线，求出碱性磷酸酶的 K_m、v_{max} 值。

【注意事项】

1. 严格按照操作步骤来进行，要求必须准确移取各试剂用量。

2. 加入酶液后必须准确保温 15min。

3. 在显色反应时必须充分摇匀再静置反应。

【分析与思考】

结合实验结果讨论底物浓度对酶活性的影响。

三、pH 对碱性磷酸酶活性的影响

【实验原理】

酶的最适 pH 是指酶促反应速度最大时对应的 pH。人体内大多数酶的最适 pH 在 7.0 左右。pH 对酶活性的影响较显著,具有双重性。高于或低于这一 pH,酶活性被抑制,酶促反应速度降低,过酸或过碱则酶蛋白变性,甚至酶失活。

本实验在保持其他条件不变,使酶促反应在一系列不同 pH 条件下进行,采用磷酸苯二钠法测定酶活力,以 pH 为横轴,反应速度为纵轴,绘制出 pH 对酶活性影响的曲线,得出酶的最适 pH 范围。

【实验材料】

1. **样品**　从动物肝组织分离纯化的 ALP 酶溶液。

2. **试剂**

（1）工作液:称取 0.6g 磷酸苯二钠,0.3g 4- 氨基安替比林,分别溶于煮沸冷却后的蒸馏水中,两液混合并稀释至 100ml,加 0.4ml 氯仿防腐,于棕色瓶内,用时与等量的水混合即可。

（2）碱性溶液:称取 2g 氢氧化钠,蒸馏水溶解并定容至 100ml 即为 0.5mol/L 氢氧化钠溶液;称取 5.3g 碳酸钠,蒸馏水溶解并定容至 100ml 即为 0.5mol/L 碳酸钠溶液;两个溶液各取 20ml 混匀,蒸馏水定容至 100ml,即为碱性溶液。

（3）0.5% 铁氰化钾溶液。

（4）0.2mol/L 甘氨酸溶液:称取 1.50g 甘氨酸蒸馏水溶解并定容至 100ml。

（5）0.2mol/L 氢氧化钠溶液:称取 0.8g 氢氧化钠蒸馏水溶解并定容至 100ml。

（6）不同 pH 缓冲溶液的配制（表 26-5）。

表 26-5　不同 pH 缓冲溶液的配制

试剂（ml）	试管						
	1	2	3	4	5	6	7
0.2mol/L 甘氨酸溶液	5	5	5	5	5	5	5
0.2mol/L 氢氧化钠溶液	0.1	0.3	0.8	1.9	3.1	4.9	5.4
蒸馏水	5.9	5.7	5.2	4.1	2.9	1.1	0.6
缓冲溶液 pH	8	8.5	9	9.5	10	11	12

3. **仪器及器材**　移液管;试管;恒温水浴锅;可见光分光光度计。

【实验步骤】

将 8 支干燥试管编号,按表 26-6 进行操作。

表 26-6　pH 对 AKP 活性影响操作步骤

试剂（ml）	试管							
	0	1	2	3	4	5	6	7
各管对应 pH	10	8	8.5	9	9.5	10	11	12
pH 缓冲液	0.5	0.5	0.5	0.5	0.5	0.5	0.5	

续表

试剂（ml）	试管							
	0	1	2	3	4	5	6	7
酶溶液	-	0.1	0.1	0.1	0.1	0.1	0.1	0.1
混匀，37℃水浴处理 5min								
37℃预处理的工作液	3.0	3.0	3.0	3.0	3.0	3.0	3.0	3.0
混匀，37℃准确保温反应 15min								
碱性溶液	1.0	1.0	1.0	1.0	1.0	1.0	1.0	1.0
0.5% 铁氰化钾	2.0	2.0	2.0	2.0	2.0	2.0	2.0	2.0
酶溶液	0.1	-	-	-	-	-	-	-

各管混匀后，室温静置 10min，测 510nm 处吸光度。

以 pH 为横轴，吸光度值为纵轴，绘制酸碱度对碱性磷酸酶活性影响的曲线，判断其最适 pH 范围。

【注意事项】

1. 加入酶液后必须水浴处理 5min。

2. 加入的工作液必须是 37℃预处理过的。

3. 酶和工作液加入后必须准确保温反应 15min。

【分析与思考】

结合实验结果讨论 pH 对酶活性的影响。

四、温度对碱性磷酸酶活性的影响

【实验原理】

温度对酶活性的影响较显著，具有双重性。低温情况下酶活性被抑制，随着温度升高，酶促反应速度加快，当反应速度达最大时的温度称为酶最适温度。人体内大多数酶的最适温度在 37℃左右。如果温度再持续升高，则酶蛋白逐渐变性，酶促反应速度反而降低，甚至失活。

本实验在保持其他条件不变，使酶促反应在一系列不同温度条件下进行，采用磷酸苯二钠法测定其活力，以温度为横轴，反应速度为纵轴，绘制出温度对酶活性影响的曲线，得出最适温度范围。

【实验材料】

1. **样品**　从动物肝组织分离纯化的 ALP 酶溶液。

2. **试剂**

（1）工作液：称取 0.6g 磷酸苯二钠，0.3g 4- 氨基安替比林，分别溶于煮沸冷却后的蒸馏水中，两液混合并稀释至 100ml，加 0.4ml 氯仿防腐，于棕色瓶内，用时与等量的水混合即可。

（2）碱性溶液。

（3）0.5% 铁氰化钾溶液。

3. **仪器及器材**　移液管；试管；恒温水浴锅；可见光分光光度计。

【实验步骤】

将 8 支干燥试管编号，按表 26-7 进行操作。

表 26-7　温度对 AKP 活性影响操作步骤

试剂（ml）	试管							
	0	1	2	3	4	5	6	7
反应温度（℃）	37	室温	30	35	37	40	60	80
酶溶液	-	0.1	0.1	0.1	0.1	0.1	0.1	0.1
37℃预处理工作液	3.0	3.0	3.0	3.0	3.0	3.0	3.0	3.0
不同温度下水浴，准确保温反应 15min								
碱性溶液	1.0	1.0	1.0	1.0	1.0	1.0	1.0	1.0
0.5% 铁氰化钾	2.0	2.0	2.0	2.0	2.0	2.0	2.0	2.0
酶溶液	0.1	-	-	-	-	-	-	-

各管混匀后，室温静置 10min，测 510nm 处吸光度。

以温度为横轴，吸光度值为纵轴，绘制温度对碱性磷酸酶活性影响曲线，判断最适温度范围。

【注意事项】

1. 加入酶液后必须水浴处理 5min。

2. 加入的工作液必须是 37℃预处理过的。

3. 酶和工作液加入后必须准确保温反应 15min。

【分析与思考】

结合实验结果讨论 pH 对酶活性的影响。

五、酶活性测定的其他方法

酶活性测定的方法中分光光度法还可采用连续监测法（全自动生化分析仪）、荧光法、电化学法、放射化学法、高效液相色谱法等，作为拓展部分，由学生自主查证、设计和学习。

第三部分　教师授课指南（教师用书部分）

一、基本概念与基本原理

（一）酶活性及其测定方法

1. 酶活性　酶的活性即酶催化化学反应的能力,常用酶促反应的速度来反映,而酶促反应的速度是以单位时间内底物的减少量或产物的生成量来表示,因此,酶活性的测定就可以转化为底物或产物含量的测定。

2. 酶活性的测定　酶活性的测定方法包括:

（1）终点法:酶作用一段时间后,加入强酸强碱等终止酶促反应,测定这段时间内底物的减少量或产物的生成量;又称为定时法,为传统方法。

（2）连续监测法:每隔一定时间（2~60s）,连续多次测定酶促反应过程中某一反应产物或底物量随时间变化的数据,求出酶反应初速度,间接计算酶活性浓度的方法。为临床最常用的方法,适用于全自动生化分析仪。

测定底物或产物的变化量一般采用光物理和电化学的方法:

（1）利用反应物或产物的吸光性,用（紫外）分光光度法或荧光法测定。

（2）反应过程中生成酸,则可用电化学法。

（3）底物用同位素标记,则可用放射化学法测定底物浓度变化,计算酶活性。

（4）一些性质稳定的酶,也可用高效液相色谱法检测。

3. 酶动力学　酶动力学是分析各种因素（如酶浓度、底物浓度、温度、pH 及抑制剂和激活剂等）对酶与底物结合以及催化反应发生影响的科学。测定酶活性,还是确定酶催化反应的最适条件,研究代谢途径,都需要进行酶动力学分析。

米 - 曼氏方程中描述酶促反应动力学的主要参数有米氏常数（Km）、最大反应速度（V_{max}）等。Km 可反映酶与底物的亲和力;V_{max} 是所有的酶都被底物饱和时的酶促反应速度。

酶动力学常数都可以通过对酶催化反应进行分析,并结合米氏方程来测定。

（二）基本流程（图 26-1）

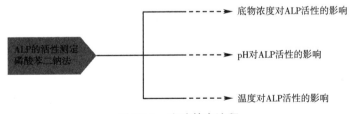

图 26-1　实验基本流程

二、问题思辨与能力培养

（一）实验教学设计思路

酶活性的测定是酶学研究的基本实验,传统的方法是分光光度法（终点法）。分光光度法在蛋白质和核酸定量测定实验中应用很多。酶的最适温度和最适 pH 是已知的参数。因此,酶活性测定及相关动力学分析实验为基本型（验证型）实验。

在此基础上,可将本部分实验转化为设计型实验:①引导学生选用别的方法测定酶活性,如全自动生化分析仪采用的基于分光光度法的连续监测法、电化学法等;②设计实验分析其他因素对酶活性的影响,如激活剂、抑制剂等。

本实验可增加多种实验方式供备选,通过验证实验和学生自主设计实验,把能力培养融入具体的实验环节。不同院校根据本校的情况选择不同难度、时长和能力培养效果的实验组合。

(二)设计框架与流程

实验设计思路:①测定酶活性(终点法);②分析一种或多种因素对酶活性的影响。③比较不同测定方法。

1. 设计方案一

问题:酶活性测定的基本原理是什么? 如何用磷酸苯二钠法(终点法)测定 ALP 活性?

思路:该方案属于容易的类型,以分光光度法(终点法)为例,掌握酶活性测定方法的原理与应用。在案例分析过程中,锻炼学生的思维能力。在实验方案实施过程中,侧重锻炼自主学习、动手实践能力、团队合作能力和数据分析能力。

实验过程中,教师根据学校的仪器、试剂等实验条件,以本实验方案开展 2~3 学时的验证型实验。

设计框架图(图 26-2):

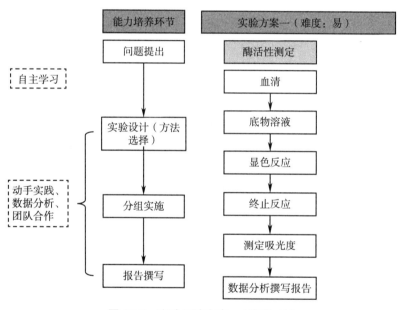

图 26-2 实验设计方案一(难度:易)

2. 设计方案二

问题:酶动力学分析的概念什么? 如何分析多种因素对酶活性的影响?

思路:本设计方案属于中等难度,在了解磷酸苯二钠法测定碱性磷酸酶(ALP)活性的基础上,进行酶动力学分析的学习,分析底物浓度、温度、pH 对 ALP 活性的影响。要求学生从实验设计到最后的方案确认都自行完成,撰写分析报告。在此基础上,进一步启发学生还可以分析其他因素如抑制剂和激活剂对活性的影响。在实验设计过程中,锻炼学生的初步的科学研究认识能力和批判性思维能力;在方案形成过程中,考察学生探索和创新能力;在分组实施过程中,锻炼学生的自主学习能力、动手实践能力、团队合作能力、数据分析能力。

实验过程中,教师根据学校的仪器、试剂等实验条件,以本实验方案开展 4~5 学时的综合设计型实验。

设计框架图(图 26-3):

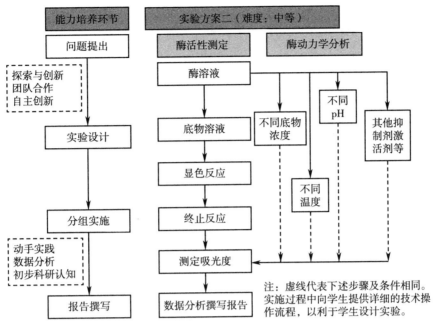

图 26-3　实验设计方案二（难度：中等）

3. 设计方案三（自主设计创新实验拓展）

问题：其他酶活性测定的方法有哪些？各有何优缺点？

思路：本设计方案较难，在掌握磷酸苯二钠法测定碱性磷酸酶（ALP）活性的基础上，让学生查阅书籍、文献、专利等资料，设计其他方法测定 ALP 活性的实验，如连续监测法、荧光法、电化学法等，并比较各方法的优缺点。在实验设计过程中，锻炼学生的初步的科学研究认识能力和批判性思维能力；在方案形成过程中，考察学生探索和创新能力；在分组实施过程中，锻炼学生的自主学习能力、动手实践能力、团队合作能力、数据分析能力。

实验过程中，教师根据学校的仪器、试剂等实验条件，以本实验方案开展 6~8 学时的设计型、创新型实验。

设计框架图（图 26-4）：

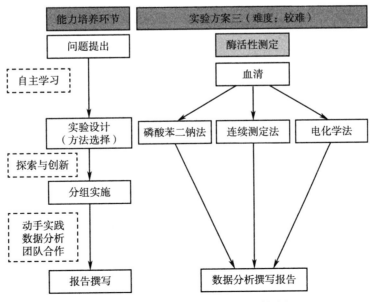

图 26-4　实验设计方案三（难度：较难）

（三）能力培养效果的评估

能力培养效果以形成性评价为主，目前以考察能力培养所涉及的环节（案例分析、问题提出和解决方案的设计、实验设计方案的答辩论证、研究报告和实施）的过程和记录为主，各部分均占一定比例的分数。未来可增加能力的量化测评。

李凌（南方医科大学）

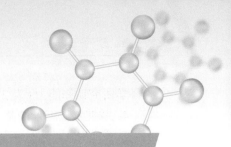

项目二十七

短串联重复序列长度多态性检测（PCR-STR 技术）

课程目标:1~3 为能力培养目标,4~7 为知识点目标,8 为素质培养目标。

1. 0 级要求。以案例分析和经典验证性实验为主,辅以实验操作,这类方案中侧重锻炼动手实践能力、团队合作能力、临床思维能力和技术原理的掌握（表 27-1）。

表 27-1　能力导向对应教学实施策略

能力与分级				实验项目实施				
				临床案例分析	问题导向	实验操作	结果分析	拓展设计
临床知识及技术原理掌握	0 级要求	1 级要求	2 级要求	√	√	√		
动手实践				√	√	√		√
团队合作				√		√		√
数据分析				√			√	√
自主学习				√	√			√
批判性思维					√		√	√
探索和创新				√				√
科学研究认知				√	√	√		√

2. 1 级要求。要开展案例的深度分析,需要解析案例中的重要信息的论证和因果关系（可以参考教师用书中给出的案例分析图）,教学目标以系统性解决案例中的需求为主。在设计实施过程中,允许学生提出实验设计方案,允许学生提出新的技术方案,但是,新增部分作为拓展部分可以写入实验报告,仅论证不实施。这个方案中培养学生临床思维能力、批判性思维能力、团队合作能力、动手实践能力、数据分析能力、自主学习能力（表 27-1）。

3. 2 级要求。案例解析部分与 1 级要求的难度相同。设计部分,要求学生尝试解决面临的未知问题,即解决通过 DNA 鉴定可以解决的任何问题。需要学生立足于现有条件和所学知识,通过网络和教科书查证文献资料,设计实验方案,学生设计完成后,可以通过教师审核和公开答辩的形式审查,具有现实可行性和理论可行性的方案可以分组实施。不追求统一的方案,允许学生设计成研究方案。实验完成后,实施的小组可以自行总结实验研究报告。教师根据整个实施过程和报告给出实验成绩,以形成性考核进行评价。这个方案中培养学生的能力包括了现有的能力体系,包括临床思维能力、批判性思维能力、探索和创新能力、团队合作能力、自主学习能力、动手实践能力、数据分析能力和初步的科学研究认知能力(表27-1)。

4. 掌握物质定量的基本原则以及吸光光度法定量的原理及应用。

5. 掌握电泳基本原理以及电泳的影响因素。

6. 掌握核酸分离、纯化和鉴定的基本原理和过程。

7. 熟悉PCR基本原理和反应体系的建立。

8. 素质培养。基因多态性研究的实验技术和数据分析理论日新月异,可以此作为切入点,引导学生思考、列举一些科学史上的理论与技术互相促进,共同推动科学发展的例子。

第一部分　案例讨论

一、案例内容

（一）DNA 鉴定之父——实验室辑凶

"当我在一次午餐座谈会上谈起 DNA 可以鉴定强奸犯的时候，一大帮听众突然大笑起来说我疯了。"Alec Jeffreys 说："他们认为 DNA 就是实验室里的玩意，跟刑侦简直半毛钱关系都没有。"

但显然那些人笑错了。

1954 年的一天，Alec Jeffreys 偶然发现，通过检测一个人和他父母的血液样本，可以看出整个家族 DNA 的相似和差异。他立刻意识到，在鉴定个体差异的问题上，DNA 的基因密码将会发挥重要作用。

但是生物学技术真的能够应用到刑侦中吗？Alec Jeffreys 很怀疑。但仅仅一年后，他的怀疑就被一桩移民案子打消了。

这个移民案子是关于一户加纳裔的英国居民的。当这家的小儿子回到英国时，移民局认为他的护照有问题，虽然他声称是有人篡改了他的护照，但移民局并不相信，而且移民局认为这个男孩并不是这个家庭的成员，因此拒绝他入境。

但 Jeffreys 出面解决了这个问题。通过 DNA 检测，Jeffreys 证实这个男孩的 DNA 属于这个家族，证实了他不是偷渡。面对新技术带来的确凿证据，男孩最终被允许入境。

这个案子让公众一下子对 DNA 技术产生了极大的兴趣，很多人请 Jeffreys 为自己做亲子鉴定。"我们的工作性质是由社会的需要决定的。在以前，我们并没有意识到有那么多人急切地想做 DNA 检测。但我认为，当你手里掌握着一个新技术，并且这个技术可以帮助一个可能被驱逐出境的小孩子的时候，你就会觉得你有义务这么做。"Jeffreys 表示。

接下来，DNA 技术在破获两起奸杀案中又大放异彩。在英国莱斯特郡，1983 年和 1986 年分别有两名少女遇害。起初，警方抓到一位嫌疑人，但他只承认自己杀了其中一个少女。为了证明另一个女孩也是这个男人杀害的，警察要求 Jeffreys 提取受害人体内的精液做 DNA 比较。

结果很令人意外。DNA 检测显示（图 27-1），两个女孩确实是被同一个人奸杀，但这个人并不是当前这个犯罪嫌疑人。于是警方要求当地所有男性提交自己的血液样本。大家都按时提交了，只有一个人不愿做检测——这不明摆着呢吗！警察立马带逮捕了这个做贼心虚的家伙。经过 DNA 鉴定，他不得不供认了自己的罪行，最终被判终身监禁。

DNA 可以在任何一桩犯罪中准确无误地找到凶手。比如连环杀手 Steven Wright，他在 2006 年于澳大利亚残忍地杀害了 5 名女性。不过他被捕的方式倒是很好笑：他因为曾经偷了 80 块钱而在警方留下了 DNA 样本，而恰巧是这个被加载到了国家信息库，从而帮助警方很迅速的锁定了目标。

（二）引导性问题

1. DNA 鉴定的技术方法有哪些以及基本原理？

2. 可用于 DNA 鉴定的基因有哪些？其序列特征？

3. 何谓中性突变？

4. 突变的类型有哪些？分别使用何种技术鉴定？

5. STR 分型技术作亲权鉴定时的判断标准？

注：教师在使用本案例时，可以根据不同的引导性问题组合形成不同的待解决问题，该系列待解决问题可供不同院校需要的难易程度和学时长短需求设立备选。

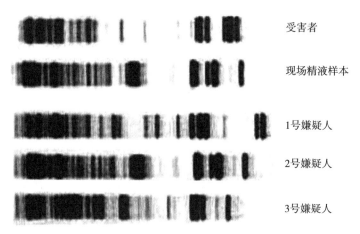

受害者

现场精液样本

1号嫌疑人

2号嫌疑人

3号嫌疑人

谁是凶手？精液样本的DNA指纹

图 27-1 DNA 指纹技术在法医学中的应用

二、实验目的

1. 掌握物质定量的基本原则以及吸光光度法定量的原理及应用。
2. 掌握电泳基本原理以及电泳的影响因素。
3. 掌握核酸分离、纯化和鉴定的基本原理和过程。
4. 熟悉 PCR 基本原理和反应体系的建立。
5. 了解 PCR-STR 技术检测 STR 长度多态性的原理。

三、相关理论及实验技术

(一) 吸收光谱法

吸收光谱法(absorption spectrometry)是根据物质对不同波长的光具有选择性吸收而建立起来的一种分析方法,可对物质进行定性和定量分析。在测定时利用单色器(如棱镜)获得的单色光来测定物质对光的吸收能力,则称为分光光度法(spectrophotometry)。本实验主要介绍应用吸收光谱原理进行分析的可见及紫外光分光光度法。

1. Lambert-Beer 定律 不同的物质所产生的吸收光谱不同。即使同一物质对各种波长的光吸收程度也不相同。这些都是物质在光吸收方面的特性,是物质吸收光谱定性、定量分析的依据。物质吸收单色光的多少与液层的厚度、溶液的浓度两个因素密切相关。

Lambert 定律表述为:当用一种适当波长的单色光照射一固定浓度的溶液时,其吸光度与光透过的液层厚度成正比,即:$A=kL$,式中 L 为液层厚度,k 为吸光系数。

Beer 定律表述为:当用一适当波长的单色光照射一溶液时,若液层厚度一定,则吸光度与溶液浓度成正比,即:$A=kC$,式中 C 为溶液浓度,k 为吸光系数。

将 Lambert 定律和 Beer 定律合并,可得:$A=kLC$,该式为 Lambert-Beer 定律的物理表达式。式中 k 亦称为吸光系数,它与溶液的性质、温度及入射光的波长等有关。Lambert-Beer 定律的物理意义为:当一束平行的单色光通过均匀透明的溶液时,该溶液对光的吸收程度与溶液中物质的浓度和光通过的液层厚度的乘积成正比。Lambert-Beer 定律不仅适用于可见光区,也适用于紫外及红外光区;不仅适用于溶液,也适用于其它均匀的、非散射的吸光物质(包括气体和液体),是各类吸光光度法定量的依据。

2. 分光光度分析的定量方法

(1) 标准曲线(工作曲线)法:先配制含与被测组分相同的物质的一系列标准溶液,在与被测组分

相同的 λmax 下测定各标准溶液的吸光度值,以吸光度值为纵坐标,以浓度为横坐标,绘出浓度 - 吸光度关系曲线,即标准曲线(图 27-2)。

标准曲线的制备不仅可用于样品的直接定量,而且在一定程度上还可鉴定所用的方法是否符合 Lambert-Beer 定律,同时还可确定被测样品的最大浓度范围。

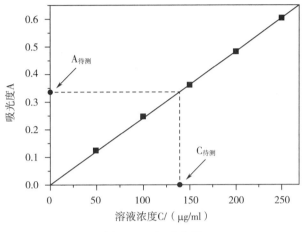

图 27-2　标准曲线

(2)标准管比较法:将标准品与样品分别用相同条件处理,测定其吸光度。因为测定体系中液层厚度、温度以及入射光波长一致,所以标准与待测样品的 k 以及 L 相等,可按下式计算样品的浓度。此法适用 A-C 线性良好,且通过原点的情况。为减少误差,所用标准溶液的浓度应尽可能地与样品液的浓度相接近。

$$C_{样} = \frac{A_{样}}{A_{标}} \times C_{标}$$

(3)利用摩尔吸光系数 ε 求得测定物含量:在已知 ε 的情况下,读取测定厚度为 1 厘米时相同波长的吸光度 A,其浓度为这时求得的浓度为摩尔浓度。此公式常用于紫外吸收法,例如在蛋白质的含量测定中,若某蛋白质在 280nm 时的 ε 值已知,再读取待测蛋白液的 A 值,即可按上式算出待测蛋白的浓度。

$$C = \frac{A}{\varepsilon}$$

(二)核酸的分离纯化与鉴定

1. 分离纯化核酸基本原则　①保证核酸一级结构的完整性(完整的一级结构是保证核酸结构与功能研究的最基本要求);②排除蛋白质、脂类、糖类等其他分子的污染(纯化的核酸样品不应存在对酶有抑制作用的有机溶剂或过高浓度的金属离子,蛋白质、脂类、多糖分子的污染应降低到最低程度;无其他核酸分子的污染,如提取 DNA 分子时,应去除 RNA 分子。)

2. 真核基因组 DNA 的分离纯化　真核生物的一切有核细胞(包括培养细胞)都可以用来制备基因组 DNA。提取方法包括两步:先温和裂解细胞及溶解 DNA,使 DNA 与组蛋白分离,完整地以可溶形式独立分离出来,接着采用化学或酶学方法去除蛋白质、RNA 及其他大分子。

3. 核酸的浓缩、沉淀与洗涤　在一定浓度的盐存在下,有机溶剂可以沉淀核酸。常用的盐类有醋酸钠、醋酸钾、醋酸铵、氯化钠、氯化钾及氯化镁等,常用的有机溶剂则有乙醇、异丙醇和聚乙二醇等。乙醇是沉淀 DNA 的首选试剂。在适当的盐浓度下,2 倍样品体积的乙醇可以有效沉淀 DNA,对于 RNA 则需要将乙醇量增至 2.5 倍。0.54~1.0 倍样品体积的的异丙醇可选择性沉淀 DNA 和大分子 rRNA 和 mRNA。核酸沉淀后,可以很容易地改变溶解缓冲液和调整核酸溶液至所需浓度;另外,核酸沉淀还能去除部分杂质与某些盐离子,有一定的纯化作用。核酸沉淀往往含有少量共沉淀的盐,需用70%~75%的乙醇洗涤去除。

吸附柱层析法

4. 核酸的鉴定与分析

紫外分光光度法的定量、定性分析:组成核酸分子的嘌呤、嘧啶碱基均在紫外波长260nm处有特异吸收峰,此可作为核酸溶液定量的基础。1A260相当于双链DNA浓度为50μg/ml,单链DNA/RNA约为40μg/ml,单链寡聚核苷酸约为20μg/ml。此外通过测定260nm和280nm的紫外吸收值的比值(A260/A280)及A260/A230可估计核酸的纯度。紫外分光光度法只用于测定浓度 >0.25μg/ml 的核酸溶液。对于很稀的核酸溶液,则可用荧光光度法估计DNA的浓度水平。

5. 凝胶电泳鉴定核酸完整性　凝胶电泳分离核酸原理

电泳(electrophoresis)是指带电颗粒在电场作用下向其所带电荷相反电极方向泳动的现象。利用带电颗粒的这种特性来分离、纯化、鉴定诸如氨基酸、多肽、蛋白质、核酸、糖蛋白、脂蛋白、病毒、细胞等的技术,称为电泳技术。

核酸是带均匀负电荷的分子,在电场中向正极移动。以适当浓度的凝胶介质进行电泳时,分子筛效应可使不同大小和构象的核酸分子泳动率不同而分离。

(三) 聚合酶链反应(PCR)技术

聚合酶链反应(polymerase chain reaction,PCR),是1985年由美国Cetus公司Kary Mullis创建的一种在体外扩增特异DNA片段的技术。

PCR实际上是一种在模板DNA、一对引物(模板片段两端的已知序列)和四种脱氧核苷酸等存在的情况下,耐热DNA聚合酶依赖的酶促合成反应,扩增的特异性取决于引物与模板DNA的特异结合。PCR原理类似天然DNA复制。整个扩增过程分三步:①变性(denaturation):加热至95℃左右使模板DNA双链间的氢键断裂而形成两条单链;②退火(annealing):突然将温度降至引物的解链温度(Tm值)以下(5℃左右),一对引物分别与单链模板DNA按碱基配对原则互补结合;③延伸(extension):当温度升至70℃左右,耐热DNA聚合酶催化,从引物的3'端开始结合单核苷酸,形成与模板链互补的DNA新链。上述三步为一个循环,经过25~30个循环后DNA可扩增10^6~10^9倍。PCR的实际操作包括模板DNA(或RNA)的制备、引物的设计合成、酶促聚合反应、反应产物的检测等。

第二部分 实验操作

一、短串联重复序列长度多态性检测（PCR-STR 技术）

短串联重复序列（short tandem repeat, STR）是一类广泛存在于真核生物基因组中的 DNA 串联重复序列。它由 2~6bp 的核心序列组成，通常重复 15~60 次，片段大小一般为 100~300bp。由于核心序列的重复次数不同，STR 具有高度多态性，并且遵循孟德尔共显性方式遗传。STR 长度多态性检测（PCR-STR 技术）已被广泛应用于法医学个人识别和亲权鉴定。

本实验以人颊黏膜上皮细胞基因组 DNA 为模板，应用 PCR 扩增法医 STR 分型的常用检测基因位点（D12S391，191~251bp，23 个等位基因；D7S820，215~247bp，10 个等位基因），分析不同个体的 STR 长度多态性。

【实验试剂】

1. 口腔拭子基因组 DNA 提取试剂盒（TIANamp Swab DNA Kit）。

2. 2xUtaq PCR Mix（含 Taq DNA 聚合酶，dNTPs，Tris-HCl，KCl，$MgCl_2$）。

3. 引物

（1）D12S391（引物 2F，2R）引物序列：

1）5'-AAC AGG ATC AAT GGA TGC AT-3'（2F）

2）5'-TGG CTT TTA GAC CTG GAC TG-3'（2R）

（2）D7S820（引物 3F，3R）引物序列：

1）5'-TGT CAT AGT TTA GAA CGA ACT AAC G -3'（3F）

2）5'- CTG AGG TAT CAA AAA CTC AGA GG-3'（3R）

4. 电泳试剂

（1）5×TBE（pH 8.3）：Tris 碱 54g，硼酸 27.5g，0.5mol/L EDTA（pH 8.0）20ml，加水定容至 1L。

（2）1.2% 琼脂糖凝胶：琼脂糖 1.2g 加至 100ml 0.5×TBE 缓冲液，加热熔解备用。

（3）6× 凝胶加样缓冲液：0.25% 溴酚蓝、0.25% 二甲苯青、30% 甘油。

（4）30% 丙烯酰胺：丙烯酰胺 29g，N，N'⁻甲叉双丙烯酰胺 1g，加水到 100ml，加热至 37℃溶解，室温避光保存，贮存期间检查溶液的 pH≤7.0。

（5）10% 过硫酸铵（AP）：AP 1g 加水定容到 10ml，4℃下可贮存数周。

（6）10%TEMED。

（7）DNA 分子量标准。

（8）DNA 荧光染料：SYBR Green Ⅰ。

【实验仪器】

1. 离心机。

2. PCR 热循环仪。

3. 可调式微量加样器。

4. 恒温混匀仪。

【实验步骤】

（一）人颊黏膜上皮细胞基因组 DNA 的抽提以及 DNA 纯度和浓度的鉴定

1. **人颊黏膜上皮细胞基因组 DNA 的抽提** 口腔拭子基因组 DNA 提取试剂盒（TIANamp Swab DNA Kit）裂解细胞，利用蛋白酶 K 消化蛋白质，然后采用可以特异性结合 DNA 的离心吸附柱和独特的缓冲液系统,高效、专一吸附 DNA,最大限度去除杂质蛋白及细胞中其他有机化合物。

(1)处理材料:将在面颊内擦拭过的棉签转置于 2ml 离心管中,用干净枪头将棉签部分从其杆上剥离下来(或者将棉签在离心管内漂洗数次,然后挤出水分丢弃),加入 400μl 缓冲液 GA。注意:如果需要去除 RNA,可加入 4μl RNase A(100mg/ml)溶液,振荡 15s,室温放置 5min。

(2)加入 20μl 蛋白酶 K 溶液,在恒温混匀仪中 56℃放置 60min,涡旋速度先设为 450 转 /min,然后设为 300 最低转速恒温混匀。

(3)加入 400μl 缓冲液 GB,充分颠倒混匀,70℃放置 10min。此时溶液应变清亮,短暂离心,以去除管盖内壁的液滴,然后以干净枪头挤压棉签后去除棉签,将尽可能多的裂解液转移至新的离心管中。注意:加入缓冲液 GB 时可能会产生白色沉淀,一般 70℃放置时会消失,不会影响后续实验。如溶液未变清亮,说明细胞裂解不彻底,可能导致提取 DNA 量少和提取出的 DNA 不纯。

(4)加 200μl 无水乙醇,充分颠倒混匀,短暂离心以去除管盖内壁的液滴。注意:加入无水乙醇后可能会出现絮状沉淀,但不影响 DNA 提取。

(5)将上一步所得溶液和絮状沉淀都加入一个吸附柱 CR2 中(吸附柱 CR2 放入收集管中),12 000 转 /min(~13 400g 离心 30s,倒掉收集管中的废液,将吸附柱 CR2 放回收集管中。

(6)向吸附柱 CR2 中加入 500μl 缓冲液 GD(使用前请先检查是否已加入无水乙醇),12 000 转 /min(~13 400×g)离心 30s,倒掉收集管中的废液,将吸附柱 CR2 放回收集管中。

(7)向吸附柱 CR2 中加入 600μl 漂洗液 PW(使用前请先检查是否已加入无水乙醇),12 000 转 /min(~13,400×g)离心 30s,倒掉收集管中的废液,将吸附柱 CR2 放回收集管。

(8)重复操作步骤 7。

(9)12 000 转 /min(~13,400×g)离心 2min,倒掉废液。将吸附柱 CR2 室温放置数分钟,以彻底晾干吸附材料中残余的漂洗液。注意:这一步的目的是将吸附柱中残余的漂洗液去除,漂洗液中乙醇的残留会影响后续的酶反应(酶切、PCR 等)实验。

(10)将吸附柱 CR2 转入一个干净的离心管中,向吸附膜中间位置悬空滴加 20~50μl 洗脱缓冲液 TB,室温放置 2~5min,12 000 转 /min(~13,400×g)离心 2min。注意:洗脱缓冲液体积不应少于 20μl,体积过小影响回收效率。为增加基因组 DNA 的效率,可将离心得到的溶液再加入吸附柱 CR2 中,室温放置 2min,12 000 转 /min(~13,400×g)离心 2min。洗脱液的 pH 对于洗脱效率有很大影响。若用 ddH$_2$O 做洗脱液应保证其 pH 在 7.0~8.5 范围内,pH 低于 7.0 会降低洗脱效率;且 DNA 产物应保存在 -20℃,以防 DNA 降解。注意保留离心管的盖子。

2. 提取的基因组 DNA 样品纯度和浓度的鉴定——DNA 的琼脂糖凝胶电泳。

(1)琼脂糖凝胶板的制备:将 1% 琼脂糖凝胶加热溶化均匀,倒入封好的凝胶槽,厚度约 3~5mm,放置样品梳(距底板 0.5~1mm),检查梳子齿间有无气泡,待凝胶冷却成形后取出梳子及隔板,放入水平电泳槽中,0.5×TBE 缓冲液淹没过胶面 1~2mm 为止。

(2)取 5μl DNA 样品以及 DNA 分子量标准液按照以下体系加 DNA 染料预染,室温放置 15min(注意避光)。

DNA	5μl
SYBR Green Ⅰ	1μl
10× 凝胶加样缓冲液	1μl

①上样,并记录上样顺序。②电泳:电压 2~10V/cm 胶,待溴酚蓝移至凝胶的 2/3 距离时,关闭电源(电泳期间注意避光,以免 DNA 染料淬灭)。③检测:取出凝胶块,然后置紫外透射反射分析仪上观察,可见绿色的 DNA 区带。记录结果,结合 DNA Marker 估算样品大小。

【注意事项】

1. DNA 样品中盐浓度会影响 DNA 的迁移率,平行对照样品应使用同样的缓冲液。

2. 根据样本 DNA 的大小选择合适的凝胶浓度,否则影响电泳分离效果。

3. 注意电泳期间,电泳槽盖要安全盖好,以防止缓冲液蒸发。应常更新电泳缓冲液,以保持电泳所需的离子强度和 pH。

4. 置备凝胶板时应避免出现气泡,以免影响电泳结果

【思考题】

1. 凝胶上样缓冲液中的甘油、溴酚蓝、二甲苯青分别有什么作用?

2. 本实验得到的 DNA 样品是否有 RNA 的污染? 如何判断?

紫外分光光度法分析核酸的纯度及浓度

1. NanoDrop 2000/2000C 分光光度计测定核酸浓度(示教)。

2. 学生对样品测定结果进行记录和分析

(1) 纯度分析

1) 若为 DNA 纯品,则应 A_{260}/A_{280}=1.8。

2) 若为 RNA 纯品,则应 A_{260}/A_{280}=2.0。

3) 若 DNA 样品 A_{260}/A_{280}>1.8,说明有 RNA,可用 RNA 酶处理样品;若 <1.7,说明样品中存在蛋白质,应再用酚 / 氯仿抽提,乙醇沉淀纯化 DNA。

4) 若为 RNA 样品 A_{260}/A_{280}<2.0,也应考虑再用酚 / 氯仿抽提。

5) 若核酸样品 A_{260}/A_{230}<2.0,考虑盐未除尽。

(2) 定量分析

1) DNA 的浓度(μg/μl)=A_{260}× 核酸稀释倍数 ×50/1 000。

2) RNA 的浓度(μg/μl)=A_{260}× 核酸稀释倍数 ×40/1 000。

【注意事项】

本法不能区分 DNA 和 RNA,也不能用于核酸粗制品的测定。

【思考题】

(1) 紫外分光光度法测定核酸样品含量有何优缺点?

(2) 核酸降解对本实验结果会有什么影响?

(二) PCR 扩增 STR 分型基因位点

取薄壁 0.2ml 规格的 PCR 管,每一份 DNA 样品分别按照以下反应体系建立三个含不同引物的反应管。

PCR 反应体系(25μl):

ddH$_2$O	9.5μl
2 × MasterMix	12.5μl
引物 1(20mM)	各 1μl
引物 2(20mM)	各 1μl
DNA 模板	1μl

反应管 2 000 转 /min 短暂离心后,按照以下条件开始 PCR 扩增:

94℃ 5min 预变性

94℃ 45s

60℃(D7S820)/63℃(D12S391)45s ⎫
　　　　　　　　　　　　　　　 ⎬ 30 个循环
72℃ 45s ⎭

72℃ 10min

4℃保存 PCR 产物

(三) DNA 聚丙烯酰胺凝胶(非变性胶)电泳分离 PCR 扩增片段并分析不同个体 STR 长度多态性

非变性聚丙烯酰胺凝胶,可用于分离和纯化小分子双链 DNA 片段(<1 000bp)。大多双链 DNA 在

非变性 PAGE 凝胶中的迁移率与其大小的对数值成反比,但迁移率也受碱基组成和序列的影响,同等大小的 DNA 分子可能由于空间结构的不同而迁移率相差 10%,故不能用它来确定双链 DNA 的大小。

1. 垂直板电泳装置的准备 注意试漏,防止聚丙烯酰胺凝胶及缓冲液的渗漏。

2. 按以下操作配制 10ml 8% 的凝胶

蒸馏水	5.18ml
5×TBE 缓冲液(pH8.3)	2.0ml
30% 凝胶贮存液	2.67ml
10% AP	100μl
10% TEMED	50μl

立即混匀,倒入垂直玻璃板之间,迅速插入点样梳,约 30min 凝胶形成。凝胶完全凝固后,加入电极缓冲液,小心取出点样梳,用缓冲液冲洗样品孔。

3. 取 5μl DNA 扩增产物以及 DNA 分子量标准液按照以下体系加 DNA 染料预染,室温放置 10min(注意避光)

DNA	5μl
SYBR Green I	1μl

4. 加 2μl 6× 凝胶加样缓冲液到预染 DNA 样品(已经预加上样缓冲液的 PCR 产物以及 DNA marker 除外),混匀后上样,并记录上样顺序(为便于同一位点多态性差异的比较,不同个体相同引物的 PCR 产物可以点样到同一块胶上跑电泳)。

5. 接通电源,70V 电压(电流小于 10mA)电泳约 2.5h(注意用黑袋遮光,避免 DNA 染料荧光淬灭)。

6. 当溴酚蓝刚跑出凝胶底部时,关闭电源。小心剥出凝胶,切下一角作为加样标志,紫外线灯下观察 DNA 条带,并分析不同个体的 STR 长度多态性。

【注意事项】

1. 注意 PCR 反应体系加样的准确性。

2. 核酸样品上样体积不能太大,否则 DNA 区带过宽,影响分辨率。

3. 凝胶以 1×TBE 缓冲液及低电压(1~8V/cm)电泳,同时凝胶应尽可能薄,以防电泳时产热过大,引起 DNA 变形,导致出现"微笑"DNA 区带。

4. 倒胶之前要特别注意试漏。

第三部分　教师授课指南(教师用书部分)

一、案例涉及的基本内容和概念

(一) DNA 鉴定的技术方法

1. DNA 指纹法　DNA 指纹法的技术原理,将生物检材中细胞核的 DNA 分离出来,用特定的限制性内切酶消化,后经电泳分离,Southern 印迹转移,再用已知序列 DNA 探针根据碱基互补原则进行杂交,用放射自显影等技术显示出一系列不等距离,相互间隔的多条电泳谱带组成的图谱,因各人不同(同卵双生除外),比对结果类似指纹。

2. PCR-SNP 法　指在两条同源染色体上,同源 DNA 序列长度相等,但个别核苷酸不同而产生的个体差异,也称单核苷酸多态性(single nucleotide polymorphism,SNP)。

人类基因组中存在着广泛的多态性,最简单多态形式是发生在基因组中的单个核苷酸的替代,即单核苷酸 SNP 通常是一种二等位基因的,而且遗传变异 SNP 的数量大、分布广,在组成人类基因组的 30 亿个碱基中,平均每 1 000 个就有一个 SNP。

3. PCR-STR 法　短串联重复序列(short tandem repeat,STR)广泛存在于真核生物基因组中的 DNA 串联重复序列,它由 2-6bp 的核心序列组成,通常重复 15~60 次,片段大小一般为 100~300bp。主要由于核心序列的重复次数不同而具有高度多态性,是个体的特征,遵循孟德尔共显性遗传规律传递,绝大多数不受选择压力的影响,且较均匀地分布人类全基因组。

(二) STR 分型技术作亲权鉴定时的判断标准

1. 血型分析进行亲权鉴定　在 20 世纪 80 年代中以前,亲权鉴定的手段主要是分析血液中的遗传表型标记物,统称为血型分析,包括红细胞表型(如红细胞的 ABO 血型、MN、Rh 血型等);白细胞血型(HLA);红细胞同工酶型和血清蛋白型等四大类。其中,因为 HLA 的基因座数量多,抗原种类多,有很高的个体分辨力,协助解决了很多高难度而且影响力很大的案件。

2. STR 分型进行亲权鉴定　采用 STR 分型技术进行亲权鉴定以后,情况发生了巨大变化:一方面 STR 基因座具有高度多态性,所用的基因座有数量可观的等位基因(最少等位基因的 TH01 也有 9 个,而 FGA 已发现有 25 个等位基因),具有很高的非父排除率;另一方面,STR 的突变率也很高,本来是亲生的父子之间也会出现不符合孟德尔遗传规律的现象。发现矛盾基因座现象时,需要设法确定是突变造成的,还是被检查者之间本来就不存在亲生关系。

3. STR 分型技术作亲权鉴定时的判断标准:

(1) 三联体亲权鉴定至少要检测 15 个 STR 基因组。

(2) 若发现 1 个矛盾基因座,则增加至 19 个基因座。

(3) 若发现 2 个矛盾基因座,则增加至 28 个基因座。

(4) 若发现 3 个矛盾基因座,则继续增加至 35 个基因座及以上。

(三) Sanger 双脱氧链终止法

双脱氧链终止法是现在应用最多的核酸测序技术(也即第一代 DNA 测序技术),由 Sanger 等 1977 年发明提出。其原理是:

核酸模板在核酸聚合酶、引物、四种单脱氧碱基存在条件下复制时,如果在四管反应系统中分别按比例引入四种双脱氧核苷酸,只要双脱氧核苷酸掺入链端,该链就停止延长,链端掺入单脱氧核苷酸的片段可继续延长。

如此每管反应体系中便合成以共同引物为 5' 端,以双脱氧核苷酸为 3' 端的一系列长度不等的核酸片段。反应终止后,分四个泳道进行电泳。以分离长短不一的核酸片段(长度相邻者仅差一个碱基),根据片段 3' 端的双脱氧碱基,便可依次阅读合成片段的碱基排列顺序。

二、本案例涉及的问题思辨和能力培养

(一)案例问题类型的分析和能力培养体系

1. 案例设计模式 该案例配套设计了引导问题。通过对这些问题的分析,由教师主导形成合适的教学目标。对案例进行分析,在教师用版本中给出了该案例的逻辑分析图,教师可以引导学生辨析案例中的重要信息,进行论证,并引导出该案例涉及的技术方法。引导学生对待解决的问题进行方案设计,在教师把关后分小组实施。在教案中提供实验设计的系列参考版本,只要能达到实验目标,允许学生设计不同的方案。如果实验方案合理,在不违背安全和现有实验条件,允许学生实施。

2. 三种类型的实验设计 各院校根据本校的学时安排的多少和实验难易程度定位,选择合适的教学目标。

(1)难度较容易的方案:以案例分析和经典验证性实验为主,辅以拓展性设计,这类方案中侧重锻炼动手实践能力、团队合作能力、临床思维能力和批判性思维。

(2)难度中等的方案:要开展案例的深度分析,需要解析案例中的重要信息的论证和因果关系(可以参考教师用书中给出的案例分析图),教学目标以系统性解决案例中的需求为主。在设计实施过程中,允许学生提出实验设计方案,允许学生提出新的技术方案,但是,新增部分作为拓展部分可以写入实验报告,仅论证不实施。这个方案中培养学生临床思维能力、批判性思维能力、团队合作能力、动手实践能力、数据分析能力、探索和创新能力。

(3)难度较高的方案:案例解析部分与中等难度的方案相同。设计部分,要求学生尝试解决面临的未知问题,即解决通过 DNA 鉴定可以解决的任何问题。需要学生立足于现有条件和所学知识,通过网络和教科书查证文献资料,设计实验方案,学生设计完成后,可以通过教师审核和公开答辩的形式审查,具有现实可行性和理论可行性的方案可以分组实施。不追求统一的方案,允许学生设计成研究方案。实验完成后,实施的小组可以自行总结实验研究报告。教师根据整个实施过程和报告给出实验成绩,以形成性考核进行评价。这个方案中培养学生的能力包括了现有的能力体系,包括临床思维能力、批判性思维能力、探索和创新能力、团队合作能力、自主学习能力、动手实践能力、数据分析能力和初步的科学研究认知能力。

3. 培养能力类型 本案例中涉及的能力类型共计 8 类,具体如下:

(1)临床思维能力:是指对临床相关问题的应对能力,如临床案例的分析能力。

(2)批判性思维:对案例和方案实施过程中的辨析和论证。

(3)探索和创新能力:探索未知状况的能力,设计新的方法体系,或运用现有技术体系解决新出现的问题。

(4)团队合作能力:每个小组为了相同的实验目标开展分工合作,共同完成实验计划。

(5)自主学习能力:学习相关知识,自主查阅和分析文献,对比研究,开展设计。

(6)动手实践能力:通过大量技术操作,练习学生的动手能力、仪器操作能力,以及配套的试剂使用和数值计算等环节。

(7)数据分析能力:解析科学数据的能力,通过数据揭示问题的实质。

(8)初步的科学研究认知。

(二)案例问题的深度分析

1. 案例中关键信息的分析 通过案例中关键信息逻辑的梳理,培养学生案例分析能力(图 27-3)。

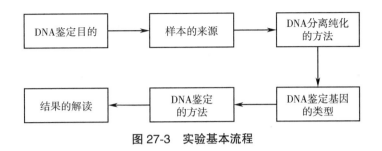

图 27-3　实验基本流程

2. 案例中关键信息的关联分析和论证图（图 27-4）

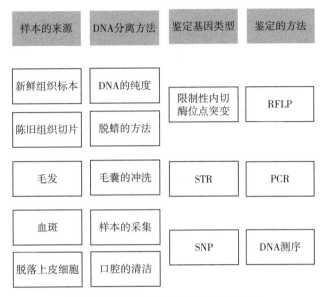

图 27-4　案例中关键信息分析论证图

不同样本来源对于方法学的选择；不同鉴定基因类型对于鉴定方法的思考；以及注意事项与机制或者不同的组合，有助于培养学生的批判性思维能力、探索和创新能力、团队合作能力、自主学习能力。

三、如何进行能力培养效果的评估

能力培养效果以形成性评价为主，目前以考察能力培养所涉及的环节（案例分析、问题提出和解决方案的设计、研究报告、设计方案的答辩和审查）的过程和记录为主，各部分均占一定比例的分数。未来将增加能力的量化测评。

武军驻（武汉大学）

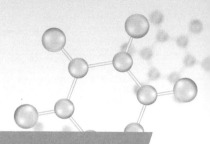

项目二十八

细胞培养技术

课程目标:1~3 为能力培养目标,4~6 为知识点目标,7 为素质培养目标。

1. 通过以小组为单位进行原代细胞的分离和传代培养,以及细胞的冻存、复苏等具体的操作,训练学生相应实验的操作技能、无菌环境的维护能力、实验设备的使用技能以及团队的合作能力(表 28-1)。

表 28-1　能力导向对应教学实施策略

能力与分级			实验项目实施					
			传统教学	协作学习	问题导向	多学科融合	混合式学习	拓展思考
知识	0 级要求	1 级要求	√		√	√	√	
技能			√		√	√		
数据分析		2 级要求						
临床思维				√	√	√	√	
自主学习				√		√	√	
批判性思维				√	√	√	√	√
探索和创新				√	√	√	√	√
科学研究认知				√	√		√	√

2. 在操作之前要求学生必须通过自主学习的方式对细胞培养的相关知识、操作流程以及注意事项等内容进行全面的了解,并对其自主学习的效果进行评估,提高其自主学习的能力,并使之养成良好的预习习惯。在操作过程中要求学生观察和记录细胞在细胞形态、密度、活力、黏附能力等方面的结果和数据,并比较和分析这些数据背后所蕴含的意义,培养学生的观察和分析能力、运用知识的能力以及实验报告的撰写能力(表 28-1)。

3. 通过对相关引导性问题和思考题的思考和讨论,以及对结果的分析,培养学生的思辨能力和提出自己独到见解的能力。同时,通过模拟研究实例,结合与研究相关问题的引导,使学生对医学科学研究的研究思路、研究方法等有进一步的认识,提升学生的科研素养。

4. 掌握原代组织细胞分离和培养的原理以及细胞传代的原理;掌握成纤维细胞等常见细胞的形态特征。

5. 掌握细胞计数、细胞活力检测、细胞冻存和复苏的实验原理。

6. 掌握和理解维持细胞培养所需要的各种环境因素。

7. 由 Hela 细胞的历史为切入点,引导学生讨论科学研究过程中遵守医学伦理的问题。

第一部分　实　验　操　作

一、实验相关知识

在生物体整体条件下研究单个细胞或某一群细胞在体内的功能活动是非常困难的。实际工作中，人们通常从生物体内取出组织和细胞，在体外人为模拟体内的生理环境，在无菌、适当温度和一定营养条件下，对这些组织或细胞进行孵育培养，使之保持一定的结构和功能，并获得足够数量的细胞，以便于我们的观察和研究，这种方法也就是所谓的细胞培养（cell culture），有时也称为组织培养（tissue culture）。细胞培养又可分为原代培养和传代培养，前者是指从供体取得组织，分离得到所需细胞后接种于培养器皿中进行的首次培养。而原代细胞一经在体外培养条件下开始了增殖，就会因不断分裂而使细胞数量不断增加，从而有可能因空间不足或细胞密度过大而导致营养的枯竭，影响细胞的生长，此时就需要将培养的细胞分成若干个部分，重新接种到另外的培养器皿（瓶）内，进行扩大再培养，这个过程就称为传代（passage）或者再培养（subculture）。

细胞培养的工作始于20世纪初，由于培养的细胞具有体内细胞的特征，同时又具有可操作性和观察性，细胞培养成为医学和生命科学领域重要的、不可替代的手段，具有广泛的应用。例如，通过细胞培养可以研究细胞内的DNA复制和转录、蛋白质合成、能量和药物代谢等活动；研究营养、感染、药物等环境因素对细胞的影响和作用；研究细胞在与其他细胞相互作用过程中形态发生、旁分泌控制、细胞增殖动力学、细胞黏附和运动等变化；用羊膜穿刺术从子宫中获取细胞进行染色体分析，可以在胎儿出生前揭示遗传性疾病；通过个体自身细胞的体外培养和诱导分化，为同种移植和整形外科提供可能；利用基因操纵技术可以将一些基因转入培养的已分化的体细胞中，使细胞发生去分化，构建IPS细胞（诱导型多能干细胞）；也可将正常的基因转入存在遗传缺陷的培养细胞中，用于临床的细胞治疗。

体外培养的细胞需要为其提供一定的生存条件，包括高要求的营养条件和严格的无菌培养环境。营养条件由细胞生长的培养液提供，虽然各种培养液的组成成分有所不同，以分别适应不同细胞的生长要求，但都包含糖类、氨基酸、核苷酸、维生素、无机离子、微量元素等基本成分。另外，在培养时还要视情况添加一定量的动物血清、蛋白质的活性物质等，以提供细胞生长必须的生长因子、蛋白质和脂质。除了营养条件外，环境对体外培养的细胞也至关重要。在体外，细胞需要生长在一个没有细菌、病毒、支原体、真菌或其他微生物的环境中，因此，在培养过程中防止微生物污染成为了保证培养细胞生存的首要条件。其余的环境条件还包括35~37℃的温度条件、中性的pH环境、以及5%CO_2气体条件等。

一个无菌的细胞培养环境的维持涉及实验的工作区域和工作面、人员卫生、试剂和培养液、培养的细胞、培养器皿和相关的实验器具等多种因素：①细胞培养应设置一个单独的、能定期进行灭菌消毒的无菌室，该区域应保持干净，没有灰尘，没有与组织培养无关的人员和设备，组织培养工作只限于在这个区域内进行。②细胞培养的操作均在细胞房内的超净台或生物安全柜内进行，每次实验前均需开启紫外灯对超净台或生物安全柜内消毒0.5~1h，实验操作时需要开启超净台的层流装置，防止不洁净的空气进入工作面，完成操作后工作面要用70%乙醇充分擦洗。另外，应尽可能保持超净台内的物品（实验材料和设备）整洁。③操作人员在操作时应戴上外科手套，并用70%乙醇擦拭消毒。如果有长发，应系于脑后。④试剂和培养液应使用有着严格质量控制的商业化产品，以保证无菌性。放入超净台前，要用70%乙醇擦洗外表，并在台内打开瓶口。⑤新引入的培养细胞系要来源可靠，值得信赖，同时需要对此进行检疫，采用不加抗生素培养的方法，直到证明它们没有被污染。⑥培养器皿和其他相关的实验器具,如培养瓶、培养皿、培养板、离心管以及移液管等,有条件的话也应尽可能使用有着严格质量控制的无菌的一次性的商业化产品,如果使用玻璃的培养器皿、试剂瓶或移液管,则需要事先经过严格的清洗、高压灭菌和烘干后才能使用。还有诸如移液枪的吸头、小的离心管等,通常放在一个密闭的容器中,经过高压灭菌和烘干后,移至超净台内备用。⑦除此之外,规范的操作也是避免污染的重要保证。在超净台内操作时,各种操作动作要快速、简便,要尽量保持能直接看到操作面上的每样东西,时时警惕无菌面和非无菌面的接触。培养瓶或试剂瓶的瓶口打开后,在保证瓶内液体不溢出的前提下,培养瓶应该平放,试剂瓶应尽可能斜着放,同时,应避免手或其他物品在开口的容器上方往来,并注意及时盖上盖子。

体内组织细胞在体外培养时,所需培养环境基本相似,但由于物种、个体遗传背景及所处发育阶段等的不同,各自要求条件有一定差别,所采取的培养技术措施亦不尽相同。本次实验将以小鼠胚胎成纤维细胞为例,介绍该种细胞的原代分离培养以及随后的传代培养。

二、引导性问题

基因敲除小鼠(gene knockout mouse)是目前生命科学领域一种应用非常广泛的哺乳动物实验模型,常被用来从小鼠整体上研究某一特定基因的功能。为了能同时在细胞层面研究基因缺失对细胞功能的影响,科研人员常会从模型小鼠身上分离获得小鼠的某些组织的细胞,培养并开展研究。胚胎成纤维细胞(mouse embryonic fibroblasts,MEFs)具有成纤维细胞典型的形态特征,由于分离和培养都比较经济和简便,不仅可以作为胚胎干细胞的饲养层细胞,也是研究多种细胞功能的重要材料,因此常常成为原代分离培养的一种选择。试问:①常用的原代细胞分离方法有哪些? 分离小鼠的胚胎成纤维细胞用的是什么方法?②如何在原代细胞分离过程中避免细胞被污染?③如何获取 +/+、+/-、-/- 基因型的细胞?④体外培养细胞通常需要模拟体内的哪些生理条件?

三、实验相关技术

(一)小鼠胚胎成纤维细胞的分离和原代培养

原代培养也叫初代培养,是指细胞从组织分离后到第一次传代之前的细胞培养阶段。由于原代培养的细胞刚从活体组织分离出来,所以在一定程度上能反映生物体内的生活状态。利用原代培养技术可以在体外进行各种类型细胞的增殖、遗传、变异、分化和去分化、恶变与去恶变等研究。

【实验原理】

原代培养的第一步就是组织细胞的分离,根据细胞所在组织的特性往往采用不同的分离方法,若细胞来源于血液这样的悬液组织时,通常采用离心法分离。若细胞处于固体状的组织块中时,通常会先要把组织块剪切至尽量小,然后用胰蛋白酶或胶原酶消化法使组织进一步分散成单个细胞,以获得细胞悬液。小鼠胚胎成纤维细胞就是采用酶消化的方法制备的。其中,胶原酶是一种从细菌中提取出来的酶,对胶原有很强的消化作用。适于消化纤维性组织、上皮组织以及癌组织,它对细胞间质有较好的消化作用,对细胞本身影响不大,可使细胞与胶原成分脱离而不受伤害。胰酶是一种水解酶,能够水解细胞与细胞之间、细胞与胞外基质之间结合的蛋白,使组织细胞脱落形成单个的细胞。EDTA 能加强胰酶的消化作用,作为两价金属离子的螯合剂,它能从组织生存环境中吸取 Ca^{2+}、Mg^{2+},这些离子是维持细胞黏附分子功能的重要因素。有些组织如脑、脾以及淋巴结等,由于其组织块很容易通过挤压等机械方法使细胞分散,即通过过滤、挤压、用力吹打等方法将细胞从组织中分离出来,因此,单纯的机械分离法会更加简单和快捷。此外,还可以采用组织培养法,即将组织块切成小块后贴附于培养基质中,使细胞自组织块向外迁移生长,从而获得原代细胞,进行进一步的培养和后续研究。原代培养是建立各种细胞系的第一步。

【试剂与器材】

1. 实验器具与材料

（1）微量加样器（移液枪）、与不同大小的盒装吸头。

（2）解剖剪、解剖镊、眼科剪、眼科镊、蜡盘、离心管、纱布、培养皿（瓶）、吸管、移液管、酒精灯、酒精棉球、试管架、80目不锈钢纱过滤网等。

（3）CO_2 培养箱、倒置显微镜、超净工作台、高压锅、离心机。

（4）12~14d 的孕鼠（+/+）。

2. 实验器具的处理与准备　盒装吸头、EP管、移液管、解剖剪、解剖镊、眼科剪、眼科镊等实验前需经高压灭菌并烘干。

3. 试剂配制和准备

（1）RPMI-1640 培养液和 DMEM（高糖）培养液，完全培养液（每100ml 培养液中含10% 小牛血清、青、链霉素各 100U/ml）。自配的培养液用 $NaHCO_3$ 调 pH 至 6.8~7.0，再经过滤灭菌后使用，亦可购买商品化的无菌培养液。

（2）D-Hanks 液（即为无钙、镁离子的 Hanks 液），或者是无钙、镁离子的 PBS 缓冲溶液。

（3）0.25% 胰酶：称0.25g 胰蛋白酶干粉，加 D-Hanks 液 100ml，溶解后过滤灭菌，调 pH 至 7.4，密封置 4℃冰箱保存，或购买商品化的胰酶。

（4）75%（v/v）乙醇。

【实验操作】

1. 取 12~14 天的妊娠小鼠，颈椎脱臼法处死后，用 75% 乙醇浸泡 10~15min。

2. 在超净台内无菌条件下剖腹，暴露子宫，取出胎鼠，置入盛有 PBS 的平皿内，用 Hanks 液充分洗涤，以去除血迹。

3. 去除胎鼠的头、尾、四肢和内脏，PBS 液洗净，用灭菌的眼科小剪刀把组织块剪至 $1mm^3$ 大小，然后向组织块加入适量的胰蛋白酶 -EDTA 消化液，37℃下消化 20~30min，消化可以在恒温摇床上进行。

4. 加等体积含血清的培养液终止消化，静置 1~2min 后，待组织块沉降后，将培养液吸至无菌离心管中。

5. 无菌离心管离心（1 000 转 /min）5min，弃上清液，沉淀用含 10% 小牛血清的 DMEM 培养液悬浮后接种至 $25cm^2$ 的培养瓶中，置于培养箱中培养。

6. 观察　第二天观察原代培养细胞是否有污染，观察细胞的生长情况。培养液为紫红色，显示细胞生长不好，培养物为橘红色，显示细胞生长良好。显微镜下观察，可见到有折光感的、呈梭形生长的成纤维细胞。逐天观察细胞的生长情况，并检查培养物是否存在污染。经 1~2 天培养后，若细胞状态较差或培养液变红，则应在无菌操作下倒去原培养液，加入新的培养液，此后，每隔 2~3 天换液，待细胞已基本长成致密单层时，即可进行传代培养。

【实验报告要求】

1. 阐述本实验的原理。

2. 记录实验的操作步骤。

3. 观察、记录原代细胞的形态和生长情况，并比较 +/+ 和 -/- 的细胞间在形态、生长等方面是否存在明显差异。

【注意事项】

1. 细胞培养整个实验过程都要有无菌操作的意识，实验的工作区域和工作面、人员、所用的所有器皿、用具、溶液等均须经严格的消毒和除菌处理，避免细胞被污染。

2. 实验中所用的培养液、PBS 缓冲液、胰酶等试剂应该经 37℃预温后使用。

3. 原代细胞培养中处死动物与细胞的消化培养应该在不同的房间中进行，动物尸体严格按规定收集处理。

4. 培养容器、试剂瓶、离心管等在使用过程中应避免长时间的敞开,而在拿出超净台之前应检查盖子是否盖紧,以免溶液漏出和受到污染。

5. 如果细胞被污染了,应连带培养容器一起经过高压灭菌后作为生物垃圾处理。

(二)组织细胞的传代培养

体外培养的细胞通常都保持着一定的增殖能力,这种增殖能力因细胞类型而异。由于培养的细胞都是生长在培养瓶、培养皿等有限容积的容器内,因此,当细胞增殖到一定密度后,往往会因为细胞相互接触、或由于营养的枯竭和代谢物的影响,细胞分裂停止,此称为密度抑制。这时就需要对它们进行分群培养,即按一定的比例分离细胞,接种到新的容器中,并更换新的培养液,此过程称为传代。而从细胞接种到下一次传代再培养的这一段时间则称为"一代",在此过程中,容器内的细胞可经历数次的分裂和增殖。这种传代的细胞也被称为细胞系(cell line)。由此可见,对培养的细胞进行换液和传代是细胞培养过程中不可或缺的日常操作。除了满足细胞对营养和空间的需求外,有时在对细胞进行研究的过程中也需要像细胞传代操作那样将细胞转移至特定的容器中。

原代培养的细胞一经传代即进入传代期,一般情况下,大多数正常体细胞的传代次数都是有限的,即在传代数次或数十次之后,细胞逐渐失去增殖能力,并开始衰老和死亡。这个细胞传代次数的极限称为 Hayflick 极限(Hayflick limit),取决于细胞的物种特性、组织特性以及年龄特性等因素。这样传代次数有限的细胞通常被称为有限细胞系(finite cell line)。小鼠胚胎成纤维细胞就是属于这样的一种细胞。一些肿瘤细胞由于发生了遗传突变,从而获得了持久的增殖能力,能够在培养条件下无限地进行传代,这样的细胞称为无限细胞系(infinite cell line)或连续细胞系(continuous cell line)。体外培养的正常体细胞也可以通过体外转化成为这样永生性的细胞。

体外培养细胞大多培养在瓶皿等容器中,根据它们是否能贴支持物上生长的特性,可分为贴附型和悬浮型两大类。大多数培养细胞均为贴附型,主要有成纤维细胞、上皮细胞等,它们必须贴附在支持物表面生长,小鼠胚胎成纤维细胞就是属于此类细胞。正常贴附型细胞具有接触抑制的特性,细胞相互接触后可抑制细胞的运动,因此细胞不会相互重叠于其上面生长。细胞生长、汇合成片后,虽发生接触抑制,但只要营养充分,仍可增殖分裂,但当细胞数量达到一定密度后,细胞分裂最终停止,形成密度抑制。肿瘤细胞的接触抑制及密度抑制往往减弱或消失,因此细胞可向三维空间发展,导致细胞堆积,并可生长至较高的终末细胞密度。少数细胞在培养时不贴附于支持物上,而以悬浮状态生长,包括一些取自血、脾或骨髓的培养细胞,尤其是血液白细胞,以及一些肿瘤细胞。细胞悬浮生长时可以呈单个细胞或细小的细胞团,胞体为圆形。两种类型的细胞在换液和传代等培养的操作流程上存在不同。本实验将分别介绍两类细胞的传代和换液的操作方法及注意事项。

【引导性问题】

检测细胞增殖水平是细胞研究和细胞功能检测的一种常用方法。细胞增殖是一个受到精密调控的过程,细胞中的很多基因参与了对该过程的调节。假如之前的原代细胞分离自 A 基因敲除的小鼠,而 A 基因被认为可能对细胞的增殖有调控作用,试问要证明 A 基因缺失是否影响了细胞的增殖,该如何设计你的实验组和对照组?

常用的检测细胞增殖活力的方法有 MTT 法和 CCK-8 法。无论是这两种方法中的哪一种,均需要像贴壁细胞传代那样将细胞消化下来,并通过细胞计数获知细胞悬液的密度,然后按一定的密度进行接种,开始细胞增殖活力的检测(检测方法请详见相关实验指导)。试问:①如何才能知道一个细胞样本中的密度呢? 具体该如何操作? ②如果在计数过程中发现细胞样本的密度很高,该如何处理?③检测细胞的增殖能力为何需要事先按一定密度进行接种?

【实验原理】

贴壁细胞的消化传代多用混合了胰蛋白酶和二乙烯四乙酸二钠(EDTA)的消化液消化传代。消化液使细胞脱落形成细胞悬液,然后以合适比例接种在新的培养瓶内。而悬浮细胞可以直接将细胞悬起混匀后以合适的比例接种于新的培养容器中,再添加新的培养液,也可以经离心换液后再按比例进行接种。

细胞计数板是一种中心区域被设计成计数室的厚载玻片,中央部分有两个计数室,每个计数室蚀刻有一个 $3 \times 3mm$ 的网格。这种网格再被划分为 9 个次级方格,每个方格 $1 \times 1mm$。四角上的 4 个方格又被各分成 16 个小方格,四个角上的方格和中心的方格用来确定细胞数量。通常四个角上的方格用来计数有核细胞,中间的一个大方格又被双线分为 25 个中方格,适用于红细胞计数。

由于每个计数区的面积是 $1 \times 1mm^2$,厚度为 0.1mm。每毫升的细胞数等于四角 4 个大方格内的细胞均数乘以 10^4,10^4 为血细胞计数板体积校正因子,即:细胞数 /ml= 每计数区平均的细胞数 $\times 10^4$(个 /ml)。

细胞存活检测的原理是利用锥虫蓝染料会渗入死细胞中而呈蓝色,而活细胞因细胞膜完整,染料无法渗入而不会呈色。

【试剂与器材】

1. 实验器具与材料

(1)微量加样器(移液枪)、相应的盒装吸头、EP 管。

(2)血细胞计数板、纱布、无菌离心管、培养皿(瓶)、吸管、移液管、酒精灯、酒精棉球、试管架等。

(3)CO_2 培养箱、正置显微镜、倒置显微镜、超净工作台、高压锅、离心机。

(4)小鼠胚胎成纤维细胞(+/+ 和 –/–),NB4 细胞(悬浮细胞)。

2. 实验器具的处理与准备
盒装吸头、EP 管、移液管等实验前需经高压灭菌并烘干。

3. 试剂配制和准备

(1)RPMI-1640 培养液和 DMEM(高糖)培养液。

(2)D-Hanks 液。

(3)0.25% 胰酶。

(4)70%(v/v)乙醇、胎牛血清(FBS)等。

【实验操作】

1. 贴壁细胞的传代

(1)细胞生长情况的观察　在做传代细胞培养之前,首先将培养的胚胎成纤维细胞置于显微镜下,观察细胞是否已长成致密单层,如细胞尚未长满,但培养液的颜色略有泛黄,表明其中的营养成分被消耗得差不多了,需要进行换液。

(2)在紫外消毒过的超净台内用无菌吸管从培养的细胞中吸除全部的培养液,然后用移液管加入新鲜的完全培养液,继续放培养箱中培养,即算完成了换液的过程。

(3)如显微镜观察到细胞已长成致密单层,即可进行细胞的传代培养。首先在紫外消毒过的超净台内先用无菌吸管从培养的细胞中吸除全部的培养液,再用少量的不含钙、镁离子的 37℃ PBS 或 D-Hanks 洗涤单层贴壁细胞 1~2 次,以除去可抑制胰酶作用的残留的血清,然后将溶液移除。再在上述培养皿中加入适量 0.25% 胰蛋白酶,量以能与所有细胞相作用为宜,置于室温,停留 2~3min,或者在 37℃暖箱中 1~2min,以消化细胞。然后将培养皿置于倒置显微镜下检查,确认细胞变圆并不再黏附于皿底表面。如果细胞没有充分分离,可将板重新放回 37℃暖箱中 1~2min。

(4)加入 2ml 37℃完全培养液。用吸管吸取细胞悬液冲洗细胞层 2~3 次,使细胞分散并悬浮。由于是含血清的培养液,因此可以终止消化,抑制胰酶活性可能对细胞进一步的损伤。

(5)由于后续细胞增殖检测实验需要定量接种细胞,因此,消化下来的细胞悬液需要先行用血细胞计数板进行计数,并按所需的密度进行稀释,使每个培养孔(96孔板)可以接种特定数量的细胞。细胞计数的操作请详见本实验的操作 3。

(6)按照计数结果取走一定量的细胞完成增殖检测实验的接种后,剩余的细胞悬液可以进行细胞传代,即在剩余的悬液中添加足够的培养液,保证每个新的培养容器中能够分到适量细胞悬液,继续轻轻吹打细胞悬液,以使细胞散开成为单细胞悬液,然后将细胞悬液根据需要均分到若干个标记过的新皿或新瓶中(传代的比例可以是1传2,也可以是1传3或1传4,更高的分群比意味着分群细胞长满的时间间隔更长)。混匀后置于培养箱中培养。新皿或瓶上须标明分群的日期和传代的代数。

(7)细胞再次生长至汇合程度时,可重复步骤(1)到(5),进行必要的传代。

2. 悬浮细胞的传代 悬浮细胞的传代比单层贴壁细胞的传代略微简单些。由于细胞在培养液中处于悬浮状态,因此在传代之前无需用酶进行消化处理。但在传代之前细胞必须每2~3d换一次液,直到它们长满(即悬液中的细胞聚集成团,当培养瓶晃动时可见悬液出现浑浊)。

(1)细胞生长情况的观察:小心从培养箱中取出悬浮细胞培养瓶,通过倒置显微镜观察,或者晃动培养瓶、将细胞悬起,通过观察培养液的颜色来检查细胞的代谢生长状况。当细胞达到较高密度时(约 2.5×10^6 个细胞/ml),即可进行传代。

(2)离心换液:在超净台中用移液枪将细胞悬起,然后转移至一无菌的离心管中,800~1 500转/min离心5min,超净台内弃去上清液,再加入适量的新鲜完全培养液,吹打混匀,即可完成细胞的换液。

(3)细胞传代:将上述细胞悬液根据需要均分到若干个标记过的新皿或新瓶中,然后在每个新容器中补足新鲜的培养液,混匀后置于湿润的37℃、5%二氧化碳的培养箱中培养。

(4)悬浮细胞的传代也可在不换液的情况下进行,即在无菌的超净台内将瓶中的细胞悬液按比例转移到另外的新培养瓶中,然后每个瓶中添加7~10ml37℃预热的新鲜培养液,混匀后再将培养瓶放回培养箱中继续培养。传代的比例可以是1传2,也可以是1传3或1传4,更高的分群比意味着分群细胞长满的时间间隔更长。

3. 细胞的计数和存活率检测

(1)熟悉细胞计数板的结构:计数板为长方形厚玻璃板,分为2个计数室;计数室在放上血玻片(约0.5mm厚,普通盖玻片约0.15mm厚)后,与血玻片之间的高度为0.1mm。在显微镜下可看到,计数室被划分为边长为1mm的9个大方格,四角的大方格,又分为16个中方格,适用于白细胞计数(图28-1)。我们选取四角的4个大方格来计数单个核细胞。中间的一个大方格又被双线分为25个中方格,每个中方格又各分成16个小方格,适用于红细胞计数。

(2)充液:取盖玻片放在细胞计数板上,使其均匀地盖住上下两个计数室。混匀待计数的细胞样本,用移液枪吸取10μl细胞悬液,沿盖玻片的下边缘轻轻加入,直至充满盖玻片下方的计数室。充液过程应避免加液过多和不足,因为液体加入过多,会使盖玻片浮起,体积改变,会影响计数结果,而加入过少,在补充的过程中易产生气泡。如果充液失败,应洗净计数室,干燥后重新充液。

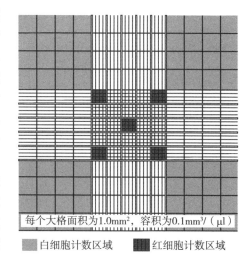

每个大格面积为1.0mm²,容积为0.1mm³/(μl)

▨ 白细胞计数区域　▦ 红细胞计数区域

图28-1 细胞计数板上的计数室

(3)计数细胞:充液后应静置1~2min,待细胞下沉后,方可进行计数。计数应先从最上面一行开始自左向右数到最后一格,下一行格子则自右向左,再下一行又自左向右,即呈S形计数16个中方格的细胞,以免重复和遗漏。对于分布在刻线上的细胞,依照"数上不数下,数左不数右"的原则进行计数,以免产生误差。计数时,如发现各中方格的细胞数目相差20个以上,表示细胞分布不均匀,必须重新充液计数。如计数过程中发现细胞数量过于密集,可用培养液或PBS缓冲液对细胞样本按一定的比例进行稀释后再重新计数。

(4)计算细胞密度:在显微镜下用低倍镜计数4个大方格的细胞总数,然后平均得到每个大方格的细胞数乘以10(每个大方格体积为0.1mm³),即得每立方毫米的细胞数。所以,细胞密度(个/ml)为:
每个大方格内的细胞数 $\times 10 \times 10^3 \times$ 稀释倍数。

（5）细胞活力检测：取细胞悬液 1 滴，加入等量锥虫蓝染液于干净试管中，充分混匀后立即滴加细胞悬液于细胞计数板上，在显微镜下计数 50~100 个细胞中着色的死细胞数。正常情况下活细胞的比例应不少于 95%。

（6）按照计数结果和接种的细胞数量要求配制接种的细胞悬液，假定计数的结果是消化下来的细胞悬液密度是 5×10^6 个细胞 /ml，现在需要在 96 孔板上接种 8 个孔的细胞，每孔接种 5 000 个细胞 /100μl。根据此要求，取一干净离心管，吸取一定量的细胞悬液，再吸取一定量的培养液，混匀后使配制好的细胞悬液满足每 100μl 有 5 000 个细胞的接种要求，悬液体积在 900~1 000μl（比实际需要多一些，以防因加样误差造成最终样本量的不足），然后用移液枪接种到每个孔中，每孔接种 100μl 的细胞悬液。未用掉的细胞悬液可以加入适量的完全培养液，混匀后平均分配到 2~3 个新的培养容器中，完成细胞的传代（见本实验操作 1）。

【实验报告要求】

1. 阐述本实验的原理。

2. 记录实验的操作步骤，包括细胞增殖实验的分组和接种情况。

3. 记录 +/+ 和 –/– 的细胞计数结果，计算两种细胞的密度，并比较两者在活力方面是否存在区别。

（1）单个核细胞浓度（个 /ml）$= \dfrac{4 \text{ 个大方格细胞总数}}{4} \times 10^4 \times$ 稀释倍数

（2）计算细胞活力（%）$= \dfrac{\text{活细胞数}}{\text{细胞总数}}$

【注意事项】

1. 在胰酶消化细胞的过程中要经常观察，一方面避免消化过度对细胞造成损伤，另一方面避免消化不够造成细胞难以解离。

2. 每个吸取细胞悬液的步骤，均要注意混匀细胞悬液。

3. 计数细胞时，应将显微镜亮度调暗、光圈调小，才能够观察到计数室内的刻线。

4. 做细胞活力检测时，锥虫蓝染色后应尽快计数完毕，时间过长则细胞活力可能降低。

5. 细胞计数板用清水冲洗后，晾干，然后用擦镜纸擦干净。

（三）细胞的冻存和复苏

为避免衰老、降低污染的风险和减少遗传突变的影响，细胞培养过程中有时会需要将细胞系储存起来以便将来的研究。由于细胞在低温条件下可长期保持一定的活力，因此，可采用低温法来保存细胞，即将细胞或细胞系保存在 −70℃低温度条件或 −180℃的液氮中长期储存。当研究需要时，冻存的细胞可以被迅速地解冻并进行高密度铺板，使细胞得以复苏。

【实验原理】

细胞在冻存过程中胞内的水分容易形成冰晶，从而对细胞造成损伤，为了避免这种情况的发生，冷冻需要添加冷冻保护剂，以降低冰点并减慢冻结的速度，使细胞内的水分在冻结前透出细胞外，减少胞内的冰晶，使细胞得到保护。二甲亚砜（DMSO）就是这样一种冷冻保护剂，放在完全培养液中可在 −70℃或更低的温度条件下为细胞提供保护。此外，渐进性的冷冻也可减少冰晶的形成和对细胞的损伤风险。

复苏细胞的过程、要求与冻存恰好相反，速度要尽量快，将细胞从液氮中取出后放入 37~42℃水浴中，使其尽快融化，以免由于缓慢融化导致水分进入细胞再结晶，造成细胞的损伤。

【试剂与器材】

1. 实验器具与材料

（1）微量加样器（移液枪）、相应的盒装吸头、EP 管。

（2）细胞冻存管、冻存盒、无菌离心管、培养皿（瓶）、吸管、移液管、酒精灯、酒精棉球、试管架等。

（3）CO_2 培养箱、倒置显微镜、超净工作台、高压锅、离心机。

（4）处于对数生长期的培养细胞。

2. 实验器具的处理与准备 盒装吸头、EP 管等实验前需经高压灭菌并烘干。

3. 试剂配制和准备

（1）RPMI-1640 培养液和 DMEM（高糖）培养液，完全培养液（每 100ml 培养液中含 10% 胎牛血清、青、链霉素各 100U/ml）。

（2）D-Hanks 液（即为无钙、镁离子的 Hanks 液）、或者是无钙、镁离子的 PBS 缓冲溶液。

（3）DMSO、70%（v/v）乙醇、胎牛血清（FBS）等。

（4）冻存液：完全培养液补充 10% 到 20%（v/v）的胎牛血清和 5% 到 10%（v/v）的 DMSO，4℃保存。

【实验操作】

1. 细胞冻存

（1）用胰酶将细胞从板上消化下来［见实验（二）1］。

（2）将细胞悬液转移到无菌的离心管中，并添加 2ml 含血清的完全培养液。室温下约 1 500 转 /min 离心 5min。

（3）除去上清液并添加 1ml 的冻存液。重悬细胞沉淀。

（4）吸取细胞悬液加入到一个写有标签的 2ml 冻存管中，拧紧瓶盖，做好标记。

（5）将冻存管在 –20℃冰箱中放置 0.5h，转移至 –70℃冰箱中放置 1h 或过夜，或者直接将冻存管放于细胞冻存盒（程序降温盒）中，–70℃冰箱中放置过夜。

（6）第二天将冻存管转移到液氮罐中存储，并做好记录。

注意事项如下：

（1）冻存细胞最好选处于对数生长期的细胞。

（2）冷冻保存各种传代细胞的方法基本相同，只是各种细胞所需的营养液成分有差别。

（3）通常冻存细胞的最终细胞浓度为 10^6 或 10^7 个细胞 /ml。

（4）一些实验室将冻存管直接放入液氮罐中冻存、略去了逐渐降温的过程。虽然这与逐步降温的建议是相悖的，但据称这样直接冻存的技术未影响复苏时的细胞活力。

（5）对冻存在液氮罐中的细胞身份和存储位置做好记录。细胞可能存储多年，适当的信息对于将来使用时要找到一个特定的细胞系来说是非常必要的。

（6）悬浮培养细胞冻存的原则与单层贴壁细胞的相似。主要的区别在于前者无需胰酶消化。

2. 细胞的复苏

（1）将冻存管从液氮罐中取出后马上放入 37℃的水浴中，不停晃动冻存管直至培养液解冻。培养液通常解冻的时间 <60s。细胞应尽快解冻以防止可以导致细胞溶解的冰晶的形成。尽量避免冻存管盖没入水中。

（2）打开之前用 70% 乙醇擦拭冻存管。

（3）将解冻细胞悬液转移到一个含 2ml 预温完全培养液 /20%FBS 的无菌离心管中，室温下约 1 000 转 /min 离心 10min，丢弃上清液。

（4）用少量（约 1ml）完全培养液 /20%FBS 轻轻重悬细胞沉淀，然后转移到含有适量培养液并被正确标记的培养板中。由于有一些细胞因冻存而死亡，因此细胞复苏培养的密度要高于平时的培养。

（5）24h 后检查培养的细胞，看看细胞是否已贴壁。

（6）当培养液中的酸碱指示剂（如，酚红）变色后换液。维持 20% FBS 的使用浓度，直至细胞系恢复。

注意事项：在从液氮罐中取冻存管时应穿戴防护服，特别是防冻手套和护目镜。放置液氮罐的房间应该保持通风。小心不要让液氮溅到皮肤上。

【思考题】

1. 细胞培养需要什么样的特定环境和培养条件？为什么？

2. 如何判断培养的细胞是否需要换液或传代？

3. 细胞培养液中通常会加入酚红作为指示剂，试问这种指示剂究竟可以起到什么作用？为什么？

4. 现分离得到 600μl 细胞悬液，计数四角的 4 大格细胞数分别为 115、108、112、117 个，若后续实验需要 3ml 浓度为 1.5×10^5 个 /ml 的细胞，要如何操作？

5. 为何大多数体外培养的细胞存在 Hayflick 极限？

第二部分　教师授课指南（教师用书部分）

一、本实验参考阅读

弗雷谢尼 RI. 动物细胞培养——基本技术指南. 章静波, 徐存拴, 等译. 北京:科学出版社, 2008.

二、本实验所涉及的问题思辨和能力培养

1. 实验内容安排的有关考量　由于培养的细胞具有体内细胞的特征, 通过细胞培养可以对单个细胞或某一群细胞在体内的功能活动开展研究, 兼具可操作性和观察性, 因此, 该技术成为医学和生命科学领域重要的、不可替代的手段, 具有广泛的应用。

细胞培养技术主要包括原代培养技术、传代培养技术以及冻存和复苏等技术, 其中, 传代培养技术在日常研究中运用的是最多的, 同时, 实验要求和准备也相对容易, 因此, 本实验将其作为最基本的一级培养目标, 而将其余两个教学内容作为进阶培养的目标, 即二级培养目标。各院校可根据本校实验的条件以及学时的多少, 适当安排并选择适合的实验内容, 完成各自预定的教学目标。

实验通过原代分离和培养基因敲除小鼠的胚胎成纤维细胞并为相关研究进行细胞准备的研究实例将三部分实验内容串联在一起, 旨在使教学内容更密切地联系临床和科研, 培养学生的科学思维能力和实验技术的应用能力。

原代细胞培养过程中针对不同的组织细胞类型, 可以采用不同的方式加以分离。小鼠胚胎成纤维细胞的分离采用的是比较有代表性的酶消化法, 临床研究中分离肿瘤组织的细胞也是采用同样的方法。实际教学过程中可根据实验的需要和条件采用其他的分离方法, 例如用机械法分离脾脏、淋巴结、胸腺中的淋巴细胞。

很多利用培养细胞开展的细胞层面的研究都需要对细胞进行重新接种, 并且有一定的密度要求。细胞接种的操作与细胞传代的操作基本是一样的, 只是往往在细胞铺种到新的容器中之前需要对细胞进行计数, 并且按一定的细胞密度加以铺种。因此, 本实验以细胞增殖能力检测、实验前的细胞准备为例, 在传代技术的基础上增加了细胞计数的内容。同样对细胞密度有要求的细胞接种还包括细胞的转染、细胞免疫荧光检测等实验。

2. 能力培养的类型　本实验所涉及的能力类型共 6 类, 具体如下:

（1）动手实践能力:亲自动手进行无菌环境的维持, 进行原代、传代培养的操作, 进行细胞的冻存和复苏。通过这些实际的操作提升相应的实践动手能力, 同时可进一步加深对体内外细胞在环境、形态和生长方面差异的认知。

（2）团队合作能力:细胞培养操作是以实验小组为单位进行的, 需要组员密切配合才能完成细胞培养诸多环节的操作, 学生将从中体验实验中如何进行分工合作, 以及良好的分工合作对于实验的顺利完成究竟有多么重要。

（3）自主学习能力:在进行细胞培养的操作之前要求学生必须通过自主学习的方式对细胞培养的相关知识、操作流程以及注意事项等内容进行全面的了解, 并对其自主学习的效果进行评估, 使之逐渐养成自主学习和实验前做好预习准备的良好习惯。

（4）数据分析能力:各实验小组在细胞培养过程中需要观察和记录野生型和 A 基因剔除纯合子细胞在细胞形态、密度、活力、黏附能力等方面的结果数据, 并比较它们之间是否存在差异, 分析这些数据背后所蕴含的意义。

（5）思辨能力：通过对相关引导性问题和思考题的思考和讨论，以及对结果的分析，培养学生的思辨能力和提出自己独到见解的能力。

（6）初步的科学研究认知：前两部分的实验内容均模拟的是研究的实例，结合与研究相关问题的引导，使学生对细胞培养在相关研究中的应用、对医学科学研究的研究思路、研究方法等有进一步的认识。

3. 本实验所涉及研究问题的深度分析 本实验是以基因剔除小鼠的成纤维细胞作为分离和研究对象的，并根据剔除的 A 基因可能参与了对细胞增殖过程的调控这样一种假设，开展了细胞增殖能力检测实验的前期细胞准备。在学习的过程中还可以提出若干种不同的预想结果，如 A 基因剔除后促进了细胞的增殖、或抑制了细胞的增殖，引导学生进一步提出后续的待研究问题和相应的研究思路，从而对影响细胞增殖的各种因素、细胞增殖的调节机制、相关的调节信号通路等有更全面和深入的了解，使学生的理论学习和研究实践真正形成一个相互驱动的良性循环，使学生所学的理论知识能在实践中学以致用。此外，还可以对 A 基因可能的功能加以调整，譬如，假定其是细胞表面的一种黏附分子，从而将细胞层面的研究方向引导至细胞的黏附、迁移等方面来。这样的调整有多种可能，可根据学生的专业、层次、学习能力的强弱等因素进行选择。

三、如何进行能力培养的效果评估

综合素质和能力培养效果以形成性评价为主，为了使评价能够顺利实现，可利用网上提交案例分析、问题提出、解决方案、研究报告等，并进行学生之间的网上互评，实现信息化管理和自动计分的评价模式。根据本实验考评的实际效果、优点和缺点，将来可考虑制定出综合素质和能力的量化测评体系。

孙岳平 许伟榕（上海交通大学）

参 考 文 献

［1］中华医学会糖尿病学分会. 中国 2 型糖尿病防治指南（2017 年版）. 中华糖尿病杂志, 2018, 10（1）: 4-67.

［2］卡尔·A·伯蒂斯, 大卫·E·布伦斯, Tietz. 临床化学与分子诊断学基础. 7 版. 潘柏申, 译. 北京: 中华医学电子音像出版社, 2017.

［3］中华医学会糖尿病学分会. 中国血糖监测临床应用指南（2015 年版）. 中华糖尿病杂志, 2015, 7（10）: 603-613.

［4］刘雯. 医学细胞与遗传学教程. 上海: 复旦大学出版社. 2008.

［5］陈竺. 医学遗传学. 9 版. 北京: 人民卫生出版社. 2018.

［6］SAHA S, BARDELLI A, BUCKHARLTS P, et al. A phosphatase associated with metastasis of colorectal cancer. Science, 2001, 294（5545）: 1343-1346.

［7］LAURENT C, VALET F, PLANQUE N, et al. High PTP4A3 phosphatase expression correlates with metastatic risk in uveal melanoma patients. Cancer Res, 2011, 71（3）: 666-674.

［8］ZHAN WB, LI Y, LIU X, et al. Evaluation of PRL-3 expression, and its correlation with angiogenesis and invasion in hepatocellular carcinoma. Int J Mol Med, 2008, 22（2）: 187-192.

［9］AL-AIDAROOS AQ, YUEN HF, GUO K, et al. Metastasis-associated PRL-3 induces EGFR activation and addiction in cancer cells. J Clin Invest, 2013, 123（8）: 4540-4540.

［10］YE Z, AI-AIDAROOS AQ, PARK JE, et al. PRL-3 activates mTORC1 in cancer progression. Sci Rep, 2015, 5: 17046.

［11］ZIMMERMAN MW,MCQUEENEY KE,ISENBERG JS,et al. Protein-tyrosine phosphatase 4A3(PTP4A3)promotes vascular endothelial growth factor signaling and enables endothelial cell motility. J Biol Chem,2014,289:5904-5913.

［12］WANG HH,QUAH SY,DONG JM,et al. PRL-3 down-regulates PTEN expression and signals through PI3K to promote epithelial-mesenchymal transition. Cancer Res,2007,67(7):2922-2926.

［13］M. R. 格林. 分子克隆实验指南. 4 版. 贺福初,译. 北京:科学出版社,2017.

第六章
虚拟仿真实验

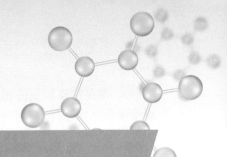

项目二十九

病理解剖虚拟仿真实验教学项目

一、项目目标

1. 通过传统教学、虚拟教学、以问题为导向，并完成系统实验报告，以小组为单位进行合作分工，锻炼团队合作能力，掌握相关的基础理论、知识和技能，培养学生数据分析能力。

2. 通过尸检案例讨论分析，更好地认识形态学知识对于临床诊断的重要性。培养学生的临床思维和自主学习能力。

3. 通过拓展思考，把解剖学、组织学、病理学及临床诊断和治疗结合在一起，培养学生创新性思辨思维，学会运用知识以及实践来探索解决临床诊疗相关问题。

二、实验教学项目描述

（一）名称
病理解剖虚拟仿真实验教学

（二）实验目的
帮助医学生了解和学习病理解剖的全过程；有机整合解剖学、组织胚胎学、病理学的理论和实践、临床诊断和治疗等知识；更好地认识形态学知识对于临床诊断的重要性；同时把能力建设融入虚拟仿真实验相关环节，以此培养医学生的自主学习能力、临床思维能力、动手实践能力、数据分析能力、批判性思维能力、团队合作能力和探索创新能力。同时，对想了解病理解剖的科学工作者或普通人也提供一个专业、科普性的在线学习平台。

（三）实验原理
接轨课程资源网络共享的教学趋势，充分利用信息化教学优势，帮助医学生随时随地上网浏览、学习病理尸检数字化模型的使用、讨论并判断病亡者的死亡原因。

（四）知识点
病理尸检实验是一个综合实验项目，每一个尸检病例的诊断可能涉及解剖学、组织胚胎学、病理学课程的所有知识点，主要的知识点如下：

1. 掌握大体器官的观察　在观察脏器病变时，需要具有该脏器的正常解剖学知识，要求认出脏器种类、毗邻关系、形态和方位有无异常、体积和重量等，还需要观察色泽、硬度有无改变，特别要注意观察和描述病变所在的情况。

2. 掌握切片的观察方法　观察切片时必须从肉眼到低倍（10×）或中倍（20×）再到高倍（40×）循序进行。掌握细胞、组织和器官的一般结构规律，以及各自的结构特征，并进一步联系其功能，正确鉴别其病理改变。

3. 掌握病理解剖的相关知识　了解病理解剖前的准备工作,了解病理解剖的方法和记录以及病理诊断的主次顺序和报告内容。

(五)实验仪器设备(装置或软件等)

Dell poweredge r820 服务器　客户端到服务器的带宽要求为百兆以上带宽(本校使用千兆带宽)、Windows 7 家庭版及以上操作系统。IE9.0 及以上版本、Firefox 或 Chrome 浏览器,需自行下载。

(六)实验教学方法

1. 使用目的　在实验教学过程中,每 3 位学生为一个学习单位,以学生主动学习、自由讨论和独立分析为手段,辅以教师指导,达到既定的教学目标,即帮助学生们做到:①了解病理解剖的全过程;②有机整合解剖学、组织胚胎学、病理学的理论和实践、临床诊断和治疗等知识;③认识形态学知识对于临床诊断的重要性;④培养医学生的自主学习能力、临床思维能力、动手实践能力、数据分析能力、批判性思维能力、团队合作能力和探索创新能力。比如,"在尸检操作和诊断"部分配有临床病史,各系统正常或异常的大体实物照片及数字切片链接,要求学生结合临床病史,对所提供的大体和数字切片进行观察、描述和诊断,最后提交系统,形成一个完整的尸检报告。这种教学方法充分体现了把能力建设融入虚拟仿真实验相关环节的教学理念。

2. 实施过程　登录后,输入账户和密码,开始操作。

(1)点击"尸检实验室",浏览虚拟仿真尸检实验室常用的设备、器械和仪器。

(2)点击"观摩解剖",观看虚拟仿真剖检实验录像,学习病理解剖中胸腹腔和颅腔的剖检法。

(3)在"尸检操作和诊断"中,展示的是真实的病例、大体照片以及数字切片。阅读某案例的"临床病史",了解该病亡者的临床诊断和治疗情况。

(4)点击"一般检查",了解该病亡者遗体的外观表现。

(5)进行"脏器检查",即检查各个脏器的正常与否。以"右肺"为例,点击"右肺",不仅要观察所提供的"右肺"大体实物照片,还需要点击该"右肺"的数字切片链接,结合其镜下结构,判断该"右肺"是否发生了病理改变,并进行在线描述。采用同样方法可点击了解左肺的正常与否。

(6)采用同样方法点击了解神经系统,特别是大脑、小脑的正常与否。

(7)采用同样方法点击了解消化系统,特别是肝、胃、肠的正常与否。以肝为例。

(8)采用同样方法点击了解循环系统,特别是心脏的正常与否。

(9)采用同样方法点击了解泌尿系统,特别是肾的正常与否。

(10)采用同样方法点击了解运动、内分泌、血液等系统的正常与否。以"肾上腺"为例。

(11)在完成所有大体和数字切片的观察、描述和诊断后,点击"生成报告",系统将形成一个完整的尸检报告,并提交。

尸检报告的内容主要包括:初步确定本案病亡者所患的主要疾病;分析各种病变的相互关系并初步确定导致本案例死亡的主要原因。

(12)点击"评语查看",同学们将看到教师对其上交的尸检报告的评分、评价及参考答案。

3. 实施效果　学生们随时随地上网浏览该虚拟仿真实验网站,了解实验环境,学习病理剖检手法,描述各脏器的状态并作出诊断,最后讨论并判断病亡者的死亡原因。

(七)实验结果与结论要求

本虚拟仿真实验教学软件的实验结果与结论,以一份尸检报告来展示。即医学生在了解实验环境,学习剖检手法,描述和诊断各脏器的正常与否,讨论并判断死亡原因后,在线上形成一份尸检报告,并上传。尸检报告的内容大致包括以下 3 方面:①初步确定本案例所患的主要疾病;②分析各种病变的相互关系;③初步确定导致本案例病亡者的死亡原因。

(八)如何进行能力培养效果的评估

教师可通过后台管理,对上传的尸检报告进行评价。鉴于病理尸检的特殊性,仅提供参考答案。在评价过程中,描述的完整性和诊断的逻辑性、专业性及准确性是主要的评判指标。此外,知识的整合度、文字表达的流畅性以及团队合作的程度也是评价的组成部分。

三、学生端知识点

（一）了解病理解剖前的准备工作
（二）了解病理解剖的方法和记录
1. 尸体的一般状态。
2. 颈部器官及胸、腹腔的剖检。
3. 胸腔器官检查。
4. 颈部器官检查。
5. 腹部器官检查。
6. 盆腔器官检查。
7. 脑及脊髓的剖检。
（三）掌握全身各脏器正常和病理改变的大体和镜下结构
（四）掌握病理诊断的主次顺序及报告内容

四、教师端知识点

（一）掌握大体器官的观察
在观察脏器病变时,首先要有该脏器的正常解剖学知识,要求认出脏器种类、毗邻关系、形态和方位有无异常、体积和重量等,观察器官的色泽和硬度有无改变,特别要注意观察和描述病变所在的情况。

1. 病变部位、数目及分布　观察病变的部位、数目及分布。如肾、肺梗死累及该脏器的边缘部;支气管炎常沿支气管分布;原发性肺癌常为单个,而转移性恶性肿瘤常为数甚多且累及整个脏器。

2. 大小及外形　病变大小常与病变严重程度与发生时间长短有关,而外形常能代表某些病变的性质,如梗死常为锥体形;脓肿常为圆形;良性肿瘤一般边界清楚;而恶性肿瘤往往无明显界限。

3. 色泽
（1）暗红色:常表示充血或出血。
（2）淡黄色:是由组织坏死、崩解释放脂类物质所致,如结核病时干酪样坏死呈淡黄色。
（3）灰白色:常由局部贫血所致,如贫血性梗死呈苍白色;癌由于生长迅速,细胞丰富,血供少而呈灰白色。
（4）灰色或灰蓝色:结缔组织过度增生呈灰色,结缔组织玻璃样变性则呈灰蓝色半透明状。
另外,由于组织水肿、结缔组织黏液样变性或黏液细胞癌时因分泌多量黏液而呈胶冻状。

4. 质地
（1）质地变软:见于组织坏死崩解时,如脑液化性坏死;或含气量多,如肺气肿。
（2）质地变硬:常由于结缔组织增生及纤维化所致,如肺褐色硬化;肺泡萎陷,含气量减少,肺质地变实,如肺不张;或肺泡腔内充满渗出物,质地似肝称肝样变,如见于大叶性肺炎。

（二）掌握切片的观察方法
观察切片时必须从肉眼到低倍（10×）或中倍（20×）再到高倍（40×）,循序进行。掌握细胞、组织和器官的一般结构规律,以及各自的结构特征,并进一步联系其功能正确鉴别其病理改变。病理组织取自病变的标本,在病理切片上有时较难辨认正常的组织结构,为熟悉和掌握病理切片的观察要点,必须学会尽可能在病理改变情况下确定是何种脏器和组织。注意在病理情况下,细胞体积或形态可表现为大于正常（肥大）;小于正常（萎缩）;胞质内出现各种异常物质（变性）;核发生浓缩、碎裂、溶解(坏死)。位置异常也是各种病理现象之一,如白细胞大量渗出于血管外(炎症);红细胞漏出血管外(出血);另外,支气管柱状上皮变成了鳞状上皮(鳞状化生)。

(三)了解病理解剖的过程

1. 病理解剖前的准备工作　临床医师应先写好死者的病史摘要和死亡经过,以供解剖、分析死因和书写病理尸检报告时参考。

2. 病理解剖的方法和记录

(1)一般状态:记录死者的年龄、性别、身长、体重,观察其发育及营养状况,全身皮肤的色泽,有无出血(瘀点或瘀斑)、水肿、黄疸,有无瘢痕及外伤等,并记录之。

(2)颈部器官及胸、腹腔的剖检

1)胸、腹腔的切开方法:常用的有 T 形及直线切开法。T 形切开法既易剥离颈部器官,又利于遗体的化装,颇值得推荐。其横切线自左肩峰起,沿锁骨、胸骨柄达于右肩峰,直切线自胸骨柄起,沿正中线,绕过脐凹左侧,止于耻骨联合处。为了更好地检查髂部动脉及股动脉,当直切行至脐凹与耻骨联合之间的中点稍下处时停止,然后切向两侧腹股沟中点,做两切线。直线切开法以下颌骨下方,大约相当于甲状软骨处为起点,沿前正中线切开,切线绕过脐凹左侧,止于耻骨联合处。

2)颈部器官的剖检:如用 T 形切开法,沿横切线从锁骨、胸骨柄起向上将颈前半部的皮肤,连同皮下组织剥离。刀口朝下,以免割穿皮肤,影响外观;左手提起皮瓣相助。待颈前皮肤及皮下组织与颈部器官和肌肉分离完毕,沿下颌骨内侧,从正中分别向左右将口腔底部肌肉与下颌骨分离。然后从下颌骨下将舌等器官向下拉出,再把软腭切断,在尽量高的位置切断两侧颈外及颈内动脉,然后向下沿颈椎将软组织剥离,这样便可将颈部各器官组织剖出(剥离时注意连带将两侧扁桃体完整剥下,一并取出)。如用直线切开法,则从颈部正中切线向两侧及上方将颈前半部的皮肤及皮下组织剥离(其余同 T 形切开法)。

3)胸廓的暴露:在切线完成后,将胸廓皮肤,连同皮下组织、胸大肌等自正中线向两侧剥离。充分暴露肋骨。检查胸腔有无积液,记录其量及性状,胸膜与胸壁有无粘连。将胸腺剥离取出,记录其脂肪化程度及重量。剪开心包,记录心包腔内液体量和性状(正常为 5~10ml 淡黄色澄清的液体)。

4)腹腔:腹腔的切开,可在皮肤、皮下脂肪及肌肉切开后,在腹膜上方作一小切口,注意有无液体或气体排出。继以左手二指伸入切口,稍向上提,右手持剪沿二指间剪开腹膜,这样可避免伤及腹腔器官、继而切断连于胸壁下缘的肌肉,扩大暴露腹腔,记录腹壁皮下脂肪层的厚度、肌肉的色泽等。

检查大网膜及腹腔各器官的位置是否正常,肝是否肿大,其前缘在锁骨中线处是否超过肋弓(记录其超出多少厘米)。脾是否肿大,伸出肋弓下多少厘米。胃、肠有无胀气。各器官之间有无粘连。腹腔内有无过多的液体(腹水),记录其性状及量。如有出血,注意寻找器官或大血管破裂处。如有腹膜炎,检查有无器官穿孔。记录横膈高度,以锁骨中线为标准,正常时右侧达第 4 肋骨(或肋间),左侧达第 5 肋骨。

(3)胸腔器官检查

1)心:检查并记录心脏的重量(正常成人约 270g)、大小(约如死者右拳),左、右心室肌壁的厚度(一般在两侧切缘的中点测量,肉柱及心脏外膜下脂肪组织均须除外,正常右心室肌壁厚约 0.4cm,左心室厚约 1.2cm)。疑有肺源性心脏病时,须在距肺动脉瓣游离缘下 2~2.5cm 处测量右心室肌壁厚度(正常厚 0.3~0.4cm;大于 0.4cm 即为右心室肌肥大)。

检查各瓣膜有无增厚或赘生物,有无缺损、粘连、缩短等。腱索有无变粗、缩短。测量各瓣口周长(正常成人三尖瓣口周长 12cm、肺动脉瓣口 8.5cm、二尖瓣口 10.4cm、主动脉瓣口 7.7cm)。检查心腔有无扩张,心肌有无色泽改变、变软、梗死或瘢痕等,有无先天畸形(卵圆孔、动脉导管是否开放,房间隔、室间隔有无缺损等)。

冠状动脉:检查左、右冠状动脉口有无狭窄或闭塞。冠状动脉的检查一般在心固定以后进行,方法是沿左、右冠状动脉走向每隔 2~3cm 作横切面(注意切面必须与动脉中轴垂直),观察每一切面有无动脉粥样硬化斑块及血栓,并记录之(左冠状动脉前降支在心室间隔上端开始作切面,回旋支在左心耳下方的冠状沟找到其断面,右冠状动脉可在右心切线的房、室交界处找到其断面)。

主动脉:检查内膜有无动脉粥样硬化斑块或其他变化并记录之(若腹主动脉没有同时取出,须待腹腔各器官取出后,剪开其前壁,直至两髂动脉,以便观察)。

2)肺:先检查两肺表面胸膜有无增厚,有无炎性渗出物,抚摸各肺叶有无实变病灶或肿块,剪开肺动脉各大分支,观察腔内有无血栓质块。剪开各叶支气管,观察其管腔有无扩张,有无黏液阻塞或肿块。肺的切开常用脏器刀沿其长轴自外侧凸缘向肺门作一水平切面。观察肺切面的颜色,有无病灶,轻压之有无血液或含气泡的血水流出等。观察肺门淋巴结是否肿大。

(4)颈部器官

1)上消化道:舌有无舌苔或溃疡;两侧扁桃体是否肿大,其表面有无炎性渗出物;食管黏膜面有无溃疡,有无静脉曲张等。

2)呼吸道:喉头有无水肿或炎性渗出物;气管及主支气管有无内容物或炎性渗出物(正常时黏膜灰红色而平滑)。

3)甲状腺:是否肿大,有无结节状肿块;切面,滤泡有无扩大(正常切面为淡褐色)。

4)其他:颈部肿大的淋巴结,除可能是炎症、恶性淋巴瘤外,根据部位,还应考虑转移癌。如颈上部淋巴结肿大,常为鼻咽癌转移;锁骨上淋巴结肿大,可为胃癌或肺癌转移。

(5)腹腔器官:

1)脾:记录其大小(正常 13cm×8.5cm×3.5cm)及重量(正常约 150g)。包膜是否光滑(正常呈灰紫色),有无增厚。切脾时可将脾放在垫板上,膈面向上,然后沿长轴向脾门作一切面。记录其色泽、表面及切面性状,脾小结(脾小体)能否看到,脾髓用刀能否刮下,有无梗死灶等。

2)肠及肠系膜:检查肠内有无寄生虫(记录数量),小肠黏膜有无充血、出血,集合淋巴滤泡有无肿胀或溃疡形成(记录溃疡的形状、数量)。大肠肠壁是否增厚,肠腔有无狭窄或扩张,黏膜面有无炎性渗出物、溃疡或息肉。必要时可用流水轻轻洗去肠内容物,以利于观察。

3)胆囊和胆管:挤压胆囊,检查胆道通畅情况(胆汁从十二指肠乳头处流出)。疑有胆管阻塞时,应仔细分离肝门部软组织,暴露胆总管及左、右肝管。观察胆管有无扩张,剪开胆总管及肝管,检查管壁是否增厚,管腔有无扩张或阻塞,腔内有无结石、蛔虫、华支睾吸虫或肿瘤。

剪开胆囊,观察囊壁是否增厚,黏膜是否变粗(正常形成网状的纤细皱襞),内容物性状,腔内有无结石(记录其数量、形状、色泽及切面性状)等。检查完毕,即可用剪将其与肝分离,并在肝门处将肝十二指肠韧带连同其中的胆总管、门静脉及肝动脉剪断。

4)胃和十二指肠:观察胃壁有无增厚,胃黏膜有无出血及糜烂,胃小弯、幽门窦及十二指肠球部黏膜有无溃疡等。

5)胰:观察胰管与胆总管汇合处的情况,胰管有无扩张和结石。把胰平放在垫板上,作若干横切面,观察其小叶结构是否清楚,有无出血、坏死灶及肿块等。

6)肝:测量其大小(正常左右径 25~30cm,前后径 19~21cm,厚 6~9cm,重量约 1 300g)。观察肝表面是否光滑、色泽(正常呈红褐色)及质地。将肝放在垫板上(后下面朝上),分别剪开左、右肝管,观察有无扩张、结石或肿块;剪开门静脉各大支,检查有无血栓质块,然后将肝翻转过来,用脏器刀沿其左右径自表面最高处向肝门作一切面,检查切面色泽、小叶结构纹理是否清楚,汇管区结缔组织是否增生,有无肿块等。

7)肾上腺和肾:两肾上腺正常合重 7.6~8.4g(21~50 岁)。切面,观察皮髓质结构是否清楚(正常时皮质呈黄褐色,髓质灰红色),有无出血或肿瘤等。

测量肾的大小(正常约为 11cm×5cm×3cm),重量(一侧约 140g)。肾纤维膜是否易于剥离,观察肾表面色泽(暗红褐色),有无撕裂、瘢痕或颗粒(记录其大小及分布)。切面,皮质有无增宽或变窄(正常约为 0.6cm)。皮质及肾柱是否隆起,皮、髓质分界线结构纹理是否清楚。

（6）盆腔器官

1）睾丸、附睾及输精管：检查阴囊有无肿大。用刀先扩大腹股沟管内口，然后一手提拉精索，一手由阴囊外将睾丸向上推送，待睾丸拉出后，切断其下端与阴囊相连的睾丸引带，即可取出睾丸。剖开睾丸，用镊子夹扯生精小管，如有间质性睾丸炎时往往不能拉出。

2）膀胱、子宫和直肠：从前壁剪开膀胱，检查其黏膜有无出血、溃疡等。在男性检查前列腺是否肥大。在女性将子宫与膀胱、直肠分离，以剪刀由子宫颈口插入子宫腔，自子宫颈至子宫底将前壁剪开，再从子宫底向两侧子宫角剪开，形成 Y 形切口。检查子宫内膜有无妊娠现象、出血或坏死，子宫肌壁厚度及有无肌瘤等。若子宫特别肿大时，可用长刃刀从前壁正中线将子宫作一矢状切面，然后进行观察。检查两侧输卵管有无扩张，卵巢有无囊肿形成（可在卵巢突面向卵巢门作纵切面检查之）。沿直肠后壁正中线剪开直肠，检查其黏膜有无溃疡、痔核或肿瘤。

（7）脑及脊髓的剖检

1）颅骨的锯开：将头皮分向枕部及额部剥离，注意勿切破额部皮肤。锯颅前先用解剖刀作一水平锯线标记。锯线在额部平行于眶上缘并距离该缘 1~2cm，向两侧延长，经颞肌向后会合于枕骨粗隆处。然后沿锯线开颅骨，注意勿伤硬脑膜，沿锯线圆周锯过之后，宜用 T 字凿及锤子行颅骨分离，移去颅骨。沿头骨锯线将硬脑膜剪开，并剪断大脑镰前端，即可将硬脑膜由前向后剥离。

2）脑：测量脑的重量（正常约 1 400g），观察软脑膜血管有无充血，蛛网膜下腔有无出血或过多的液体（或脓液）。两侧大脑半球是否对称，脑回有无变扁（或变窄小），脑沟有无变浅（或变宽）。脑底动脉有无粥样硬化。

小脑和第四脑室的检查：注意观察有无脑疝。经小脑蚓突部作水平切面或矢状切面，观察有无出血或肿瘤。第四脑室有无扩张。

脑干的检查，可沿中脑、脑桥、延髓作多数横切面，每切面相隔 0.5cm。

3）脊髓的剖检（略）

提取各脏器或组织固定于 10% 甲醛液中，1 周左右切取组织块，制作切片，进行组织学检查。

（四）病理诊断

在尸检过程中，对每一器官尽可能地作出初步的肉眼诊断。待尸检进行完毕，对于各器官的病理变化必须全面地进行综合分析，找出这些病变中，什么是主要的，什么是次要的；什么是原发的，什么是继发的，然后按照主、次、原发、继发的顺序，将病变加以排列，确定什么是本例的主要疾病，再将由此主要病变引起的一系列病变按先后排列；其次将与主要疾病无关的其他病变排列在后面。这样就得出一套肉眼诊断。

讨论和总结：内容大致包括以下 3 方面：①初步确定本例的主要疾病；②分析各种病变的相互关系；③初步确定本例的死亡原因。

* 此部分内容节选自：陈苏红、王莉. 医学形态学实验教程. 2 版. 北京：人民卫生出版社，2018。

五、本实验所涉及的问题思辨和能力培养

（一）本实验所含问题的分析及能力培养体系

1. **实验设计模式**　在教学理念方面，本虚拟仿真实验教学软件体现了多学科整合和综合能力培养的教学理念，要求医学生在实验过程中有机整合解剖学、组织胚胎学、病理学的理论和实践知识以及临床诊断和治疗等知识，同时注重培养医学生的自主学习能力、临床思维能力、动手实践能力、数据分析能力、批判性思维能力、团队合作能力和探索创新能力。

2. **"虚实结合、能实不虚"的实验设计**　在实验方案设计方面，不仅紧密结合传统课程体系，而且充分体现"虚实结合、能实不虚"的设计思路。包括"尸检实验室"、"尸检观摩"、"尸检操作和诊断"和"评语查看"四个部分，其中相对共性的内容（如"尸检实验室"和"尸检观摩"）采用"虚"的形式，即提

供虚拟仿真视频。而差异性较大的内容（如"尸检操作和诊断"）则采用"实"的形式，即呈现不同的真实案例、大体照片以及数字切片。通过操作该软件，医学生们将全面了解实验环境，学习剖检手法，描述和诊断各脏器的大体和镜下表现，最终讨论并判断病亡者的死亡原因。

3. 能力培养类型（表 29-1）

表 29-1　本实验所涉及的能力类型

能力与分级			实验项目实施						
			参观尸检实验室	观摩解剖	阅读案例的"临床病史"	尸检的"一般检查"	检查各脏器	病理诊断和生成报告	评语查看
自主学习能力	0级要求		√	√	√	√	√	√	√
临床思维能力		1级要求			√			√	√
动手实践能力							√		
数据分析能力			2级要求				√	√	
批判性思维					√	√			√
团队合作						√	√	√	
探索和创新						√	√	√	
科学研究认知						√	√	√	

（二）本实验所涉及临床问题的深度分析

1. 本实验所涉及的临床问题分析　根据对尸检案例的分析，我们认为诊断正确率有待进一步提高，同时实验操作尚需作回顾性研究和改进。

2. 本实验所涉及的临床问题解决方案　通过对本实验的操作及分析，将为临床正确诊断提供形态学的帮助，同时对临床的介入操作有指导作用。

陈荪红（上海交通大学）

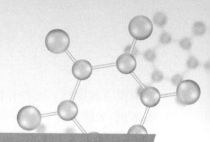

项目三十

生物化学实验室安全虚拟仿真实验教学项目

一、项目目标

1. 熟悉实验室安全基本常识,包括防火、防电、防盗、防爆、防水以及动物伦理等安全常识;掌握实验室仪器安全、实验室试剂安全和实验室废物处理。

2. 采取线上线下相结合教学方法,借助虚拟仿真技术运用于实验室安全教育,拓宽学生学习时空,丰富教学模式,树立学生实验室安全意识,主动掌握实验室安全知识并运用于实践中。

3. 基于"互动式、主动式"虚实结合学习模式,激发学生学习兴趣,培养学生分析能力、归纳总结能力、交流能力、团队协作能力及创新能力。(表 30-1)

表 30-1 能力导向对应教学实施策略

能力与指引				实施策略					
				传统教学	案例分析	问题导向	虚拟实验	分组讨论	拓展思考
实验室安全意识	0级要求			√	√	√	√		
实验室安全规范操作		1级要求		√	√	√	√		
应急处理			2级要求	√	√	√	√	√	√
自主学习				√		√	√	√	
动手实践				√		√	√	√	
团队合作				√	√	√		√	√
探索和创新				√	√	√	√	√	√
批判性思维				√	√	√	√	√	√

二、实验教学项目描述

1. **项目名称**　生物化学实验室安全虚拟仿真实验教学项目。

2. **实验目的**

(1)认识生物化学实验室安全教育的重要性,提高师生实验室安全意识。

(2)掌握实验室安全基本常识及正确处理安全事故的措施。

(3)熟悉生物化学实验室常规仪器的正确使用、实验试剂的安全问题及实验室废物的规范化处理。

（4）了解生物化学实验易出现的各类错误操作及相应的应急处理。

（5）建立线上生物化学实验室安全培训考核体系。

3. 实验原理 基于虚拟仿真技术与生物化学实验室安全教育融合为立足点，以虚拟仿真实验教学中心为平台，以生物化学实验教学中存在的实验室安全问题为载体，以"真人演示＋虚拟仿真"的项目表现形式，以"虚拟操作＋游戏过关"的学习形式，构建生物化学实验室安全虚拟仿真实验教学项目，主要包括案例库、实验室安全基本常识、实验室安全问题、评价体系四大模块。通过虚拟仿真实验操作，培养学生实验室安全意识，训练学生掌握正确的实验操作，构建生物化学实验室安全考核体系。

4. 知识点

（1）实验室安全基本常识如防火、防水、防电等。

（2）生物化学实验室安全问题，包括实验室仪器安全问题、实验室试剂安全问题、实验室废物处理。

（3）规范常规实验操作及突发事故的应急处理措施。

5. 实验仪器设备 电脑、系统软件。

6. 实验教学方法

（1）使用目的：培养实验室安全意识，掌握实验室安全基本知识，规范实验操作，确保实验正常、安全实施。

（2）实施过程

1）线上学习：以"学生自主学习"为主，学生利用虚拟仿真实验教学平台，开展实验室安全虚拟仿真实验教学项目学习。通过"案例库"模块学习真实惨烈案例，激发学习动力；"实验室安全基本常识"模块了解实验室安全基本常识，包括防火、防电、防盗、防爆、防水以及动物伦理等安全常识；"实验室安全问题"模块，学习实验室仪器安全、实验室试剂安全和实验室废物处理。每个知识点包括虚拟操作和关键问题考核，帮助学生掌握生物化学实验室安全知识，降低实验室安全事故发生概率。"评价体系"模块，通过多元化考核方式，如虚拟操作考核、实验室安全小助手、试题库以及实验室逃生，提高学生学习兴趣，检验学习效果。

2）线下学习：以"师生互动式学习"为主，教师针对案例库中案例、虚拟操作的关键步骤、考核中易错的知识点等方面提出问题，引导学生自主思考，共同讨论，巩固学生掌握实验室安全知识，并运用于实践中。同时由于实验室安全虚拟仿真实验教学项目是一个开放项目，启发学生在实践中找到新的实验室安全问题，师生共同研发实验室安全虚拟仿真实验教学项目。

3）实验室安全培训考核：通过实验室安全虚拟仿真实验教学软件进行实验室安全考核。

（3）实施效果：将基于网络的线上教学、基于翻转课堂的引导式教学、开放式线下教学相结合，充分调动学生学习实验室安全知识的积极性，提高实验室安全意识；充分利用虚拟仿真技术运用到实验室安全教学活动，做到虚实有效结合，将所学实验室安全知识贯穿到生物化学实体实验中，成为生物化学实验室准入的考核手段之一，有效降低实验室事故发生概率，受到师生肯定。

7. 实验结果与结论要求 本项目采用"学生自学与教师引导"、"线上教学与线下教学"相结合的开放式教学模式。学生既是项目学习者又是项目制作者，因此实验结果除了以实验报告、心得体会、线上考核、互动讨论等形式体现外，还有师生就实验室安全问题新知识点进行虚拟仿真实验教学项目研发等延伸形式。

三、学生端知识点

实验安全教育是实验教学中首要任务，贯穿在整个实验教学过程中，拓宽学生主动掌握实验室安全知识的途径迫在眉睫。而生物化学作为生物科学领域中的重要分支，其知识点已经渗透到生物学科的各个领域，同时也是生命科学领域的基础学科。但是生物化学实验教学中存在一些具有较高危险性和不可逆性的实验操作，如易燃、易爆、强腐蚀性、剧毒性等，且实验仪器操作不当也容易引发安全事故。因此,利用虚拟仿真技术对学生进行生物化学实验室安全教学培训,让其不限时空地主动掌握实验室安全知识,已经成为实验教学的重要组成部分,具有举足轻重的地位和作用。

1. 明确学习目的

(1)掌握生物化学实验室常见的实验室安全问题及相关事故的应急处理。

(2)提高实验操作的正确性、规范性、安全性,降低实验室危险事故发生率。

(3)将虚拟仿真实验中学到的知识运用到实践中,虚实结合提高自身安全意识和能力,正确并迅速地解决实践中遇到的实验室安全问题。

2. 实验内容　生物化学实验室安全虚拟仿真实验主要包括案例库、实验室安全基本常识、实验室安全问题、评价体系四大模块(图30-1)。

(1)案例库:近几年各大高校发生安全事故的案例通过图片、文字描述等形式真实地再现事故发生过程,安全问题不容忽视,时刻保持警钟长鸣。

(2)实验室安全基本常识:实验室安全基本常识主要包括防火、防电、防盗、防爆、防水以及动物伦理等安全常识,明确实验室存在的基本安全问题,提高安全意识。

(3)实验室安全问题:包括实验室仪器、实验室试剂和实验室废物处理三个方面的正确操作、错误操作及应急处理。

(4)评价体系:虚拟操作考核、实验室安全小助手、试题库以及实验室逃生四个方面进行实验室安全意识及技能的综合性评价。

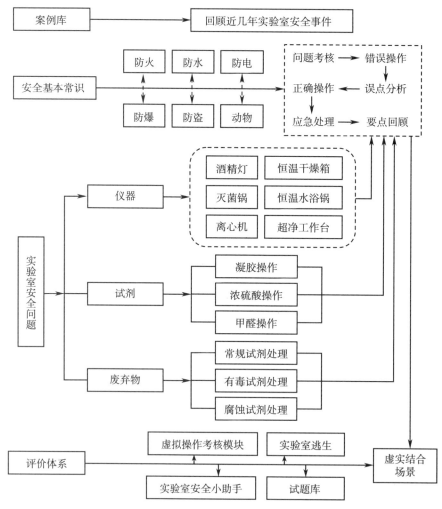

图30-1　生物化学实验室安全虚拟仿真实验内容图示

3. 实验链接　进入贵州医科大学基础医学虚拟仿真教学实验平台网站,左上角自行注册后进入生物化学与分子生物学虚拟实验模块,选择所需要的实验项目即可开始实验。

4. 实验操作　点击网址进入主界面。

（1）案例库:点击进入案例库,了解近几年各大高校发生实验室安全案例事故。

（2）实验室安全基本常识

1）点击进入实验室安全基本常识模块,学习防火、放电、防盗、防爆、防水以及动物伦理等安全基本常识,分析各事故场景中错误点,掌握正确操作及应急处理措施,提高实验室安全基本常识。

2）以防火为例,点击防火模块进入学习界面,包含安全问题和思考两个学习内容。点击各模块完成相应虚拟仿真实验的学习和测试。

（3）实验室安全问题:该模块涉及三个部分:实验室仪器、实验室试剂和实验室废物处理,点击相应的内容进入相关知识点学习虚拟仿真实验。

1）实验室仪器安全问题:以"实验室仪器"为例,点击"实验室仪器"显示生物化学实验室常见的仪器图标。比如点击离心机,进入界面包含离心机的正确操作、易出现的错误操作和错误操作的应急处理三部分内容,通过提示进行相关的虚拟仿真实验操作。

2）实验室试剂安全问题:本模块涉及一些危险试剂安全问题。以琼脂糖凝胶制备的安全问题为例,点击琼脂糖凝胶制备学习模块,进入虚拟实验操作界面包含琼脂糖凝胶制备的正确操作、易出现的错误操作和操作错误的应急处理,点击相应内容进行虚拟仿真实验学习及测试。

3）实验室废物处理安全问题:选择实验室废物处理模块,学习界面包括酸、碱、有毒试剂的安全问题。例如点击进入"废弃物处理1"模块,显示界面包含废弃物处理的基本原则和正确操作、易出现的错误操作以及错误操作应急处理三部分。通过学习,了解实验室废液处理涉及的分类收集、集中处理、定期检查、定点储存、安全排放等相关知识。

（4）评价体系

1）该模块包括虚拟仿真操作考核、实验室安全小助手、试题库以及实验室逃生四个部分。

2）虚拟仿真操作考核模块,在虚拟操作过程中设置安全问题,考核学生在操作过程中对项目知识点的掌握情况。

3）实验室安全小助手模块,界面上的小机器人,它随时检测出学生对知识点的学习情况,它等级越高,表示学生学习知识点越多。

4）试题库模块,主要是针对实验室安全问题,设置大量的题目,可以随机抽取试卷进行考试,评价学习情况。

5）实验室逃生模块,是一个游戏化的实验考核,让学生在游戏化实验中学习知识。

四、教师端知识点

1. 明确教学目的

（1）引导学生熟悉实验室安全基本常识并掌握生物化学实验室实验仪器安全、实验试剂安全和实验废物处理。

（2）采取线上、线下相结合的互动式教学方法,丰富教学模式,激发学生学习兴趣,树立学生实验室安全意识。

（3）培养学生分析能力、归纳总结能力、团队协作能力及创新能力。

2. 教学活动设计

（1）导入:列举并阐述近三年发生的重大实验室安全事故。

（2）提出问题:高校实验室屡有爆炸、火灾等重大安全事故发生,许多年轻鲜活的生命憾然离世,同时也造成了国家财产的重大损失,引发社会高度关注。然而,在当今各大高校如此重视实验室安全的情况下,为何安全事故还频繁发生呢? 基于此,引出学生思考实验室安全一系列问题。

3. 指导学生学习虚拟仿真实验教学项目　引导学生自主学习实验室安全虚拟仿真实验教学项目,完成每一个知识点的学习和测试。

4. 互动式学习

(1)师生之间就项目中的案例、虚拟操作中涉及的知识点进行交流、讨论,引发思考。

(2)结合实体实验,拓展知识,启发学生思考项目中未提及的实验室安全问题,分析、讨论、归纳正确操作措施,并总结和反思。采用"教师 - 学生 - 企业"研发模式,针对新提炼的实验室安全问题,引导学生参与研发虚拟仿真实验教学项目。

5. 作业及考核　监督学生线上认真完成学习、操作、测试等任务;引导学生线下实践操作中贯穿实验室安全意识,并对实验室安全知识点进行归纳、总结;鼓励学生参与研发虚拟仿真实验教学项目。

6. 教师具备知识点　教师作为项目指导者及引导者,需要具有实验室安全意识,具备实验室安全知识、实验室安全事故应急处理知识、虚拟仿真项目研发的基本知识、线上与线下混合式教学的相关知识等。

(1)指导学生掌握实验室安全基本常识。如进入实验室实验前,了解实验室布局,了解水阀及电闸所在位置。离开实验室时,将水、电等电源开关关毕,门窗锁好。做到防电、防火、防水、防盗。

(2)指导学生掌握规范性实验操作。

1)利用虚拟仿真实验教学软件,掌握常规仪器设备的正确使用步骤,避免错误使用仪器设备导致实验室安全问题。

2)结合虚拟仿真实验教学软件,规范常规实验操作,避免错误操作导致实验室安全问题。

(3)指导学生正确处理实验室安全事故。

1)掌握常见实验室突发事件的正确处理。

2)掌握错误操作导致安全事故的正确处理。

(4)引导学生合理使用实验室安全虚拟仿真软件。

1)打开网址,进入虚拟项目首页。

2)点击"进入虚拟实验",开始进入虚拟实验学习。

3)每一个模块,按顺序单击进入学习。

4)在每一个模块学习界面左下方有操作提示,按照提示进行相关操作。

5)实验操作中会涉及单选题、多选题、判断题等形式的测试。

6)每学完一个知识点进行知识点回顾和总结。

7)考核模块有虚拟实验操作、试题库随机考核、安全小助手、实验室逃生等,多方面地进行安全意识和技能的综合评价。

8)反复学习和操作不熟悉的知识点。

(5)引导研发新的实验室安全虚拟仿真实验项目:启发学生结合实践中遇到的实验室安全问题,采用"教师 - 学生 - 企业"形式共同研发虚拟仿真实验教学项目,拓宽实验室安全虚拟仿真项目涉及的知识点。

五、能力培养评估

1. 实验室安全意识能力　通过案例分析、互动讨论、虚拟仿真操作、评价考核等形式,树立实验室安全意识,贯穿整个实验教学过程。

2. 安全规范的实验操作能力　通过反复虚拟仿真实验操作,掌握实验室仪器、实验室试剂和实验室废物处理的安全问题,具备正确、规范的实验操作能力,避免安全事故发生。

3. 应急处理能力　通过反复虚拟仿真实验操作、自主学习和实地演练,锻炼突发事件应急处理能力。

4. **自主学习能力** 线上学习以自主学习为主,学生自主学习"案例库"、"实验室安全基本常识"、"实验室安全问题"模块相关知识点,并通过多元化考核方式检测学习的效果,自学能力得到训练与培养。

5. **动手实践能力** 通过虚拟仿真实验反复学习,所学实验室安全知识灵活运用到实际生物化学实验中,指导学生在实践中准确、规范的操作,提高实践能力。

6. **团队合作能力** 线上与线下学习均采用小组为单位进行,组内及组间的合作与协作,共同完成整个实验教学活动。

7. **探索和创新能力** 根据所学实验室安全知识,引导学生创新地提出实验室安全预防、管理策略;并基于虚拟仿真技术,针对新发现的实验室安全问题,鼓励学生参与共同研发实验室安全虚拟仿真实验教学项目。

8. **批判性思维能力** 引导学生在项目学习中不断发现问题、提出问题并解决问题,在反思、质疑、提问过程中培养学生批判思维能力。

"线上操作与线下讨论相结合"、"虚拟操作与游戏过关相结合"、"线上学习与线下实践相结合"的"多元化"项目考评体系实现对学生综合素质和能力的量化测评。各院校可根据本校实际情况,合理安排教学活动,进行综合能力评估,完成预定的教学目标。

吴宁 吴遵秋 孙见飞 钟曦(贵州医科大学)

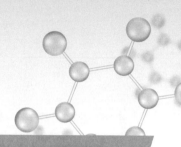

项目三十一

胚胎发育总论与常见畸形虚拟仿真实验教学项目

一、项目目标

1. 通过传统课堂教学、虚拟仿真实验、以问题为导向学习等方式,培养学生掌握和应用基础理论知识,分析解决临床实际问题的能力。以小组为单位,分工合作完成实验报告,锻炼团队合作精神与协调能力。

2. 结合临床案例分析与讨论,深入了解生殖细胞和受精以及胚胎早期发育过程中关键生物学事件的发生机制,以及对临床相关疾病诊断与治疗的意义;通过查阅相关文献,自主学习胚胎发育异常与临床相关症状的关系,培养学生临床思维和自主学习能力。

3. 通过拓展思考,把生殖细胞和受精以及胚胎早期发育的关键机制与发育异常和出生缺陷等联系在一起,学会通过运用理论知识和不断探索实践,以解决未知的科学问题,培养和锻炼学生的创新性科研思维能力。(表 13-1)

表 31-1 能力导向对应教学实施策略

能力与分级			实验项目实施					
			传统教学	虚拟教学	问题导向	综合研究报告	案例分析	拓展思考
知识	0级要求	1级要求 2级要求	√	√	√	√		
团队合作			√	√	√	√		
数据分析			√	√	√	√		
临床思维			√	√	√	√	√	
自主学习			√	√	√	√	√	
批判性思维			√	√	√	√		√
探索和创新			√	√	√	√	√	√
科学研究认知			√	√	√	√	√	√

二、实验教学项目描述

1. **名称** 胚胎发育总论与常见畸形虚拟仿真实验教学项目。

2. **实验目的** 通过亲自动手操作和体验"胚胎发育总论与常见畸形"虚拟仿真实验教学项目,将有助于深入理解个体发育的动态过程及其相关的细胞与分子机制,掌握影响和调控人类生殖功能的关键点,了解预防出生缺陷的有效措施,为实现"健康中国"的重中之重"生殖健康"构建一个基于临床问题的相关基础理论知识的学习与实践创新平台。

3. 实验对应的知识点——基本知识点

(1)生殖细胞的成熟:生殖细胞又称为配子,包括精子和卵子。产生具有受精功能的精子需经历三个阶段:结构完整的睾丸精子,功能成熟的附睾精子,抵达输卵管壶腹部的获能精子。卵子的产生不同于精子,早在胚胎时期,卵巢中的卵原细胞就已分裂增殖形成初级卵母细胞,并停留在第一次减数分裂前期,直至出生后青春期排卵前才完成第一次成熟分裂形成次级卵母细胞,但又停留在第二次成熟分裂中期,直到受精时才完成第二次成熟分裂,形成单倍体细胞卵子,染色体组型皆为"23,X"。若未受精,次级卵母细胞将于排卵后12~24h退化。

(2)生殖细胞的融合,即受精:受精是指精子与次级卵母细胞的融合过程,一般发生在输卵管壶腹部。精子完成受精的前提条件是获能和发生顶体反应。一旦受精,次级卵母细胞即刻完成第二次成熟分裂成为单倍体卵子,细胞核变成雌原核。受精一般分为三个阶段,即精子穿越放射冠、精子穿越透明带、精子与卵母细胞融合。

(3)卵裂与胚泡形成:在输卵管上皮纤毛细胞的作用下,受精后形成的受精卵在向子宫运行的过程中不断进行细胞分裂,又称为卵裂。当卵裂球数目达12~16个时,因形似桑葚又称为桑葚胚。当桑葚胚进入子宫腔时,位于桑葚胚内部的细胞之间出现间隙,并逐渐融合形成一个充满液体的大腔,称为胚泡腔,内细胞群也被推挤至一侧,此时桑葚胚转化为囊状的胚泡,又称为囊胚。外周环绕的细胞扁平,构成胚泡的上皮样外壁,可吸收胚泡外环境中的营养物质,又称为滋养层。胚泡于受精的第4天形成并逐渐长大,透明带进而变薄、破裂,使胚泡能与子宫内膜接触,开始植入子宫内膜。

(4)胚泡植入与胚层形成:在早期胚的发育过程中,胚泡植入与胚层形成同步进行。

胚泡逐渐埋入子宫内膜的过程称为植入或着床。植入始于受精后第6天,终于第11~12d。植入时,透明带已完全溶解消失,使位于胚泡内细胞群侧的滋养层细胞得以与子宫内膜上皮细胞相接触,并开始穿越上皮细胞。胚泡的植入是滋养层细胞与子宫内膜相互作用的结果。植入处的子宫内膜形成许多血窦。

胚泡植入时,内细胞群的增殖与分化尤为显著和迅速,并依次演变为由上、下两个胚层构成的二胚层胚盘(第2周),以及来自上胚层的由内、中、外三个胚层构成的三胚层胚盘(第3周)。

(5)胚层分化:第4周初,三胚层形成后,各个胚层细胞的增殖与分化就开始同步进行,至第8周末,已形成各种组织和器官的原基,从而奠定了全身各器官、系统发生的基础,胚体初具人形。

1)外胚层的分化:神经管是中枢神经系统以及松果体、神经垂体和视网膜等器官的原基。神经嵴是周围神经系统的原基,神经嵴中的部分细胞将向远处迁移,形成肾上腺髓质等结构。位于体表的表面外胚层,将逐渐分化为皮肤的表皮及其附属器、牙釉质、角膜上皮、晶状体、内耳膜迷路、腺垂体以及口腔、鼻腔与肛门的上皮等器官和结构。

2)中胚层的分化:中胚层从胚盘中轴向两侧依次分化为轴旁中胚层、间介中胚层和侧中胚层。在器官发生过程中,中胚层往往形成间充质,参与某些组织和结构的发生。

轴旁中胚层:分化为皮肤的真皮和皮下组织,大部分中轴骨骼(如脊柱、肋骨)和骨骼肌。

间介中胚层:位于轴旁中胚层与侧中胚层之间的中胚层称为间介中胚层,将分化为泌尿系统和生殖系统的大部分器官和结构。

侧中胚层:中胚层的最外侧部分又称为侧中胚层。侧中胚层内出现一些腔隙,并逐渐融合为一个大腔,又称为胚内体腔,从而将侧中胚层分为背腹两层,即体壁中胚层和脏壁中胚层。前者与外胚层相贴,将分化为胚体外侧和腹侧体壁(包括肢体)的骨骼、肌肉、血管和结缔组织;后者与内胚层相贴,将分化为消化和呼吸系统的肌组织、血管和结缔组织等。胚内体腔从头端到尾端依次分化为心包腔、胸膜腔和腹膜腔。胚盘头端的侧中胚层与两侧的侧中胚层在口咽膜的头侧汇合形成生心区。随着胚体的形成,生心区后来移到胚体原始消化管的腹侧,分化形成心脏。

3)内胚层的分化:在胚体形成的同时,内胚层向腹侧卷折、包裹形成原始消化管。原始消化管将分化为消化管、消化腺、呼吸道、肺、中耳、膀胱、阴道、甲状腺、甲状旁腺、胸腺等器官的上皮组织。

三个胚层在分化形成各种器官的过程中,细胞经过分化、组合形成四种基本组织,分别为上皮组织、结缔组织、肌组织和神经组织。三个胚层中位于胚盘表面及位于各胚层内部先后出现的腔隙(如胚内体腔)表面的细胞将发育为上皮组织;结缔组织和肌组织均来源于中胚层;神经组织起源于神经管和神经嵴。

(6)胚泡滋养层细胞发育分化:在植入过程中,与子宫内膜接触的滋养层细胞迅速增殖,滋养层增厚并分化为内、外两层。外层细胞互相融合,细胞间界限消失,称为合体滋养层;内层细胞界限清晰,由单层立方细胞组成,称为细胞滋养层。后者的细胞迅速分裂增殖,不断增加细胞数量,补充、融入合体滋养层。胚泡全部埋入子宫内膜后,内膜表面缺口修复,植入完成。此时整个胚泡的滋养层均分化为两层并迅速增殖。随后,内细胞群侧的合体滋养层内出现一些腔隙,并逐渐融合为不规则的大陷窝,又称为滋养层陷窝,并逐渐与周围的子宫内膜血窦相通,其内含有母体血液,使胚泡能直接从母体血液中获得营养。

4. 实验对应的知识点——拓展知识点

(1)评价生殖细胞受精能力的临床指标与参数

1)男方条件:①精液质量正常:具体参数指标参见 2010 年《WHO 人类精液检查和处理实验室手册》(第 5 版)。受精虽然只由一个精子和一个卵子完成,但因为精子与卵子的接触有一定的随机性,所以需要较多数量的精子到达输卵管壶腹部,才能保证在限定的时间内有正常精子能完成与卵的相互作用过程;②精子不含自身抗体,抗体可以封闭精子与卵子识别的位点,阻断精-卵相互作用。

2)女方条件:①正常的月经周期和排卵功能;②体液中不含抗精子或卵子的抗体。

3)双方共有或协调的条件:①生殖道畅通和正常性功能;②在排卵的前后 2~4d 期间内性交,以便精子和卵子能在具有受精能力的时段内相遇。

(2)胚泡植入异常(如前置胎盘和异位妊娠)及其成因:胚泡植入部位通常在子宫壁的体部和底部,最多见于后壁。胚泡若植入子宫的下段即近子宫颈内口处,并在此形成胎盘,则称为前置胎盘,分娩时前置胎盘可堵塞产道而导致难产,或因胎盘过早剥离而引起大出血;若植入在子宫以外部位,则称为异位妊娠,常发生在输卵管,偶见于子宫阔韧带、肠系膜或卵巢表面等处。异位妊娠胚胎大多早期夭折,少数胚胎可发育到较大后破裂而引起大出血。

(3)胚层分化发育异常(如畸胎瘤,无脑儿和脊柱裂)及其成因:原条和脊索都是胚发育过程中的一过性结构。随着脊索向头端生长、加长,原条则相对缩短,最终消失。若原条细胞残留,在人体骶尾部可分化形成由多种组织构成的畸胎瘤。

神经管缺陷是由于神经管闭合不全所引起的一类先天畸形。若前神经孔未闭,可发生无脑畸形,常伴有颅顶骨发育不全,称露脑。若后神经孔未闭,则可发生脊髓裂。脊髓裂常伴有相应节段的脊柱裂。脊柱裂可发生于脊柱的各段,最常见于腰骶部。

(4)胚泡滋养层发育异常(如葡萄胎)及其成因:绒毛膜是由早期胚的滋养层和胚外中胚层发育而成,因其表面充满绒毛状突起而得名。绒毛膜的发育演变,经历了初级绒毛干、次级绒毛干和三级绒毛干三个阶段。在绒毛膜发育过程中,若绒毛间隙未与母体血管连通,胚胎可因营养缺乏而发育迟缓或死亡。常见的绒毛膜病变,如滋养层细胞过度增生、绒毛内结缔组织变性水肿(如水泡状胎块)、滋养层细胞癌变(如绒毛膜上皮癌)等,不仅严重影响胚胎发育,还可危及母体健康。

5. 实验仪器设备(如装置或软件等)

(1)虚拟现实显示设备。

(2)VR 标准主机及配套网络保障设备。

6. 实验教学方法 个体发生及其机制是组织胚胎学课堂教学的重点与难点。该教学内容抽象复杂,动态多变,无法通过真实的实验室实践操作进一步学习相关理论知识,以加深对理论知识的理解和认识。

但是,构建虚拟仿真实验项目——"胚胎发育总论与常见畸形",将有助于学生通过虚拟仿真的动手操作和浸入式的亲自体验,深入理解个体发生的动态变化过程及其机制,并在此基础上掌握先天畸形的形成原因。

例如,关于实验内容涉及的基础知识点"胚泡植入"与拓展知识点"胚泡植入异常(如前置胎盘和异位妊娠)及其成因",具体实施过程与实施效果如下:

(1)根据提示,完成女性生殖系统各器官名称的标注。

(2)根据提示,完成胚泡各结构名称的标注。

(3)根据提示,完成关于植入的概念复习。

(4)根据提示,将胚泡植入女性生殖器官,并且解剖位置正确。

(5)根据提示,如果发生前置胎盘或异位妊娠,推测胚泡可能植入的器官或解剖位置。

最后,通过这5个动态实施过程,将有助于学生充分理解胚泡植入的重要性,掌握临床上前置胎盘和异位妊娠的成因及其危险性。

7. **实验结果与结论要求**　虚拟操作完成后,系统将自动生成实验报告,列出本次操作的每步实验结果,提供给学生,以便及时查看,讨论分析。

三、本实验所含问题的分析及能力培养体系

1. **实验设计模式**　本实验将人体组织胚胎学所学过的生殖细胞发育与成熟,以及在女性生殖器官发生的生殖细胞融合(即受精)与胚胎早期发育过程中的关键生物学事件,进行全方位虚拟展现,并以临床案例为参考,对所涉及的发育异常与出生缺陷的临床意义进行深度分析,旨在培养学生的科研思维能力和临床应用能力。

2. **三种难易程度的实验设计**　各院校可根据本校本实验的学时多少,适当安排并选择合适难易程度的实验设计(表13-1),完成各自预定的教学目标。

(1)难度较易的实验方案(0级要求):通过传统课堂教学、虚拟仿真实验、以问题为导向学习等方式,培养学生掌握和应用基础理论知识,分析解决临床实际问题的能力。以小组为单位,分工合作完成实验报告,锻炼团队合作与协调能力。

比如,在虚拟环境中完成女性生殖系统各器官的标注,做好生殖细胞融合(即受精)前的准备工作,认识受精和胚泡植入的常见解剖部位,了解植入后子宫内膜的演变以及胚泡滋养层细胞和内细胞群的发育分化。

(2)难度中等的实验方案(1级要求):结合临床案例分析与讨论,深入了解生殖细胞和受精以及胚胎早期发育过程中关键生物学事件的发生机制,以及对临床相关疾病诊断与治疗的意义;通过查阅相关文献,自主学习胚胎发育异常与临床相关症状的关系,培养学生临床思维和自主学习能力。

(3)难度较高的实验方案(2级要求):通过拓展思考,把生殖细胞和受精以及胚胎早期发育的关键机制与发育异常和出生缺陷等联系在一起,学会通过运用理论知识和不断探索实践,以解决未知的科学问题,培养和锻炼学生的创新性科研思维。

比如,在虚拟环境中全方位完成在女性生殖器官发生的生殖细胞融合(即受精)与胚胎早期发育过程中的关键生物学事件,分析发育异常所致出生缺陷的成因,提出预防出生缺陷发生的有效方案和指导优生优育的科学建议。

陈红(复旦大学)

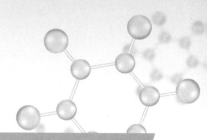

项目三十二

小白鼠氯气中毒性肺水肿虚拟实验教学项目

一、项目目标

1. 通过虚拟仿真教学、传统教学、以问题为导向的实验教学模式的结合,要求学生完成系统中的实验操作和相关测试,系统自动生成内容报告,并以小组为单位进行分析讨论,锻炼团队合作能力,掌握相关的基础理论、知识和技能。

2. 通过相关临床案例讨论,分析肺水肿的发生机制及对肺功能的影响,为呼吸系统疾病的临床诊治提供理论和实验依据;查阅相关文献,自主学习急性肺损伤的病理变化与临床症状的联系,培养学生的自主学习和临床思维能力。

3. 通过拓展思考,把肺组织形态学结构与肺生理功能联系在一起,培养学生创新性科研思维,学会运用知识及实践来探索解决未知科学问题。(表 32-1)

表 32-1　能力导向对应教学实施策略

能力与分级			实验项目实施					
			传统教学	虚拟教学	问题导向	综合研究报告	案例分析	拓展思考
知识	0级要求	1级要求	√	√	√	√		
团队合作			√	√	√	√		
数据分析		2级要求	√	√	√	√		
临床思维			√	√	√	√	√	
自主学习			√	√	√	√	√	
批判性思维			√	√	√	√	√	√
探索和创新			√	√	√	√		√
科学研究认知			√	√	√	√	√	√

二、实验教学项目描述

1. **名称**　小白鼠氯气中毒性肺水肿虚拟实验教学项目。

2. **实验目的**　本实验教学项目通过虚拟仿真替代传统实验教学,即可降低实验教学成本、改变实验环境,又可提高实验教学效率、延伸教学时间和空间,创建虚实结合和线上、线下相结合的教学新模式。通过虚拟仿真实验操作掌握小白鼠中毒性肺水肿的模型复制方法;观察中毒性肺水肿对小白鼠肺呼吸功能的影响以及肺组织的大体形态学变化;深入理解和掌握氯气中毒性肺水肿的发生机制。

3. 实验原理

(1)虚拟仿真操作界面:在模拟真实实验室的场景下,将操作空间分为三个功能区:动作栏区(实施手术操作)、工具栏区(提供实验设备仪器、耗材、试剂等)、提示语区(通过语音、文字提示操作要点)。

通过电脑鼠标互动操作,使学生置身于一个真实的场景,更好地熟悉实验操作流程,规范操作要点,更大空间地发挥学生的主观能动性,促进学生积极思考,培养实验兴趣。

(2)虚拟仿真小白鼠:利用计算机信息技术,模拟真实小白鼠,在虚拟场景中完美展现出小白鼠的颈部解剖层次结构以及肺部的组织解剖学结构,使学生在虚拟操作时如同现实,更好地掌握动物手术操作流程,熟悉小白鼠颈部解剖和肺组织学特点,并加深了解相关毗邻解剖位置关系。

(3)同步测试系统:利用本虚拟实验教学软件,重点考核学生对动物手术操作及相关理论知识的掌握程度。并根据软件的自动分析反馈,提示老师和学生对教与学中的薄弱环节及时进行强化。

4. 知识点　通过虚拟仿真实验操作,在虚拟仿真环境中,引导学生掌握颈部的主要解剖结构以及小白鼠颈部手术操作步骤和方法。通过对虚拟仿真实验教学软件的使用,使学生逐步熟悉和适应实验教学中虚实相结合的授课方式。同时,利用虚拟仿真实验教学软件中的同步测试功能,使学生及时了解本实验要求掌握的重、难点知识,并根据软件对考核结果的自动分析反馈,提示教师和学生对教与学中存在的不足进行强化。

该教学内容知识点具体对应的内容如下:

(1)掌握水肿的相关概念

1)掌握水肿的概念和病理特征(过多液体在组织间隙中潴留)。

2)掌握水肿的常见分类(按部位:肺水肿、心性水肿、脑水肿等)。

3)掌握水肿的主要发生机制(血管内外液体交换失衡及体内外液体交换失衡)。

4)掌握血管内外液体交换失平衡的常见影响因素和病因(如毛细血管内压升高、血浆胶渗压下降、微血管壁通透性增强和淋巴回流受阻)。

5)熟悉水肿液的性状、特点。

(2)掌握肺水肿对呼吸功能的影响

1)熟悉肺组织的解剖组织学结构(肺呼吸膜)。

2)掌握肺水肿发生的影响因素(呼吸膜损伤、通透性增强)。

3)掌握肺水肿对肺呼吸功能的影响机制(肺通气障碍和肺换气障碍)。

4)熟悉肺水肿时肺的大体形态组织学变化。

5. 实验仪器设备(装置或软件等)

(1)计算机 1 台(本项目在 windows xp 以上版本均可运行)。

(2)小白鼠中毒性肺水肿虚拟仿真实验教学软件 1 套。

(3)氯气反应装置 1 套。

(4)电子天平 1 台。

(5)水浴锅 1 个。

6. 实验教学方法

(1)使用目的:本实验因涉及有毒气体氯气,刺激性强,易呼吸道吸入危害人体健康,所以该教学项目采用虚拟仿真实验教学为主、传统教学为辅的教学方法,既避免了有毒气体的危害,又丰富了课堂形式,突破了实验教学对客观条件的依赖,满足实际的课堂教学需要,是老师得力的实验制作工具。

由于虚拟现实仿真技术为操作者提供一个极具真实感和沉浸感的训练环境,通过对动物颈部及肺部解剖操作,学生们可以在虚拟现实的环境下对颈部解剖结构进行识别、虚拟解剖、模型复制,并重复练习,更好地了解其毗邻的解剖位置关系,而不用担心对实验动物的影响。

通过同步测试系统,及时了解学生对动物操作及相关理论知识的掌握情况,及时提示学生如何规范化操作,并根据考核结果自动分析,提示老师对学生掌握的薄弱知识进行强化,提升教学效果。

此外,在虚拟环境中进行全部实验操作,可以降低对实验动物、仪器设备、耗材以及实验室条件的依赖;高度仿真的虚拟实验环境和实验对象,使学生在交互性的操作过程中,极大提升学习兴趣,更好地达到教学大纲所要求的教学效果。

(2)实施过程:本项目在虚拟仿真系统平台下的教学实施过程。

1)课前预习:学生通过学生端电脑或手机,输入学号和密码,登录系统主机,预习下一次实验内容;学习熟悉完整的实验操作过程。

2)实验课堂:在基础医学机能虚拟实验室上课,并将虚拟实验课程列入实验课教学计划;通过实时反馈,提供个性化的考核结果,有针对性地解决每个学生的问题;提供师生交流反馈平台,便于深入学习交流。

3)采用混合式教学:直观清晰视频(实验目的、原理、方法、结果与讨论);标准化操作,老师实践操作演示;学生在虚拟场景强化操作,既可避免与有毒气体的接触,也能收获比传统实验教学更好的教学效果。

4)对于不同专业的本科实验教学,可以适当增加或减少实验教学活动。

学生在虚拟仿真系统平台下的学习操作流程:

1)登录进入小白鼠氯气中毒性肺水肿虚拟实验操作系统。

2)进入虚拟情景,明确实验目的、实验原理、观看实验视频,思考相关问题。

3)进行虚拟实验操作演练及考核。虚拟操作界面包括三部分:工具栏区、动作栏区和提示语区。熟悉操作环境及器械后,学生可从工具栏区选取实验器械或材料,在动作栏区进行操作,选取错误或操作错误时界面无反应,通过反复尝试直至操作正确方可进入下一环节,也可参照提示语区的提示进行。同时要完成有关知识点的问题回答。

4)查看实验记录,分析讨论。

5)针对存在问题,进行反复演练。

6)最终考核。

7)总结评估。

(3)实施效果:通过本教学项目虚拟仿真实验的开展,在虚拟现实的环境下,让学生更容易对颈部解剖结构进行识别、虚拟解剖,模型复制、并重复练习,更好了解其毗邻的解剖位置关系,掌握相关理论知识。与传统实验教学相比,既避免了有毒气体的侵害,又丰富了课堂形式,突破了实验教学对客观条件的依赖,满足了实际课堂教学需要。通过同步测试反馈,及时了解学生对动物操作及相关理论知识的掌握情况,提示学生如何规范化操作,提示老师对学生掌握的薄弱环节进行及时强化,极大提升了教学效果。

7. 实验结果与结论要求　小白鼠氯气中毒性肺水肿虚拟仿真实验教学系统对实验结果及结论的要求具体如下:

(1)是否记录每步实验结果。

(2)实验结果与结论要求:包括实验报告、心得体会和其他。

(3)其他描述:虚拟操作完成后,系统将自动生成实验报告,列出本次操作的每步实验结果,提供给学生,以便及时查看,分析讨论,反复演练。

三、本项目涉及的知识点

1. 水肿

(1)概念:过多的液体在组织间隙或体腔内积聚称为水肿。若水肿发生于体腔内,又称之为积水。

(2)分类:按水肿波及范围可分为全身性水肿和局部性水肿;按发病原因分为肾性水肿、肝性水肿、心性水肿、营养不良性水肿、淋巴性水肿、炎性水肿等;按发生水肿的器官组织可分为皮下水肿、脑水肿、肺水肿等。

(3) 原因:全身性水肿多见于心衰、肾病、肾炎、肝病、营养不良、内分泌疾病等。有的水肿原因不明,称特发性水肿。局部性水肿常见于局部炎症、静脉及淋巴管阻塞、血管神经性因素等。

(4) 发病机制:水肿的主要发生机制是血管内外液体交换平衡和体内外液体交换失平衡。

血管内外液体交换失平衡机制:正常情况下组织间液和血浆之间不断进行液体交换,组织液的生成与回流保持动态平衡。平衡主要取决有效流体静压、有效胶体渗透压和淋巴回流等因素。造成血管内外液体交换平衡失调的主要因素:①毛细血管流体静压增高:使平均实际滤过压增大,组织液生成增多,当超过了淋巴代偿时,便引起水肿。主要见于心衰、局部静脉受压或血栓形成所引起的静脉淤血。②血浆胶体渗透压降低:使平均实际滤过压增大,组织液生成增多。后者超过了淋巴代偿时,便引起水肿。血浆胶渗压降低主要由于血浆白蛋白含量下降所致。③微血管壁通透性增加:使血浆蛋白从毛细血管和微静脉壁滤出,使血浆胶渗压降低和组织间液胶渗压升高,促使溶质及水分滤出。见于各种炎症。其特点是水肿液蛋白含量较高,可达 3~6g/dl。④淋巴回流受阻:使含蛋白的水肿液在组织间隙中积聚,形成淋巴性水肿。见于恶性肿瘤、肿瘤根治术、丝虫病。其特点是水肿液蛋白含量较高,可达 4~5g/dl。

体内外液体交换失平衡——钠水潴留:正常人钠、水的摄入量和排出量处于动态平衡,平衡的维持依赖于排泄器官的结构和功能,以及容量和渗透压调节。肾在钠、水平衡中起重要作用,某些因素导致肾球 - 管失衡,引起钠水潴留,发生水肿。①肾小球滤过率下降:如不伴有肾小管重吸收减少,就会引起钠、水潴留。见于广泛的肾小球病变和有效循环血量减少等。②近曲小管重吸收钠水增多:当有效循环血量减少时,近曲小管对钠水重吸收增加。见于心房肽分泌减少、肾小球滤过分数(FF)增加。③远曲小管和集合管重吸收钠水增多:当有效循环血量减少,肾血流量减少,RAAS 激活,使醛固酮分泌增多。当有效循环血量减少时,通过容量感受器使 ADH 分泌增加,以及醛固酮增多造成的钠重吸收增加,血浆渗透压增高,使 ADH 分泌增加。当醛固酮和 ADH 增多使远曲小管和集合管重吸收钠水增多,导致钠水潴留。

(5) 特点:水肿液的性状:水肿液根据蛋白的含量不同分为漏出液和渗出液。水肿的皮肤特点:皮肤肿胀,弹性差,皱纹变浅,按压呈凹陷性水肿(pitting edema)。全身性水肿的分布特点:心性水肿受重力作用,先出现于低垂部位;肾性水肿先出现在组织结构疏松部位,眼睑或面部水肿;肝性水肿受局部血液动力学因素影响,以腹水多见。

(6) 对机体的影响:①水肿部位细胞营养障碍;②影响组织器官功能活动。

2. 肺呼吸功能障碍的机制 外呼吸功能包括肺通气和肺换气两个基本环节。肺通气是指通过呼吸运动使肺泡气与外界气体交换的过程。肺换气是指肺泡气与血液之间的气体交换过程。任何致病因素使通气和 / 或换气发生障碍,均可导致肺呼吸功能障碍。

(1) 肺通气功能障碍:肺泡与外界的气体交换依赖于正常的通气功能,当肺通气功能障碍使肺泡通气不足时便影响外呼吸功能。肺通气障碍的类型与原因主要包括:①限制性通气不足:吸气时肺泡扩张受限引起的肺泡通气不足称为限制性通气不足。主要原因有呼吸肌活动障碍、胸廓的顺应性降低、肺的顺应性降低、胸腔积液和气胸等。②阻塞性通气不足:由气道狭窄或阻塞所致的通气障碍称为阻塞性通气不足。影响气道阻力的因素很多,其中最主要的是气道内径。管壁痉挛、肿胀或纤维化,管腔被黏液、渗出物、异物等阻塞,肺组织弹性降低以致对气道管壁的牵引力减弱等,均可使气道内径变窄或不规则而增加气流阻力,从而引起阻塞性通气不足。

(2) 肺换气功能障碍

1) 弥散障碍:肺泡气与血液在肺泡膜进行的气体交换是一个物理弥散过程,弥散障碍是指由于肺泡膜面积减少或肺泡膜异常增厚和弥散时间缩短所引起的气体交换障碍。弥散障碍常见的原因有:①肺泡膜面积严重减少,主要见于肺叶切除、肺实变、肺不张等;②肺泡膜厚度明显增加,主要见于肺水肿、肺泡透明膜形成、肺纤维化以及血浆层变厚等。

2）肺泡通气与血流比例失调：血液流经肺泡时能否使血液动脉化，还取决于肺泡通气量（VA）与血流量（Q）的比例。正常成人在静息状态下 VA/Q 约为 0.8。如肺的总通气量正常，但肺通气和 / 或血流不均匀，造成部分肺泡 VA/Q 失调，也可引起气体交换障碍，导致呼吸功能不全。肺泡通气与血流比例失调的类型和原因主要包括：①部分肺泡通气不足：部分肺泡通气不足产生见于支气管哮喘、慢性支气管炎、阻塞性肺气肿以及肺纤维化、肺水肿等。病变部位的肺泡通气明显减少但血流量未相应减少，使 VA/Q 降低，流经此处的静脉血不能充分动脉化便掺入动脉血内，类似动 - 静脉短路，故称为静脉血掺杂或功能性分流。②部分肺泡血流不足：见于 DIC、肺动脉栓塞、肺动脉炎及肺血管收缩等。病变部位的肺泡血流量减少，使 VA/Q 大于正常，患部肺泡通气不能充分利用，类似生理性无效腔，故又称为无效腔样通气。③解剖分流增加：在生理情况下，肺内的解剖分流仅占心输出量的 2%~3%。在病理情况下，如支气管扩张可伴有支气管血管扩张和肺内动静脉短路开放，使得解剖分流量增加，静脉血掺杂异常增多，从而引起呼吸功能不全。解剖分流的血液完全未经过气体交换过程，故又称为真性分流。

3. 急性肺损伤（ALI）与急性呼吸窘迫综合征（ARDS）　引起急性肺损伤的原因常见于化学因素、物理性因素、全身病理过程如休克、败血症等。急性肺损伤时肺的主要病理变化是急性炎症导致的呼吸膜损伤，包括肺毛细血管内血栓形成、肺水肿形成、肺泡萎陷、肺泡腔透明膜形成等。肺损伤的主要临床表现为呼吸功能障碍：出现呼吸窘迫、进行性低氧血症、吸氧难以纠正，可因急性呼吸功能衰竭而死亡。急性肺损伤的发病机制主要是由于肺泡 - 毛细血管损伤及炎症介质的作用使肺泡上皮和毛细血管内皮通透性增高，从而导致渗透性肺水肿，影响气体弥散；肺泡Ⅱ型上皮细胞损伤使表面活性物质的生成减少，肺泡表面张力增大，导致肺不张，而出现肺内分流；肺内 DIC 及炎性介质引起的肺血管收缩，可导致无效腔样通气。弥散障碍、肺内分流和无效腔样通气均使 PaO_2 降低，导致呼吸功能不全，严重时引起呼吸衰竭。其中以肺泡通气血流比例失调为主要发病机制。由于严重的低氧刺激，以及肺充血、水肿对肺泡毛细血管旁 J 感受器的刺激，使患者的呼吸运动加深加快，导致呼吸窘迫，即急性呼吸窘迫综合征，临床上表现为呼吸窘迫、进行性低氧血症、严重发绀、剧烈咳嗽、咯粉红色泡沫痰等。

四、本实验所含问题的分析及能力培养体系

1. 实验设计模式　本虚拟仿真实验教学项目利用计算机信息技术，模拟真实小白鼠，在虚拟场景中完美展现小白鼠的颈部解剖结构及肺组织结构，让学生通过虚拟实验操作，复制肺水肿动物模型，并通过反复练习熟练掌握动物手术操作流程及模型复制方法，熟悉哺乳动物颈部解剖、肺组织学结构、位置和毗邻关系。并结合相关临床案例讨论，对所涉及的肺损伤机制、肺功能变化进行深入分析，培养学生的自主学习能力、临床应用能力及创新性科研思维能力。

2. 三种难易程度的实验方案　本虚拟仿真实验教学项目包含三种难易程度的实验方案，各院校可根据本实验学时的多少，自行选择难易程度合适的实验方案，完成各自预定的教学目标（表 32-1）。

（1）难度较易的实验方案（0 级要求）：通过虚拟仿真教学、传统教学、以问题为导向的实验教学模式的结合，要求学生完成系统中的实验操作和相关测试，系统自动生成内容报告，并以小组为单位进行分析讨论，锻炼团队合作能力，掌握相关的基础理论、知识和技能。

（2）难度中等的实验方案（1 级要求）：通过相关临床案例讨论，分析肺水肿的发生机制及对肺功能的影响，为呼吸系统疾病的临床诊治提供理论和实验依据、查阅相关文献，自主学习急性肺损伤的病理变化与临床症状的联系。培养学生的自主学习和临床思维能力。

（3）难度较高的实验方案（2 级要求）：通过拓展思考，把肺组织形态学结构与肺生理功能联系在一起，培养学生创新性科研思维，学会运用知识及实践来探索解决未知科学问题。

王传功（济宁医学院）

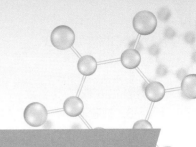

项目三十三

人脑解剖与影像结构虚拟仿真实验教学项目

一、项目目标

1. 通过传统教学、虚拟教学、以问题为导向的临床讲座,要求学生完成系统中的实验操作和相关测试,以小组为单位进行合作分工,锻炼团队合作能力,掌握相关的基础理论、知识和技能。

2. 通过临床案例讨论分析,了解脑结构对临床神经疾病诊断和治疗的意义,查阅相关文献,自主学习脑解剖结构损伤与临床症状的联系。培养学生的临床思维和自主学习能力。

3. 通过拓展思考,把脑结构、脑影像与脑生理、脑功能联系在一起,培养学生创新性科研思维,学会运用知识以及实践来探索解决未知科学问题。(表33-1)

表 33-1 能力导向对应教学实施策略

能力与分级			实验项目实施					
			传统教学	虚拟教学	问题导向	综合研究报告	案例分析	拓展思考
知识	0级要求		√	√	√	√		
团队合作		1级要求	√	√	√	√		
数据分析			√	√	√	√		
临床思维			2级要求	√	√	√	√	√	
自主学习			√	√	√	√	√	
批判性思维			√	√	√	√	√	√
探索和创新			√	√	√	√	√	√
科学研究认知			√	√	√	√	√	√

二、实验教学项目描述

1. **名称** 人脑解剖与影像结构虚拟仿真实验教学项目。

2. **实验目的** 通过解剖脑、数字脑、虚拟仿真脑等虚拟仿真实验教学的实施,达到替代部分人脑实体标本,改变实验环境,辅助实体标本操作,提高实验教学效率;通过图像分割、配准和三维重建等技术,构建人脑 3D 仿真模型,使学生更加直观理解人脑各结构间的毗邻关系,从而创建虚实结合和线上、线下教学相结合的教学新模式。同时,对想了解人脑解剖知识的脑科学工作者也提供一个专业、科普性的在线学习平台。

3. 实验原理

（1）解剖脑：以真实人脑标本为模板，利用 3D 扫描、建模技术进行构建，展现人脑的三维解剖结构，实现立体、全方位、多角度观察。配备人脑自主学习考试系统，重点考核学生对人脑解剖知识部分内容的掌握。并根据系统对考核结果的自动分析反馈，提示老师对学生掌握的薄弱知识进行强化。

（2）数字脑：在正常人脑的 MRI 影像数据的基础上，通过图像分割、三维重建和可视化技术，展示人脑在不同层面上的结构、脑内部核团、脑白质、脑室等结构及空间毗邻关系，同时了解相应结构在横断面、矢状面和冠状面上的形状、位置。在高精度数字人脑断层解剖数据的基础上，通过图像分割、三维重建和可视化技术，展示人脑外形功能区、脑内部核团、脑白质、脑室等结构及空间毗邻关系，同时了解相应结构在横断面、矢状面和冠状面的位置。

（3）虚拟脑：有两套系统：

1）人脑解剖与影像结构虚拟仿真实验教学系统，利用人脑 MRI 正常影像数据（包括 MRI T1、DTI、MRA 等）、建模数据，通过图像分割、融合、三维重建和 VR 技术，360° 全方位展示脑外形功能区、脑内部核团、脑白质、脑室等结构，通过虚拟头盔、手柄等互动操作，使学生置身于一个虚拟的场景，加深了解相关结构的位置及其空间毗邻关系。

2）人脑形态 3D 展示和互动系统，利用人脑断层解剖、CT、MRI 正常和部分病变影像数据，通过图像分割、融合、三维重建、导航等技术，展示人脑正常的解剖与影像结构、脑肿瘤手术导航治疗原理和互动操作。

4. 知识点　通过对解剖脑、数字脑、虚拟脑中的正常人脑外形、断层数据、正常和病变脑的 CT、MRI 影像数据进行三维重建，在虚拟仿真环境中，全方位立体观察人脑模型，并利用虚拟切割、旋转、局部放大／缩小等显示技术，引导学生在三维模型中掌握脑的主要解剖结构及其相互之间的位置关系。

该教学内容知识点具体对应的内容如下：

（1）掌握脑的解剖学知识，尤其是脑内部各结构之间的空间位置关系。

1）掌握大脑半球各面的主要沟回及大脑半球的分叶。

2）掌握侧脑室的位置、形态及连通。

3）掌握基底核、纹状体的组成和位置。

4）掌握内囊的位置、分部，及各部内的主要投射纤维。

5）掌握大脑皮质第 I 躯体运动区、感觉区的位置、形态特点和功能定位。

6）掌握视觉中枢、听觉中枢的位置。掌握语言中枢的位置。

7）掌握脑的主要动、静脉分布；掌握大脑动脉环的组成。

（2）掌握脑的断层影像解剖学知识：掌握脑（脑主要沟回、基底核区、脑室、脑池、蝶鞍区）的连续水平、矢状、冠状面解剖。

（3）了解神经外科手术导航系统的基本原理、操作过程和关键技术。

5. 实验仪器设备（装置或软件等）

（1）人脑解剖与影像结构虚拟仿真实验教学系统 1 套，配置：计算机工作站 1 台；HTC VIVE 虚拟显示主操作眼镜 1 套、配套眼镜 10 套。

（2）人脑形态 3D 展示和互动系统 1 套，配置：计算机工作站 1 台；NDI Spectra Polaris 红外线光学定位跟踪系统 1 台。

（3）数字人脑系统软件 1 套，配置：计算机工作站 1 台。

6. 实验教学方法（举例说明采用的教学方法的使用目的、实施过程与实施效果）

（1）使用目的：人脑是人体结构最为复杂的器官，传统的脑解剖学教学主要是先通过理论课讲解，使得学生对脑结构组成有所了解，然后通过实验课，观察脑模型或脑标本来加深对脑结构的认识。

然而,由于脑结构的复杂性,传统的脑模型或标本难以展示脑的全部结构,难以显示出各结构之间的空间位置关系。同时,随着临床影像设备的发展,对断层解剖结构知识的掌握已成为医学生的必须,因此,脑解剖知识的教与学多年来都是教师的重点和学生的难点。

计算机虚拟现实仿真技术的发展为解决这一问题提供帮助。由于虚拟现实仿真技术为操作者提供一个极具真实感和沉浸感的训练环境,通过对脑断层解剖图像、影像图像进行分割、融合、三维重建、显示,学生们可以在虚拟现实的环境下对脑结构进行识别、虚拟解剖,可以重复练习,了解其相互间的空间位置关系,而不用担心对标本的破坏。

虚拟仿真实验依托虚拟现实、多媒体、人机交互、数据库和网络等技术,构建高度仿真的虚拟实验环境和实验对象,学生在虚拟环境中开展实验,从而达到教学大纲所要求的教学效果。

最后通过考核评估系统,了解学生对脑解剖知识的掌握情况,并能够对考核结果进行自动分析,提示老师对学生掌握的薄弱知识进行强化,提高学习效果。

以上学习是对人脑解剖实际实验的有效补充。

(2)实施过程:实验项目基于 PC 端设计,充分体现开放性、交互性和易操作等优点,不受时空条件的限制。对于由于实验材料等原因无法开设实际实验的情况下,学生自主学习能掌握基本的实验过程,理解实验设计的原理。

(3)实施效果:通过本教学实验的开展,可以基于网络,在虚拟现实环境下,在脑标本多方位、多角度图片、录像的基础上,结合医学图像处理技术,展示脑外形功能区、脑内部核团、脑白质、脑室等结构,相比较传统教学,学生可反复训练,较容易掌握脑结构的解剖学知识。通过脑疾病案例讨论,培养学生综合分析能力。

7. 实验结果与结论要求　人脑解剖与影像结构虚拟仿真实验教学系统通过布置综合研究报告,自主学习考试系统自动记录学习及考核过程、结果,并生成反馈意见。

三、本项目涉及的知识点

1. 大脑的外形和分叶

(1)主要的沟和裂:左、右大脑半球之间纵行的裂隙为大脑纵裂(cerebral longitudinal fissure)。两侧大脑半球后部与小脑上面之间近似水平位的裂隙为大脑横裂(cerebral transverse fissure)。每个半球分为上外侧面、内侧面和下面。大脑半球内有三条比较恒定的沟,外侧沟(lateral sulcus)起于半球下面,行向后上方,至上外侧面,分为短的前支、升支和长的后支,外侧沟为大脑最明显和最深的沟。中央沟(central sulcus)起于半球上缘中点稍后方,与上缘约成 70° 角,斜向前下,下端与外侧沟隔一脑回,上端延伸至半球内侧面。顶枕沟(parietooccipital sulcus)位于半球内侧面,起自距状沟,向上至半球上缘,并转至上外侧面。

(2)大脑半球的分叶:以上三条比较恒定的沟将每侧大脑半球分为 5 叶,分别为额、顶、枕、颞叶及岛叶。在外侧沟上方和中央沟以前的部分为额叶(frontal lobe);外侧沟以下的部分为颞叶(temporal lobe);位于半球后部,在内侧面为顶枕沟以后的部分为枕叶(occipital lobe);外侧沟上方,中央沟后方,枕叶以前的部分为顶叶(parietal lobe);呈三角形岛状,位于外侧沟深面,被额、顶、颞叶所掩盖为岛叶(insular lobe)。

(3)大脑半球上外侧面的沟和回:在中央沟前方,有与之平行的中央前沟,自中央前沟有两条向前水平走行的沟,为额上沟(superior frontal sulcus)和额下沟(inferior frontal sulcus),由上述三沟将额叶分成四个脑回,中央前回(precentral gyrus),额上回(superior frontal gyrus),额中回(middle frontal gyrus),额下回(inferior frontal gyrus)。额下回居额下沟和外侧沟之间,此回后部被外侧沟的前支和升支分为三部,由前向后分别为眶部(orbital part)、三角部(triangular part)和岛盖部(opercular part)。在中央沟后方,有与之平行的中央后沟,此沟与中央沟之间为中央后回(postcentral gyrus)。在中央后沟后方有一条与半球上缘平行的顶内沟,顶内沟的上方为顶上小叶,下方为顶下小叶,顶下小叶又分为包绕外侧沟后端的缘上回(supramarginal gyrus)和围绕颞上沟末端的角回(angular gyrus)。在外侧沟的下方,有与之平行的颞上沟(superior temporal sulcus)和颞下沟(inferior temporal sulcus)。颞上沟的上方为颞上回(superior temporal gyrus),在外侧沟的下壁上有两三条短的颞横回(transverse temporal gyrus)。颞上沟与颞下沟之间为颞中回(middle temporal gyrus)。颞下沟的下方为颞下回(inferior temporal gyrus)。

（4）大脑半球内侧面的沟和回:自中央前、后回上外侧面延伸到内侧面的部分为中央旁小叶(paracentral lobule)。在中部有前后方向略呈弓形的胼胝体。胼胝体下方的弓形纤维束为穹窿,两者间为薄层的透明隔。在胼胝体后下方,有呈弓形的距状沟(calcarine sulcus)向后至枕叶后端,此沟中部与顶枕沟相连。距状沟与顶枕沟之间称楔叶(cuneus),距状沟下方为舌回(lingual gyrus)。在胼胝体沟上方,有与之平行的扣带沟(cingulate sulcus),扣带沟末端行至中央沟上端后方,弯折向上后,称边缘支。扣带沟与胼胝体沟之间为扣带回(cingulate gyrus)。

（5）大脑半球下面的沟和回:额叶内有纵行的沟,称嗅束沟,此沟内侧部为直回(straight gyri),外侧部总称为眶回(orbital gyri)。眶回又被一H形的沟分为四部,外侧部为眶外侧回,内侧部为眶内侧回,前部为眶前回,后部为眶后回。颞叶下方有与半球下缘平行的枕颞沟,在此沟内侧并与之平行的为侧副沟(collateral sulcus),侧副沟的内侧为海马旁回(parahippocampal gyrus,又称海马回),其前端弯曲,称钩(uncus)。侧副沟与枕颞沟间为枕颞内侧回,枕颞沟的外侧为枕颞外侧回。在海马旁回的内侧为海马沟,在沟的上方有呈锯齿状的窄条皮质,称齿状回(dentate gyrus)。从侧脑室内面看,在齿状回的外侧,侧脑室下角底壁上有一弓形隆起,称海马(hippocampus)。

在半球的内侧面可见环绕胼胝体周围和侧脑室下角底壁的结构,包括隔区(即胼胝体下区和终板旁回)、扣带回、海马旁回、海马和齿状回等,加上岛叶前部、颞极共同构成边缘叶(limbic lobe)。边缘系统(limbic system)由边缘叶及与其密切相联系的皮质下结构,如杏仁核、隔核、下丘脑、背侧丘脑的前核和中脑被盖的一些结构等共同组成。

2. 大脑皮质的功能定位　机体各种功能活动的最高中枢在大脑皮质上都有定位关系,这些重要中枢只是执行某种功能的核心部分,例如中央前回主要管理全身骨骼肌运动,但也接受部分的感觉冲动。

（1）第Ⅰ躯体运动区(first somatic motor area):位于中央前回和中央旁小叶前部(4区和6区),该中枢的特点为:①上下颠倒,但头部是正的,中央前回最上部和中央旁小叶前部与下肢、会阴部运动有关,中部与躯干和上肢的运动有关,下部与面、舌、咽、喉的运动有关;②左右交叉,即一侧运动区支配对侧肢体的运动。但一些与联合运动有关的肌则受两侧运动区的支配。如眼球外肌、咽喉肌、咀嚼肌等;③身体各部分投影区的大小与各部形体大小无关,而取决于功能的重要性和复杂程度。

（2）第Ⅰ躯体感觉区(first somatic sensory area):位于中央后回和中央旁小叶后部(3、1、2区),接受背侧丘脑腹后核传来的对侧半身痛、温、触、压以及位置和运动觉。身体各部在此区的投射特点是:①上下颠倒,但头部是正的;②左右交叉;③身体各部在该区投射范围的大小也取决于该部感觉敏感程度,例如手指和唇的感受器最密,在感觉区的投射范围就最大。

（3）视觉区(visual area):位于距状沟上、下方的枕叶皮质,即上方的楔叶和下方的舌回(17区),接受来自外侧膝状体的纤维。局部定位关系特点是距状沟上方的视皮质接受上部视网膜来的冲动,下方的视皮质接受下部视网膜来的冲动。距状沟后1/3上、下方接受黄斑区来的冲动。一侧视觉区接受双眼同侧半视网膜来的冲动,主司双眼对侧半视野的视觉,损伤一侧视觉区可引起双眼对侧视野偏盲称同向性偏盲。

（4）第1听区(primary auditory area):位于颞横回(41、42区),接受内侧膝状体来的纤维。每侧的第1听区都接受来自两耳的冲动,因此一侧第1听区受损,不致于引起全聋。

3. 大脑皮质的语言中枢　人类大脑皮质与动物的本质区别是能进行思维和意识等高级活动,并进行语言的表达,故在人类大脑皮质上具有相应的语言中枢,如说话、阅读和书写等中枢。

（1）运动性语言区（motor speech area）:在额下回后 1/3 部（44、45 区）,即三角部的后部和岛盖部,又称 Broca 语言区。主司说话功能,如果此中枢受损,患者虽能发音,却不能说出具有意义的语言,称运动性失语症。

（2）书写区（writing area）:在额中回的后部（6、8 区）,紧靠中央前回的管理上肢,特别是手肌的运动区。此中枢主管书写功能,若受伤,虽然手的运动功能仍然保存,但写字、绘图等精细动作发生障碍,称为失写症。

（3）听觉性语言区（auditory speech area）:在颞上回后部（22 区）,它能调整自己的语言和听到、理解别人的语言。此中枢受损后,病者虽能听到别人讲话,但不理解讲话的意思,自己讲的话混乱而割裂,答非所问,不能正确回答问题和正常说话,称感觉性失语症。

（4）视觉性语言区（visual speech area）:又称阅读中枢,在顶下小叶的角回（39 区）,靠近视觉区。此中枢与文字的理解和认图密切相关,若受损时,尽管视觉无障碍,对原来认识的字不能阅读,也不理解文字符号的意义,称失读症。

4. 大脑的内部结构　大脑半球表层的灰质称大脑皮质,表层下的大脑白质称髓质。埋在髓质深部的灰质核团称基底核（又称基底神经节）。端脑的内腔为侧脑室。

（1）基底核

1）纹状体（corpus striatum）:由尾状核和豆状核组成,其前端互相连接,尾状核（caudate nucleus）是由前向后弯曲的圆柱体,分为头、体和尾三部,位于丘脑背外侧,延伸至侧脑室前角、中央部和下角。豆状核（lentiform nucleus）位于岛叶深部,借内囊与内侧的尾状核和丘脑分开,此核在水平切面上呈三角形,并被两个白质的板层分隔成三部,外侧部最大称壳（putamen）,内侧两部分合称苍白球（globus pallidus）。在种系发生上,由于尾状核和壳是较新的结构,合称新纹状体。苍白球为较旧的结构,称旧纹状体。纹状体是锥体外系的重要组成部分,在调节躯体运动中起到重要作用。

2）屏状核（claustrum）:位于岛叶皮质与豆状核之间,屏状核与豆状核之间的白质称外囊,屏状核与岛叶皮质之间的白质称最外囊。

3）杏仁体（amygdaloid body）:在侧脑室下角前端的上方,海马旁回钩的深面,与尾状核的末端相连,为边缘系统的皮质下中枢,与调节内脏活动和情绪的产生有关。

（2）髓质:大脑半球的髓质主要由联系皮质各部和皮质下结构的神经纤维组成,可分为三类:

1）联络纤维（association fibers）:是联系同侧半球内各部分皮质的纤维,其中短纤维联系相邻脑回称弓状纤维。长纤维联系本侧半球各叶,其中主要有:①钩束,呈钩状绕过外侧裂,连接额、颞两叶的前部;②上纵束,在豆状核与岛叶的上方,连接额、顶、枕、颞四个叶;③下纵束,沿侧脑室下角和后角的外侧壁走行,连接枕叶和颞叶;④扣带,位于扣带回和海马旁回的深部,连接边缘叶的各部。

2）连合纤维（commissural fibers）:是连合左、右半球皮质的纤维。包括:①胼胝体:位于大脑纵裂底,由连合左、右大脑半球的纤维构成,其纤维向两半球内部前、后、左、右辐射,广泛联系额、顶、枕、颞叶。在正中矢状切面上,胼胝体很厚。由前向后分嘴、膝、干和压部四部分。胼胝体膝部的纤维弯向前,连接两侧额叶的前部称为额钳;经胼胝体干的纤维连接两侧额叶的后部和顶叶;经胼胝体压部的纤维弯向后连接两侧颞叶和枕叶称枕钳。②前连合（anterior commissure）:是在终板上方横过中线的一束连合纤维,主要连接两侧颞叶,有小部分联系两侧嗅球。③穹窿（fornix）和穹窿连合（fornical commissure）:穹窿是由海马至下丘脑乳头体的弓形纤维束,两侧穹窿经胼胝体的下方前行并互相靠近,其中一部分纤维越至对边,连接对侧的海马,称穹窿连合。

3）投射纤维（projection fibers）:由大脑皮质与皮质下各中枢间的上、下行纤维组成。内囊（internal capsule）是位于丘脑、尾状核和豆状核之间的白质板。在水平切面上呈向外开放的">""<"形,分前肢、膝和后肢三部。前肢伸向前外,位于豆状核与尾状核之间。膝介于前、后肢之间,即">"形转角处。后肢伸向后外,分为豆丘部（豆状核与丘脑之间）、豆状核后部和豆状核下部。经豆丘部的下行纤维束为皮质脊髓束、皮质红核束和顶桥束等,上行纤维束是丘脑中央辐射和丘脑后辐射。经豆状核后部向后行的纤维是视辐射,由外侧膝状体到视皮质。经豆状核下部向外侧行的纤维有听辐射,由内侧膝状体至听皮质。因此,当内囊损伤广泛时,患者会出现对侧偏身感觉丧失(丘脑中央辐射受损),对侧偏瘫(皮质脊髓束、皮质核束损伤)和对侧偏盲(视辐射受损)的"三偏"症状。

(3)侧脑室(lateral ventricle):侧脑室左右各一,位于大脑半球内,延伸至半球的各脑叶内。分为四部分:中央部位于顶叶内,室间孔和胼胝体压部之间;前角伸向额叶,室间孔以前的部分;后角伸入枕叶,下角最长,伸到颞叶内。侧脑室经左、右室间孔(interventricular foramen)与第三脑室相通。侧脑室形状不规则,腔内有脉络丛和脑脊液。

5. 大脑的血管

脑的动脉:脑的动脉主要是颈内动脉和椎动脉。以顶枕沟为界,大脑半球的前 2/3 和部分间脑由颈内动脉供应,大脑半球的后 1/3 及部分间脑、脑干和小脑由椎动脉供应。此两系动脉在大脑的分支可分为皮质支和中央支。皮质支营养大脑皮质及其深面的髓质,中央支营养基底核、内囊及间脑等。

(1)颈内动脉(internal carotid artery):起自颈总动脉,自颈部向上至颅底,经颈动脉管进入颅腔,紧贴海绵窦的内侧壁穿海绵窦内行向前上,至前床突的内侧弯行向上并穿出海绵窦而分支。颈内动脉按其行程可分为 4 部:颈部、岩部、海绵窦部和前床突上部。主要分支:①大脑前动脉(anterior cerebral artery):在视神经上方行向前内,进入大脑纵裂,与对侧同名动脉借前交通动脉(anterior communicating artery)相连,后沿胼胝体沟向后行。皮质支分布于顶枕沟以前的半球内侧面、额叶底面的一部分和额、顶两叶上外侧面的上部;中央支自大脑前动脉的近侧段发出,经前穿质入脑实质,供应尾状核、豆状核前部和内囊前肢。②大脑中动脉(middle cerebral artery):可视为颈内动脉的直接延续,向外行入外侧沟内,分为数条皮质支,营养大脑半球上外侧面大部分和岛叶,其中包括躯体运动中枢、躯体感觉中枢、听觉中枢和语言中枢。若该动脉发生阻塞,将对机体运动、感觉和语言功能产生严重影响。大脑中动脉途经前穿质时,发出一些细小的中央支,又称豆纹动脉,垂直向上进入脑实质,营养尾状核、豆状核、内囊膝和后肢的前部。豆纹动脉行程呈 S 形弯曲,因血流动力关系,在高血压动脉硬化时容易破裂(故又称出血动脉),从而导致脑出血,出现严重的功能障碍。③脉络丛前动脉(anterior choroid artery):沿视束下面行向后外,经大脑脚与海马旁回的钩之间进入侧脑室下角,终止于脉络丛。沿途发出分支供应外侧膝状体、内囊后肢的后下部、大脑脚底的中 1/3 及苍白球等结构。此动脉细小且行程较长,易被血栓阻塞。④后交通动脉(posterior communicating artery):在视束下面行向后,与大脑后动脉吻合,是颈内动脉系与椎 - 基底动脉系的吻合支。

(2)椎动脉(vertebral artery):起自锁骨下动脉,向上穿第 6 至第 1 颈椎横突孔,经枕骨大孔进入颅腔,在脑桥与延髓交界处的腹侧面,左、右椎动脉汇合成一条基底动脉(basilar artery)。基底动脉沿脑桥腹侧的基底沟上行,至脑桥上缘分为左、右大脑后动脉两大终支。主要分支:大脑后动脉(posterior cerebral artery):是基底动脉的终末分支,绕大脑脚向后,沿海马旁回的钩转至颞叶和枕叶的内侧面。皮质支分布于颞叶的内侧面、底面及枕叶;中央支由起始部发出,经后穿质入脑实质,供应背侧丘脑、内侧膝状体、下丘脑和底丘脑等。大脑后动脉起始部与小脑上动脉根部之间夹有动眼神经,当颅内压增高时,海马旁回的钩可移至小脑幕切迹下方,使大脑后动脉向下移位,压迫并牵拉动眼神经,从而导致动眼神经麻痹。

(3)大脑动脉环(cerebral arterial circle,Willis 环):由两侧大脑前动脉起始段、两侧颈内动脉末段、两侧大脑后动脉借前、后交通动脉共同组成。位于脑底下方,蝶鞍上方,环绕视交叉、灰结节及乳头体周围。此环使两侧颈内动脉系与椎 - 基底动脉系相交通。正常情况下,大脑动脉环两侧的血液不相混合,而是作为一种代偿的潜在装置。当此环的某一处发育不良或阻塞时,可在一定程度上通过此环使血液重新分配和代偿,以维持脑的血液供应。大脑动脉环如果发育不全或异常,不正常的动脉环易出现动脉瘤,前交通动脉和大脑前动脉的连接处是动脉瘤的好发部位。

6. 大脑的断层影像解剖

（1）经中央沟上份的横断面：可以观察到：上矢状窦，大脑镰，中央前回，中央沟，中央后回，额叶。

（2）经中央旁小叶的横断面：可以观察到：上矢状窦，大脑镰，中央前沟，中央前回，中央沟，中央后回，中央后沟，中央旁小叶，额内侧回。

（3）经半卵圆中心的横断面：可以观察到：额内侧回，额上回，额中回，额下回，中央前沟，中央前回，中央沟，中央后回，中央后沟，楔前叶，顶枕沟，楔叶，半卵圆中心，扣带回，扣带沟。

（4）经胼胝体干的横断面：可以观察到：额内侧回，额上回，额中回，额下回，外侧沟，中央前沟，中央前回，中央沟，中央后回，中央后沟，缘上回，角回，楔前叶，顶枕沟，楔叶，扣带回，尾状核体，侧脑室，胼胝体干，扣带沟。

（5）经侧脑室中央部的横断面：可以观察到：额钳，胼胝体膝，透明隔，尾状核，壳，屏状核，岛叶，外侧沟，岛盖，枕钳，穹窿，胼胝体压部，侧脑室，中央后回，中央前回，扣带回，扣带沟。

（6）经胼胝体压部的横断面：可以观察到：胼胝体压部，尾状核头，岛叶，壳，内囊前肢，内囊膝，内囊后肢，穹窿脚，颞上回，颞中回，颞下回，颞横回，屏状核，尾状核尾，第三脑室，室间孔，穹窿柱。

（7）经前连合的横断面：可以观察到：岛叶，屏状核，颞上回，颞中回，颞下回，胼胝体压部，侧脑室后角，尾状核尾，内囊，壳，苍白球，第三脑室，穹窿柱，前连合，终板旁回，尾状核头。

四、本实验所含问题的分析及能力培养体系

1. **实验设计模式**　本实验利用脑解剖图像以及数字人脑切片、MRI影像，通过计算机三维重建、VR等技术，展示脑的形态、结构的位置、分布和毗邻关系。并以提出的临床实际案例为参考，对所涉及的临床意义进行深度分析，旨在培养学生的科学思维能力和临床应用能力。

2. **三种难易程度的实验设计**　各院校可根据本校本实验的学时多少，适当安排并选择合适难易程度的实验设计（表33-1），完成各自预定的教学目标。

（1）难度较易的实验方案（0级要求）：通过传统教学、虚拟教学、以问题为导向的临床讲座，要求学生完成系统中的实验操作和相关测试，以小组为单位进行合作分工，锻炼团队合作能力，掌握相关的基础理论、知识和技能。

（2）难度中等的实验方案（1级要求）：通过临床案例讨论分析，了解脑结构对临床神经疾病诊断和治疗的意义，查阅相关文献，自主学习脑解剖结构损伤与临床症状的联系。培养学生的临床思维和自主学习能力。

（3）难度较高的实验方案（2级要求）：通过拓展思考，把脑结构、脑影像与脑生理、脑功能联系在一起，培养学生创新性科研思维，学会运用知识以及实践来探索解决未知科学问题。

李文生（复旦大学）

索引

Cooper 韧带（Cooper ligament）   19

Hayflick 极限（Hayflick limit）   308

B

半环线（semicircular line）   33

半月线（linea semilunaris）   33

贲门（cardia）   37

贲门部（cardiac part）   37

贲门切迹（cardiac incisure）   37

臂丛（brachial plexus）   66

臂内侧皮神经（medial brachial cutaneous nerve）   67

C

肠系膜（mesentery）   36,41

肠系膜窦（mesenteric sinus）   41

肠系膜上动脉（superior mesenteric artery）   41

常染色体病（autosomal disease）   254

尺神经（ulnar nerve）   67

耻骨前列腺韧带（puboprostatic ligament）   56

耻骨梳韧带（pectineal ligament）   34

耻骨直肠肌（puborectalis）   55

耻尾肌（pubococcygeus）   55

出血时间（bleeding time, BT）   149

传代（passage）   305

D

大肠埃希菌（E. coli）   222

大脑后动脉（posterior cerebral artery）   346

单核苷酸多态性（single nucleotide polymorphism, SNP）   301

胆囊底（fundus of gallbladder）   40

胆囊管（cystic duct）   40

胆囊颈（neck of gallbladder） 40

胆囊切迹（notch for gallbladder） 40

胆囊体（body of gallbladder） 40

胆囊窝（fossa for gallbladder） 40

胆总管（common bile duct） 40

蛋白酪氨酸磷酸酶 PTPs（protein tyrosine phosphatases） 258

蛋白质免疫印迹（western Blotting） 259

刀豆蛋白 A（con A） 182

骶子宫韧带（uterosacral ligament） 55

第 2 肝门（secondary porta of liver） 40

第 3 肝门（third porta of liver） 40

短串联重复序列（short tandem repeat，STR） 297，301

多重耐药（multiple drug resistance，MDR） 208

E

恶性高血压（malignant hypertension） 128

F

反转韧带（reflected ligament） 34

复制肺水肿（pulmonary edema） 167

复制限制性通气障碍（restrictive ventilation disorder） 166

复制阻塞性通气障碍（obstructive ventilation disorder） 166

副胰管（accessory pancreatic duct） 39

腹壁浅动脉（superficial epigastric artery） 33

腹壁上动脉（superior epigastric artery） 34

腹壁下动脉（inferior epigastric artery） 34

腹股沟管浅环（superficial inguinal ring） 34

腹股沟镰（inguinal falx） 34

腹股沟韧带（inguinal ligament） 34

腹股沟三角（inguinal triangle） 34

腹横肌（transversus abdominis） 34

腹膜后隙（retroperitoneal space） 43

腹内斜肌（obliquus internus abdominis） 34

腹外斜肌（obliquus externus abdominis） 34

腹直肌（rectus abdominis） 33

腹直肌鞘（sheath of rectus abdominis） 33

腹主动脉（abdominal aorta） 45

G

肝（liver） 39

肝蒂（hepatic pedicle） 39

肝门（porta hepatis） 39

肝门静脉（hepatic portal vein） 43

肝十二指肠韧带（hepatoduodenal ligament） 35

肝胃韧带（hepatogastric ligament） 35

肝胰壶腹括约肌（sphincter of hepatopancreatic ampulla） 41

肝圆韧带（ligamentum teres hepatis） 39

肝圆韧带切迹 notch for ligamentum teres hepatis） 40

肝左管（left hepatic duct） 40

肛提肌（levator ani） 55

肛提肌腱弓（tendinous arch of levator ani） 55

高分辨显带染色体（high resolution banding chromosome，HRBC） 252

高血压（hypertension） 123

高血压心肌肥大（hypertensive cardiac hypertrophy） 125

高血压性心脏病（hypertensive heart disease） 128

弓状线（arcuate line） 33

狗肾传代细胞（Madin-Darby canine kidney，MDCK） 193

骨盆（pelvis） 54

骨盆漏斗韧带（infundibulopelvic ligament） 55

H

核固缩（karyopyknosis） 87

核溶解（karyolysis） 87

核碎裂（karyorrhexis） 87

横结肠（transverse colon） 42

横结肠系膜（transverse mesocolon） 36

后正中线（posterior median line） 17

呼吸衰竭指数（respiratory failure index，RFI） 169

坏死（necrosis） 87

缓进型高血压病（chronic hypertension） 128

回肠（ileum） 41

J

肌皮神经（musculocutaneous nerve） 67

基底动脉（basilar artery） 346

基因敲除小鼠（gene knockout mouse） 306

急性肺损伤（acute lung injury，ALI） 167

急性呼吸窘迫综合征（adult respiratory distress syndrome，ARDS） 167

甲胎蛋白（alpha-fetoprotein，AFP） 252

尖淋巴结（apical lymph nodes） 67

肩胛背神经（dorsal scapular nerve） 66

肩胛上神经（suprascapular nerve） 66

肩胛下动脉（subscapular artery） 66

肩胛下淋巴结（subscapular lymph nodes） 67

肩胛下神经（subscapular nerve） 66

肩胛线（scapular line） 17

碱性磷酸酶（alkaline phosphatase, ALP） 280

降结肠（descending colon） 42

角切迹（angular incisure） 37

脚间纤维（intercrural fibers） 34

结肠（colon） 42

界线（terminal line） 54

精囊（seminal vesicle） 56

静脉韧带（ligamentum venosum） 39

聚合酶链式反应（polymerase chain reaction, PCR） 259

K

颗粒性固缩肾（granular atrophy of the kidney） 126

空肠（jejunum） 41

L

阑尾（vermiform appendix） 41

阑尾动脉（appendicular artery） 42

阑尾系膜（mesoappendix） 36

肋间臂神经（intercostobrachial nerve） 17

肋间后动脉（posterior intercostal artery） 17

肋间神经（intercostal nerve） 17

连续细胞系（continuous cell line） 308

联合腱（conjoined tendon） 34

良性高血压病（benign hypertension） 128

卵巢（ovary） 57

卵巢系膜（mesovarium） 55

卵巢悬韧带（suspensory ligament of ovary） 55

M

慢性阻塞性肺部疾病（chronic obstructive pulmonary disease, COPD） 164

盲肠（cecum） 41

酶联免疫吸附测定（enzyme linked immunosorbent assay, ELISA） 183

N

脑出血（cerebral hemorrhage） 125

内侧脚（medial crus） 34

凝血时间（clotting time, CT） 149

P

膀胱（urinary bladder） 56

膀胱旁窝（paravesical fossa） 54

膀胱子宫陷凹（vesicouterine pouch） 54

胚胎成纤维细胞（mouse embryonic fibroblasts, MEFs） 306

盆部（pelvis） 54

盆膈上筋膜（superior fascia of pelvic diaphragm） 55

盆膈下筋膜（inferior fascia of pelvic diaphragm） 55

脾（spleen） 39

平衡易位携带者（balanced translocation carrier） 254

Q

气胸（pneumothorax） 164

髂腹股沟神经（ilioinguinal nerve） 35

髂腹下神经（iliohypogastric nerve） 34

髂尾肌（iliococcygeus） 55

前臂内侧皮神经（medial antebrachial cutaneous nerve） 67

前列腺（prostate） 56

前列腺沟（prostatic sulcus） 56

前列腺提肌（levator prostatae） 55

前哨淋巴结（sentinel lymph node, SLN） 21

前哨淋巴结活检（sentinel lymph node biopsy, SLNB） 21

前正中线（anterior median line） 17

腔静脉沟（sulcus for vena cava） 40

腔隙韧带（陷窝韧带）（lacunar ligament） 34

秋水仙素（colchicine） 249

R

桡神经（radial nerve） 67

人绒毛膜促性腺激素（human chorionic gonadotropin, HCG） 252

韧带（ligament） 36

乳房（mamma, breast） 18

乳房悬韧带（suspensory ligament of breast） 19

乳房腋尾（axillary tail） 20

乳糜池（cisterna chili） 46

乳头（mammary papilla） 18

乳线（milk streak） 20

乳腺嵴（mammary ridge） 20

乳腺叶（lobes of mammary gland） 19

S

三边隙（trilateral space） 65

色谱法（chromatography） 233

射精管（ejaculatory duct） 56

肾（kidney） 43

肾蒂（renal pedicle） 44

肾动脉（renal artery） 44

肾窦（renal sinus） 44

肾段（renal segment） 44

肾筋膜（renal fascia） 45

肾静脉（renal vein） 44

肾门（renal hilum） 44

肾上腺（suprarenal gland） 45

升结肠（ascending colon） 42

生殖股神经（genitofemoral nerve） 35

十二指肠空肠曲（duodenojejunal flexure） 38

十二指肠悬肌（suspensory muscle of duodenum） 38

噬菌体（bacteriophage） 217

输精管（ductus deferens） 56

输卵管（uterine tube） 57

输卵管系膜（mesosalpinx） 55

输尿管（ureters） 45

输乳管（lactiferous duct） 19

输乳管窦（lactiferous sinus） 19

顺铂（cisplatin） 87

四边孔（quadrilateral foramen） 65

四边隙（quadrilateral space） 65

苏木精-伊红染色法（hematoxylin-eosin staining） 103

锁骨上神经（supraclavicular nerve） 17

锁骨下肌（subclavius） 21

锁骨中线（midclavicular line） 17

锁胸筋膜（clavipectoral fascia） 21,65

T

唐氏综合征（Down syndrome，DS） 254

糖化血红蛋白测试系统（D-10 hemoglobin testing system） 236

W

外侧脚（lateral crus） 34

外侧淋巴结（lateral lymph nodes） 67

网膜囊（omental bursa） 35

尾骨肌（coccygeus） 55

胃（stomach） 37

胃床（stomach bed） 37

胃大弯（greater curvature of stomach） 37

胃底（fundus of stomach） 37

胃区（gastric areas） 37

胃体（body of stomach） 37

胃小凹（gastric pits） 37

胃小弯（lesser curvature of stomach） 37

萎缩（atrophy） 81

无特定病原体（specific pathogen free，SPF） 179

无限细胞系（infinite cell line） 308

X

系膜（mesentery） 36

细胞凋亡（apoptosis） 87

细胞培养（cell culture） 305

细胞系（cell line） 308

细动脉硬化肾（arteriolar nephrosclerosis） 128

细动脉硬化症（arteriolosclerosis） 129

下腔静脉（inferior vena cava） 46

纤维囊（fibrous capsule） 45

小骨盆（lesser pelvis） 54

小网膜（lesser omentum） 35

心律失常（arrhythmia） 155

胸背动脉（thoracodorsal artery） 66

胸背神经（thoracodorsal nerve） 67

胸长神经（long thoracic nerve） 66

胸大肌（pectoralis major） 21

胸腹壁静脉（thoracoepigastric vein） 18

胸骨线（sternal line） 17

胸肌淋巴结（pectoral lymph nodes） 67
胸肩峰动脉（thoracoacromial artery） 66
胸廓内动脉（internal thoracic artery） 17
胸内侧神经（medial thoracic nerve） 67
胸上动脉（superior thoracic artery） 65
胸外侧动脉（lateral thoracic artery） 66
胸外侧神经（lateral thoracic nerve） 67
胸小肌（pectoralis minor） 21
旋肱后动脉（posterior humeral circumflex artery） 66
旋肱前动脉（anterior humeral circumflex artery） 66
旋肩胛动脉（circumflex scapular artery） 66
旋髂浅动脉（superficial iliac circumflex artery） 33
旋髂深动脉（deep iliac circumflex artery） 34

Y

腰丛（lumbar plexus） 46
腰交感干（lumbar sympathetic trunk） 46
腋动脉（axillary artery） 65
腋后线（posterior axillary line） 17
腋筋膜（axillary fascia） 65
腋静脉（axillary vein） 66
腋前线（anterior axillary line） 17
腋鞘（axillary sheath） 68
腋区（axillary region） 65
腋神经（axillary nerve） 67
腋窝（axillary fossa） 65
腋中线（midaxillary line） 17
胰（pancreas） 38
胰管（pancreatic duct） 39
遗传咨询（genetic counseling） 253
遗传咨询（genetic counselling） 255
乙状结肠（sigmoid colon） 42
乙状结肠系膜（sigmoid mesocolon） 36
阴道（vagina） 57
阴道穹（fornix of vagina） 57
幽门（pylorus） 37
幽门瓣（pyloric valve） 37
幽门部（pyloric part） 37
幽门窦（pyloric antrum） 37
幽门管（pyloric canal） 37
幽门括约肌（sphincter of pylorus） 37
有限细胞系（finite cell line） 308

右肠系膜窦（right mesenteric sinus） 37

右结肠旁沟（right paracolic sulcus） 36

原发性颗粒性固缩肾（primary granular atrophy of the kidney） 124

原发性颗粒性固缩肾（primary granular contracted kidney） 128

Z

再培养（subculture） 305

再生（regeneration） 109

脏面（visceral surface） 39

正中神经（median nerve） 67

脂肪囊（adipose capsule） 45

直肠（rectum） 55

直肠膀胱陷凹（rectovesical pouch） 54

直肠子宫襞（rectouterine fold） 55

直肠子宫陷凹（rectouterine pouch） 54

植物血凝素（phytohemagglutinin，PHA） 249

中央淋巴结（central lymph nodes） 67

子宫（uterus） 56

子宫系膜（mesometrium） 55

自动体外除颤器（automated external defibrillator，AED） 156

左肠系膜窦（left mesenteric sinus） 37

左结肠旁沟（left paracolic sulcus） 37